歯みがき100年物語

公益財団法人　ライオン歯科衛生研究所　編

ダイヤモンド社

はじめに

朝、起きて歯をみがく。夜、寝る前に歯をみがく。昼食を食べた後にも歯をみがく。日本人の歯みがきの回数が増えています。二〇％の人が一日三回以上、七五％の人が二回以上歯みがきをしています。

なにげないこの行為ですが、むし歯の予防、歯周病の予防以外にもさまざまな可能性があることがわかってきました。

口の健康を回復することで、高齢者に多く発症し、死亡原因三位の肺炎のリスクが低減されることがわかってきました。歯周病が軽減することにより、糖尿病で複数の薬を服用している人は、その薬の種類を減らすことができる可能性があります。また、噛みあわせを改善し、よくかんで食べることで、超高齢化社会を迎えた日本にとって最大の課題である認知症も、発症を抑えられることがわかってきました。

歯みがきに代表される口腔ケアは、要介護状態となる疾病リスクを低減し、健康寿命の延伸が可能と考えられています。たかが歯みがき、されど歯みがき。大きな期待が寄せられる歯みがきですが、いつ頃、誰が、歯みがきの必要性に気づき、どのようにして普及し、定着させてきたのでしょうか。

歯みがきは古くから、宗教的な意味合い、あるいは清潔のためのたしなみとして、一部の人に広まってはいました。しかし、庶民が、今のような歯みがきを日常的に行うようになったのは、明治以降、歯みがき剤や歯ブラシが普及してからのことです。時を同じくして、大日本歯科医会が設立され、日本の歯科医療体制が整備されました。

この時代、近代化に伴って、人々の食生活が大きく変化しました。かつての硬く、冷たい食べ物から、軟らかく、温かく、甘い物へと変わり、むし歯を増やす原因になりました。とくに、子どもへの影響は大きく、明治末期には子どものむし歯罹患率は九六％にも達していました。

こうした事態の中、歯みがき剤を扱う民間企業が、「このままでは、むし歯で国が滅んでしまう」という強烈な危機感から、一九一三（大正２）年に口腔衛生思想の普及活動に乗り出したのです。この活動は、他の企業にも波及し、当時、可能な限りの媒体を多角的に活用することで、日本全国に広まっていきました。

この本では、口腔衛生思想の普及に取り組んだ企業と人にスポットを当て、どのように普及し定着させてきたかを探っていきます。これは、当時の風習・文化を最大限に活用した宣伝・広報活動であり、日本の文化史の一面もあります。

さらに、活動開始から一〇〇年を経過した今、日本人の口腔環境は大きく改善し、小学生（一二歳児）のむし歯保有数は一本を切っています。また、８０２０運動の目標（八〇歳になっても二〇本以上自分の歯を保つ人が五〇％以上）達成も可能な見通しとなっています。

本書の後半では、日本の口腔保健はどこまで進化しているのか、現状とこれからを、専門家へのインタビューにより、その役割と今後の可能性を探っていきます。

二〇一三年の日本人の平均寿命は男性八〇・二一歳、女性八六・六一歳ですが、健康寿命は男性七一・一九歳、女性七四・二一歳と、それぞれ約九歳、約一二歳の差があります。この間、高齢者のＱＯＬ（Quality of Life 生活の質）の低下が強いられます。また、社会負担の増加、社会的活力の低下が懸念されています。不健康な期間を短縮し、平均寿命＝健康寿命とすることが、医療に携わる人の使命と考えます。もっとも重要なのは、人々が健康へのモチベーションを高め、生活習慣を変え、よい生活習慣を継続すること。それによって体調を整え、充実した人生を送ることです。

本書が健康寿命の延伸を担い、保健活動を推進する方々の一助となれば幸いです。

目次

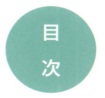

第1章

人はいつから歯みがきを始めたのか

●エピソードでつづる口腔保健前史

コラム

第2章

歯みがき習慣が根づくまで

●日本の口腔保健 100年の挑戦

昭和初期
——戦時下も口腔衛生普及への想いは消えず

終戦〜高度成長期
——第二のスタートとさらなる広がり

コラム

正しい知識を広げる努力

——図解や映像を交えて、ていねいに伝える

さまざまな場で口腔衛生意識を啓発

——数多くの人がイベントに参加

よりよい商品を消費者に

——口腔衛生を支えた歯みがき剤と歯ブラシ

コラム

第4章 歯みがきは健康みがき

●口と歯の健康が全身の健康につながる

コラム

コラム

第1章

人はいつから歯みがきを始めたのか

エピソードでつづる口腔保健前史

誰もが毎日、歯をみがく。
この習慣がつくられたのは、
この一〇〇年のことにすぎません。
では、それ以前の人々は、
歯とどうつきあってきたのでしょう。
エピソードでつづる
口腔保健前史。

歯と口の悩みは人類誕生とともに

小枝で歯をこすった旧人

人はいつから、歯みがきを始めたのでしょうか。そもそも人類は、その誕生からほどなく、むし歯や歯周病に悩まされていたことがわかっています。

たとえば、むし歯。ザンビアで発見された約三〇万年前のカブエ人の化石人骨には、すでにむし歯がありました。奥歯だけでなく、犬歯や切歯などの前歯にもむし歯はありました。

同じ頃、ヨーロッパを中心に分布していたネアンデルタール人には、歯周病が見られます。ひどい例は、フランスのラ・シャペローサン遺跡で発見された約六万年前の化石人骨。五〇〜六〇歳の老人で、ひどい歯周病のため、生前にほとんどの歯が抜け落ちていました。

実は、太古の人類には、歯周病が頻発。発生率は現代人以上かもしれません。

この頃から楊枝を使っていた痕跡が、世界各地で見つかっています。それは歯に刻まれた縦の溝。食べかすを掻き出すだけでなく、痛いところを、堅く尖ったもので強くこすったのでしょう。楊枝は、人類最古の道具のひとつだといえます。

二〇一三年には、スペインの研究者がバレンシアの遺跡から出土した五万〜一五万年前のネアンデルタール人の歯に注目し、「歯肉炎の痛みを和らげるために、ある種の植物の楊枝を使っていた」という論文を発表。「歯痛治療の一種だ」と話題になりました。

私たち、現世人類（ホモ・サピエンス）の出現以前から、人類は歯の痛みを抑えるべく、智恵をしぼってきたのです。最良の方法がむし歯予防だと気づくには、長い時間を要したのでした。

日本の縄文人は歯を抜いたり削ったり

　一万二〇〇〇年前から二千数百年前に、日本列島で狩猟採集生活をしていた縄文人には「むし歯はまれだ」と、かつては言われていました。しかし、近年の研究をまとめた『古病理学事典』によれば、縄文人のむし歯発生率は、八・二%。意外に多いのです。

　これは、同じ新石器時代に属す七六〇〇年前のアメリカ先住民の約二〇倍、近代のグリーンランドのイヌイットと比べても、約四倍という高率です。

　理由は、縄文人が動物の肉だけでなく、クリなどの堅果類やイモなど根茎類といった糖質を含む豊かな食生活を送っていたからだろうと考えられています。

　歯並びはよいのですが、年齢以上に噛みあわせ部分のすり減りが激しくて、中には、馬の鞍のようになっているものもありました。その原因は砂混じりの硬い食べ物を咀嚼していたことだけではありません。動物の皮をなめす時や、植物の樹皮をかんで繊維を得る作業の時などに、歯を道具として大いに活用していたからです。

　それに、硬くて丈夫な歯は、力や霊的な意味を示す道具でもありました

　抜歯の風習はそのひとつです。これは健康な切歯や犬歯などをわざわざ抜く風習で、成人や婚姻などの通過儀礼や、服喪、病気治癒といった祭祀に関係していたと見られます。縄文後期には、成人男女のほとんどが抜歯をしていました。八本以上もの抜歯をしていた人骨も珍しくありません。当時は、大人がにっこり笑うと、白い歯にポッカリと黒い穴が現れたに違いありません。

　また、四本の前歯にフォークのような切れ込みを入れた叉状研歯《さじょうけんし》が各地で見つかっています。その数は多くないので、集団のリーダーやシャーマンなど「特別な役割」の証だったようです。

　石器で歯を削ったのですから、どれほど痛かったことか……。苦痛に耐えることが霊的な力を象徴したのでしょう。

　一万年続いた縄文時代が終わり、弥生時代になると、叉状研歯は見られなくなりますが、抜歯の風習は続きました。

　ちなみに、稲作が広まるとともにむし歯の発生率は一段と高まり、一六〜二〇%になりました。この発生率は、歴史が下るとともに漸増していきます。

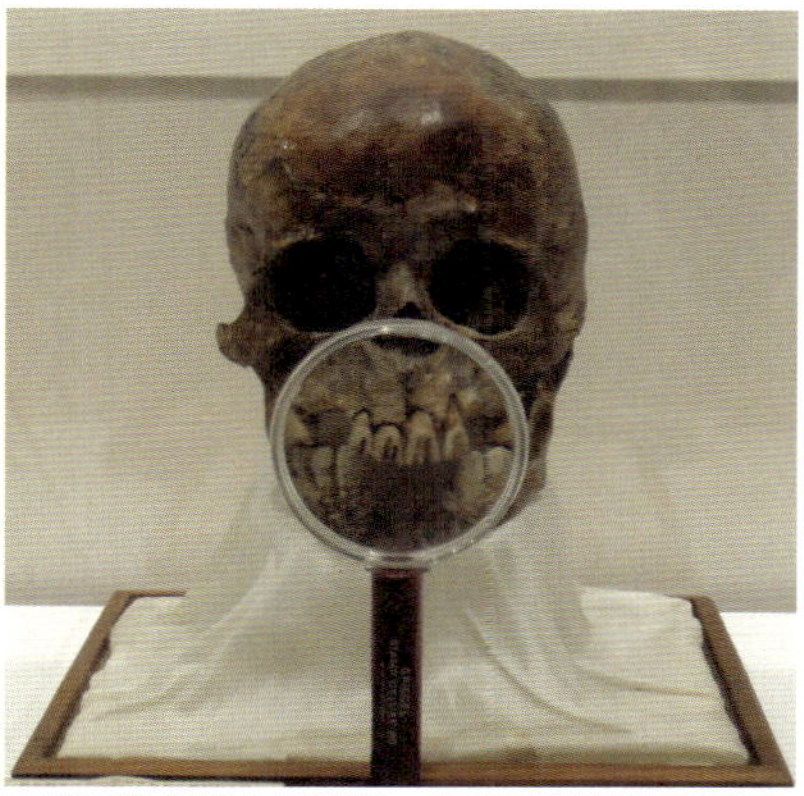

叉状研歯を持つ頭蓋骨。愛知県伊川津貝塚で発見された縄文後期のもの。愛知県歯科医師会所蔵

文明発祥の地では呪術でむし歯退治

古代メソポタミアの虫伝説

「最古のむし歯治療」は、考古学の研究が進むにつれ、時代をさかのぼってきました。現在のところ、北イタリアで発見された一万四〇〇〇年前の歯が、最古の外科的なむし歯治療跡と見られます。これは、推定二五歳の男性のもので、むし歯部分が石器で削られていました。楊枝で突く程度では済まず、外科的な「治療」へと発展したのでしょう。

さて文明が興り、人が文字を編み出すと、歯との関わり方も具体的にわかってきます。

紀元前三〇〇〇年頃、西アジアに興った古代メソポタミア文明の遺物には「Legend of the Worm（ワームの伝説）」という粘土板があります。これは新バビロニア時代の粘土板で、天地創造の神話が楔形文字で記されていました。湿地に誕生したワーム（足のない虫）は、歯と歯ぐきにひそみ、歯と血を食べ物にするとあります。つまり歯痛の元凶は、この魔物のような虫。

このため、歯痛の時は、ワームの正体を知っている神官が、神に祈り、呪術を施しました。そのうえで、ヒヨスの種を歯ぐきに接合するなどの医療的な処方をしました。ヒヨスは鎮痛、麻酔作用があるナス科の植物です。この他、マンドラゴラ、カラシ、大麻などの薬も使っています。当時は呪術と医療は切り離せるものではなく、医者も神官として、神殿で理論を学んでいました。

古代エジプトに歯科医現る

一方、古代エジプト文明の遺跡からは、歯医者

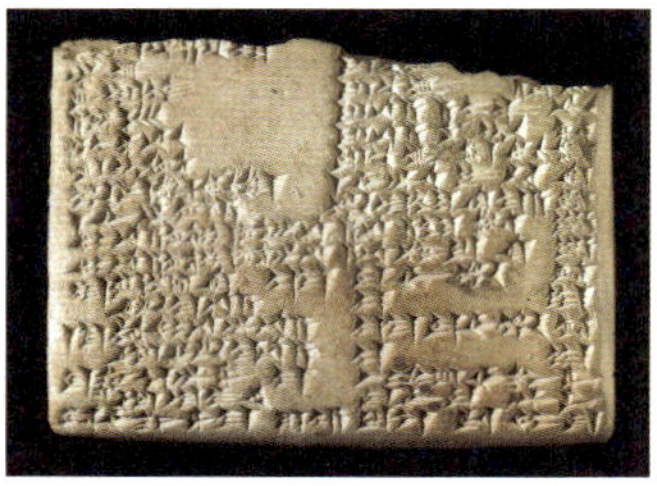

「Legend of the Worm（虫の伝説）」と呼ばれる粘土板。
大英博物館所蔵／Image© The Trustees of British Museum

と思われる人物の墓が発見されています。その名は〝ヘジラ〟。紀元前二六五〇年頃、階段ピラミッドを建造したジョセル王に仕えていた高官で、墓から、彼の姿を刻んだ杉のパネルが出土しました。パネルには「王の親友」といった肩書きとともに、「最も偉大なる歯科医」と読めるヒエログリフ（古代エジプト文字）が刻まれていたのです。この訳し方には異論もありますが、訳が正しければ、ヘジラは世界で最初の歯科専門医といえそうです。

　紀元前一五〇〇年頃になると、エジプトには歯みがき剤の記録も現れます。エーベルス・パピルスはそのひとつ。長さが二〇メートルあり、症例ごとに体系を立て、七〇〇種もの魔術や治療薬を紹介しているパピルスです。

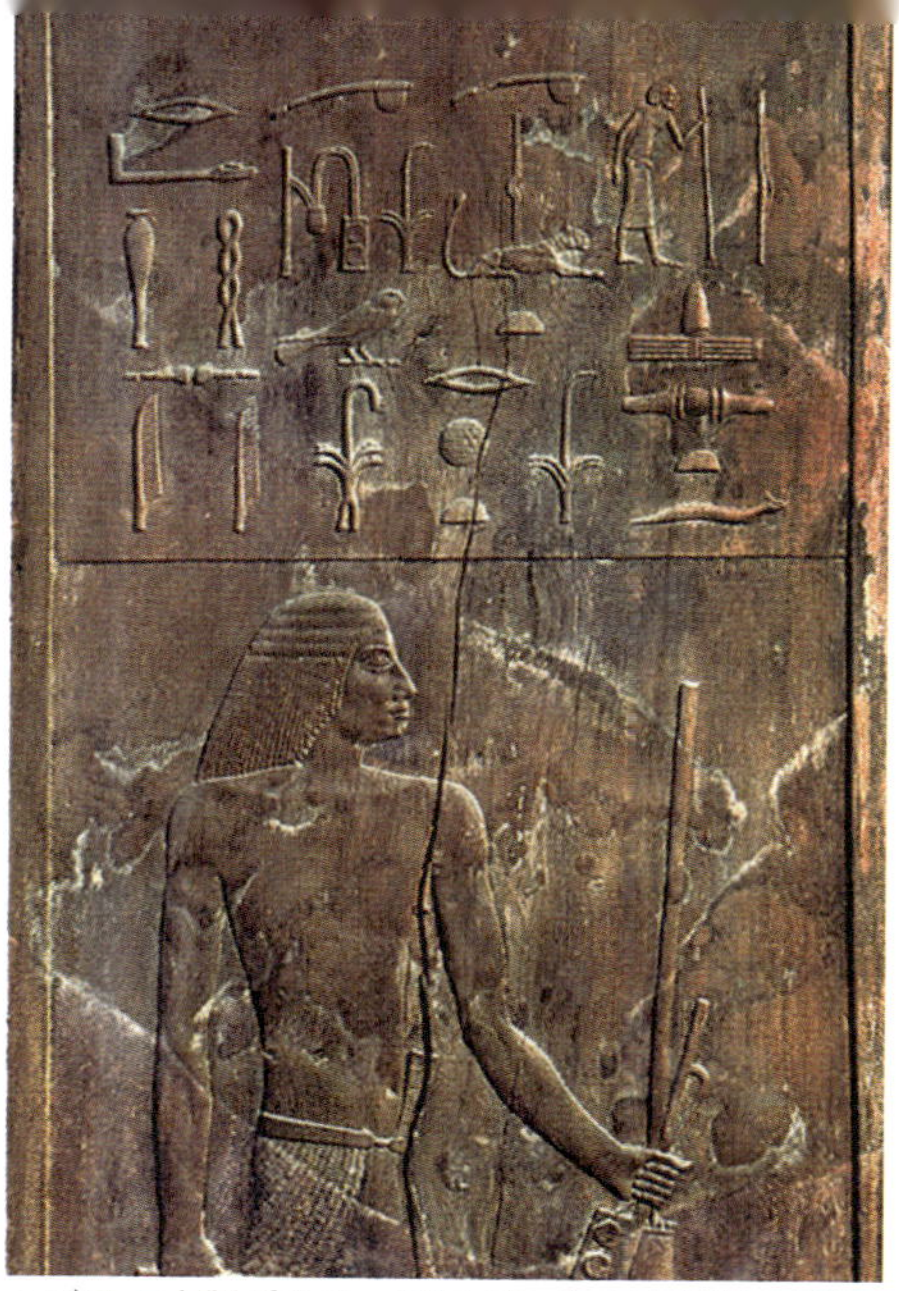

ヘジラの木製パネル。神にパンをささげるヘジラの姿と、ヒエログリフ（古代エジプト文字）で、「最も偉大な歯科医」などの肩書きが刻まれている。製作は前2650年頃。カイロ博物館所蔵／Image© Wemer Forman/getty images

　パピルスによると、歯みがき剤には粉状のものと練り状のものがあり、粉は乳香《にゅうこう》、緑粘土、緑青《ろくしょう》でつくり、練り状のものは緑粘土、緑青、火打ち石の粉末、蜂蜜、それにビンロウジュの実の粉末でつくるとあります。乳香は香りづけ、緑粘土や火打ち石の粉末は研磨剤、緑青は殺菌作用、蜂蜜は甘みと粘結剤というように、原材料のそれぞれに歯みがき剤としての有効な機能が認められます。その歯みがき剤は、指か、あるいは何かにつけて歯をこすっていたのでしょう。

　古代エジプト人は宗教的な戒律として衛生に気をつかい、神官は毎朝、体を洗い、口の中を清潔にしたといいます。その時に歯みがき剤を使う習慣があったのかもしれません。

　ちなみに歴史の父・ヘロドトスの『歴史』によれば、紀元前五世紀のエジプトは、医術が目、頭、腹部、歯などの専門別に分化していて、いたる所、医者だらけだったとか。さすが、世界で最初に歯科専門医が誕生した国です。

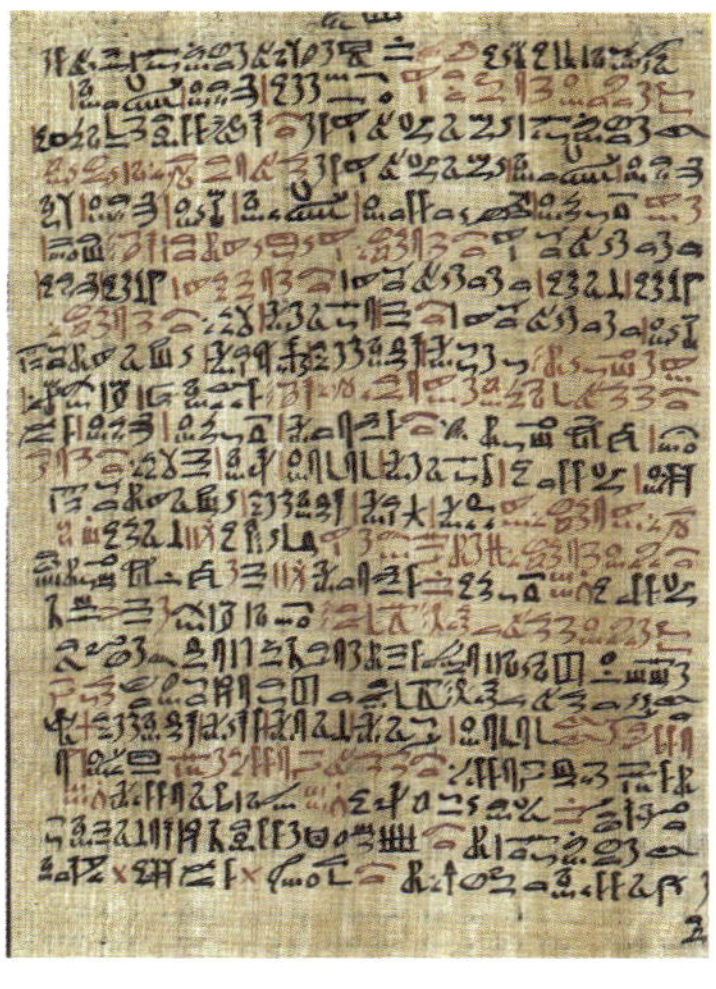

エーベルス・パピルス。歯みがき剤について書かれている部分。前1550年頃のものとされている。ライプツィヒ大学図書館所蔵／Image© University of Leipzig

古代ローマでは白い歯が自慢の種

医聖・ヒポクラテスのすすめ

紀元前五～四世紀のギリシャ人・ヒポクラテスは医学の祖、医聖とまでいわれます。彼は病気を祟《たた》りや神罰ではなく、自然現象だと考え、環境が患者に与える影響を重視しました。それだけに彼の病気への対処法は、食べ物や入浴、マッサージなど生活全般に関わるものでした。

ヒポクラテスは、口の悪臭を防ぐために、歯みがきをすすめました。それは、精製していない羊毛を使い、歯みがき剤で摩擦したあと、水ですすぐという方法です。歯みがき剤は、野ウサギの頭蓋骨を焼いた灰と大理石と、白石を粉にして混ぜ合わせたもの。うがいには水だけでなく、香料入りの白ぶどう酒も推奨しました。水ですすぐ時に香辛料で口の中をさっぱりさせるなど、現在の歯みがきにも通ずるところがある方法です。ただし、歯みがき剤は、かなり荒っぽいものなので、使っていると歯がどんどん削られてしまったに違いありません。

ローマの歯みがき剤は玉石混淆

広大な世界帝国を築いた古代ローマでは、市民が毎日のように、公衆浴場に通い、裕福な人々は、化粧や衣装などのおしゃれにも気をつかいました。市民の間では、白い歯が美の条件となり、「イグナティウスは真っ白い歯をしているから、いつも笑っている」と、歯を自慢する様子を風刺するような文も見つかっています。

手入れを怠れば、歯は歯垢《しこう》が溜まり、黄ばむもの。

小オクタヴィアの歯みがき剤レシピ

材料

- 麦粉…500g
- 蜜…適量
- 酢…適量
- 塩…15g × 6
- 甘松香…少々

作り方

①麦粉に蜜と酢を加え、よくかき混ぜる。
②①を６等分して、それぞれに塩を加える。
③②を火にかけ、炭化するまで煮詰める。
④粉末になった③に、香料として甘松香を加えて完成。

歯を白く保てたのは、奴隷にかしずかれて贅沢に暮らす一部の人々に限られていたことでしょう。

そうした中、医師たちは驚くほど多種多様の歯みがき剤を考案しています。

たとえば、動物の骨や卵の殻を焼いた灰に甘松香《かんしょうこう》*やミルラ**を混ぜたもの。灰には炭酸カルシウムの成分が多く含まれているので、歯垢や着色汚れを除去する研磨作用があったと思われます。

一方、かなり怪しげな方法もありました。

焼いた干しイチジクの粉に蜂蜜を混ぜたものは、歯の黒ずみにこすりつける漂白剤。人間の尿で口をすすぐと歯が白くなるとも考えられていました。尿素には漂白作用がありますが、果たして効果はあったのでしょうか。就寝前にぶどう酒で、起床後に水で口をすすぐ口臭予防もありました。

『博物誌』を著した大プリニウスは、歯を丈夫にするために、羊のしっぽについた汚物を使い、爪楊枝としてネズミの頭の尖った骨や、満月の夜に捕まえたトカゲの前足の骨を使うと紹介しています。効果は論外でしょう。

さて、ローマ時代に歯みがき剤として注目すべき素材が登場します。それは、塩。

初代皇帝アウグストゥスの姉・小オクタヴィアは、ローマ女性の美徳を持つ女性として慕われた人物。その彼女が愛用していた歯みがき剤の処方を、ラルグスという医師が公開しています。

そのレシピは、右下図のとおり。ローマ兵士の給料が塩（salt）で払われたことが、サラリーという言葉の語源になったことは有名ですが、塩歯みがきのルーツもローマにあるのかもしれません。

アリストテレスが大王に教えたこと

紀元前四世紀、「万学の祖」と称えられるギリシャの哲学者アリストテレスは、マケドニア王に請われて、王家の教師になりました。生徒は、後のアレクサンドロス大王と貴族の少年たち。哲人が教えたのは、弁論学、哲学、科学、医学といった知識だけではありません。アレクサンドロスのために、次のように書き記したといわれているそうです。

「起床とともに手を洗い、口をすすぎ、眼と鼻の穴を掃除しなさい。それから、目の粗い布で歯をみがきなさい」

「健康は、肉体の最も賞賛に値する美質である」といった名言を残したアリストテレスらしい教えです。

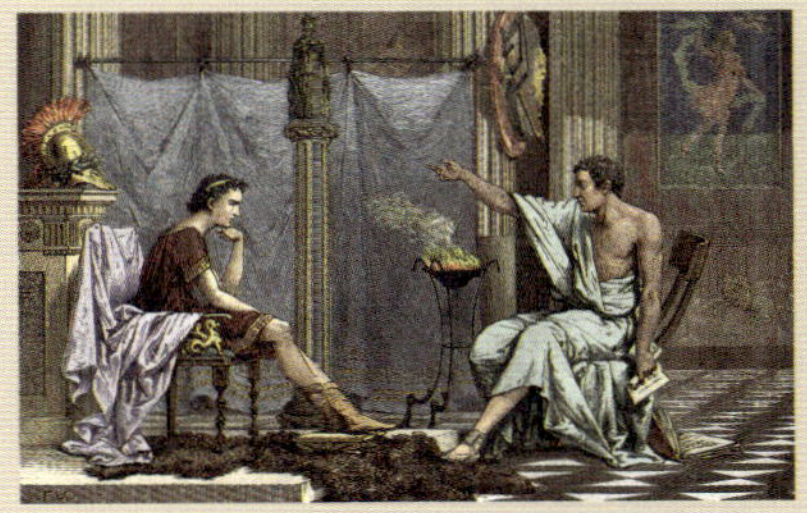

アレクサンドロス大王を教えるアリストテレス。19世紀の本の挿絵。
Image© Science Photo Library/Amana images

＊甘松香
オミナエシ科の植物からつくられた香料。スパイクナード。

＊＊ミルラ
没薬（もつやく）。カンラン科の樹脂からつくられた香料。

釈迦がすすめた歯木のたしなみ

弟子の口臭にたじろいだ釈迦

日を東洋に転じてみましょう。

紀元前一五〇〇年頃から古代インドで使われていたサンスクリット語（梵語《ぼんご》）に「ダンタカーシュタ」という単語があります。「ダンタ」は「歯」、「カーシュタ」は「木」を意味し、直訳すると「歯《し》木《ぼく》」となります。これは、細い棒の先端をかんで繊維を房状にして、歯と舌を掃除する、歯ブラシの原形のような道具です。この歯木、仏教と深い関わりがありました。

仏教は、釈迦（仏陀）を開祖として、紀元前五世紀にインドに生まれました。釈迦は、カピラ国の王子として生まれながらも二九歳で出家し、菩提樹の下で悟りを開きます。その下には多数のサンガ（出家者・僧）が集まり、仏教教団が生まれました。その僧たちの行動規律として釈迦が説いたものをまとめたのが「律蔵」と呼ばれる仏典です。そこには、次のような意味のことが記されています。

「その時、僧たちは歯木をかまず、口が臭かったので、世尊（釈迦）は、歯木をかむことの五つの利益を説いた」

一、口臭がなくなる
二、食べ物の味がよくなる
三、口の中の熱をとる
四、痰をとる
五、眼がよくなる

釈迦はエチケットと（眼の！）健康のために、歯木を弟子にすすめたのでした。

この歯木は、長くても短くてもいけません。律蔵によれば、ある僧が口にくわえた長い歯木で、少年僧を打っていました。釈迦はこれを憂い、歯木の長さは、指八本分までと決めました。また、ある僧は、短い歯木を誤って飲み込んで、喉を突いてしまいました。そこで、釈迦は短くても指四本分以上の長さにするようにと指示したのです。

釈迦は、歯木に用いてはいけない木として、漆や菩提樹など五種類を挙げています。さらに、果実がなる木も禁じました。これは、在家信者が育てていた花木や果樹で歯木をつくり、信者の機嫌を損ねたことが発端だと伝えられています。

歯木をかむのは早朝。口臭のもっとも出やすい起床直後に使うのは理にかなっているといえます。弟子は早朝、師匠に歯木と、口をすすぐための水を捧げることが決まりでした。

歯木を使う前には、手をきれいに洗うことや、使い終わった歯木は洗ってから捨てることも大切でした。

古代インド医学の知恵

実は釈迦以前から、インドには歯木を使っている人々がいて、その風習のルーツは古代インド医学アーユルヴェーダにありました。

アーユルヴェーダでは、病は生命を支配している三つのドーシャ（三体液・三病素）などの乱れによって起こるため、そのバランスを保つことが健康の基本だと考えられてきました。そのため、食事や生活習慣を通じて病気の予防や健康維持するための数々の方法がありました。

歯と舌の汚れを取り除き、口の中を清潔にすることはそのひとつです。

歯木については、個人の体質に合わせた木の種類の使い分け、使い方などが詳しく指示されています。そこには、「朝、起床した時と食後には、渋味、苦味を持つ柔らかい先端をした小枝で歯をみがきなさい」というものもありました。

注目すべきは、木の種類です。

もっとも用いられていたのは、苦味に優れているニームの木。これは南アジアに自生する常緑樹で、現在も、健康回復や食欲増進、解熱剤などのために広く生薬として利用されています。

ニームの歯木をかんでいるとしみ出してくる樹液には、消炎作用や殺菌作用がありました。物理的に歯垢をこすりとるだけでなく、薬効が期待できる素材だったのです。

歯木、中国で楊枝となる

ニームからヤナギへ

仏教の東漸とともに、歯木の戒律も中国に伝わりました。その過程でサンスクリット語の「ダンタカーシュタ（歯木）」は、「楊枝」と漢訳されるようになります。

理由は、素材に関係しています。

楊とはヤナギのこと。中国には、インドで歯木によく使われているニームの木はありません。一方、ヤナギは豊富です。東西を結ぶシルクロード沿いにも自生しているし、唐の都・長安にはヤナギの街路樹がありました。

それに中国には、ヤナギを玄関に飾って百鬼を防ぐ習俗などもあり、霊力が宿る樹木と古来より考えられていました。

また、隋や唐の記録には「歯痛を鎮めるために、ヤナギの皮をかんでその汁を歯になすりつける」とあり、薬効も認められています。中国では、歯木としてヤナギを用いることが、ごく自然の流れだったのでしょう。

ところで、楊枝というと、現在は先が尖った爪楊枝が思い浮かびますが、もともとは両端を切りそろえた小枝、もしくは片方の先端を分け裂いたものでした。

楊枝で煩悩をかみ砕く

四～七世紀に西域を旅し、それまでに中国に広まった仏教の戒律や経典の不備を正そうと努めた法顕《ほっけん》、玄奘《げんじょう》、義浄《ぎじょう》といった僧たちは、楊枝と釈迦にまつわる話を中国に伝えています。

法顕の言行録である『高僧法顕伝』にも、『西遊記』のモデルとなった玄奘三蔵の見聞録『大唐西域記』にも、楊枝植生の逸話が記されています。これは、沙祇《さぎ》国で、釈迦が使い終えた楊枝を捨てたところ、その楊枝から見る間に根が生え、大樹となったというもの。外道（道に外れた者）がその樹を抜き捨てても、すぐに元のように生えてくるというのです。

また、インドまで海路で旅をした義浄が著した『南海寄帰内法伝』には、歯木の作法についての詳しい記述があり、その記述から、七世紀のインドでは、朝だけでなく、食事の後も歯木を使い、舌と歯を掃除してから水ですすぐようになっていたことがわかります。しかも僧だけでなく一般人の子どもまで行っていて、義浄は、それをしないのは、インドでは野蛮だと見られると紹介しています。後にインドに留学する中国僧のために、注意を促しているとも考えられます。

さて、玄奘も漢訳に尽くした『華厳経』の「浄《じょう》行品《ぎょうぼん》」（八十華厳経・第十一）には、次のような内容があります。

「楊枝を手に持てば、まさに願うべし。すべての生けるものが、心に正しい秩序を得て、自然に清らかになるように」

経典はさらに続きます。

「明け方に楊枝をかめば、まさに願うべし。すべての生けるものが、自己規制の能力を備え、もろもろの煩悩をすべてかみ砕いてしまうことを」

楊枝を手にして願うことは壮大です。

釈迦が生きていた時代から千年が過ぎ、楊枝（歯木）は、口腔衛生というより、宗教的な意味合いを深め、強調されるようになりました。それだけに、庶民にとっては、縁の遠いものだったようです。

楊柳観音の図。敦煌・楡林窟（ゆりんくつ）25 窟に描かれた壁画の複写。左手に水瓶を、右手に楊の枝を持っている。広栄社・つまようじ資料室所蔵

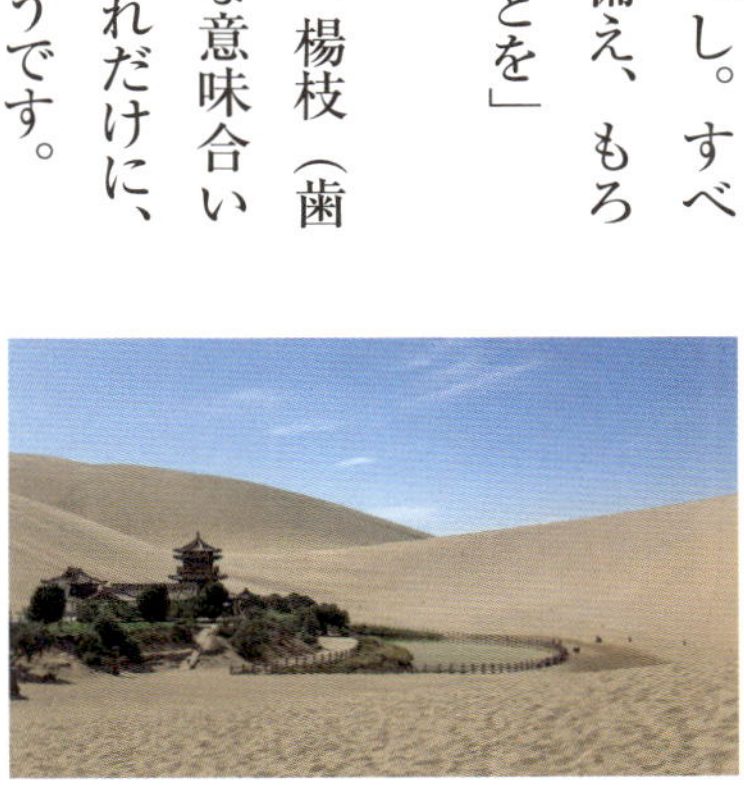
敦煌（とんこう）。シルクロードにあって、仏教伝来の入り口にもなっていた。

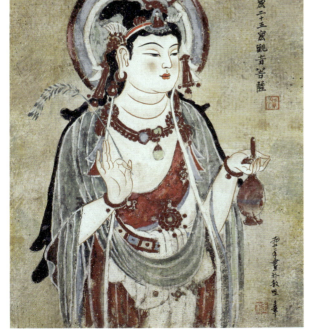

大陸の先進文化、日本へ伝来

取り入れられた先進文化

歯みがきの風習は仏教とともに日本へ伝来し、広まっていったと考えられています。

仏教の伝来は、六世紀の飛鳥時代。奈良時代には中国から鑑真が来日し、日本から中国へ渡った留学僧たちも、大陸の先進文化を持ち帰りました。その中には、楊枝（歯木）を使う習慣も含まれています。歯みがきには、衛生や清潔といった身体的な感覚だけでなく、精神的な側面がありました。

平安時代には、遣唐使として海を渡った最澄と空海が、新しい仏教である密教を持ち帰ります。そして、天台宗と真言宗の開祖となりました。

最澄が重要視したのが、中国の仏教経典『梵網経《ぼんもうきょう》』でした。その梵網経の下巻には、「比兵十八物《びくじゅうはちもつ》」といわれる記述があります。

十八物とは、僧尼が常に携帯すべき十八の品のこと。それは、楊枝・澡豆《そうず》（豆の粉で作った洗い粉）・三衣・瓶・鉢・坐具・錫杖《しゃくじょう》・香炉・漉水嚢《ろくすいのう》（水中の虫を殺さないために水をこす道具）・手巾《しゅきん》・刀《とう》子《す》・火燧《かすい》（火打ち石）・鑷子《にょうす》（鼻毛抜き）・縄床《じょうしょう》・経・律・仏像・菩薩像。

第一品目は、楊枝でした。

平安貴族の信仰を集めた密教は、加持祈祷や秘密の儀式を行いました。その儀式の一つである灌《かん》頂《じょう》（聖水を頭頂にそそぐ）は、修行者が諸仏と縁を結ぶ重用な儀式ですが、その際には歯木が象徴的な意味を込めて使われました。

今でも、真言宗では、

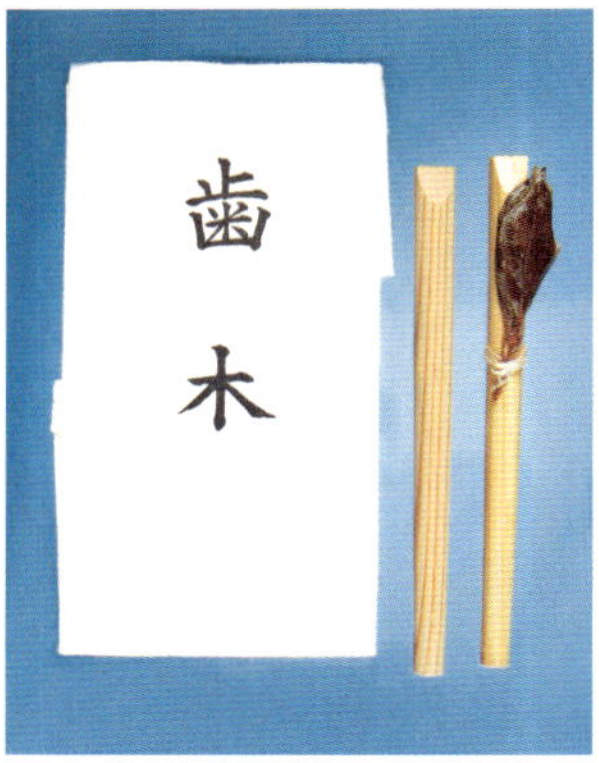

高野山金剛峯寺の灌頂の儀式において、配られていた歯木。大野粛英氏コレクション所蔵

灌頂の前の修行の際、歯木を犬歯でかむなど、歯木が使われています。煩悩をかみ砕くという意味があるようです。

大宝律令に医師の定め

さて、歯に関する古代の歴史で見逃せないトピックがもうひとつあります。それは、七〇一年に制定された大宝律令です。

これは国の制度をつくる一大事業で、日本という国号を定めたのもこの時のこと。律令の「律」は刑法、行政法と民法にあたるのが「令」ですが、その中に医療制度を定めた「医疾令《いしちりょう》」がありました。

そして、朝廷には、典薬寮や内薬司が設けられ、国による医師の育成が進められました。医師は、鍼灸《しんきゅう》・内科・外科・小児科だけでなく、耳目口歯科（頭部を総合した科目）などの専門があり、修学の後、厳しい試験に合格した者が、医官になりました。医科と歯科は分けられてはいませんでしたが、日本の歯科医療の歴史の始まりです。

大陸に学んだ律令制度と仏教は、日本人の口腔ケアに深く関わったのでした。

姫島の逆柳《さかさやなぎ》伝説

瀬戸内海西端に浮かぶ、姫島（大分県）。『古事記』によると、この島は伊邪那岐命《いざなぎのみこと》と伊邪那美命《いざなみのみこと》が産んだ島のひとつです。仏教伝来より五〇〇年ほど前に、この島に楊枝が渡ってきたという伝説が残っています。

垂仁天皇の時代、新羅の少女が意に沿わぬ結婚から逃れるために、この島に渡ってきて、その後、比売語《ひめこ》曽《そ》の神となりました。姫は柳の小枝で歯をみがき、これを地面に刺したといいます。すると、小枝はやがて大きな柳の木となりました。逆さに刺された柳は、枝葉がしだれることなく上を向いたので、逆柳と呼ばれるようになりました。

逆柳は、今も姫島で大切に育てられています。昔はこの枝で楊枝をつくっていたのかも。

ちなみに、中国では漢字の「楊」は枝がまっすぐのヤナギ、枝がしだれるのは「柳」と表します。姫島のヤナギは「楊」です。

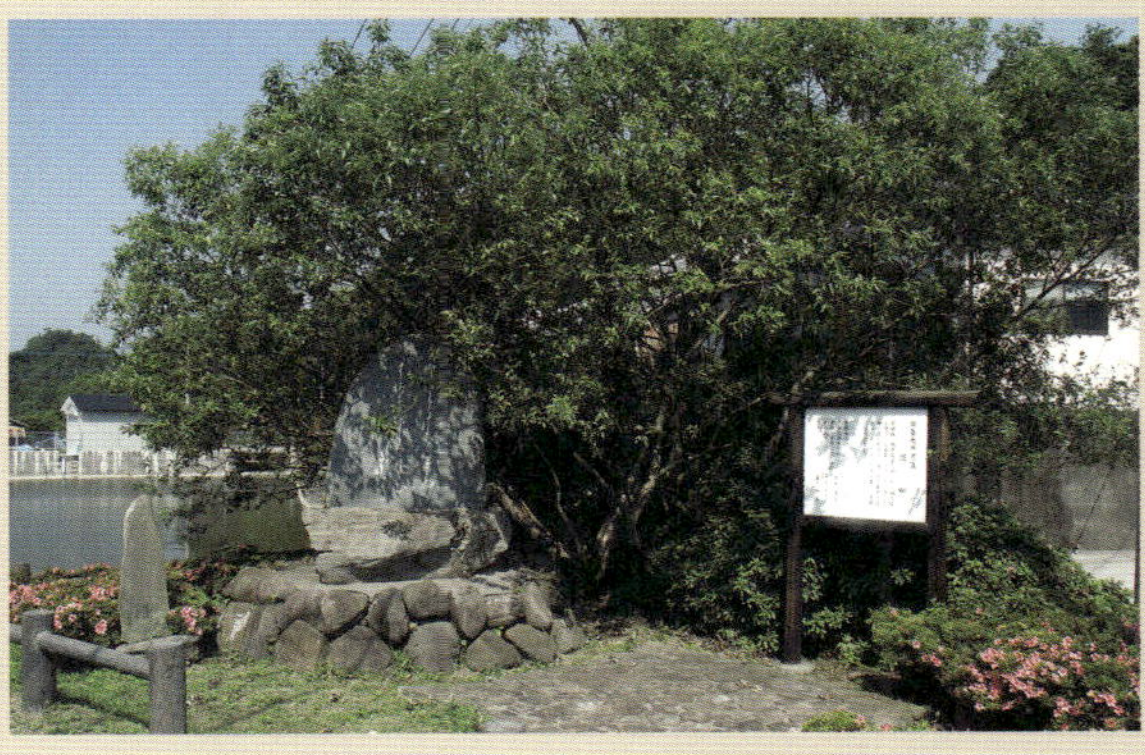

姫島に伝わる逆柳。

平安貴族の作法と歯の悩み

朝は神仏に祈る前に歯の掃除

「起床後は、まず、自分の一生を支配する属星の名前を七回唱えよ」

そんな家訓を残したのは、平安時代中期の貴族・藤原師輔《もろすけ》です。師輔は、起床後に貴族がなすべきことを次々に挙げていきます。

「鏡で顔を見て、暦で吉凶を占い、そして楊枝を使い、西を向いて手を洗うこと」

さらに「仏名を唱え、信仰している神社を念じよ」と続けました。

師輔は、冷泉《れいぜい》天皇の外祖父にあたる実力者。晩年は、貴族としての作法、儀式・年中行事について書き記し、後の九条流故実の祖となった人物です。どうやら平安貴族の間では、朝食の前に楊枝を使い、口中を清潔に整えることが、作法になっていたのです。

実は仏教とは関わりなく、日本人は古来から神に祈る前に、口をすすぐ風習があり、それが歯みがきのルーツだという説もあるのですが、事実は不明です。

絵巻物に見る歯の悩み

国宝に指定されている平安末期の絵巻物『病草紙』には、楊枝を使っている女官を描いた場面があります。その傍らには、着物の袂で口を覆う二人の女官も登場し、こんな説明文まで付いています。内容は……。

「一人の美しい女がいた。女に惹かれる男たちは彼女に近づこうとした。しかし、近づくととたんに鼻をつまんで逃げ出してしまう。耐えがたい口の臭さなのだ」

　この絵の題名は、そのものずばり「口臭の女」。この平安美女は楊枝を使って、口臭を消そうと必死なのでしょう。

　口臭の原因として考えられるのは、口の中が不潔なこと。あるいは、むし歯や歯周病だったのかもしれません。口腔ケアが浸透している現代では、これほどの口臭に悩むことは稀有《けう》ですが、当時はありふれた光景だったと思われます。それに、口臭を緩和するのに、楊枝はどれほど役立ったのでしょうか。効果がささやかなものだったことは、想像にかたくありません。

秘蔵された医書

　ところで、口の中を清潔にするという作法には、むし歯や歯周病を防ぐという発想はなかったのでしょうか。

　平安時代の医博士・丹波康頼が編纂した『医心《いしん》方《ほう》』は、一〇〇種もの中国の医書を引用した、全三〇巻に及ぶ日本最初の医書です。その巻五には、風歯痛、歯砕壊といった歯に関する病名や、飲み薬、膏薬の貼付、針刺し、小鉄片で灼く、灸法などの歯痛への処方が記されています。

　注目すべきは、巻二七の「養生篇」。そこには、次のような記述が見られます。

「歯は骨の余りである。楊枝のようなものを用いて歯を大切にすると、歯はいきいきと美しくなる」

「歯は骨の果てなるものである。朝夕、歯をみがけばむし歯にならない」

　医書には、すでに「むし歯の予防」という観点があったのです。

　とはいえ、『医心方』は宮中に秘蔵され、その知識が一般に広まることはありませんでした。

『病草紙』は平安時代末期から鎌倉時代に描かれた絵巻物。「口臭の女」など10面は、国宝に指定されている。京都国立博物館所蔵

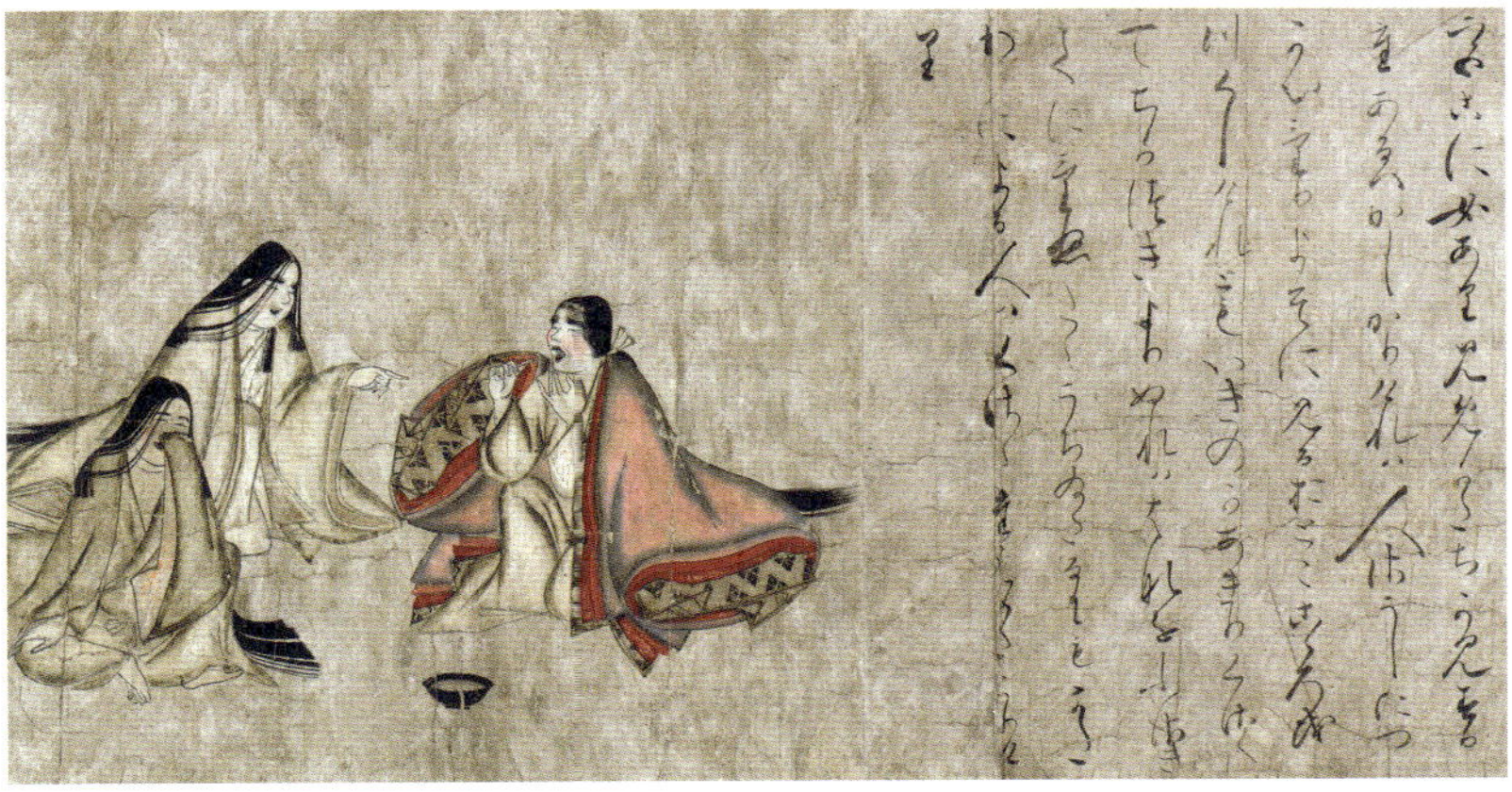

口を清めることは禅の修行のひとつ

『正法眼蔵』に「洗面」がある理由

道元は、鎌倉時代初期に禅の教えを説いた曹洞宗の開祖です。その法話集である『正法眼蔵《しょうぼうげんぞう》』は、悟りとは何かを主題にした大著であり、日本思想史の最高峰のひとつに挙げられます。

その中に「洗面」の巻があることをご存じでしょうか。その巻頭は「身心を澡浴して、香油を塗り、塵穢《じんえ》をのぞくは、第一の仏法なり」という法華経からの引用で始まります。

まず、身を清め、心を清めることが、物質的な汚れ、精神的な汚れを取り除く仏の道だ、と最初に説き、それに続いて、驚くほど細かくていねいに、洗面の作法を伝えています。その一部を紹介すると……。

・洗面台で面桶に湯を入れ、棚に置く
・右手に楊枝を持ち、華厳経を唱える
・楊枝の片方を細かくよくかむ
・歯の表面と裏側をみがくようにこする
・歯ぐきと、歯と歯の間も丹念にみがく
・その間、口を何回もすすぐ
・楊枝で舌をよくこする
・血が出たらやめる
・楊枝は目立たないところに捨てる
・洗面桶の湯をすくい、額から両方の眉毛、目、鼻の孔、耳たぶの裏などをくまなく洗う

実は、道元は、南宋へ留学した際、中国の僧が楊枝を使っていないどころか、楊枝の存在すら知らないことに、ショックを受けたのでした。日本では、広く世間の人々が釈迦の教えを守り、朝、歯みがきをして口をすすいでいたからです。

『正法眼蔵』には、こう書かれています。

「日本国では国王・大臣、老年若年、朝廷民間、在・家出家の身分の高いものも低いものも、嚼楊枝《しゃくようじ》、漱口《そうこう》の法を忘れず」

ただし、インドや中国では万民が家に桶を備え、顔を洗う習慣があるのに、日本にはこれがないと道元は伝えています。そして、そのどちらも実践するように弟子たちの説示したのでした。

「洗面の巻」の最後は、こう結ばれています。

「どちらも大切に保持すれば、欠けたものを補って興隆するのであり、仏祖の照臨である」

洗面は、規律と作法に則った生活を送る禅宗の僧にとって、修行のひとつでもありました。

世界中に歯木あり

歯ブラシが広まる以前、食べかすや歯垢をこすりとる道具として、世界各地で木の枝が使われてきました。木の枝だけでなく、草や木の実なども利用されています。

たとえば、七〇〇〇年も前からアラブ世界で使われているといわれる「ミスワーク」。これは多くの場合、アラックという砂漠地帯に生える木の枝でつくられます。表皮をはがして、先端を水に浸けたり、手でほぐすと、簡単にブラシ状になり、ハッカのような爽やかな風味がします。

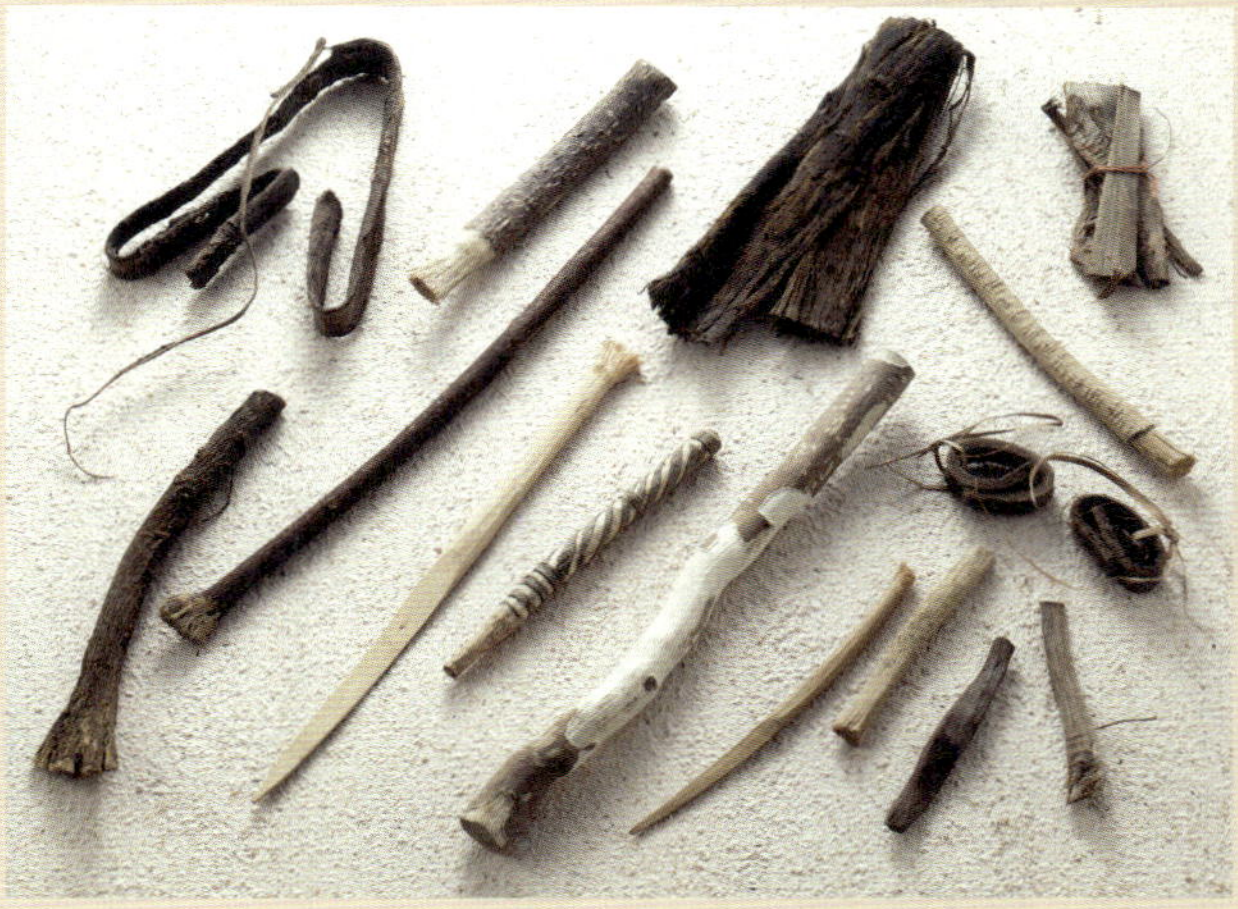

イスラーム教徒の行動規範である「ハディース」によれば、預言者ムハンマドは、一日五回の礼拝の前に、ミスワークで口の中を清潔することをすすめています。仏教と同じように、宗教的な意味もあるのです。

このため、今も、イスラーム圏には、ミスワークを愛用する人が少なくありません。モスクの周辺には、ミスワークを扱っている店も見られます。

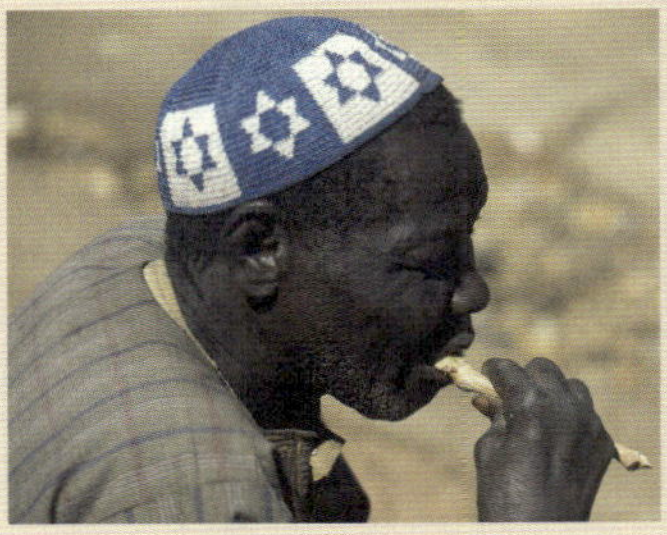

上／世界各地の歯木。広栄社・つまようじ資料室所蔵

下／ミスワークで歯をみがくスーダンの男性。Image© R CREATION PHOTO / amana images

お歯黒で知らず知らずにむし歯予防

雅びやかな化粧だったお歯黒

「彼女たちが上品に微笑むと、ルビー色の唇が開き、ひどく腐食した歯ぐきに黒い歯が並んでいた」

幕末、黒船を率いて江戸幕府に開国を迫ったペリーは、上陸後、日本女性のお歯黒に驚き、おおいにあきれました。そして、これが既婚女性の風習だと知ったうえで、「この習慣は、夫婦の幸せには役に立たないと思う」と皮肉っています。当時の日本人にとっては、ずいぶん失礼な発言ですが……。

日本には、化粧として歯を黒く染める風習がありました。お歯黒は鉄漿《はぐろ》とも書き、中国東部や東南アジアなどにも見られる習俗です。しかし、その起源は定かではありません。

縄文人や弥生人が行っていた抜歯の風習が、変化したものだと考える研究者もいます。東大阪市の大藪古墳からは、お歯黒をほどこした人骨が見つかっており、六～七世紀の古墳時代後期には、この風習があったことが明らかにされています。

平安時代の宮中では、男女を問わず、成人になった証として歯を染めていました。在原業平も、陰陽師の安倍晴明も、紫式部や小野小町も、にっこり笑うと漆黒の歯がのぞいていたはずなのです。

やがて、お歯黒をする武士も現れます。貴族と交流がある雅やかな平氏から始まり、東国の武士にも広まっていきました。武士のお歯黒は、黒い色が変化しないことから「二君に仕えない」という忠誠を

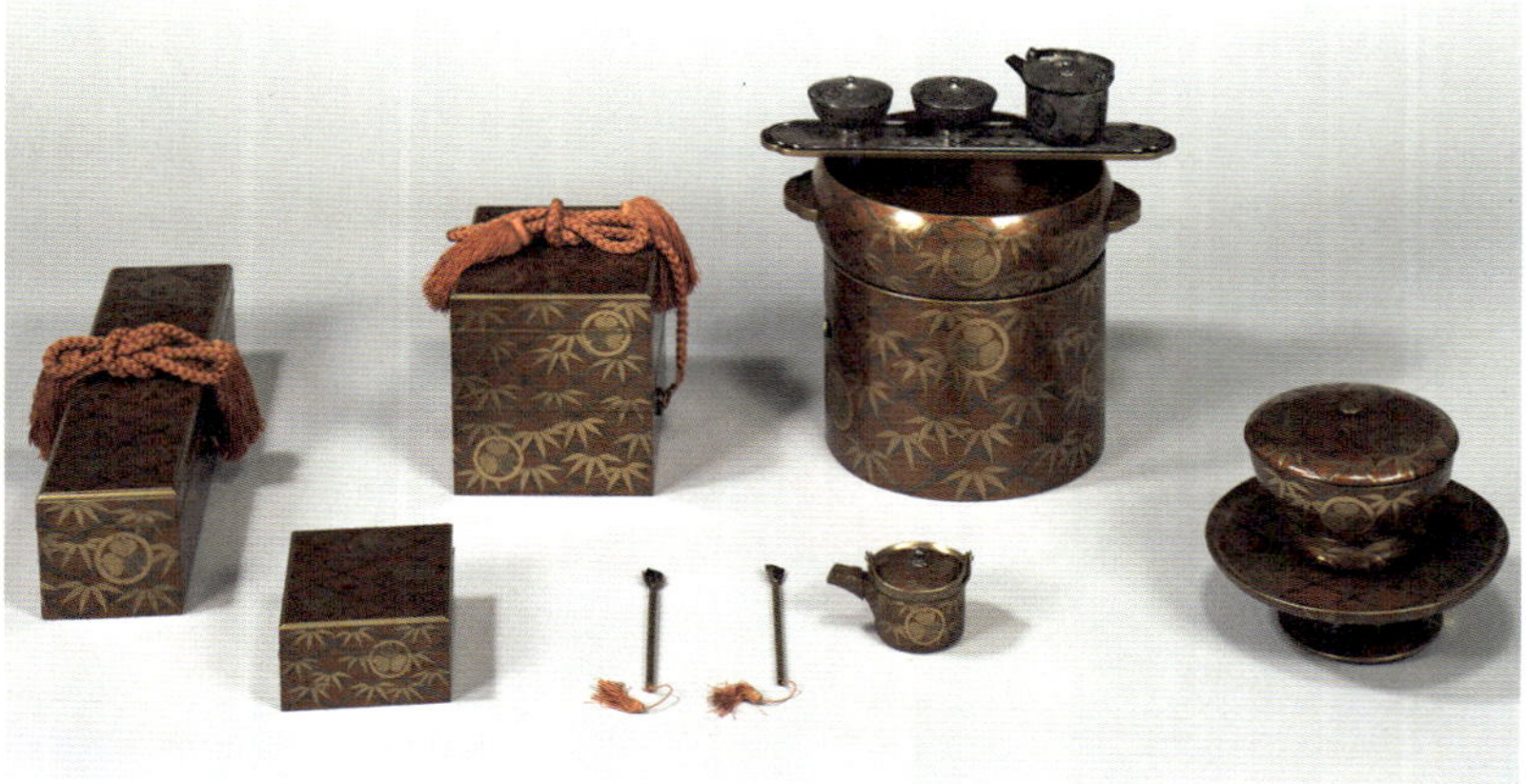

意味するものとされていたようです。

しかし、戦乱が続いた戦国時代に、武士のお歯黒はすたれ、皇室や公家を除いては、女子だけのたしなみになりました。

江戸時代には、既婚女性や遊女などの化粧として定着しました。時間も手間もかかるお歯黒は、若い庶民の娘にはわずらわしかったのでしょう。

お歯黒の意外な効用

エナメル質で覆われた歯を黒く塗るのは、簡単なことではありません。初めは草木や果実染め的なものだったのですが、製鉄技術が伝来すると、鉄を材料した「鉄漿水《かねみず》」を使うようになりました。鉄漿水は、鉄の溶液を二、三カ月かけて発酵させた染料です。自宅でつくることが多く、古釘や鉄くずを焼いて濃い茶に入れ、そこに粥や酒を加えて発酵させました。酢を加えることもあり、できあがった鉄漿水は、茶色くて相当の悪臭を放ったといいます。

歯に着色する時は、この鉄漿水と五倍子《ふし》粉《こ》＊を交互に、お歯黒筆で歯に塗りつけていました。

悪臭を我慢して歯を染めても、黒々とした色は長持ちせず、ひと月に何回も塗る必要があったようです。しかも、家人に遠慮して、皆が寝静まっている早朝に、お歯黒をしたといいますから、容易なことではありません。それに、自家製の鉄漿水は組成が不安定で、かえって歯に害を及ぼすこともありました。

江戸時代には、水に溶くだけで歯に塗れる「香登《かがと》のお歯黒」が、公家や武家、裕福な商人たちに広まりました。これは五倍子粉、緑パン（硫酸第一鉄）、それに貝灰を混ぜて粉末にしたもので、変質の恐れがなく、色づきもよかったといわれます。

さて、化粧として行われていたお歯黒ですが、お歯黒をしているとむし歯が少ないという報告もされています。理由は、まず、着色の前に楊枝で歯垢などをていねいに取り除いていたことが挙げられます。五倍子粉に含まれているタンニンには歯と歯ぐきのたんぱく質を強化する働きがあり、また鉄漿水の鉄分が歯のリン酸カルシウムを強化して歯を丈夫にするようです。タンニン酸第二鉄という黒い膜が歯を覆い、隙間をふさいで、むし歯菌が歯につくのを防いだとも考えられます。人々は知らず知らず、むし歯予防をしていたのです。

＊ウルシ科ヌルデの葉にできた虫瘤。

右ページ写真／徳川豊姫婚儀用調度品・歯黒箱。右奥にあるのが耳だらい（お歯黒水を塗る時に周りを汚さないように使う）、手前には歯黒筆・楊枝も見られる。耳だらいの上には、鉄漿（かね）沸かし（お歯黒水を入れて温めるもの）、鉄漿を溶く時に使う鉄漿椀などがある。東京国立博物館所蔵／Image© TNM Image Archives

房楊枝に粋を感じた江戸の人々

むし歯が増加した江戸時代

骨考古学者である片山一道博士によると、日本人の下顎骨は弥生時代以降、小さく弱くなり、戦後はその傾向に拍車がかかり、華奢《きやしや》になったそうです。一方、歯の大きさは、縄文人は相対的に小さく、弥生～古墳時代に一度大きくなったものの、その後は、次第に小さくなりました。ところが、顎の小型化に歯の小型化が追いつかず、中世の頃には、歯並びの悪さや、親知らずの欠如が目立つようになります。そのため、日本人の歯並びの悪さは、世界でも突出しているらしいのです。

そして、江戸時代。

その特徴は、むし歯、歯周病、歯髄炎などを患った人骨がやたらと多いこと。中でも、むし歯の罹患率は、調査をした一〇〇〇体の三割にものぼり、片山博士を驚かせました。むし歯そのものは、時代とともに単純増加してきましたが、江戸時代に増加のスピードが速くなりました。

原因は、おそらく「砂糖」でしょう。

南蛮貿易によってさまざまな甘い菓子が持ち込まれ、アジアからの砂糖の輸入が増大して、和菓子文化が生まれたのは、戦国末期。江戸中期には、砂糖の国内生産が盛んになったおかげで、それまでは高嶺の花だった甘い菓子を庶民も楽しめるようになり、むし歯も増えていきました。

この頃は、本道医（内科医）や金創医（外科医）をはじめ、歯医者、牙医、口中医師、歯薬師などと呼ばれる医師たちが、歯の治療に当たっていましたが、それは痛み止めや、抜歯、焼灼法などで、直接、むし歯に対する治療は行われてはいませんでした。

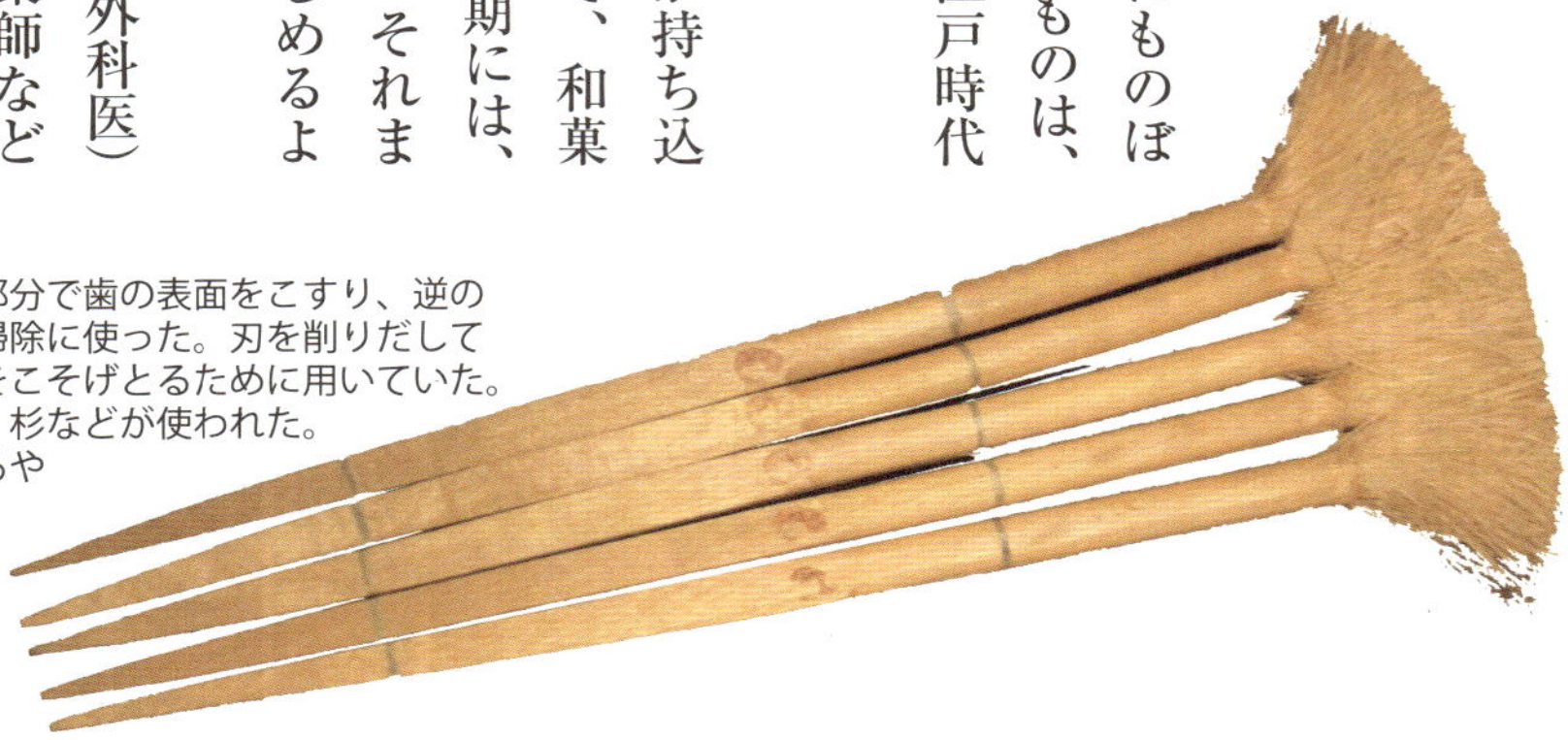

房楊枝。房状にした部分で歯の表面をこすり、逆の尖った部分は歯間の掃除に使った。刃を削りだしている柄の部分は舌苔をこそげとるために用いていた。素材は柳のほか、竹、杉などが使われた。
写真提供：日本橋さるや

楊枝屋が庶民の社交場に

むし歯は増加したものの、人々の意識も少し変化していきます。たとえば、この一句。

「親のすね　かじる息子の　歯の白さ」

これは、働かずに、身ぎれいにして遊んでいる若い男を皮肉った川柳ですが、つまりはこの頃には、白い歯かどうかが、粋人か野暮を見分ける印にもなっていたのです。

江戸吉原の遊郭では、客が朝帰りする際に楊枝と歯みがき袋、うがい茶碗を出していました。布団の上で洗顔と歯みがきをスマートに行うことが、粋な遊び人とされていたのだとか。

江戸時代の浮世絵師は、房楊枝を使う美人画をよく描きました。人々は、房楊枝を使う姿に、粋や色気を感じていたのでしょう。

楊枝は一般庶民に広まり、全国に楊枝屋、おようじ屋ができるようになっていきます。各地の神社仏閣の門前でも楊枝を扱う店が増えました。

江戸では、浅草観音に詣でた三代将軍家光が楊枝屋に足を運んだという話が広まり、浅草寺境内には、楊枝屋が軒を連ねました。江戸中期には八〇軒あまりが、末期（一八一五年頃）には約二五〇軒に増えるほどの繁盛ぶり。京都では、粟田口のさるやが有名で、江戸の日本橋にも一七四〇年にさるやができました。ちなみに、日本橋さるやは、現在も楊枝専門店として営業を続けています。

こうした店は、それぞれに看板娘を置いて売上げを競いました。浅草の「柳屋お藤」は、明和（一七六四〜七二年）の頃の有名な看板娘。「用事（楊枝）がないのに　用事をつくり　今日も朝から二度三度」と詠《うた》われるほどの人気で、多くの江戸っ子が、お藤目当てに店先に集まりました。

江戸の楊枝屋は、盛り場の華やかな社交場でもありました。

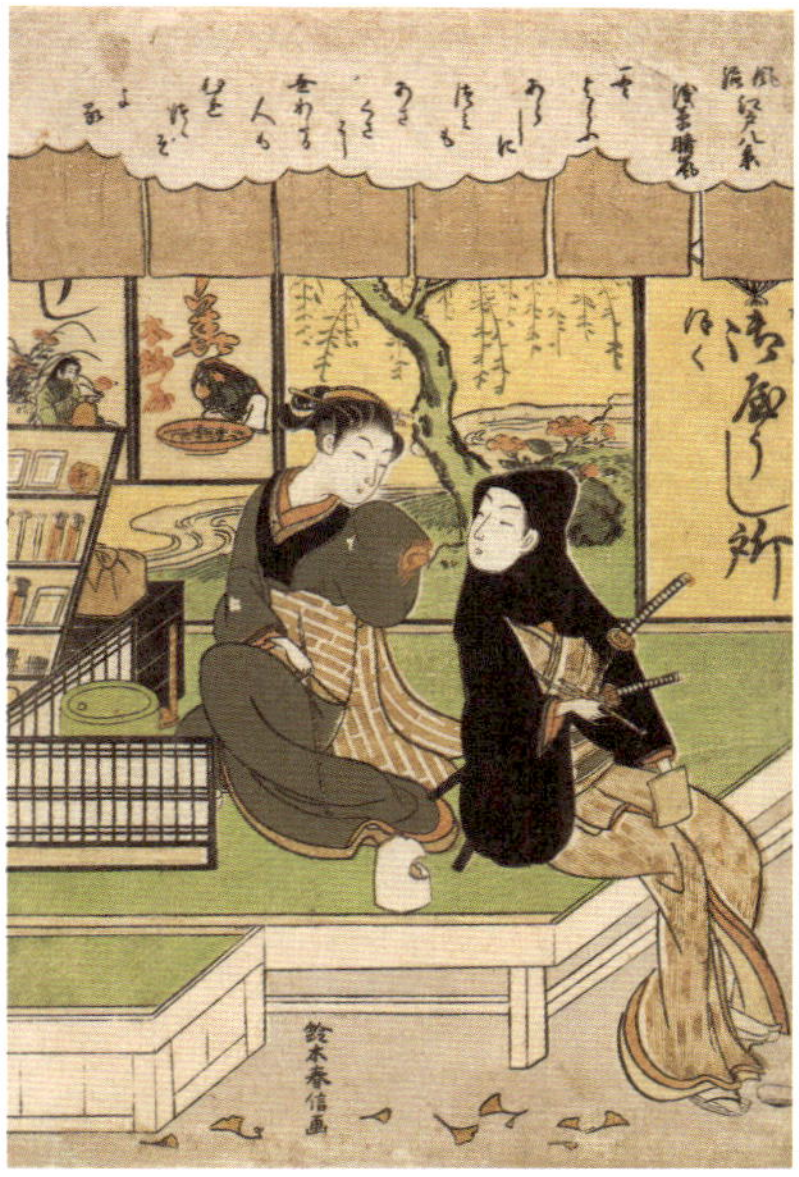

風流江戸八景・浅草晴嵐。鈴木春信画。浅草寺の境内の楊枝屋「本柳屋」の看板娘、お藤のもとに袖頭巾の若侍が人目を忍んで通う様子が描かれている。本柳屋の屋号は、「楊」に由来している。東京国立博物館所蔵／Image

Ⓒ TNM Image Archives

歯みがき粉の効用は美白と口臭予防

砂や塩で歯をこする

江戸時代には、歯を白くして口臭を消し去ると謳う歯みがき粉の製造・販売も盛んになります。庶民は、房楊枝を使わずに、直接、歯みがき粉を指につけて歯をこすることもありました。

この頃の歯みがき粉は「琢砂《みがき》」と呼ばれるもので、陶土を水でこした上澄みの粒に、香料を混ぜてつくられました。海砂ではありませんが、当時の技術では、粒子は細かくはならず、粗悪なものを使うと歯のエナメル質がどんどん削られ、みがくほどに歯がもろくなったといいます。

それでも、人気は上々。工夫を凝らした商品が生まれては、あの手この手で販売されました。

一六二五年に、江戸の丁子屋喜左衛門が朝鮮伝来の製法を取り入れて売り出した「大明香薬」を筆頭に、元禄期に創業し今も文京区本郷で商売を続けている「かねやす」の「乳香散」、『浮世風呂』に商品名が登場する「梅紅散」など、その種類は、数えきれないほどに上ります。

一方、古くから利用されてきた塩を愛好する者も多く、薬草を混ぜた焼き塩も売られるようになりました。中でも播磨の赤穂の焼き塩は、品質のよさから、めきめきと評判が高まり、歯みがき用焼き塩といえば、赤穂の塩といわれるまでになったといいます。

大道芸と歯みがき粉売り

どこからともなく聞こえてくる朝の物売りの声は、江戸の名物。「おはよう、おはよう」と聞こえ

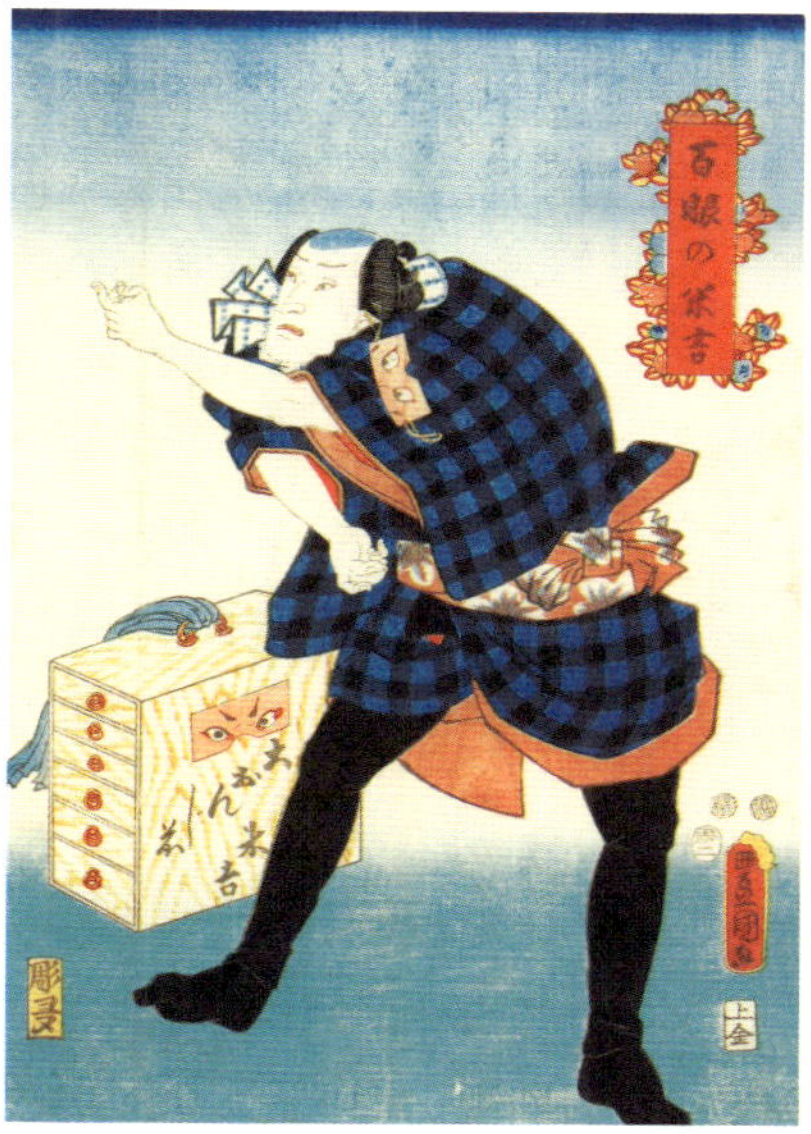

「おはようの歯みがき売り、百眼米吉」。歌川豊国画。米吉は「百目（ひゃくまなこ）の目鬘（めかずら）」という珍しい面をつけて、滑稽な芸を見せていた。芝居にも登場したという。大野粛英氏コレクション所蔵

たら、それは歯みがき粉売りでした。

　歯みがき粉の普及は、専門の店だけでなく、小間物屋や楊枝屋、風呂屋などでも扱われ、さらに、引き出し付きの棚を肩にかけ、毎朝、路地を回り売り歩く者が現れます。そんな「おはようの歯みがき売り」が、文化期（一八〇四〜一七年）には江戸市中だけで数百人に上ったといわれます。

　人気者もいました。

「百眼 米吉《ひゃくまなこのよねきち》江戸の花、梅勢散薬歯磨」とかけ声の威勢がよかった百眼米吉は、大恩寺前と書かれた箱と、半面がトレードマーク。たくさん買うと、歌舞伎役者の物まねや寄席の芸を見せるとあって、評判になりました。

　一方、寺社の境内などで、巧みな口上で人を集め、芸を見せる歯みがき粉売りも少なくありません。

　松井源水は、浅草寺界隈で独楽《こま》回しの曲芸を見せ、歯薬と歯みがき粉を売っていました。その源水の名は代々、引き継がれていきました。居合い抜きで知られたのは、松井源左衛門や長井兵助。彼らは、歯みがき粉を売るだけでなく、抜歯をしたり、入れ歯をつくったりもしていました。

松井源水の曲独楽の図。浅草寺の裏手には、大道芸人や講釈師が集まりにぎわっていた。『近世職人絵尽』狩野晏川／模写（原本は鍬形蕙斎／画）　江戸東京博物館所蔵／Image© 東京都歴史文化財団アーカイブ

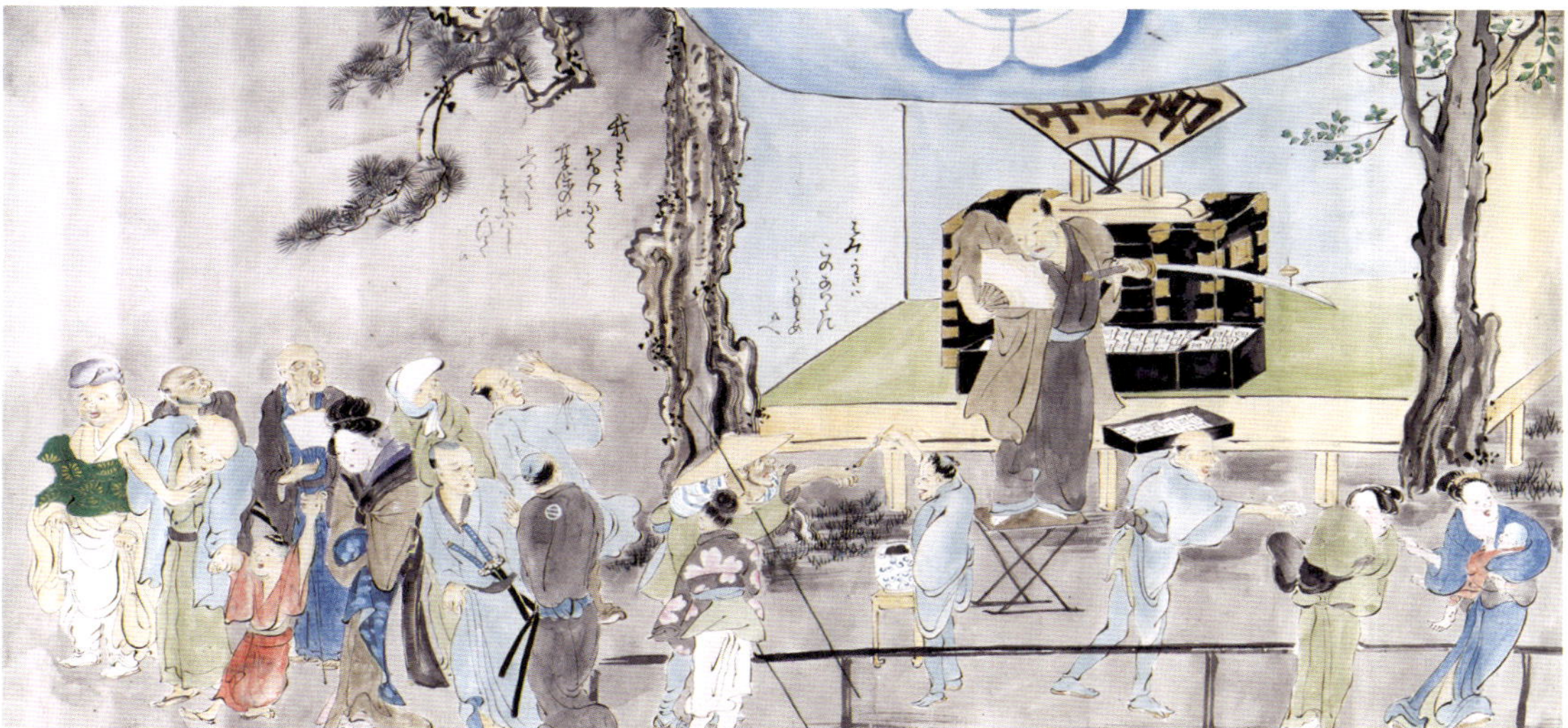

西洋医学の蘭方医と職人技の口中医

漢方から蘭方医学へ

江戸時代には、それまで漢方中心だった日本の医学に大きな変化が現れます。

幕府は鎖国政策をとっていましたが、オランダ、中国、朝鮮との交流はあり、外国文化の吸収が断絶することはありませんでした。とくに八代将軍徳川吉宗が、オランダ語の書物の輸入を解禁してからは、蘭学が盛んになっていきます。その中心となったのが、解剖学や外科学をはじめとする西洋医学でした。藩医だった杉田玄白、前野良沢らによって『解体新書』が翻訳刊行されたのは一七七四（安永3）年のことでした。

彼らは、蘭方医とよばれます。長崎のオランダ商館に駐留している医師から直接に医術を学んだ者も少なくありません。オランダ商館医には、一八二四（文政7）年に鳴滝塾を創設して外科手術などの臨床医学教育を行ったシーボルトや、日本に種痘を伝えたモーニ

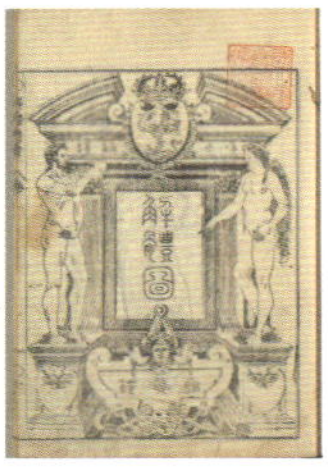

『解体新書』の扉。オランダ語の『ターヘル・アナトミア』を訳したもの。国立国会図書館所蔵

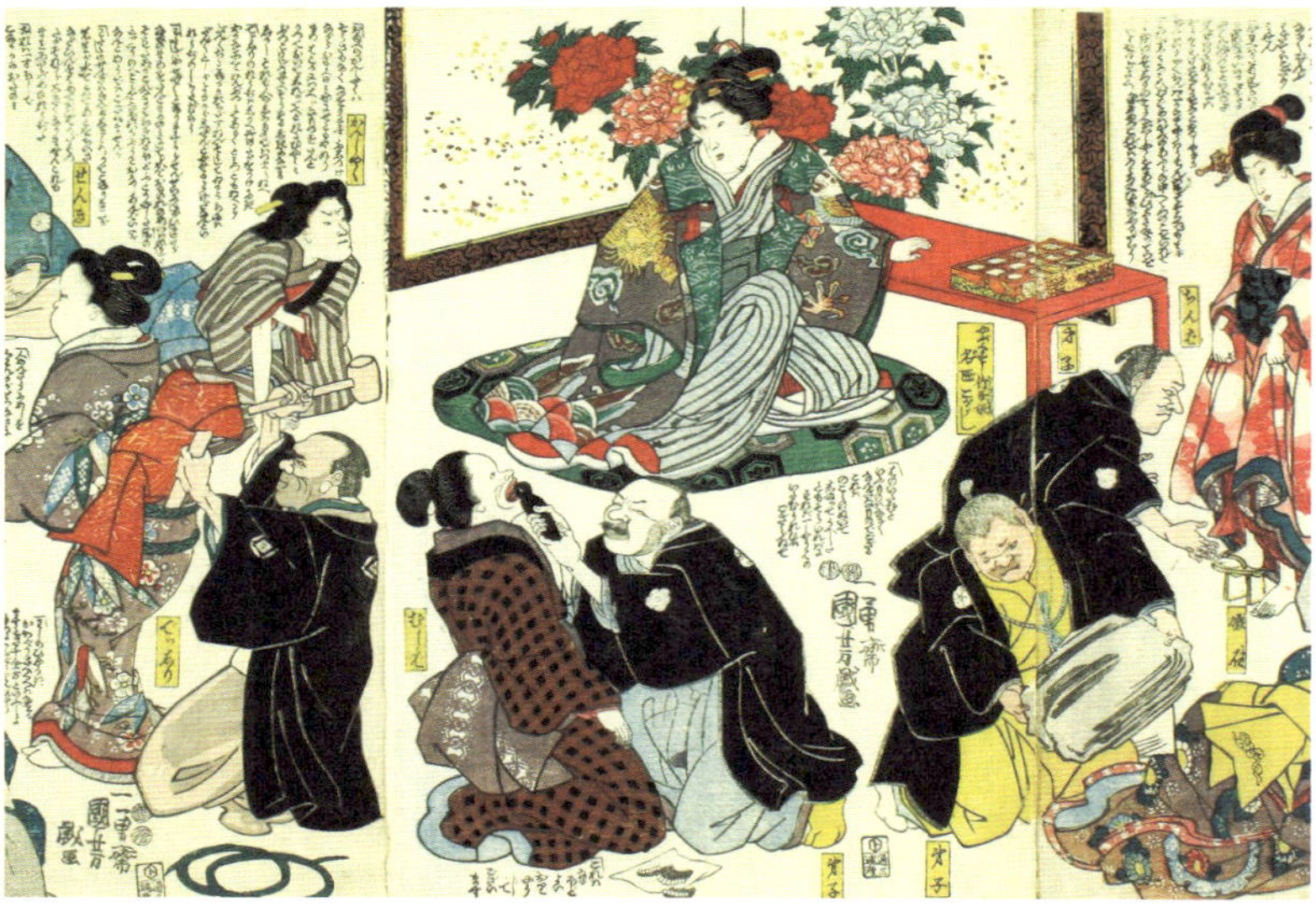

一勇斎国芳「きたいなめい医　難病療治」
「やぶくすし竹斎娘・名医こがらし」が弟子たちを使って不可思議な治療をしている。中央下段には、歯を抜いているところと入れ歯が描かれ、「歯の痛むというものは中々難儀なものでござる、これは残らず抜いてしまって、上下とも総入歯にすれば、一生歯の痛む憂いはござらぬて」「これはなるほどよいお療治でございます」と、弟子と患者のセリフが書かれている。早稲田大学図書館所蔵

ッケなどがいて、日本の医学の発展に寄与したのです。

治療実績があったために、やがて蘭方医学の評価は高まり、蘭方医学は急激に勢いを増していきました。まだ、漢方医学が主流だったとはいえ、幕末には、科学的な健康観を取り入れて、近代医学に転換する素地ができていたといえましょう。

口中医は一子相伝のままに

ただし、歯科医学の進歩には、見るべきものがありません。『医心方』を著した丹波康頼を祖先とする丹波家の「口中科」は一子相伝にとどまり、将軍家や朝廷の外に広まることはありませんでした。抜歯や痛み止めなどは、口中医、歯薬医、牙医とよばれる歯医者たちが行っていましたが、むし歯の処置や歯内治療が行われていたかどうかは、確認されていません。庶民が頼ったのは、医学の知識がない、歯抜き師や入れ歯師など。それでも腕利きの仏師がつくった入れ歯は、かなり使いやすかったといわれます。

ところで、庶民の頼りは、ほかにもありました。

それは、神様。

「歯神」が祀られていたり、歯痛治癒の願いをかなえてくれる神社やお寺、お地蔵さんなどが、全国各地にありました。今も、歯痛祈願に人が訪れるところが残っています。東京都文京区の白山神社のように、歯ブラシ供養が行われ続けているところもあります。

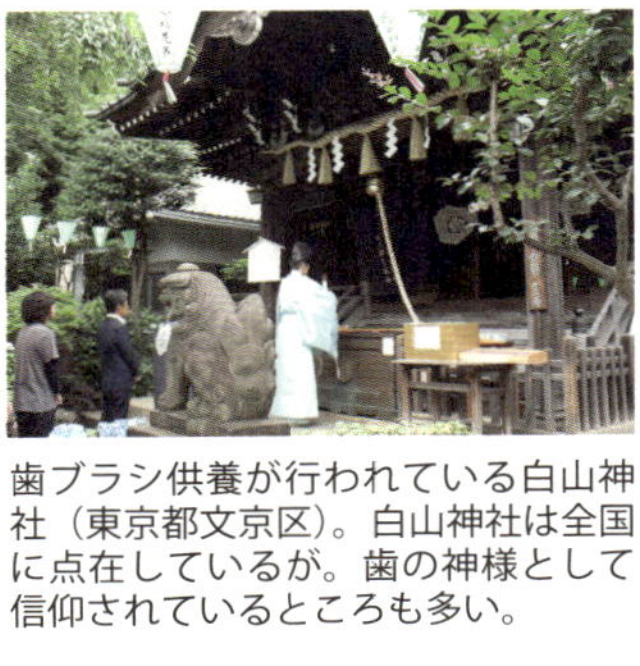

歯ブラシ供養が行われている白山神社（東京都文京区）。白山神社は全国に点在しているが。歯の神様として信仰されているところも多い。

益軒、歯をたたく

一七一二（正徳2）年に『養生訓』を著した儒学者、貝原益軒は八三歳になっても歯を一本も失いませんでした。病気の予防法を説いた益軒は口腔ケアについても述べています。

「温湯で口をすすぎ、乾いた塩で上下の歯と歯ぐきをみがき、温湯を含んでもう一度口をすすぐ。毎朝行えば、老いても歯が抜けず、むし歯にもならない。若い時に歯が強いからといって硬いものをかみ割ると、老いてから歯が早く落ちる。楊枝を歯ぐきに深く刺してはいけない。歯根が浮いてしまう。熱湯で口をすすぐと歯を損なう」

効果は、本人が実証済みといえそうです。ところで益軒は、口をすすぐ、歯をみがくに加えて、第三の方法をすすめています。それは「叩歯《こうし》」。

「毎日、時々、歯をたたく事三六度すべし。歯は硬くなり、虫くはず、歯の病なくなる」

これは、たたくというより、歯をカチカチと何回も噛みあわせる方法で、中国伝来の方法でした。効果のほどはわかりません。

歯ブラシの夜明けはヨーロッパから

歯ブラシの誕生

歯木（房楊枝）と比べたら、歯ブラシのほうが機能性で優るはずなのに、一般に広まるには、長い時間を要しました。

一説では、歯ブラシを考案したのは中国で、一〇世紀半ばの遼王朝期の墳墓から出土した象牙の柄のものが、世界最古の歯ブラシだと見られています。ただし、植毛部分が失われているうえ、用途などについての確証はありません。

一三世紀、南宋に留学した道元は、自分の目で歯ブラシを確認。そして、『正法眼蔵』に、三センチほどに切った馬の尻尾を、牛の角に、馬のたてがみのように植えた道具で歯を掃除している人を目撃しています。ただし、歯を掃除する人は、ごく稀でした。しかも、一回ずつ使い捨てる楊枝に比べると、動物の毛を使用しているため、僧が使う道具としては不浄でふさわしくないと、頭から否定しています。

歯ブラシの使用が広まったのは、中国ではなく、近代歯科学が幕を開けたヨーロッパでした。

歯科医学の父の口腔ケア

一七世紀のフランスには、獣骨に馬の毛を植えた歯ブラシがあり、イギリスでも同じ頃、ハノーファー選帝侯夫人ゾフィーが書き残した回顧録に、歯ブラシらしき道具が使われたという記述がありました。

それまで、ヨーロッパは口腔ケアの発想に乏しく、金属製の爪楊枝や鳥の羽軸、あるいはナイフ

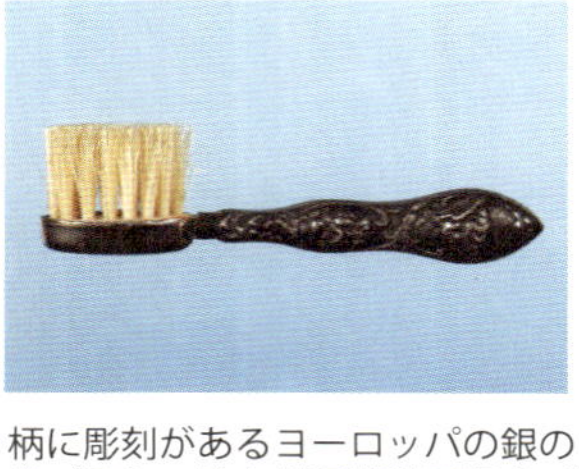

柄に彫刻があるヨーロッパの銀の歯ブラシ。神奈川県歯科医師会／歯の博物館所蔵

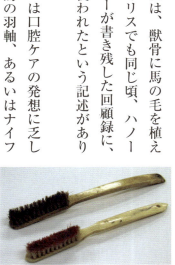

中国・清朝時代の骨柄の歯ブラシ。

の刃先で、食べかすや歯垢を掻き出している程度でした。それが、一七世紀から一八世紀かけて、ヨーロッパの上流階級では、歯みがきへの関心が高まり、その方法が広まっていきました。たとえば、歯を麻布できれいにこする、あるいは歯を銀の器具で、歯ぐきは布で掃除する、布に油をつけてみがくといった方法です。

歯ブラシは、高価な貴重品でした。馬毛や豚毛、穴熊の毛などが植毛され、それぞれの柔らかさが論議の的にもなりました。

一七二八年、世界最初の歯科医学書を著したフランス人、ピエール・フォシャールは、歯の手入れを怠っている人が大勢いることを非難しています。そして、歯科医で歯を掃除してもらった後は、自分で毎日、上等な天然スポンジ（海綿）をぬるま湯に浸して、歯を上から下へ、下から上へとごしごしとみがくことをすすめています。彼は、馬毛の歯ブラシは役に立たないと否定してますが、これは、当時はまだ、粗悪なものしかなかったからでしょう。

一七八〇年頃、イギリスのウィリアム・アディスが、歯ブラシの大量製造を始めると、その利用者は一般の人々へと広がっていきました。

むし歯の原因は虫ではない

古代メソポタミアの「ワーム（虫）の伝説」以来、ヨーロッパでは、むし歯の原因は、歯の中に巣食っている歯虫だと信じられてきました。

古代中国にも、「歯を疾《や》める虫」という考え方があり、日本でまとめられた『医心方』でも「虫長六、七分、皆黒頭」とその様子を述べています。これはおそらく、むし歯の穴から取り出した、歯の神経だったに違いありません。

さて、歯虫がいるので、むし歯の治療も口腔ケアもその対策を考えたものになりました。ヨーロッパでは、殺虫剤さながらにヒヨスを使って口の中を燻煙する方法が一七～一八世紀まで行われていました。一方、歯をきれいに掃除して歯虫を取り除いておくという考え方も広まり、結果としては、口腔ケアに役立ったといえましょう。

近代歯科医学の父、フォシャールは、「むし歯の穴や歯石にいる虫なんて見たことがない」と、歯虫の存在には懐疑的でした。しかし、歯虫説が否定されるのは一八世紀の後半から。酸の分泌がむし歯の発生に関わっており、酸の発生は歯垢が原因だと解明され、歯ブラシが口腔ケアの主役になっていきます。

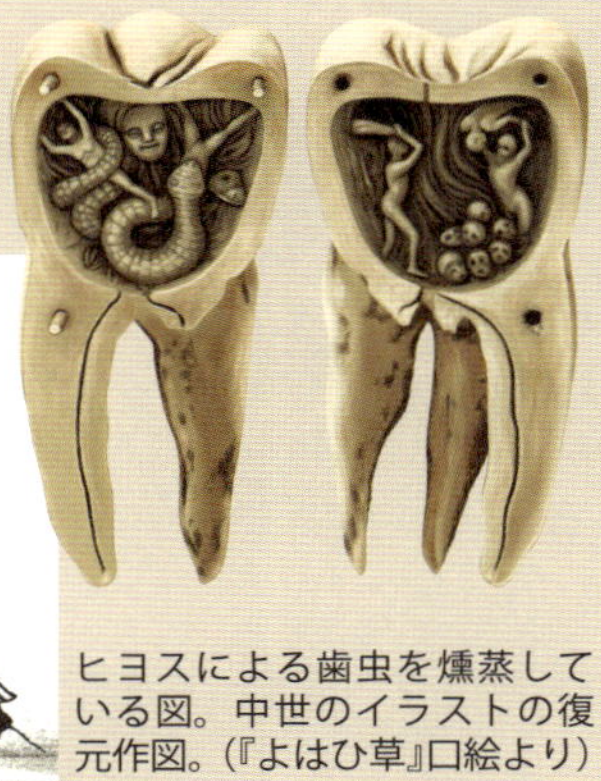

ワームの伝説を表した歯のオブジェ。18世紀につくられたもの。画／小堀文彦

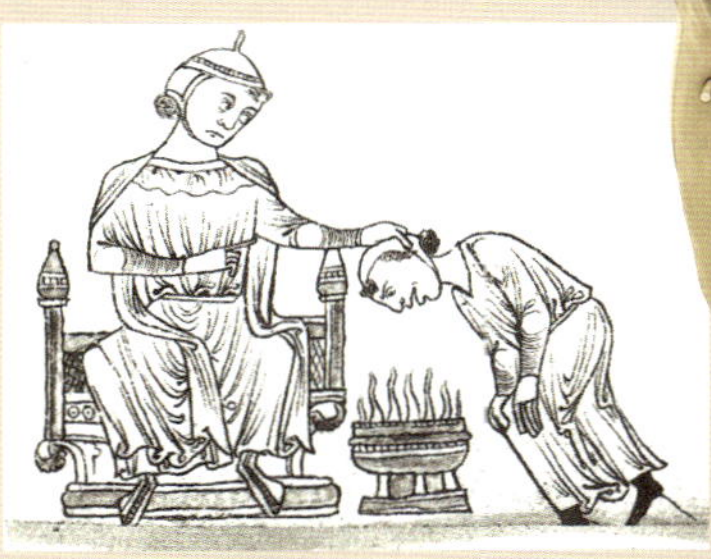

ヒヨスによる歯虫を燻蒸している図。中世のイラストの復元作図。（『よはひ草』口絵より）

文明開化なれど、口腔衛生は夜明け前

根強かった房楊枝好み

江戸幕府の開国とともに、日本には西洋の歯ブラシがもたらされました。房楊枝と区別して、その名は「歯刷子《ぶらし》」とよばれました。

けれど、歯刷子は、なかなか広まりませんでした。当時の歯ブラシは粗末なものが多く、ほとんどの人は馴染みのある房楊枝を使っていました。

明治天皇妃の昭憲皇后も、房楊枝を生涯お使いになられたそうです。

歯ブラシが本格的に普及するのは明治末期、軍隊が採用するようになってからのことでした。

お歯黒の風習は残り、文明開化とはいえ、口腔衛生についての知識は、一般の人々にはありませんでした。

食後の歯みがきが、むし歯や歯周病の予防に役立つことを理解し、習慣化するのは、まだ先のこと。ましてそれが、さまざまな疾病リスクを低減させるなどとは思いもよらなかったに違いありません。

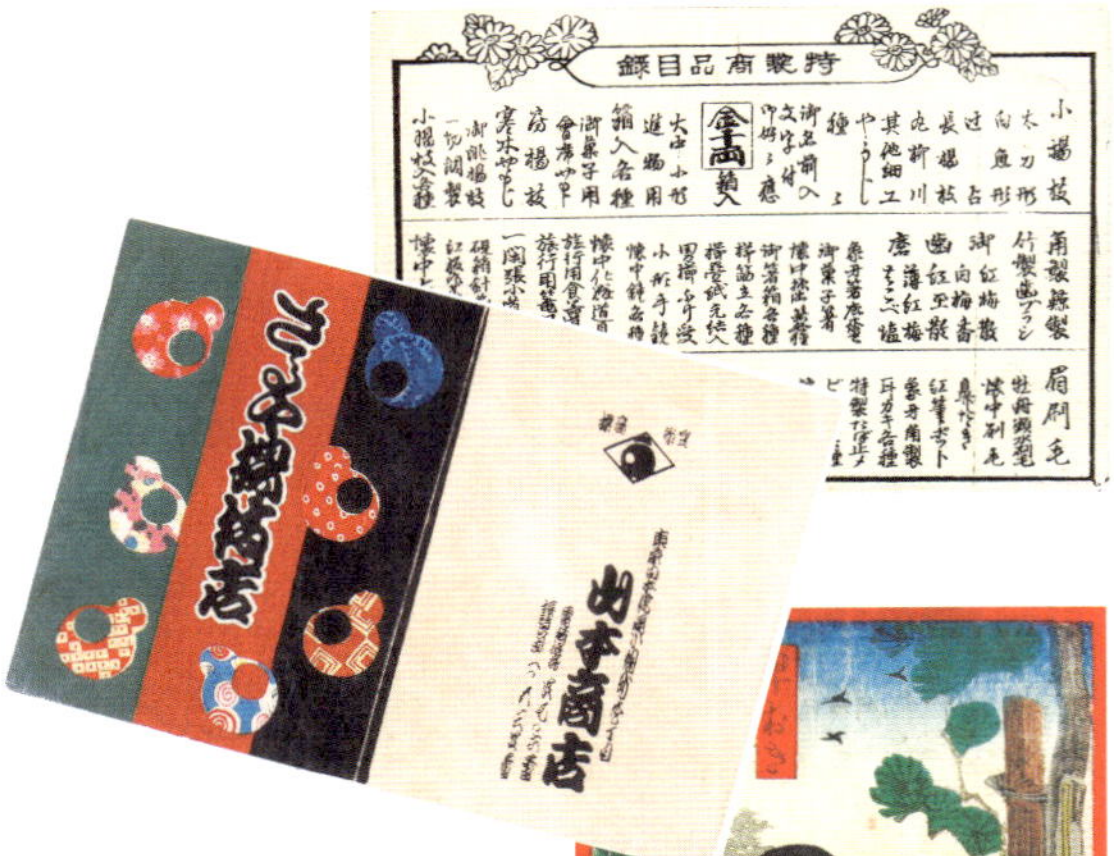

楊枝店「さるや」の商品目録。この頃には、楊枝とともに、歯刷子が販売されていた。大野粛英氏コレクション所蔵

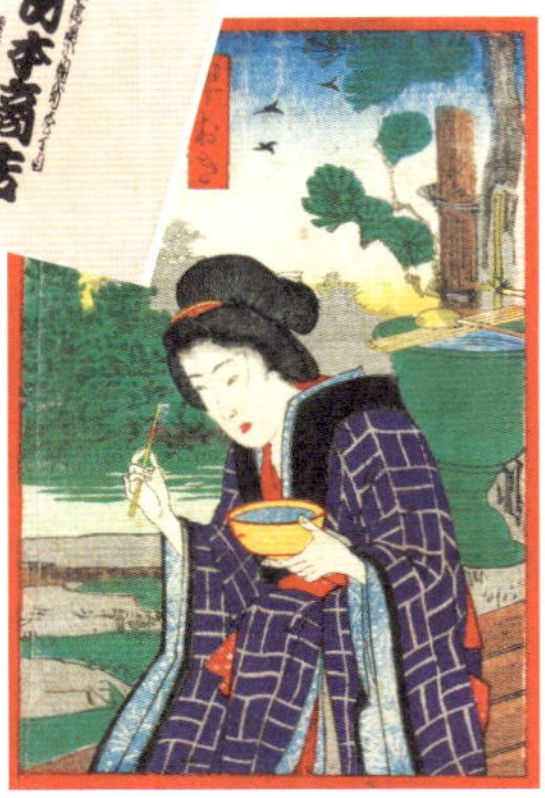

楊州周延「開花すごろく・早おき」。竹枝歯刷子が描かれている。大野粛英コレクション所蔵

第2章

歯みがき習慣が根づくまで

日本の口腔保健
100年の挑戦

歯みがき習慣が根づくまでには、
歯科医師、行政、企業の力を結集した
粘り強い取り組みがありました。
「むし歯撲滅」から「健康寿命の延伸」へ。
目標も時代とともに変化しています。
その歩みをたどってみましょう。

口腔保健活動の始まりと加速

明治・大正時代

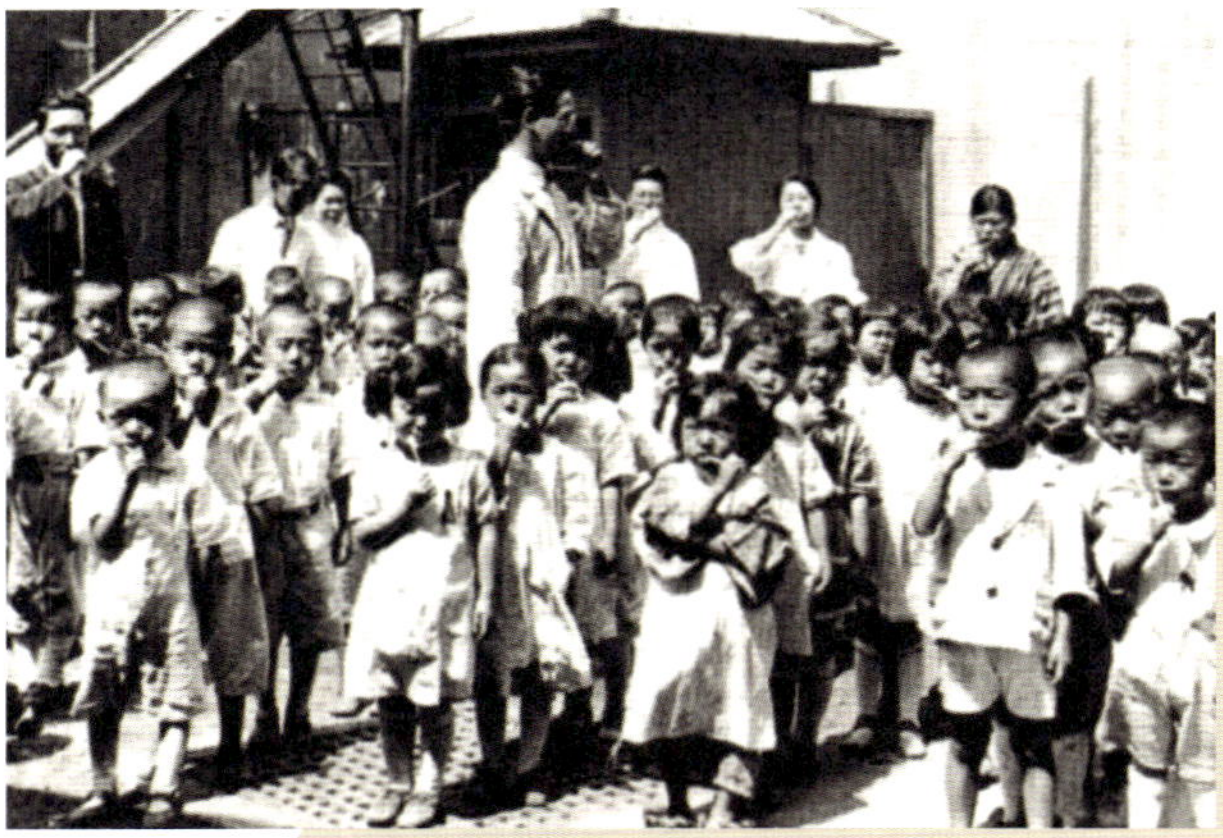

大正時代の歯みがき訓練の様子。

約三〇〇年続いた江戸時代が幕を下ろし、
近代国家への道を歩みはじめた明治時代。
海外からさまざまなモノや文化が
一気に流入する激動の時代の中で、
日本の口腔保健活動は産声を上げました。
きっかけは、食生活の大きな変化に伴うむし歯の急増。
軟らかく、温かく、甘い食べ物によって、
みるみる悪化していく日本人の口の中の衛生状態を改善すべく、
西洋医学を学んだ歯科医師たちや、
歯みがきメーカーなどが、口腔衛生思想の普及と
歯みがき習慣の浸透を目指して
立ち上がりました。

最新の歯科技術は黒船とともにやって来た

口中医や職人から科学的な歯科技術へ

明治時代の初め、むし歯に悩む人が増えた背景には、当時の日本の歯科治療技術が非常に未熟だったことがあります。

医学は、蘭学を通じて西洋とのつながりを保っていましたが、歯科は長い鎖国政策の影響でほとんど発展することなく、漢方医の中の口中医や、義歯をつくる入歯師、抜歯師などの職人たちが科学的な知識の乏しいまま、独自の経験則で治療を行っていたのです。

しかし、日米和親条約によって一八五九（安政6）年に横浜港が開港すると、当時、世界最先端の歯科診療技術を誇っていた米国から、歯科医師たちが来日するようになりました。

最初にやって来たのは、米国ニュージャージー州で歯科医業をしていたW・C・イーストレーキです。二六歳の若きイーストレーキは、横浜に居留する外国人貿易商を相手に開業するつもりで一八六五年（慶応元）年に来日しましたが、まだ居留する外国人が少なかったため定住を断念。香港を拠点とし、たびたび横浜に出張診療にやって来るようになりました。

その後も数人の歯科医師が横浜に短期滞在しましたが、一八七〇（明治3）年には、米国人セント・

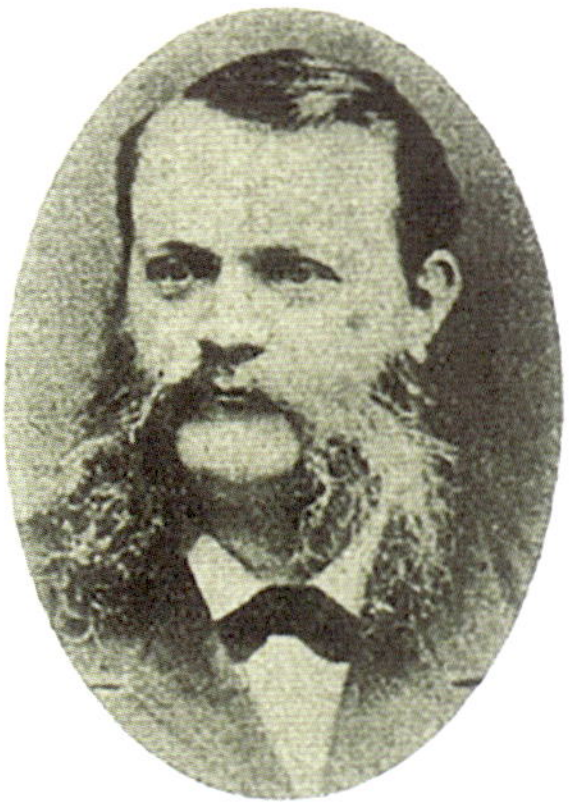

W・C・イーストレーキ。1881年以降は横浜を拠点として活動した。

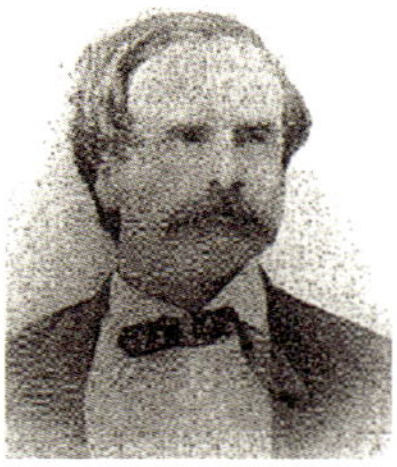

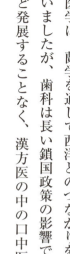

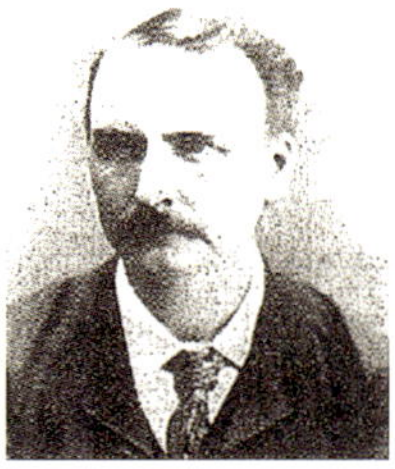

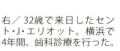

右／32歳で来日したセント・J・エリオット。横浜で4年間、歯科診療を行った。

左／ボストン歯科医学校を卒業し、1874年に来日したH・M・パーキンス。

J・エリオットが正式な歯科診療所を横浜に開設。さらにフランス人アレキサンドル、米国人H・M・パーキンスも相次いで横浜で開業し、多くの日本人が初めて西洋歯科診療に接することになりました。

また、彼らの技術を習得するために弟子入りする日本人も現れるようになり、長谷川保兵衛がイーストレーキに、小幡英之助がエリオットに師事し、パーキンスのもとでは関川重吾、林譲治、渡辺晋三などが最新の歯科医療技術を学びました。

小幡英之助が日本人初の歯科医師に

一方、国の近代化を急いでいた明治政府は、こうした西洋医学をいち早く取り入れようと、新しい医療制度づくりに着手します。

一八七四（明治7）年には、日本初の近代的医療制度の基本方針を示した「医制」を文部省医務局が発表。この「医制」では、医師と歯科医師の区別がなく、すべてを医師として規定し、産科、眼科、整骨科、口内科（歯科）は専門医という位置づけになっていました。

さらに翌一八七五（明治8）年には、医業開業を望む者に対して西洋医学を基本とした医術開業試験を開始。米国人医師のエリオットに師事した小幡英之助が「歯科」として受験し、日本人の歯科医師第一号となりました。その後、米国人歯科医師バンデンバーグに師事し、歯科医術を習得した高山紀斎《きさい》が一八七八（明治11）年に帰国して医業開業免状を取得。小幡英之助と高山紀斎は、後進の指導にも熱心で、日本の近代歯科医術の先駆者となりました。

日本の近代歯科医術をリードした二人のパイオニア

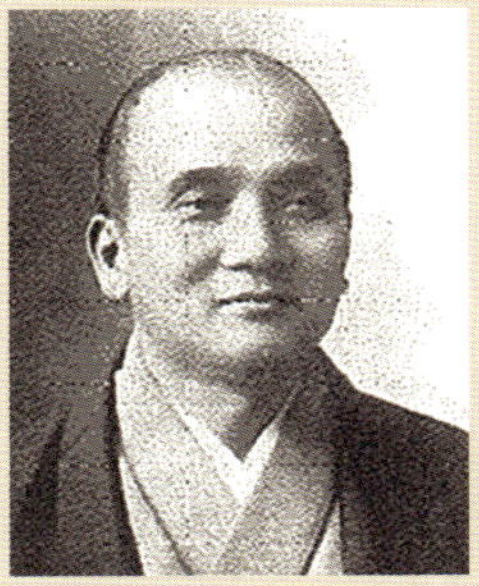

小幡英之助（1850～1909）

大分県出身の小幡は、20歳の時に上京して同郷の福澤諭吉の慶應義塾で英語を習得。その後、知人のすすめでエリオットに師事した。免状取得後は、東京の京橋で開業。日本人に合わせた治療椅子の開発や西洋医術で高い評価を得たことから、後の歯科医界を担う多くの人物が彼のもとに集まった。

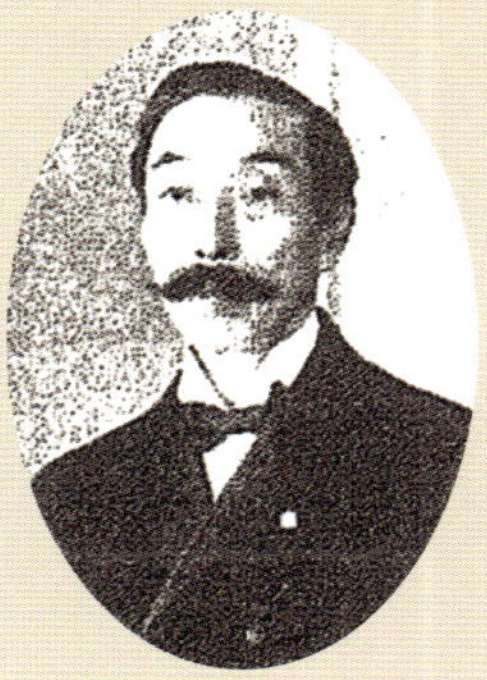

高山紀斎（1850～1933）

小幡と同様、慶應義塾で英語を学んだ高山は、米国での語学留学中に受けた歯科治療に感銘を受け、米国カリフォルニア州で歯科医師免許を取得。帰国後1878（明治11）年に東京・銀座で開業した。また1890（明治23）年には、歯科医術開業試験を受験するための私塾「高山歯科医学院」を設立し、歯科医師の育成に貢献した。

動きはじめた日本の歯科医師たち

食生活の近代化でむし歯が急増

明治時代にむし歯が増えたもうひとつの原因は、近代化に伴って、人々の食生活が大きく変化したことにあります。

明治政府は、欧米の列強諸国に一日も早く追いつくために「富国強兵」「殖産興業」というスローガンを掲げ、国力の増強に邁進します。さまざまな産業を興すとともに、軍の近代化を進めたことで、一八九五（明治28）年には日清戦争に圧勝。極東の島国は、一躍、国際舞台へと躍り出ることになりました。

これによって、日本経済は空前の活況を迎え、人々の暮らしにも豊かさが広がります。食生活もかつての硬く、冷たい食べ物から、温かく、軟らかく、甘い物へと変わり、むし歯を増やす大きな原因になりました。

日本初の学童検診に挑戦

こうした状況を予見し、いち早く活動を開始していたのが医術開業試験に合格したばかりの歯科医師たちでした。人々をむし歯から救うために、当時はまだ、ほとんど知られていなかった口腔衛生知識の普及に取り組みはじめました。

小幡英之助の門下生だった桐村克己は、早くも一八七九（明治12）年に、米国の口腔衛生普及のためのパンフレットを翻訳した『歯の養生』という小冊子を製作。翌年には、伊澤道盛が『固齢草』、高山紀斎が『保歯新論』を出版し、これをきっかけとして、いくつかの口腔衛生の啓蒙書が発行されました。

また、志の高い歯科医師の中には、自ら小学校などへ出向いて、児童の歯科検診や歯みがき方法の指導を行う者も現れました。一八九一（明治24）年には、三重県の病院に勤務していた歯科医師・直郁《なおむら》善五郎が、津市の養正高等小学校からの依頼で、県下の四校において児童の歯科検診を行い、その結果を翌年の歯科雑誌に報告しています。これは、当時としては極めて先進的な取り組みで、日本で初めて行われた歯科医師による学童検診として歴史に残されています

高まらない口腔衛生への関心

しかし、社会全体の口腔衛生についての関心はなかなか高まらず、一八九七（明治30）年に、学校衛生や感染症予防などを目的とした学校医の設置が決まった際も、学校医の中に歯科医師は含まれませんでした。

このため京都では、歯科医師の松原順三、榎本元吉が小学校での歯科検診と治療に乗り出したほか、東京でも麹町区会議員の中原市五郎の努力によって、一九〇一（明治34）年から、区内の五つの小学校で歯科医師による巡回検診が行われました。しかし、麹町での活動も二年で終了してしまうなど、歯科医師たちの熱意は、なかなか社会に浸透していきませんでした。

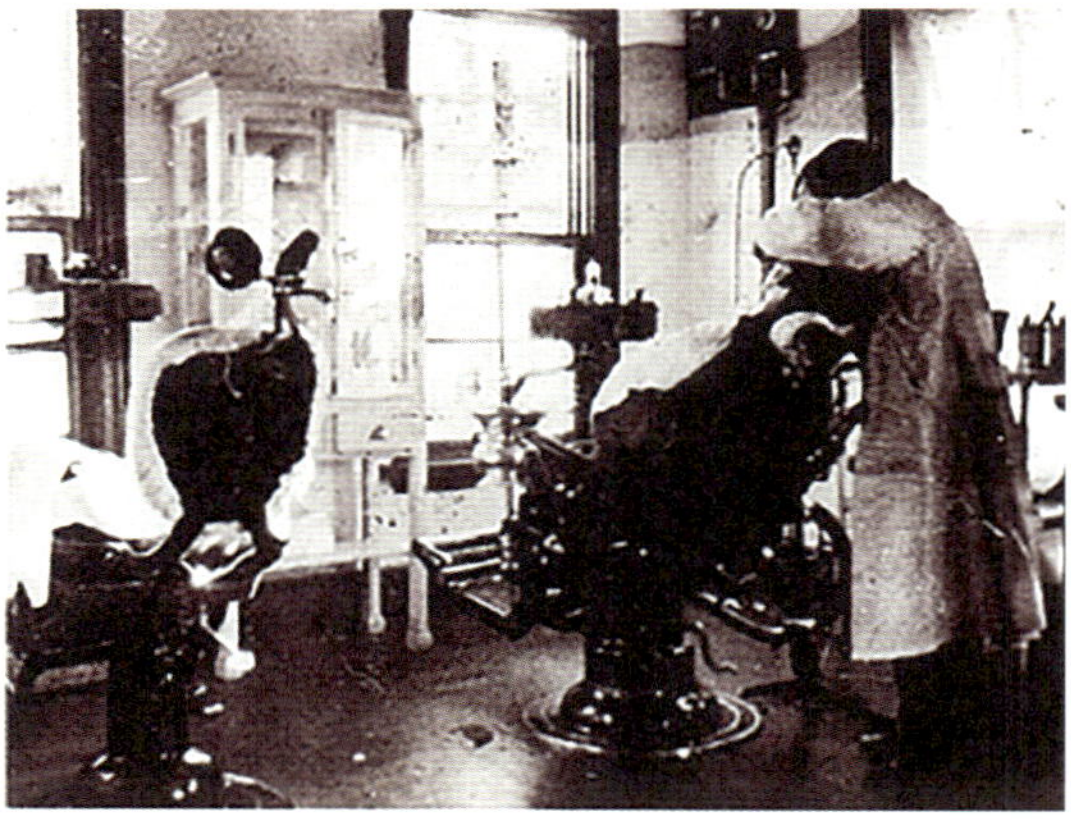
明治時代の歯科治療室

その理由のひとつは、当時まだ、歯科医師の社会的な地位が確立されていなかったことが挙げられます。明治政府は、西洋医学の普及のために医術開業試験を開始し、受験を推奨していましたが、その一方で、江戸時代の入歯師・歯抜師の流れを汲む多くの人たちに対しても入歯・歯抜口中治療

営業者として活動を許していました。入歯師・歯抜師の中には歯科医師を名乗って粗悪な治療を行い、評判の悪い者もいたため、歯科医師に対して社会の目が厳しくなっていたのです。

歯科私塾が相次いで開校

加えて、歯科医師の数の少なさも、社会的地位の低さにつながっていました。医術開業試験は、一八八四（明治17）年から医学と歯学が分離され、「歯科医術開業試験」となりましたが、公的な教育機関は一切なく、日本語の教科書すらありませんでした。

歯科医師になるには、まず英語を身につけ、先輩医師に入門するしかなかったため、試験に合格する者も毎年二〇〜三〇名程度。歯科医師の総数も一八九三（明治26）年時点で、わずか約二〇〇名にとどまっていました。

こうした状況を打開するために、歯科医師たちは私塾や勉強会の立ち上げに力を入れ、一八八七（明治20）年に小幡英之助らが歯科交詢会を、一八八八（明治21）年には、石橋泉が東京歯科専門医学校を設立したほか、榎本積一と在竹三郎らが一八八九（明治22）年に歯科談話会（後に歯科研究会）を相次いで開設しました。

さらに、一八九〇（明治23）年には、高山紀斎が「高山歯科医学院」（現在の東京歯科大学の前身）を創設。その後、同校は、一九〇〇（明治33）年に血脇《ちわき》守之助が引き継ぎ、臨床試験も含む教育課程を備えた東京歯科医学院となりました。一九〇七（明治40）年に中原市五郎が創立した私立共立歯科医学校は、後年、日本歯科大学へと発展を遂げます。

また、地方でも一八九一（明治24）年に、山口県に刀菊歯科講習所が開設された後、大阪の歯科医学教授所（一八九四年）、渡辺敬三郎による愛知歯科医学校（一八九四年）、神戸の関西歯科講習所（一八九九年）、苗賀房三郎による京都歯科医学校（一九〇五年）が誕生。全国各地で、試験合格を目指した熱心な指導が行われました。

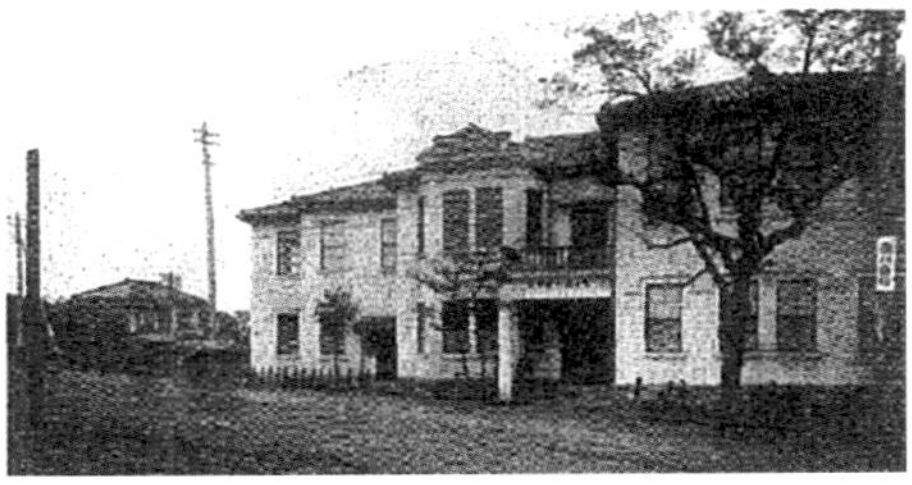

東京・神田小川町、三崎町に校舎を構えていた東京歯科医学院。

歯科医会の誕生と「歯科医師法」成立

私塾の活動が功を奏し、歯科医師の数が増えはじめると、自らの社会的地位を向上させるため、互いに連携して歯科医師の団体を結成するようになりました。

先陣を切ったのは、一八九三（明治26）年に小幡英之助や高山紀斎が発起人となり、東京府内の歯科医師四五名によって設立された歯科医会（現在の東京都歯科医師会）です。歯科医会の設立は、大きな反響を呼び、翌年には、名古屋歯科医会、大阪歯科医会が誕生。その後も歯科医師の団体が相次いで設立され、ついに一九〇三（明治36）年一一月、各地の歯科医会を母体とする初の全国組織として「大日本歯科医会」（現在の日本歯科医師会）が設立されました。

東京で行われた「大日本歯科医会」の発会式には、全国から一一四名の歯科医師が集まり、初代会長に「高山歯科医学院」の高山紀斎を選出。当時、医師の団体が医師法制定へ向けた動きを活発化させていたため、「大日本歯科医会」も、「医師と歯科医師の診療内容を明確に区別すること」「入歯・歯抜口中治療営業者の歯科診療を禁ずること」などを中心に、自らの地位を確立するための法整備を目指して運動を開始しました。

しかし、「大日本歯科医会」が設立された年の歯科医師数は、数が増えてきたとはいえ全国で七〇〇名。対して医師数は三万四〇〇〇人以上。人数的に圧倒的に劣る状況で、医師と同等の権利を獲得することは非常に困難な道のりであったことでしょう。それでも、「大日本歯科医会」は、法学者と協力して新たな法律の草案をまとめ、内務省や文部省との協議を粘り強く繰り返し、ようやく一九〇六（明治39）年、議員立法の形で「歯科医師法」を成立させることができました。これによって歯科治療行為は歯科医師のみに許されるものとなり、歯科医学専門学校の設立も公に認められるようになりました。

日本に初めて西洋の歯科診療技術がもたらされ、その総括として「歯科医師法」の成立まで成し遂げた明治時代は、その後の口腔保健活動の発展へ向けて大きな礎となった時代だといえます。

野口英世を育てた明治時代の歯科私塾

歯科医師を目指すには、英語の素養が必要だったことから、各地の歯科私塾には、優秀な人材が数多く集まっていました。その中には、後に黄熱病や梅毒の研究で世界に名を知られる野口英世の姿もありました。

幼い頃、左手に大やけどを負った英世は、母の「学問で身を立てよ」の教えを守り、懸命に勉学に勤しみ、二〇歳で上京し、医学開業試験の前期試験に合格。しかし、用意してきた資金を使い果たしてしまい、途方に暮れているところを「高山歯科医学院」の講師・血脇守之助に助けられました。

血脇は、かつて福島へ出張診療に出かけた際に英世と出会い、ドイツ語の原書を読み漁るほどの才能に感銘を受けたことから、英世を歯科医学院のスタッフとして収入の道を与え、臨床試験で必須の打診ができるよう、左手の再手術を取り計らうなど多大な支援を行いました。英世は、医師免許取得後もしばらくの間、高山歯科医学院の講師として働き、安定収入を得ながら、順天堂医院や伝染病研究所にも籍を置くようになり、やがて血脇の援助で渡米。細菌学の研究で頭角を現していきます。

血脇守之助はその後、「高山歯科医学院」の運営を担い、「東京歯科医学専門学校」へ改変。さらに、日本歯科医学会の会長、日本聯合歯科医師会の会長に就任するなど、歯科医療の発展に貢献しました。

英世の渡米後も二人の交流は続き、一九二二（大正11）年に血脇が歯科医師会会長として訪米した際は、すでにロックフェラー研究所で名声を得ていた英世が、滞在期間中、付きっきりでガイドを務め、ハーディング大統領への表敬訪問まで実現させました。

福島の小さな農家に生まれ、経済的に恵まれなかった英世は、血脇守之助や高山歯科医学院との出会いがなければ、世界に名を残すことができなかったかもしれません。

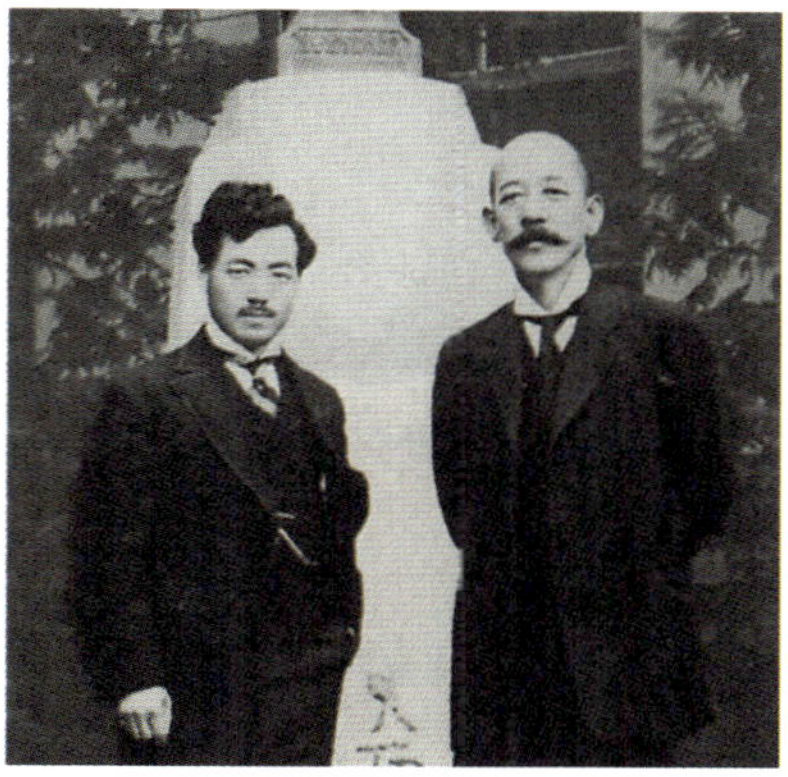

1915 年頃、米国から一時帰国した野口英世と血脇守之助。

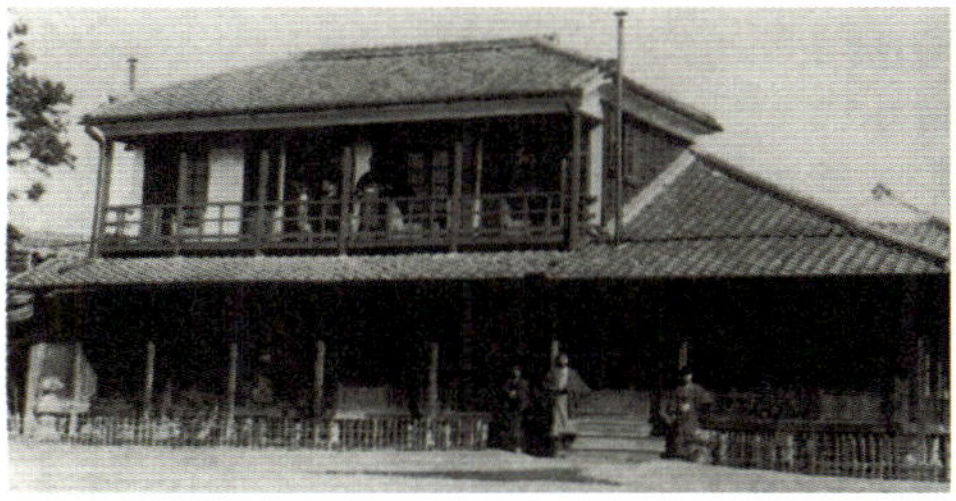

野口英世が講師をしていた頃の高山歯科医学院。現在の東京都港区高輪に設立され、午後と夜間に授業を行っていた。

民間企業が口腔衛生思想の普及に乗り出す

それは、社会奉仕の精神から生まれた

歯科医師たちが、自らの地位の確立に時間を取られている間も、子どもたちのむし歯問題は悪化を続け、ついに明治末期には、罹患率が九六%にも達してしまいました。こうした事態の中、「このままでは、むし歯で国が滅んでしまう」という強烈な危機感から、口腔衛生思想の普及活動に乗り出した民間企業がありました。それが、現在のライオン（株）の前身である小林富次郎商店です。

一八九一（明治24）年に創業した小林富次郎商店（以下小林商店。一九一八（大正7）年、株式会社小林商店設立）は、一八九六（明治29）年から、粉歯みがき剤「獅子印ライオン歯磨」の製造販売を開始。メーカーとしては後発だったものの、優れた製品品質と、巧みな宣伝手法で事業を拡大させていました。小林商店が、むし歯の予防活動に取り組んだ理由は、歯みがき剤メーカーとしての社会的使命に加え、創業者である初代・小林富次郎の「事業を通して社会に奉仕すべし」という崇高な事業理念によるものでした。

富次郎の慈善心は並々ならぬものがあり、自ら、岡山孤児院などへ多額の寄付を行っていたほか、売上げの一部を福祉施設などの慈善団体へ寄付する「慈善券付ライオン歯磨袋入」を一九〇〇（明治33）年に発売。二〇年間にわたって合計三三万六五五四円という巨額の寄付金を全国の慈善団体に届けました。残念ながら富次郎は、一九一〇（明治43）年に五八歳でこの世を去りましたが、その社会奉仕にかける熱い想いは二代目・小林富次郎と従業員たちに引き継がれ、新たな社会奉仕として、口腔保健活動へ向けられていったのです。

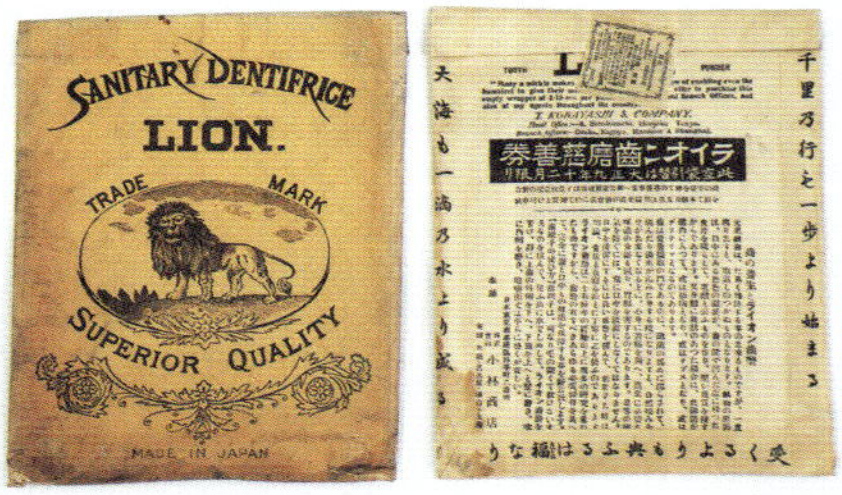

慈善券付ライオン歯磨袋入
富次郎が人々の善意を集めるために考案した、いわゆる寄付金付き商品。画期的なアイデアにより小林富次郎商店は一躍その名前を全国に知られることになり、多くの慈善団体から感謝の声が寄せられた。

口腔保健活動の先駆者　初代・小林富次郎

小林商店を日本初の組織的な口腔保健活動に導いた、小林富次郎とはどんな人物だったのでしょうか。その経歴を調べると、まず目に入るのが「算盤《そろばん》の聖者」という称号です。熱心な事業家である一方で、涙もろく、情に深く、気の毒な孤児や老人に心からの優しさで接する富次郎は、熱心なクリスチャンで、慈善心にあふれた人物だったと記されています。

富次郎が生まれたのは、一八五二（嘉永5）年。酒造業を営む裕福な家庭の四男として育ちましたが、その半生は、激動の時代に翻弄された苦難の連続となりました。二〇歳を過ぎた頃、軍用資金調達に躍起だった江戸幕府からの多額の徴収で家業は没落。裸一貫で上京し、石けん業界に身を投じ、一時は会社の支配人にまでなりましたが、明治政府の財政改革による不況で倒産。

その後、マッチ生産の事業に挑戦するも、大洪水で工場を失うなど、私財をす

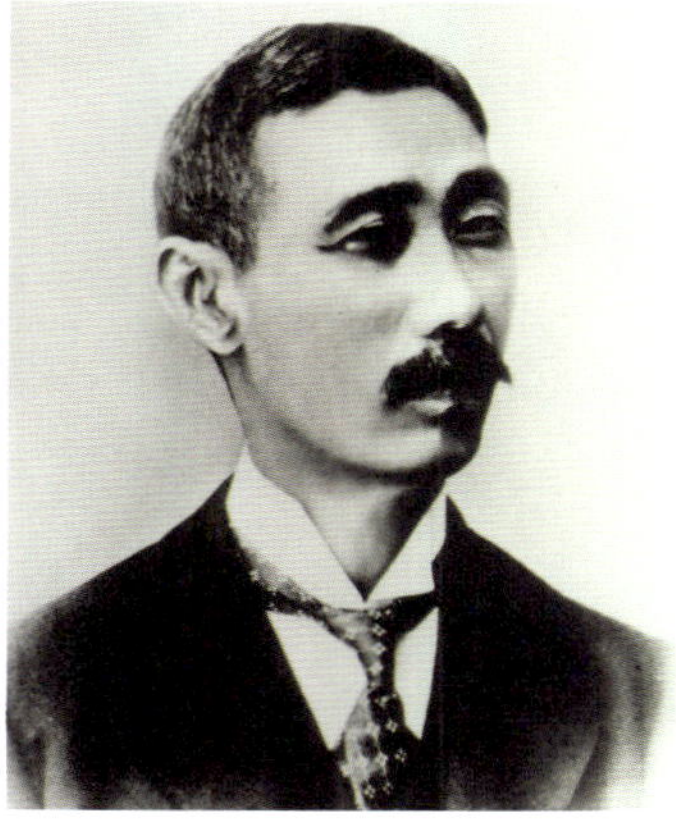

眼病で一時視力を失い、腸チフスで重篤に陥るなど、たびたび病に侵されながら事業と社会奉仕に人生を捧げた初代・小林富次郎。

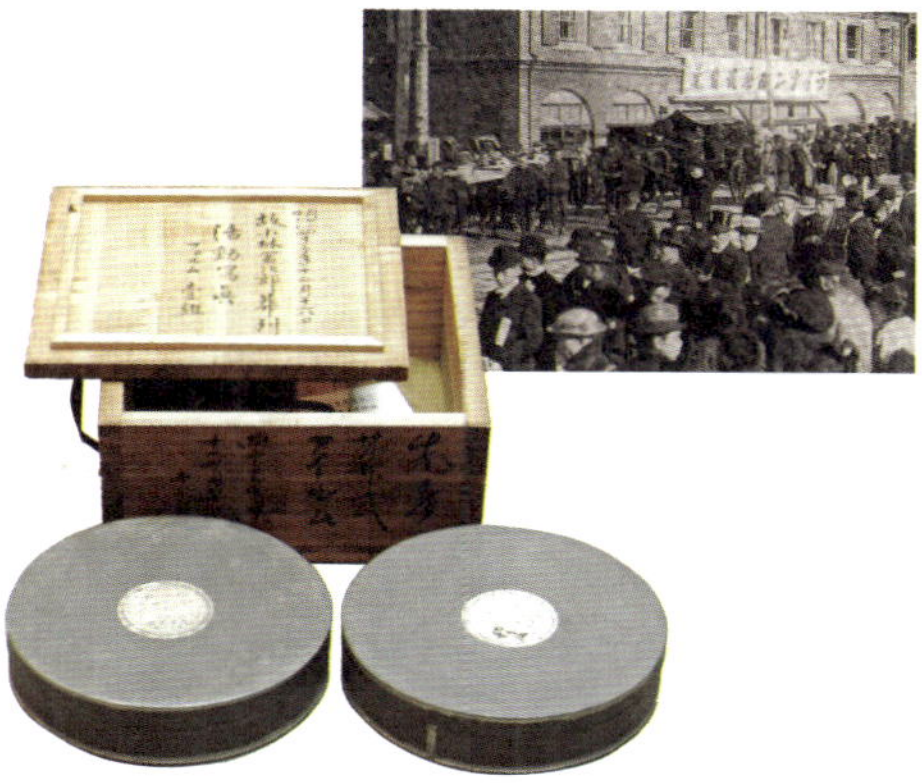

富次郎は1910年、58歳で永眠した。葬送の列の模様を記録したフィルムは、100年前の神田の街並みや風俗が鮮明に記録された貴重なもので、東京国立近代美術館に寄贈され、2011年、国の重要文化財に指定された。

べて失うような試練に何度も襲われます。しかし富次郎は、決して諦めずに前を向き続け、三九歳にして小林富次郎商店を開業。長年の苦労が報われ、事業が軌道に乗ると、販路拡大を目指して欧米やアジア諸国へ渡る一方、「事業収益は社会に奉仕すべき」とし、「慈善券付ライオン歯磨」を販売するなど、社会奉仕活動にも力を入れました。

また、従業員を非常に大切にし、未就学の女子工員には嫁入り前の手習いとして普通教育と裁縫などを習わせたほか、若い工員たちには東京基督教青年会へ通わせ、英語教育も施しました。こうした富次郎の計らいは社員たちに大変喜ばれ、やむを得ぬ事情がない限り小林富次郎商店を辞める者はいなかったといいます。

こうした富次郎の志は、甥であり二代目・富次郎を襲名した小林徳治郎ら従業員に受け継がれ、今日まで続くライオンの口腔保健活動の源泉となっています。

口腔保健活動の原点「ライオン講演会」

小林商店では、人々に口腔衛生についての知識を広めるために、各地で開催していた商品愛用者向けイベントで、むし歯予防や歯みがき方法の指導を始めます。さらに、一九一二（明治45）年には、その内容をわかりやすくまとめた『通俗歯の養生法』という冊子も作成・配布しましたが、効果は限定的で、社会全体の口腔衛生意識を高めるまでには至りませんでした。「もっと多くの人々に口腔衛生の大切さを伝える手段はないか」。そんな社会奉仕への熱い想いの中から生まれたのが「ライオン講演会」です。これは、社会的関心の高い話題について複数の著名人に講演を行ってもらい、その中に口腔衛生についての講演も織り交ぜることで、啓発を図ろうとするものでした。

当時、一企業がこのような講演会を行う例はほとんどなかったため、セールスを目的とした催しだと誤解されて、人が集まらないのではないかという懸念もありました。しかし、二代目・小林富次郎は「口腔衛生への関心を高めることは、国民の健康向上につながるものであり、とくに、次世代を担う子どもたちの健康に大きく貢献できる」という強い信念から計画を推進。講演会の企画・運営は、歯科開業医から小林商店に転じた緑川宗作らが中心となって行い、なるべく多くの人々に参加してもらうため、音楽演奏なども取り入れたプログラムを作成。一九一三（大正2）年、満を持して開催した「第一回ライオン講演会」は、集まった多くの聴衆に多大な感銘を与え、予想以上の大成功を収めました。

これに自信をつけ、翌年からは全国各地を精力的に巡回し、初年度の開催数はなんと一七五回。講演会の内容も活動写真の上映も加えるなど、回を追うごとに充実。開催場所も、当初は、市内の集会場などで一般大衆を相手に行っていましたが、やがて小学校、女学校、各種中等学校をはじめ、青年団、軍隊、工場などでも行われるようになり、ついには海を越え、樺太、台湾、

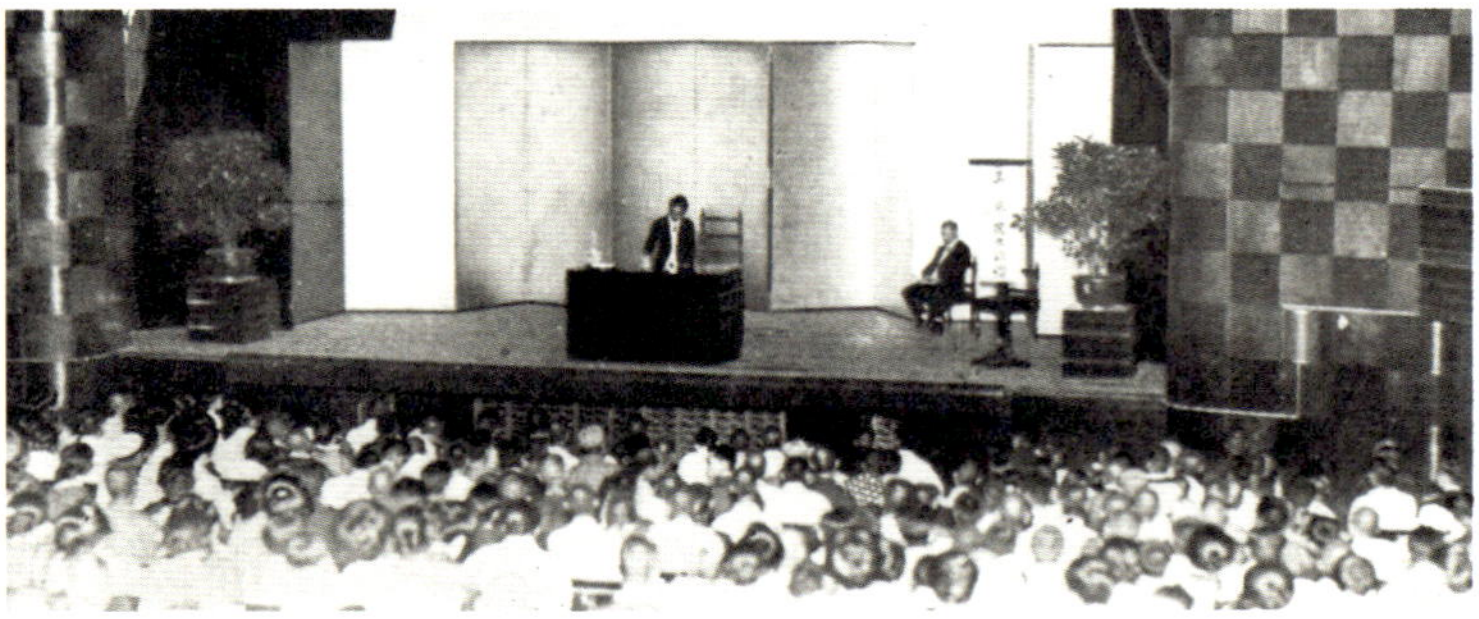

1913年に東京・神田の東京基督教青年会館で開催された「第１回ライオン講演会」。

朝鮮、満州にまで拡大しました。

「ライオン講演会」は、約二〇年間にわたって開催され、総開催回数は実に一〇万九〇七八回、聴講人員は五七七一万名。日本やアジアの口腔衛生思想の普及に大きく貢献しました。

クラブコスメチックス、口腔衛生研究所を設立

歯みがき習慣がまだ根づいていなかった明治期に、小林商店と並んで活発な広告・宣伝活動を展開し、歯みがきを奨励していた企業があります。中山太陽堂、現在の（株）クラブコスメチックスです。昭和五〇年代の終わりに歯みがき剤の製造をやめ、現在は化粧品メーカーですが、口腔衛生普及活動の創世期に、大きな役割を果たしました。

創業者の中山太一は、一八八一（明治14）年、山口県の生まれ。洋食店、雑貨商、薬種商などで商売を学んだ後、一九〇三（明治36）年、神戸で中山太陽堂を立ち上げました。今でいう輸入雑貨の卸商で、石けん、化粧品、歯みがき剤などの日用品からシャツやズボンなどの衣料品までを扱っていましたが、商品はいずれも舶来品。

やがて、自分たちの手で品質のよい自社製品をつくろうと、まず洗顔料の製造に着手します。大正末期にはすでに総合化粧品メーカーに成長し、化粧品、石けん、歯みがき剤、頭髪用品など、多品種を製造販売していました。

日頃から「実業は金を儲けただけでは成功したとはいえない」と語っていた太一は、創業二〇周年記念事業として、一九二三（大正12）年、大阪に「中山文化研究所」を開設しました。中山文化研究所は四つの部門に分かれ、女性文化研究所、整容美粧研究所、児童教養研究所、そして口腔衛生研究所がありました。口腔衛生研究所は、とくに子どもたちへの歯みがき奨励活動に力を入れ、全国各地で小学校の巡回歯科診療を実施。中山太一は、東京市の麹町小学校や、金沢市の味噌蔵町小学校に歯科診療設備を寄贈し、学校内の診療所設立を

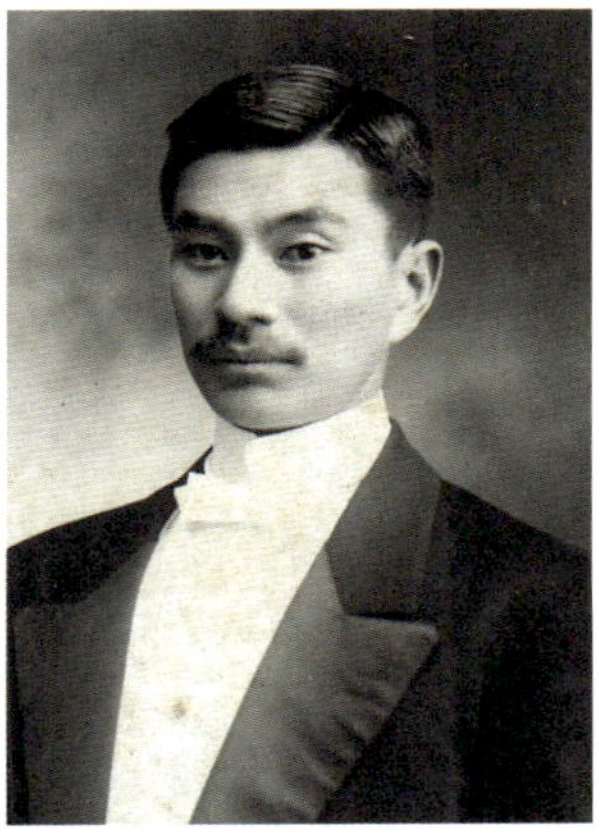

中山太陽堂の創業者、中山太一

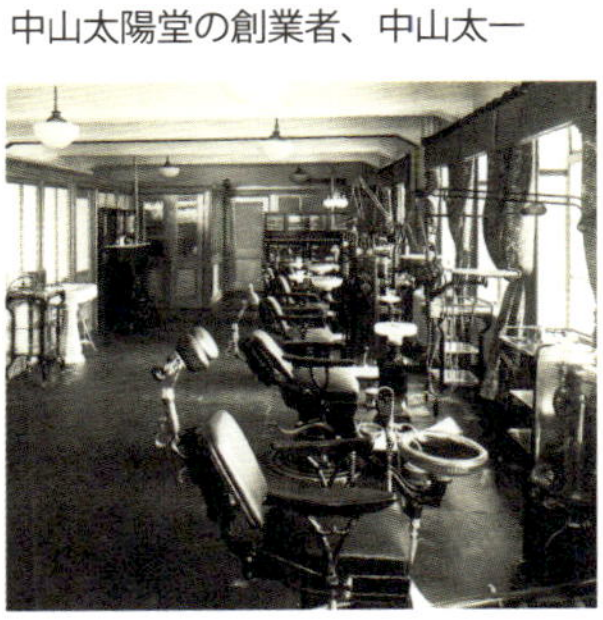

大阪市に開設された中山太陽堂・口腔衛生研究所の診療室。

支援するなど、巡回診療ではカバーしきれない日常的ケア体制づくりにも貢献しました。
　残念ながら、中山文化研究所は一九五四（昭和29）年に閉鎖されましたが、その活動は日本の口腔保健活動の歴史に大きな足跡を残しています。

歯科医師会の口腔保健活動を企業が支援

　第一回「ライオン講演会」が開催された年は、歯科医師会にとっても、口腔衛生思想の普及キャンペーンを本格的に開始した記念すべき年となりました。念願の「歯科医師法」成立を受けて、大日本歯科医会は一九〇七（明治40）年、名称を日本聯合歯科医会に変更。[*] まずは、中学校や高等女学校の生徒を対象に、口腔衛生の大切さを説明する『歯の衛生』という小冊子を作成し、三年間で約二五万部を発行しました。この冊子が各方面で非常に好評だったため、一九一四（大正3）年には、小学生向けのわかりやすい冊子制作や、歯科衛生の唱歌を作成しようという声も上がり、日本聯合歯科医会の口腔保健活動への機運は一気に盛り上がりを見せました。当時の記録を見ても、日本聯合歯科医会の年間支出の三分の一が、小冊子の印刷費など口腔保健活動に費やされ、活動に対しての意欲の高さを感じることができます。しかし、大正時代の歯科医師数はようやく一万人を超えた程度。日本聯合歯科医会の予算にも限りがあり、十分な活動ができずに苦慮していたところ、小林商店の二代目・富次郎から年間三〇〇〇円の寄付の申し出を受けました。これを活用することで、歯牙標本や模型など口腔衛生資材の制作、米国の活動写真『Tooth acher（歯痛）』の購入などを行い、本格的な活動を行う体制を整えることができました。

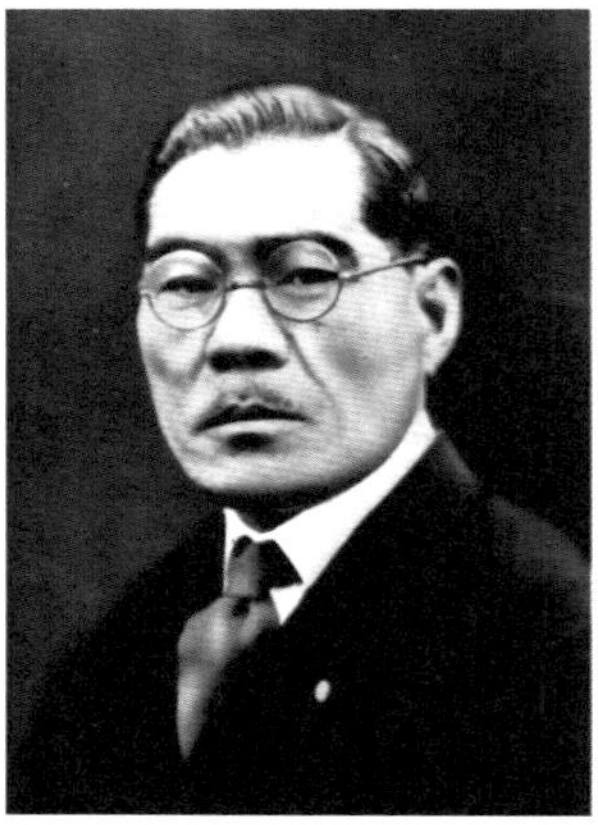

初代に劣らぬ社会奉仕の精神で、口腔保健活動を精力的に展開した二代目・富次郎。1935年まで26年間にわたって社長を務め、今日まで続く、ライオンの口腔保健活動の基盤を築いた。

　二代目・富次郎の寄付は、日本聯合歯科医会の年間予算の倍以上という巨額なものでしたが、口腔衛生思想の普及には歯科医師の力が重要だと考えた富次郎は、その後も七年間で合計約一万円の寄付を行いました。

＊名称の変遷
- 1903(明治36)年～1907(明治40)年　「大日 本歯科医会」
- 1907(明治40)年～1918(大正7)年　「日本聯合歯科医会」
- 1918(大正7)年～1926(大正15)年　「日本聯合歯科医師会」
- 1926(大正15)年～　「日本歯科医師 会」

全国を巡回した「口腔衛生講演会」

人気沸騰、衛生博覧会

二代目・富次郎の寄付を受け、日本聯合歯科医会がまず力を入れたのが、口腔衛生博覧会の開催です。当時、さまざまな衛生博覧会が全国で盛んに行われていて、歯科医師会の口腔衛生博覧会も各地で大人気となりました。たとえば、一九一五（大正４）年の七月に北海道岩見沢町で開催された博覧会は、連日、押すな押すなの大盛況となり、会場の近隣には、にわかに多くの露店が立ち並び、町内でも福引大売り出しが行われるなど、「岩見沢町は時ならぬ大繁華を極めたり」と記録にも残されています。当時、日本聯合歯科医会が関わった衛生博覧会は、展示用の口腔衛生資材の貸し出しも含め、一九一五（大正４）年が六一カ所、来場者数二八七万人。翌年は八二カ所、来場者数二六〇万人にも達しました。

向井喜男、全国行脚へ

また、日本聯合歯科医会は、一九一五（大正４）年から、全国の小学校や女学校を巡回する「口腔衛生講演会」もスタートさせます。講師には、東京歯科医学専門学校の研究生であり、後に日本学校歯科医会の会長となる向井喜男らが選ばれ、精力的に各地を巡回。米国から購入した活動写真『Tooth acher（歯痛）』『Oral Health（口腔衛生）』の上映のほか、「なぜむし歯になるのか」「どうしたらむし歯を防げるか」などについて、独自に製作した幻燈用画版（スライド）を用いてわかりやすく紹介していきました。地方都市では、鮮明な幻燈を初めて見る人も多かったうえ、向井の巧みな話術が児童・生徒を引きつけ、講演会は学校教職員からも大絶賛を得たそうです。

講演会は、翌年の三月末までに全国九九カ所で行われ、入場者は約一五万人。航空機も新幹線もない時代、短期間でこれだけの地域を巡回するのは、現在では想像できないほど大変な苦労だったことでしょう。しかし、各地の歯科医師会や学校から次々と舞い込む講演要請に、向井ら巡回班は使命感を熱くしたといいます。「口腔衛生講演会」は、その後も五年間続けられ、合計一五府県、二七〇カ所を巡回し、二三万九〇〇〇人に対して講演が行われました。

また、この「口腔衛生講演会」の成功の背景には、向井喜男らの熱意とともに、小林商店の支援があったことも忘れてはならない事実です。「ライオン講演会」で講師を務めていた緑川宗作が、しばしば「口腔衛生講演会」でも登壇し、向井と協力して講演を開催。さらに多額に及ぶ向井の出張旅費は、二代目・富次郎が前述の寄付金とは別に提供するなど、小林商店と日本聯合歯科医会は深く連動し、口腔保健活動の黎明期を支えていたといえるでしょう。

衛生博覧会、口腔衛生講演会で活躍した歯科資材とスライド

日本聯合歯科医会は、衛生博覧会や口腔衛生講演会などで下記のような歯科資材、スライドを活用していました。いずれも、二代目・小林富次郎からの寄付で賄われ、スライドは、向井喜男が工夫を凝らして制作しました。

●主な歯科資材

○顔面のリンパ腺
○歯牙交換
○乳歯吸収不全による配列不正
○乳歯残根
○失活歯の運命
○先天梅毒歯
○歯槽膿漏
○頬瘻
○永久歯列
○粗悪歯みがき濫用による障害
○歯牙血管
○全消化器系
○前歯組織
○臼歯組織
○むし歯

●主なスライドタイトルと内容

○外国ではどのくらい子どもの歯に注意しているか
・フォーサイス児童歯科診療所
・米国の小学校における歯ブラシの使用法の実習
○子どもの歯はなぜ大切にしなくてはならいないか
・歯の発生
・歯の交換
・永久歯列
○どうしてむし歯ができるか
・乳酸発酵の理解図
・下顎臼歯と食物の残片
・浅在う蝕、深在う蝕
○どうしてむし歯を防ぐか
・清掃前後の口内細菌数の比較
・朝起きたとき、寝床に行く前に
・歯ブラシの良し悪し

黎明期を駆け抜けた情熱家　緑川宗作

歯科医師から「ライオン講演会」の講師に転身し、全国に口腔衛生思想を広めた緑川宗作。その生涯は、まさに、大正から昭和初期の口腔保健活動の歩みそのものだったといえます。

一八八四（明治17）年、福島県西白河郡で誕生した緑川宗作は、一九〇二（明治35）年に東京歯科医学院に入学。一九〇四（明治37）年に歯科医師開業試験に合格すると、翌年に東京・小石川に診療所を開業しました。

しかし、診療所での治療だけでは飽き足らなかった緑川は、毎週のように小石川区内の小学校へ押しかけて、子どもたちに口腔衛生の話をし、一九〇八（明治41）年には、自ら『衛生新報』という口腔衛生普及の雑誌まで制作していたといいます。緑川がなぜこれほど口腔保健活動に熱心だったのか、その心中をうかがい知ることはできません。しかし、向井喜男が緑川の人柄について、「愛嬌

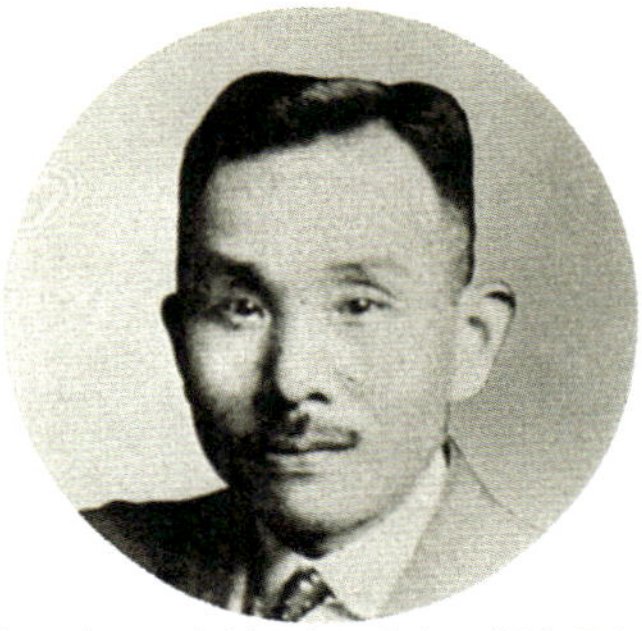

15歳の時に、歯科医を目指して福島県から上京。歯科医師・吉田仙正のもとで住み込みの書生となり、東京歯科医学院へ入学した。

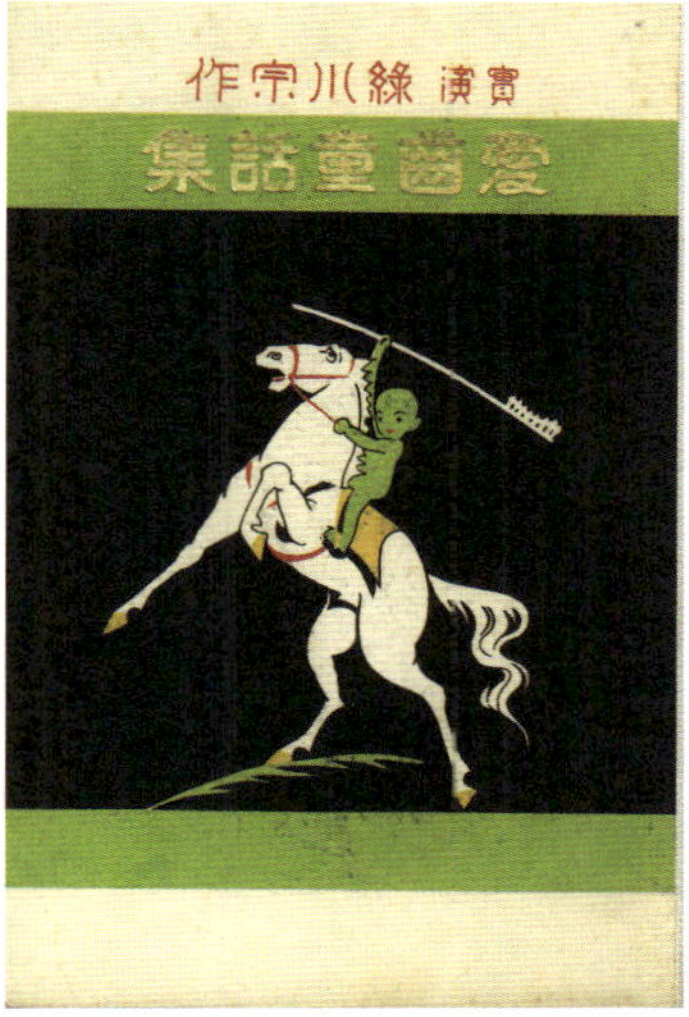

『愛歯童話集』の表紙絵
緑川は、天性の童話作家としての才能があり、着想が面白く、よく工夫され、情緒豊かな物語を数多く創作。それらをまとめた『愛歯童話集』も発行した。

があり、ユニークな発想の持ち主で、非常に行動的。神楽坂に夜店を出して歯ブラシを売っていたこともあった」と書き残しているように、緑川は、むし歯に悩む子どもたちを救うために、常識にとらわれない行動のできる人物だったのでしょう。

そんな緑川は二九歳の時に、「ライオン講演会」の講師を探していた二代目・富次郎と意気投合。一九一二（大正元）年に小林商店に入社すると講師として大活躍したほか、学校歯科活動の原点となった全国の教職員向けの口腔衛生講習会や、日本初の児童専用歯科治療院「ライオン児童歯科院」の開設に尽力しました。

さらに、幼児の口腔衛生教育に役立つ童話集・月間『白い玉』も発行。一九二九（昭和４）年、四五歳の若さで急逝するまで、八面六臂の多彩な活躍を見せ、日本の口腔保健活動の黎明期を駆け抜けました。

子どもたちをむし歯から守ろう

口腔衛生思想の普及は まず、教師から

子どもたちを対象にした口腔保健活動は、「ライオン講演会」や、日本聯合歯科医会の「口腔衛生講演会」のように、学校巡回の講演会という形でスタートしましたが、時代を下るとともに、その活動も多彩な広がりを見せるようになります。

小林商店では、緑川宗作が、子どもたちの口腔衛生思想を育むには、教職員への指導も重要だと訴え、一九一八（大正7）年八月に全国の小学校教員を対象とした「口腔衛生講習会」を東京で開催しました。文部省学務局長や北里柴三郎などそうそうたるメンバーを顧問に迎え、古瀬安俊、永井潜など第一線の講師陣が四日にわたって講義を行うという、当時の口腔衛生の最先端をいくプログラムとなりました。

驚くのは内容だけでなく、受講料が無料のうえ、地方からも参加しやすいように東京までの旅費の半額を小林商店が負担するという破格の待遇でした。このため、定員二〇〇名のところへ一〇〇〇人以上の申し込みが殺到。講習会は参加者に大きな感銘を与え、面白いことに、これをきっかけに歯科に興味を持ち、歯科医師に転身した教員が何人も現れたということです。

教員向けの講習会は、その後も毎年行われ、関東大震災によって中止になった一九二三（大正12）年までの五年間、東京のほか、京都や福岡、札幌で開催されました。この活動は、教職員への口腔衛生思想の普及に大変役立ち、その後の学校歯科活動へ向けた大きな布石にもなりました。

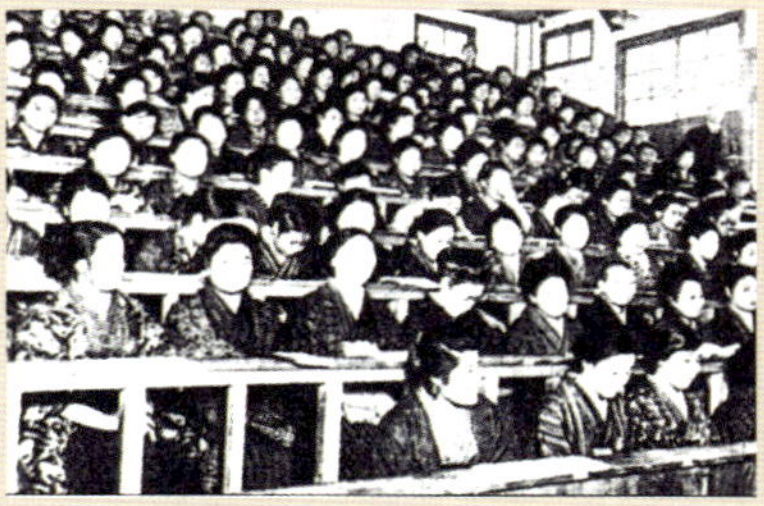

●小学校教員向け「口腔衛生講習会」第１回の講義内容

「口腔疾患と全身病との関係」　京都大学　二木謙三
「栄養素及びその価値」東京大学　永井潜
「小児期及び少年期の口腔の注意」日歯医専　加漆橋治
「消化管内における細菌」　慶應義塾大学　綿引朝光
「児童の歯痛」　東洋歯医専　佐藤運雄
「う蝕の発生及び予防」東歯医専　奥村鶴吉
「う歯の継発症」　東歯医専　花澤鼎
「小学校における口腔衛生施設」　内務省　古瀬安俊

イチ・ニ・サン・シで正しい歯の磨き方を

子どもたち向けの口腔保健活動として、この頃から始まったのが、いわゆる「歯磨教練」です。これは、子どもたちに正しい歯みがき方法や、歯みがき習慣を身につけさせるためのもので、手に手に歯ブラシを持ち、号令に合わせて体操のように歯みがきの練習を行います。「ライオン講演会」などで上映されていた米国の活動写真『Toothacher（歯痛）』にも登場したことから、各地で自然発生的に行われるようになりました。

記録によると、一九一六（大正5）年頃から、山梨県の八田小学校や、兵庫県の豊岡小学校で歯磨教練が行われ、全国各地で口腔保健活動に熱心な先生や地元の歯科医師の指導で、さまざまな活動が行われました。小林商店も、一九二一（大正11）年から小学校に専門講師を派遣して実地指導を行う、組織的な歯磨教練を開始。当時は、間違ったみがき方をしている子どもも多く、歯の清掃ができないだけでなく、歯質をすり減らしてしまう恐れもあったため、上下に歯ブラシを動かし、歯のすきまの食べかすを除き、歯ぐきのマッサージもできる正しいみがき方を指導しました。さらに、一九二五（大正14）年からは、「全国学校歯磨教練」と名称を変え、全国的な活動へと拡大。専任チームが各地の学校を訪問し、一九三五（昭和10）年までの約一〇年間に、約二万校の小学校で「歯磨教練」を行い、参加した児童総数は、延べ約二六〇〇万人に達したということです。

参加した小学校から寄せられた報告には「自発的に歯をみがくようになった」「歯みがきだけでなく、身辺を清潔にする習慣が身についた」「今回の運動をきっかけに校内に歯をみがける洗面所を設けた」などの声が多数あり、「歯磨教練」が、子どもたちの口腔衛生の向上に大きな効果を上げたことがよくわかります。

歌って踊るライオン歯磨児童劇団

こうした「歯磨教練」と並行して、小林商店では子どもたちに歯みがきの大切さを理解してもらうためのユニークな活動を全国で展開しました。

一九二四（大正13）年には、ライオン歯磨児童

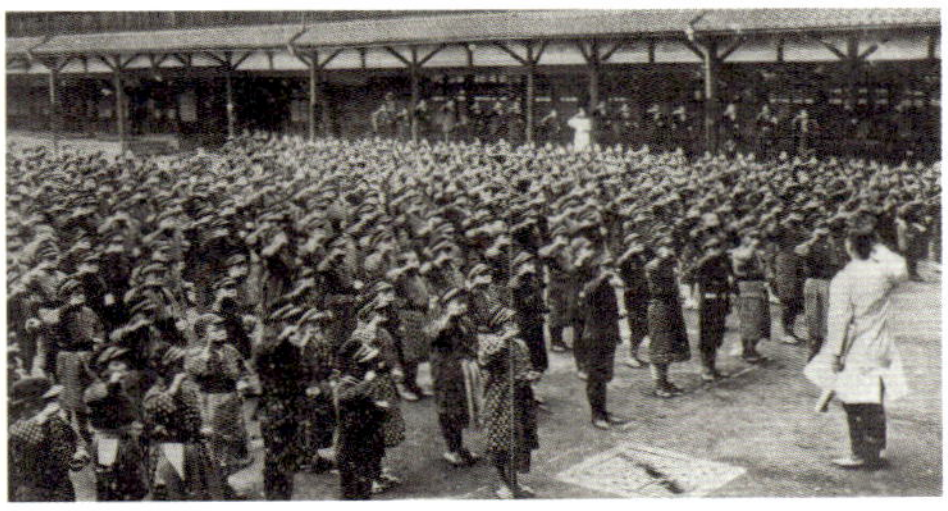

小学校での「歯磨教練」の様子。1910年代に米国で行われていた "Toothbrush Drill" と呼ばれる歯みがき指導を手本にしている。

劇団を結成し、口腔衛生をテーマにした「歯の国ものがたり」「ライオン・デンタル・レビュー」など、芸術性豊かな作品を発表。大阪市の天王寺公会堂を皮切りに、東京市をはじめ全国各地で数十回の公演を行い、子どもたちに、むし歯予防の大切さを自然と理解させる効果的な役割を果たしました。

行政による初の口腔衛生活動

小林商店などによる口腔保健活動が活発化する中、いよいよ行政も活動に乗り出します。

内務省は、児童の衛生状態の向上を目的として、一九二〇（大正9）年一〇月二四日から一一月一五日まで、東京・お茶の水で「児童衛生博覧会」を開催。この中で、当時の児童の三大疾患であった結核、トラホーム、むし歯を取り上げ、その予防意識を高めるため一〇月三〇日を「結核デー」、一一月五日を「むし歯デー」、一一月一〇日を「トラホームデー」と定めたキャンペーンを行いました。

また内務省は、関連団体にも協力を求めたため、日本聯合歯科医師会や東京市歯科医師会は、口腔衛生思想を普及させる大きなチャンスと捉え積極的に協力。連絡が急であったため、準備に苦労したものの、

- 市内小中学校や女学校での口腔衛生講演会
- 自動車宣伝隊三班による市内巡回
- 宣伝ビラ二〇万枚、三角小旗五万本を配布
- 「児童衛生博覧会」会場で活動写真による講話

などを実施しました。

さらに一一月五日には、東京の五つの歯科医学専門学校を休校とし、学生たちを「むし歯デー」キャンペーンに動員。宣伝用の小旗を持って街頭行進を行うなど、イベントを大いに盛り上げました。また、費用については、歯科医師会のほか、小林商店の小林富次郎も寄付を行い、活動をバックアップ。こうした支援活動も実って「児童衛生博覧会」は大盛況となり、期間を一週間延長。来場者数は延べ二三万人に達しました。

残念ながら、「むし歯デー」はこの年だけのイベントで終わりましたが、これをきっかけにして各地で同じような催しが行われるようになり、八年後、日本歯科医師会の主催行事として復活。毎年六月四日を「むし歯予防デー」とし、現在まで続く「歯と口の健康週間」のルーツとなりました。

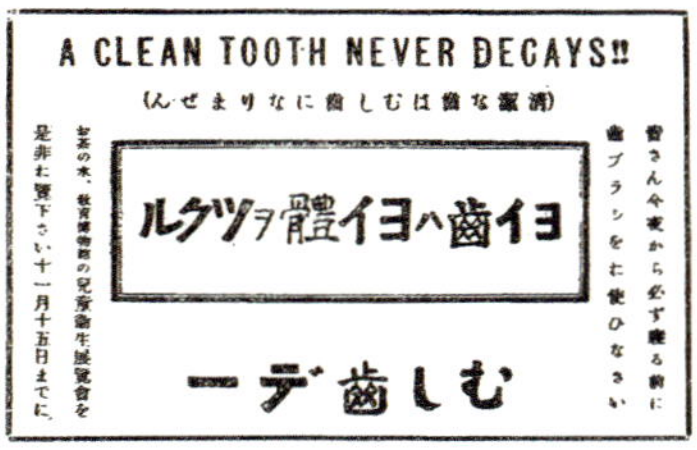

「むし歯デー」のビラ。公式なスローガンではないが、「A CLEAN TOOTH NEVER DECAYS!!」と「ヨイ歯ハヨイ体ヲツクル」と書かれている。

大きな役割を担った子ども専門歯科診療所

日本初の児童専門医療機関が誕生

「ライオン講演会」など、さまざまな活動を通して、口腔衛生思想の普及に精力的に取り組んでいた小林商店は、一九二一（大正10）年になると、ついに歯科診療活動にも進出を始めます。

きっかけは、米国に視察に出かけた小林商店の重役・神谷市太郎が、ボストンのフォーサイス児童歯科治療院やニューヨークのロチェスター歯科診療院など、児童専門の歯科診療所に深い感銘を受けたことにありました。「日本にもこのような施設をつくりたい」。社内には時期尚早との声もある中、神谷の熱意によって日本初の児童専門医療機関「ライオン児童歯科院」が開設されました。

しかし、思わぬことに周辺地域の歯科医師会から「開業医の経営を圧迫する」と反対の声が上がり、開業は一時棚上げとなってしまいます。当時は、第一次大戦の戦後恐慌下で、経営に苦しむ開業医が多く、企業による職域実費診療所も増えはじめていたため、開業医たちは企業による歯科診療所の増加に危機感を募らせていたのです。

そこで神谷は、ライオン講演会を担当していた緑川宗作とともに「歯科院は、社会貢献の一環として、子どもの歯の清掃とむし歯予防を行うもので、決して開業医に迷惑をかけることはない」と粘り強く訴え続け、ようやく三カ月後に診療を始めることができました。

「ライオン児童歯科院」の初代院長には、当時小林商店に籍を置き、後に学校歯科活動や大学での歯学教育に活躍した若き岡本清纓《きよふさ》（当時二八歳）が就任。岡本のほかに、子どもたちの扱いに長けた女性歯科医を採用し合計三名で、一九二一（大正

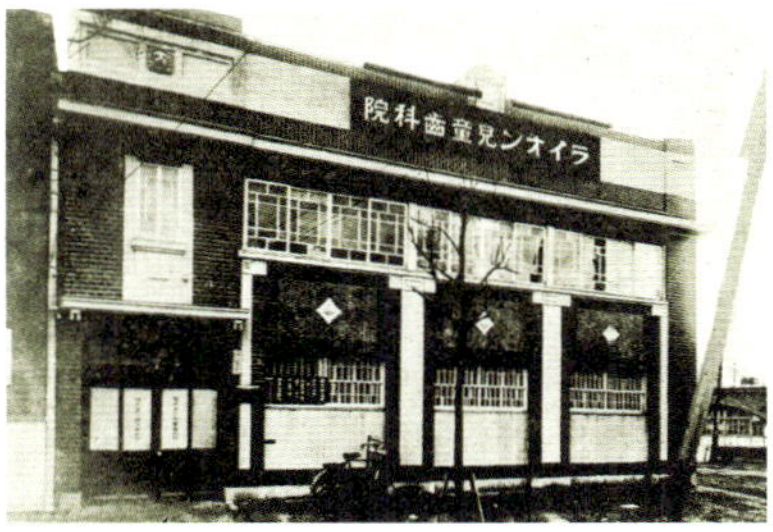

東京京橋区山城６番地（現在の中央区銀座）に開設された「ライオン児童歯科院」。

10）年九月に診療を開始しました。

しかし、国内初の試みであり、すべては試行錯誤の連続です。治療椅子も、多くの診療所では大人と同じものを使っていましたが、「ライオン児童歯科院」では、米国の児童専門診療所に倣って、子どもの体に合わせた専用椅子を輸入して設置。また、待合室の壁に人気の童画家・河目悌二による動物の絵を飾り、子どもたちの心を和ませるやさしい雰囲気を演出。さらに、児童心理も研究し、診療時に子どもたちの不安や恐怖感を取り除くために、女性歯科医師がおとぎ話をしたり、歌を歌いながら治療する方法を考案するなど、手探りの中でのスタートとなりました。

二九名の口腔衛生婦が誕生

時代を先取りするさまざまな試みに挑戦した「ライオン児童歯科院」は、日本で初めて現在の歯科衛生士にあたる口腔衛生婦の育成を行ったことでも歴史に名を残しています。当時、米国では、口腔衛生婦が「準歯科医」として歯牙清掃や小学校での歯科衛生を担当していたことから、いずれ日本でもそのような人材が必要になると予想し、解剖学、病理学、看護学などの専門授業を行う六カ月間の養成コースを開設。第一回の募集（一九二二・大正11年）では、一五名の応募者の中から合格者三名が入学し、一九三八（昭和13）年の閉院までに二九名の口腔衛生婦を世に送り出しました。これは一九四八（昭和23）年に「歯科衛生士法」が制定され、翌年に歯科衛生士養成公的機関である「東洋女子歯科厚生学校」が開設される実に二〇年以上も前のことでした。

関東大震災時に無料診療所を

また「ライオン児童歯科院」は、院内での診療活動だけでなく、小林商店の口腔保健活動の新たな拠点としての役割も果たしました。一九二二（大正10）年からは、子どもたちへの口腔衛生指導のため、学校教員との懇談会を定期的に開催。学校への巡回診療にも力を入れました。

しかし一九二三（大正12）年九月一日、関東大震災で「ライオン児童歯科院」も被災し、地震後の火災でほぼ全焼する惨事となりました。

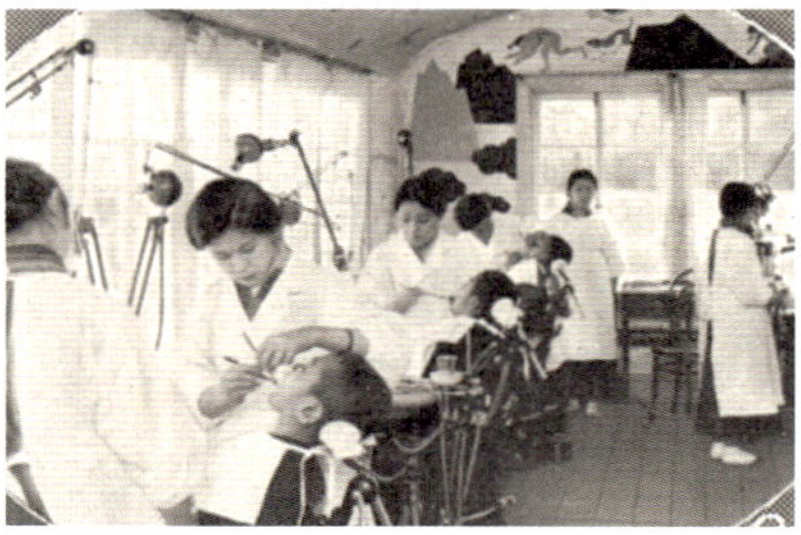

口腔衛生婦が活躍している大正時代の院内の様子。

小林商店も、本店営業部や東京工場が全焼し、混乱が続きました。それでも「ライオン児童歯科院」は、スタッフの総意で自らの復興より市民の救援活動を優先し、急遽、歯科救護班三班を組織。靖国神社境内、東京市役所前、上野池之端で、無料歯科診療所を開設しました。テント張りの簡易な施設でありながら、一カ月間にわたって約七二〇〇名を診療したということです。

口腔衛生の向上に大きく貢献

関東大震災の後、「ライオン児童歯科院」は、一九二七（昭和２）年に四谷区四谷見附へ移転。設備をいっそう充実させ、設立当初からの夢であった治療科、充填科、矯正科、X線科という児童歯科診療のすべてをカバーできる診療体制を整えました。

　また、口腔衛生思想のさらなる普及を目指して、指導機関である「ライオン・デンタルセンター」を院内に開設。正しい歯みがき方法の指導のほか、歯周病予防のための口腔清掃や歯石除去の普及に力を注ぐなど、現在大きなトレンドになっている予防歯科活動の源流となりました。

　その後、戦時色が濃くなり物資不足が深刻化したため、「ライオン児童歯科院」は一九三八（昭和13）年にやむなく閉院となりましたが、移転からの一一年間で、診察した患者数は延べ約五四万人。多くの子どもたちの口腔衛生の向上に貢献し、歯科衛生士誕生へ向けた布石を打つなど、日本の歯科診療の発展に寄与しました。

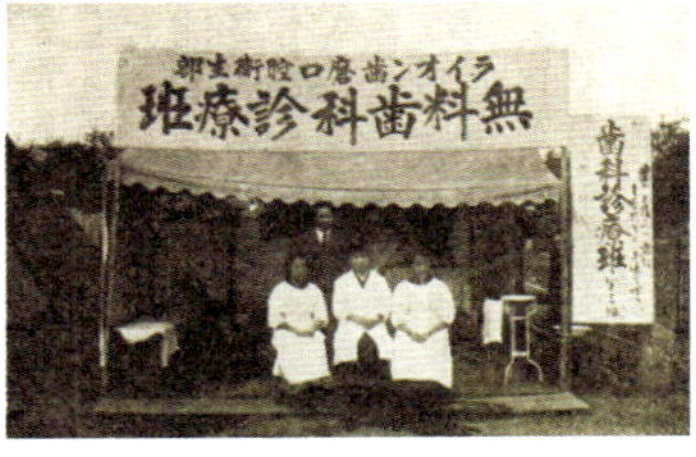

関東大震災時に開設した臨時の無料歯科診療所。

大女優 山本安英が口腔衛生婦として活躍

口腔衛生婦の２期生の中に、後に代表作「夕鶴」で文部大臣賞を受けた大女優・山本安英がいました。麹町の医師の養女であった彼女は、歌舞伎俳優二代目市川左団次主宰の「現代劇女優養成所」で舞台稽古をしながら、ライオン児童歯科院４人目の口腔衛生婦として活躍。その後、「築地小劇場」の創立に参加。本格的な舞台女優として羽ばたいていきました。

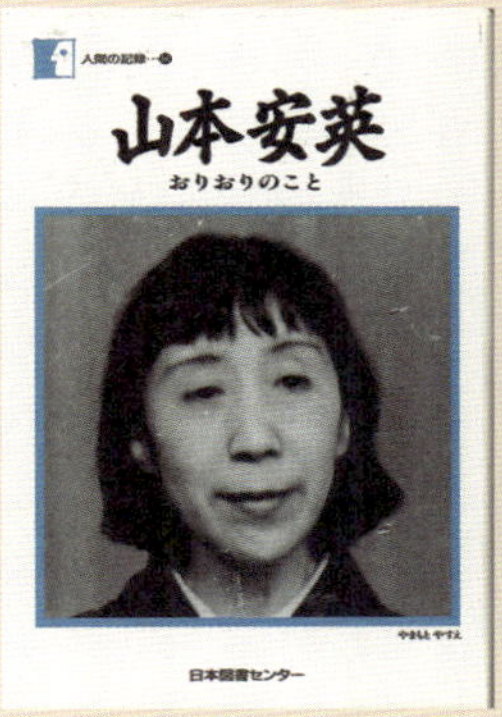

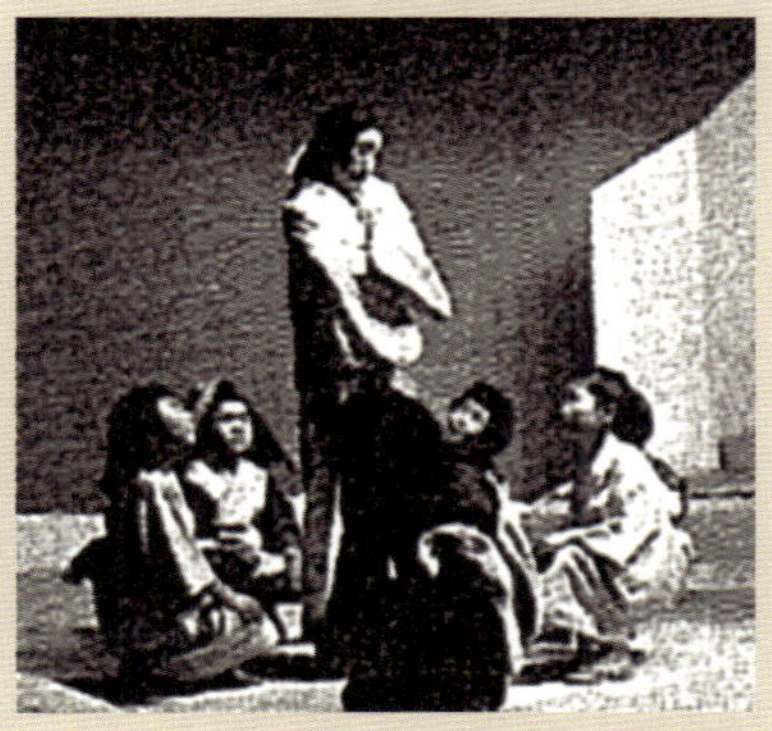

左／『山本安英 おりおりのこと』（人間の記録 94）日本図書センター（1999 年）
右／「夕鶴」で主役のつうを演じる山本安英。

「ほころばぬ ままの花など あるべしや」 岡本清纓

「ライオン児童歯科院」の初代院長を務めた岡本清纓が、小林商店に入社したのは、一九一七（大正6）年のことでした。東京歯科医学専門学校でアルバイトをしながら苦学していた岡本を見て、恩師である奥村鶴吉がすぐに収入が得られる小林商店をすすめたといいます。

当時の小林商店は、すでに「ライオン講演会」などの口腔保健活動を開始し、緑川宗作らが全国を巡回講演する一方、社内には口腔衛生の広告図案やポスターを描く画家や詩人が集い、活気に満ちた雰囲気でした。岡本も口腔衛生の普及活動に従事するとともに、常務・神谷市太郎の命で緑川とともに児童歯科院の設立に携わり、開院後は、自らの発案で口腔衛生婦の育成を行うなど、次々と新たな挑戦を進めていきました。

「ライオン児童歯科院」の閉院後は、大阪・難波の髙島屋店内での「ライオン歯科衛生院」を設立したほか、学校歯科活動にも深く関わり、一九三〇（昭和5）年の第一回全国学校歯科医会の開催に尽力。さらに一九三四（昭和9）年には、田丸将士とともに、学校歯科の重要な古典として評価される『体系的学校歯科実務』を刊行。戦後は、再建された日本学校歯科医会で初代理事長を務めました。

岡本清纓の生い立ち

1894（明治27）年、福島県白河で生まれた岡本清纓が歯科医を志したのは20歳の時でした。５歳で父親を亡くした清纓は、年上の兄弟のもとで育てられ、福島で代用教員をしていましたが、1914（大正３）年、一念発起して東京歯科医学専門学校に入学。在学中に、川上為次郎のもとで歯科学報の編集アルバイトをしていたことがきっかけで、口腔保健活動に携わるようになりました。

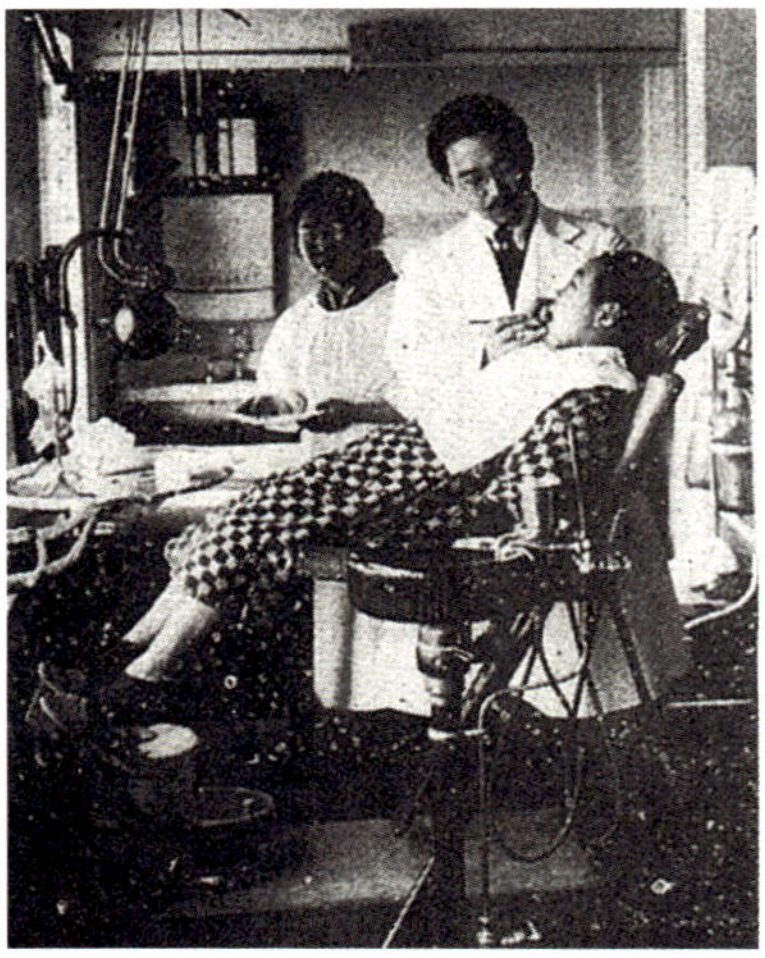

児童に治療を施す岡本清纓。

また、大学教育の現場では、一九五三（昭和28）年に、東京医科歯科大学で初の口腔衛生学部の教授に就任したほか、一九六一（昭和36）年には、当時不可能といわれていた私立大学の歯学部新設に関わり、幅広い人脈を活かして中京地区初の歯学部を愛知学院大学に誕生させました。

困難を乗り越えて歯学部の設立を成し遂げた岡本清纓（当時六六歳）は、その心境を「ほころばぬ ままの花など あるべしや」と詠みました。それは、生涯を歯科界に捧げ、挑戦を繰り返した岡本の信念そのものだといえるでしょう。

戦時下も口腔衛生への想いは消えず

昭和初期

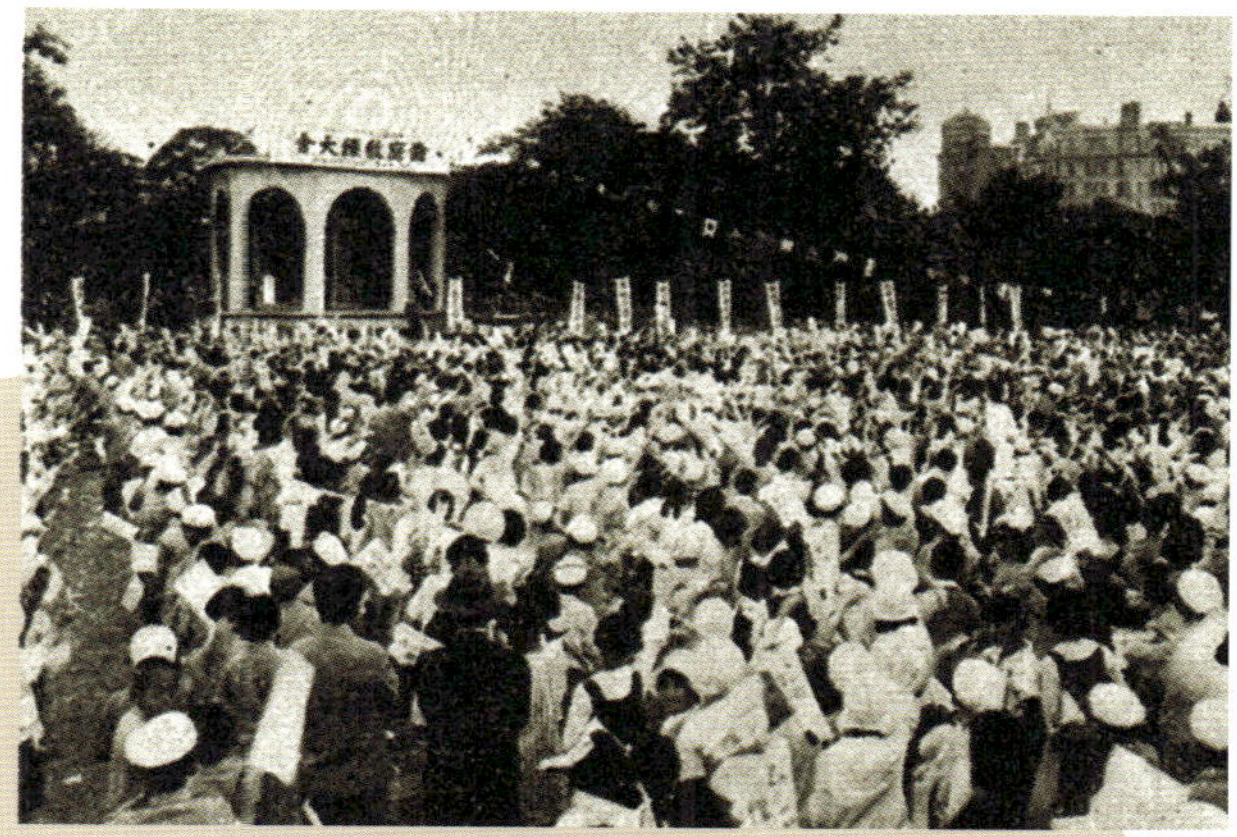

1932年に日比谷公園音楽堂で行われた
「第１回学童歯磨教練体育大会」の様子。

明治時代に始まり、大正時代を中心に
歯科医師会や民間企業が繰り広げた
多彩な口腔保健活動は、子どもたちを中心に
口腔衛生意識の向上に大きく貢献しました。
こうした活動は、一九二八（昭和３）年から始まった
「むし歯予防デー」によって、
全国的な広がりを見せますが、
満州事変から日中戦争、そして第二次世界大戦へと、
次第に濃くなる戦時色が活動の行く手を阻みます。
しかし「困難な時代だからこそ、
人々の健康に貢献したい」そんな想いが
口腔保健活動を支え続けました。

全国で「むし歯予防デー」始まる

国、歯科医師、民間による一大キャンペーンへ

昭和に入ると、日本で最初の社会保険制度である「健康保険法」が施行（一九二七・昭和2年）され、今日の国民皆保険へつながる第一歩が踏み出されました。このため一九二六（大正15）年に「歯科医師法」が改正され、日本聯合歯科医師会は解散。診療報酬の支払いなどを担うために、公法人として各都道府県の歯科医師会が認可され、全国組織である日本歯科医師会が新たに誕生しました。この時、全国の会員数は初めて一万人を超え、一万三八二人と記録されています。

いわば私的な団体だった日本聯合歯科医師会は、国の健康保険制度を担う公法人になり、その社会的使命を全うするために、口腔保健活動にもさらに力を注ぐようになりました。その第一弾となったのが、一九二八（昭和3）年から始まった「むし歯予防デー」です。これは、一九二〇（大正9）年に内務省が行った「むし歯デー」を復活させるものでもあり、毎年六月四日を「むし歯予防デー」とすることで、全国的な啓発活動の盛り上げを図りました。内務省、文部省の支援を受け、各都道府県の歯科医師会が連携。全国の小中学校をはじめ、陸海軍、警察署、刑務所、市役所、健康保険組合などにポスターやパンフレットを無料配布し、各地で歯科検診や講演会、歯の衛生博覧会、ラジオ放送での啓発活動などが行われました。

また、小林商店や中山太陽堂などの民間企業も、「むし歯予防デー」に協賛するさまざまな活動を展開。「むし歯予防デー」は、戦争によって一時中断される一九四二（昭和17）年の一五回大会まで毎年行われました。

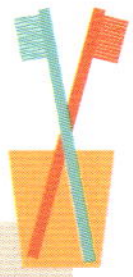

「むし歯予防デー」統一標語

1930（昭和5）年「六歳臼歯を大切に」	1937（昭和12）年「つとめて受けよう歯の検査j
1931（昭和6）年「よい歯でよく噛みましょう」	1938（昭和13）年「正しい歯列に輝く健康」
1932（昭和7）年「強い歯を守れ」	1939（昭和14）年「歯牙の愛護に輝く健康」
1933（昭和8）年「歯は健康の第一線」	1940（昭和15）年「強い歯は母で作って子で守れ」
1934（昭和9）年「御国を守れ歯を守れ」	1941（昭和16）年「よい歯でよく噛みましょう」
1935（昭和10）年「健康はまず歯から」	1942（昭和17）年「よい歯でよく噛みましょう」
1936（昭和11）年「強い体に丈夫な歯」	

第３回大会から作成された統一標語。この伝統は、現在の「歯と口の健康習慣」の標語にも引き継がれている。

学校が歯科保健活動の主役に

自発的に始まった学校歯科医

昭和初期は、これまで口腔保健活動について受け身の存在だった学校が、自ら行動を起こす大きな転機になった時期でもあります。

大正時代、小学校での口腔保健活動は、小林商店や歯科医師会などによる巡回歯科検診や講演会などが中心でしたが、口腔衛生意識の高まりとともに、自ら地元の歯科医師と連携して、校内で児童の歯科検診や治療を行う学校が出てきました。

文部省では、一八九七（明治30）年に、児童の衛生状態の向上のために、すべての公立学校に学校医を置くように定めていますが、学校医に歯科医は含まれなかったため、一九一九（大正８）年頃から、市町村や区などが独自に学校嘱託歯科医（学校歯科医）を置く動きが広まり、各地で学校歯科医会も設立されるようになりました。さらに、校内に専用設備を設けて、学校歯科医が積極的に診療を行う学校も登場。東京では、一九二一（大正10）年、赤坂の旧・氷川小学校など複数の小学校に校内診療設備が設けられました。

欧米の先進事例に学ぶ

広がりを見せる学校歯科医の活躍に大きな影響を与えたのが、川上為次郎の著書『欧米における社会的歯科施設』と、向井喜男の『欧米における学校歯科施設』でした。いずれも欧米視察の成果をまとめたもので、各学校での口腔衛生教育の大きな道標となりました。

こうした中、学校歯科医の活動は次第に活発

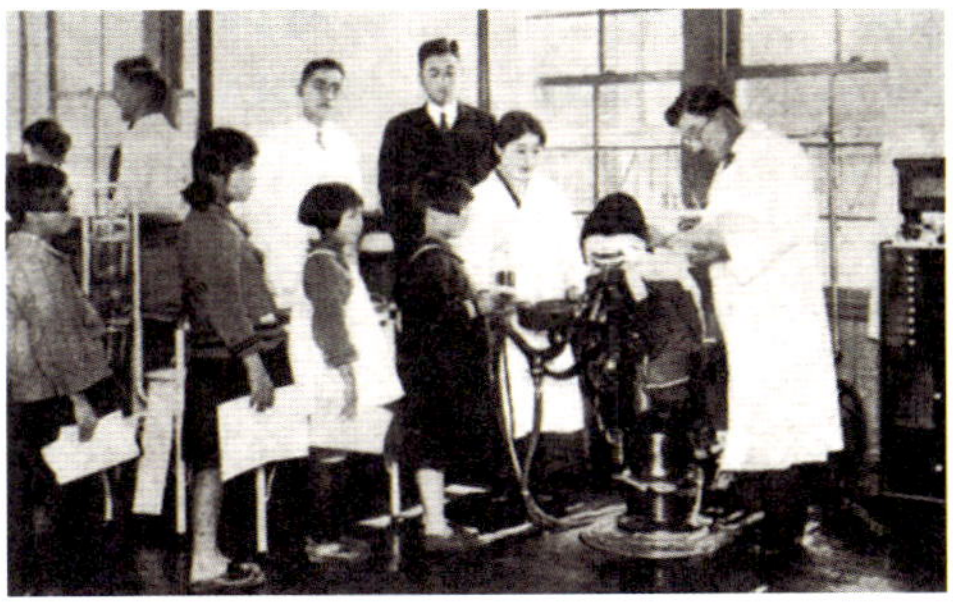

永田町小学校の学校歯科診療室。このほか、中山太陽堂の中山太一の寄付によって番町小学校に、小林商店の小林富次郎の寄付によって上六小学校にも校内診療室が設けられた。

化し、公にその立場を認める機運が高まりました。一九二五（大正14）年には、全国で初めて青森県、埼玉県、岐阜県が県訓令で学校歯科医を公式に認定。その動きは瞬く間に広がり、一九三〇（昭和5）年には、三三の府県で同様の県令、または訓令が出されました。

そして、同年六月、日本歯科医師会会長が文部大臣に対して「学校歯科医に関する意見書」を提出し、翌年の六月二二日に、ついに「学校歯科医並幼稚園歯科医令」が公布されました。

学校歯科医が公に認められ、その職務規程も定まったことで、日本の学校歯科保健はいよいよ本格的なスタートを切りました。

教科書でも歯みがきの大切さを教える

学校歯科医たちの活動も活発化し、一九三一（昭和6）年四月には、二〇〇名の学校歯科医が集い「第一回全国学校歯科医大会」を東京で開催。翌年には「日本聯合学校歯科医会」を設立し、口腔保健活動の新たな担い手が誕生しました。

日本聯合学校歯科医会では、さっそく一九三二（昭和7）年四月八日から一カ月間、東京芝公園で「児童を中心とした歯の衛生展覧会」を開催。口腔衛生の啓発展示のほか、日本歯科医師会製作の映画『歯の健康』の上映、ライオン児童歯科院や慶應大学病院のスタッフによる児童の検診などを行い、約二万五三〇〇人が会場を訪れました。

また二カ月後の六月二二日には、学校歯科医令公布一周年記念と銘打ち、日本歯科医師会、日本聯合学校歯科医会などが主催し、小林商店の協賛という、日本の口腔保健活動のオールキャストによる「シェールツアーンプレーゲの夕」という催しが、神宮外苑の日本青年館ホールで行われました。これは、『ドイツ学校歯科衛生中央委員会の学校歯科衛生状況のドキュメント映画』の公開を中心としたもので、約二二〇〇名が参加。ドイツ大使館のハンスコルプ参事官が映画の解説を行い、好評を博しました。

さらに、日本歯科医師会と日本聯合学校歯科医会の粘り強い要望が実り、一九三四（昭和9）年に、小学校の国語読本に「むしば」という話が掲載され、歯みがきの大切さを教科書で教えることができるようになりました。まさに、学校が口腔保健活動の重要な舞台になったのです。

歯科保健を文化として開花させた　向井喜男

向井喜男が、口腔保健活動の世界に飛び込んだのは、弱冠二三歳の時。東京歯科医学専門学校を卒業したばかりの喜男は、同校の幹事であり、後に日本聯合学校歯科医会の理事長などを務めた奥村鶴吉の強いすすめで、日本聯合歯科医会の「口腔衛生講演会」の専任講師に就任。約五年間、全国各地を精力的に巡回講演し、口腔衛生思想の普及に汗を流しました。

講師を辞した後は、小林商店に入社し、岡本清纓らとともに「ライオン講演会」など、さまざまな口腔保健活動に尽力。さらに、一九二六（大正15）年には、米国で開催された国際歯科医学大会に参加した後、日本聯合歯科医師会と文部省の要請で、米国からカナダ、欧州一七カ国の学校歯科の状況を一年間かけて調査する長期視察を敢行。帰国後、その内容を「欧米に於ける学校歯科施設」にまとめると、小林商店の口腔衛生部長として日本の学校歯科保健の発展に大きく貢献しました。

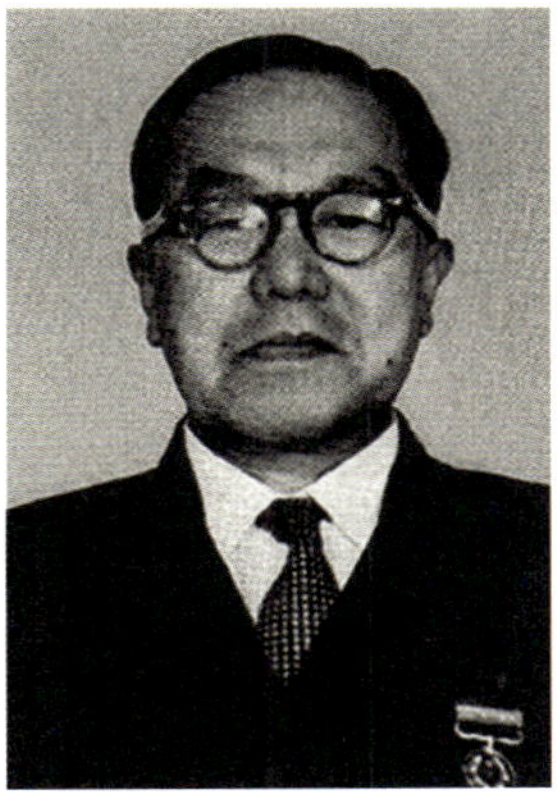

1892（明治 25）年東京生まれ。学校歯科保健を中心に多大な功績を残し 1988（昭和 63）年に 95 歳で天寿を全うした。

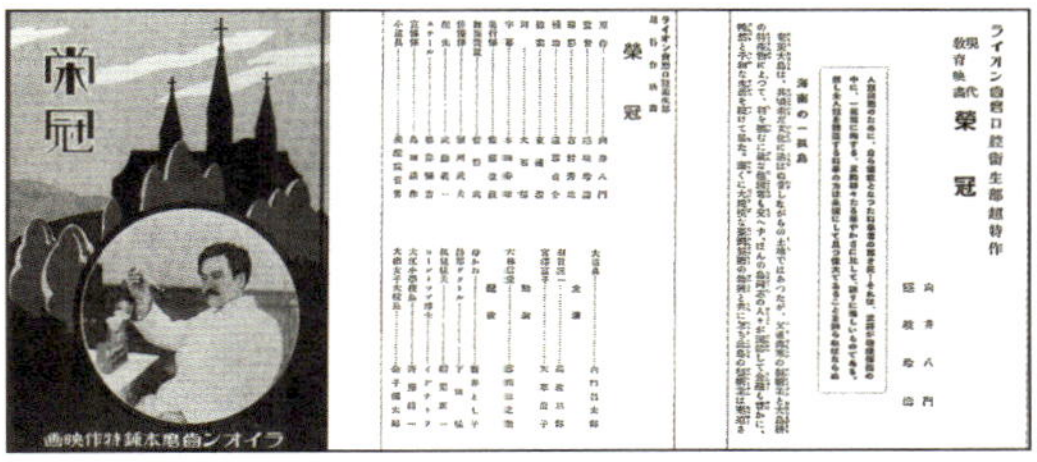

向井八門のペンネームで、児童文学誌上で劇作家としても活動していた喜男がシナリオを書いた啓発映画『栄冠』の台本。（小林商店口腔衛生部製作）

戦後は、再建された日本学校歯科医会の初代会長に就任し、ユニークなアイデアで「学童むし歯半減運動」や「全日本よい歯コンクール」「ライオンヘルスカー」「学童歯みがき大会」などを主導。日本歯科医師会の公衆衛生委員としても、多様な活動に関わりました。

また、生来の演劇好きが高じて劇作家として活動していたこともあり、小林商店でも、啓発用の映画『口腔衛生』『ああ酒井大尉』『栄冠』などの台本や、イベントでの演劇の脚本を執筆し、巧みなストーリーで啓発活動を盛り上げました。

若き口腔衛生活動家として歩み出し、つねに第一線で活躍を続けた喜男は、晩年になってもその情熱は冷めず、八〇歳を過ぎても、自らの著作の中で「歯科保健文化のルネサンスはどうするのだ」と問いかけ、口腔保健活動の行く末を案じるなど、生涯をかけて歯の健康に精力を注ぎ続けました。

口腔衛生意識を啓発したさまざまな試み

標語や絵画の募集など あの手この手で

日本歯科医師会や日本聯合学校歯科医会などの努力によって口腔保健活動が盛り上がった昭和初期。企業もまた、新たな取り組みを始めます。

中山太陽堂は、クラブ自動車歯科診療班を誕生させます。診療器具を備えつけ、プロジェクターなどを搭載した自動車が全国の学校などをきめ細かく巡回し、歯科診療や啓発活動を行いました。

小林商店もまた、新たな活動をスタートさせました。

子どもたちを対象にした試みとして注目を集めたのは、一九二七（昭和2）年の口腔衛生標語の募集です。子どもたちに歯みがきについて考えさせ、その大切さを改めて認識させることを目標として、東京市の全小学校児童から標語を募集。たちまち多数の応募が殺到し、教育関係者からも好評であったことから、大阪、名古屋、京都、神戸、広島においても同様の募集を行いました。

さらに翌年には、応募作の中からとくに優秀だった右下の三句を選び、これを印刷した美しい「しおり」を制作。東京、大阪、名古屋、神戸の小学校児童約六一万人に無料で配布し、口腔衛生意識の浸透を図りました。

こうした活動はその後も続き、中等学校と小学校の生徒・児童に対して、口腔衛生自由画の懸賞募集をしたほか、一九三〇（昭和5）年には当時、日本の統治下にあった朝鮮でも歯の衛生標語を募集。朝鮮のすべての公立小学校で口腔衛生を啓発する初の試みとして注目されました。

口腔衛生標語優秀作

よい歯でかめば みなごちそう
ゆうべの歯磨 あしたの健康
よい歯の関所は やまいを通さず

全国の百貨店で口腔衛生博覧会を

子どもたち向けの活動が、多彩な広がりを見せる中、この時代に入ると、大人を対象にした口腔保健活動も活発に行われるようになります。

とくにこの頃は、病気や健康の知識を写真や標本で見せる「衛生博覧会」が各地で人気を集めていたため、小林商店では一九二七（昭和2）年に全国の主要な百貨店と提携し、「口腔衛生博覧会」を開催。歯の掛図百数十枚と動く展示模型などを制作して会場に展示したほか、歯牙健康相談所や口すすぎ設備の設置、映画上映、講演会など、非常に大規模な博覧会を各地で開催しました。いずれも大盛況で一日の入場者が二万人を超えることもあったと記録されています。

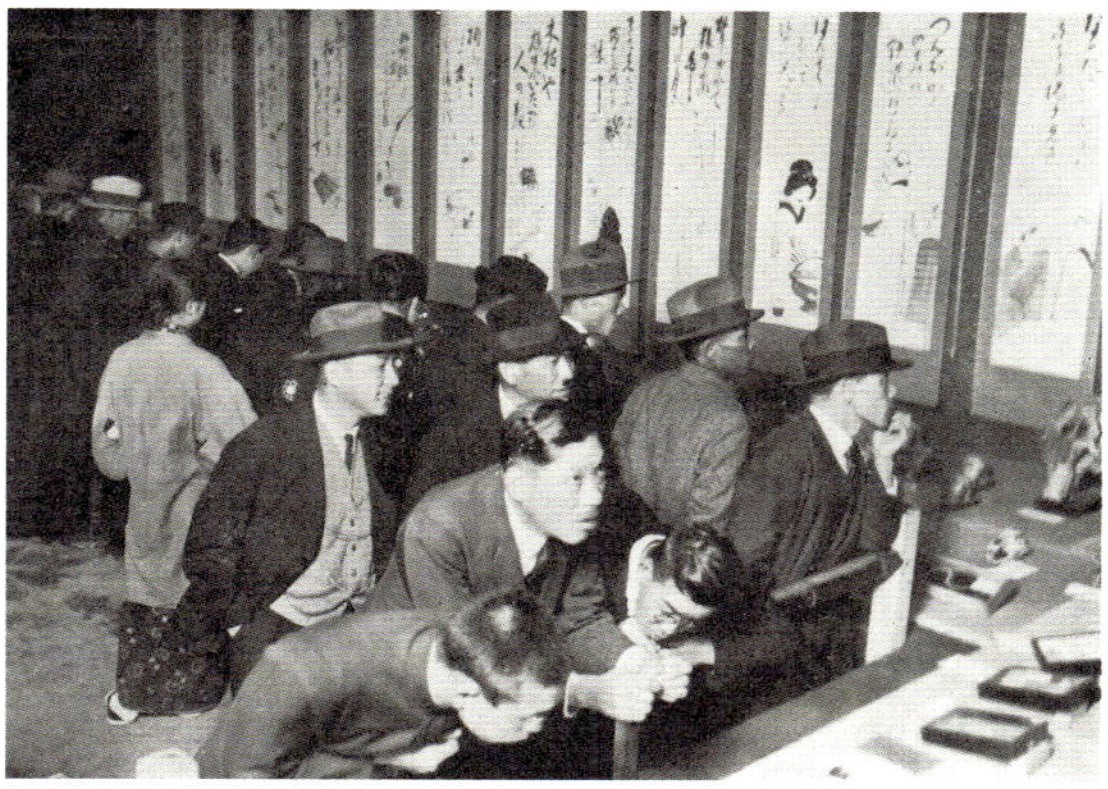
趣味の展覧会を見ている人々。

また、同年の一一月には、東京の丸菱呉服店で、歯に関する古今のあらゆる文献・図画を一堂に集めた企画展「歯に関する趣味の展覧会」を開催しました。古い医学書や文学から伝説、迷信、風俗に至るまで、全国から苦労して収集・借用した多数の展示物は文化芸術的にも価値が高いものばかりだったため、その内容は後日『よはひ草』全六集に収録・発行されました。

さらに一九二九（昭和4）年には、母子口腔保健活動の原点ともいえる「母と子のための展覧会」を東京で開催。母と子が知っておくべき口腔衛生の知識を紹介する展覧会として大いに注目を集めました。

学校歯科医の活動をバックアップ

学校歯科医の登場で活気を帯びていた学校での口腔保健活動についても、小林商店はさまざまな支援活動を行っていました。学校歯科医の数が増えはじめた一九二九（昭和4）年には、その資質向上を目的とした「学校歯科医講習会」を開催。二〇〇名を超える参加者があり、各方面から好評を博し、以後毎年開催されるようになりました。

また、一九三一（昭和6）年には、学校での口腔衛生実行案を募集し、全国から寄せられた一二七九件の中から優秀提案三校に歯科診療整備を寄贈。優秀提案の三〇名にも記念品を贈呈するなど、学校での口腔保健活動を盛り上げました。

マスゲームのような大迫力 歯みがき大会始まる

一九二八（昭和3）年から始まった「むし歯予防デー」が徐々に社会に浸透してきたことを受けて、小林商店では一九二二（大正11）年から全国の小学校・幼稚園で行ってきた「歯磨教練」の趣旨を広く伝えるために、一九三二（昭和7）年、「むし歯予防デー」の協賛イベントとして、「第一回学童歯磨教練体育大会」を東京と大阪で同時に開催しました。東京では日比谷公園音楽堂前におよそ三〇校一万名、大阪は天王寺公園におよそ四〇校一万五〇〇〇名の児童が参加。手に手に歯ブラシを持ち、号令に合わせて一斉に歯磨教練を行う様子は、さながら華麗なマスゲームのような大迫力でした。

その後、日中戦争が始まり、戦時色が濃くなってきても「学童歯磨教練体育大会」は、毎年開催されました。とくに一九三七（昭和12）年の第六回は、「むし歯予防デー」一〇周年であったため、戦時下にもかかわらず小林商店口腔衛生部と学校歯科医、学校教職員が数カ月前から入念な準備を重ね、同年六月五日、東京・隅田公園に学童八〇〇〇人を集めた整然たる大会を開催しました。

また、太平洋戦争開戦の前年である一九四〇（昭和15）年は、紀元二六〇〇年と小林商店の創業五〇周年が重なり、その記念行事として、東京のほか名古屋市（参加児童数四五〇〇人）、静岡市（二六〇〇人）、金沢市（一万人）、桑名市（二〇〇〇人）の各地でも「歯磨教練体育大会」を開催。東京大会は、後楽園スタヂアムにおいて一万人の児童が参加し、子どもたちの口腔衛生意識の向上に大いに貢献しました。この大会は今日まで続いています。

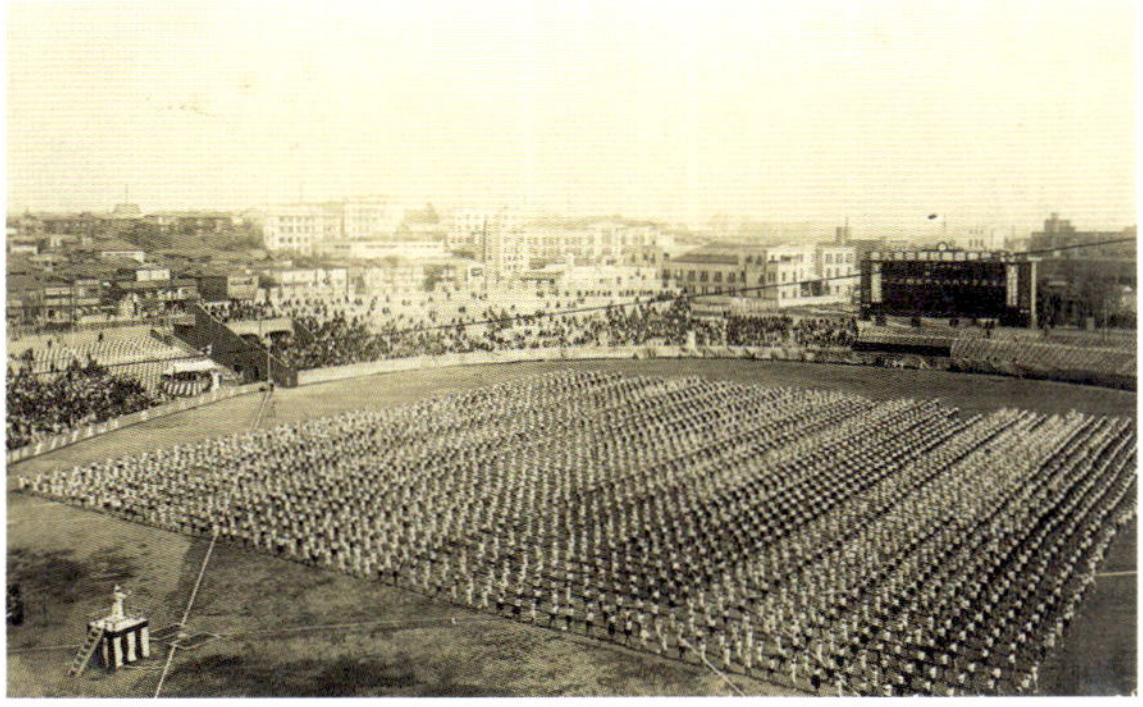

戦時下にもかかわらず後楽園スタヂアムに1万人の児童が集った1940年の「第９回学童歯磨教練体育大会」。

戦争に負けない、口腔衛生普及への挑戦

ラジオの時報に合わせて寝る前の歯みがき

一九三七（昭和12）年に日中戦争が始まり、一九四一（昭和16）年に太平洋戦争へと突入するまでの昭和一〇年代前半、日本国内は軍国主義が次第に鮮明となる一方で、軍需による好景気で一時的に街が活気づくという複雑な世情となっていました。

そんな時勢を反映してか、小林商店は当時、聴取契約数が二〇〇万を超えていたラジオを活用して、大規模な口腔保健活動を展開します。それは、夜、寝る前の歯みがき習慣の定着を目指して「夜九時半のラジオの時報に合わせて歯をみがこう」と訴えるユニークなキャンペーンでした。この活動は、全国の二十数万のライオンハミガキ販売店を巻き込んで行われ、ラジオに合わせて歯みがきをした人は、販売店で配布している協力カードに住所・氏名を書くことで感謝品が送られる仕組みでした。

一九三七（昭和12）年の「むし歯予防デー」一〇周年に協賛して始まったこの運動は、新聞・ラジオでの大々的な告知と、全国の販売店の絶大な協力を受け、初年度で約六三万人が参加。さらに、翌年の「むし歯予防デー」では一〇〇万人が参加し、翌々年には一〇〇〇万人が参加する大運動へと発展しました。

物資不足でライオン児童歯科院閉院

その後、中国戦線の拡大やアジア諸国への出兵に伴い、日本国内はにわかに物資不足に陥り、ガ

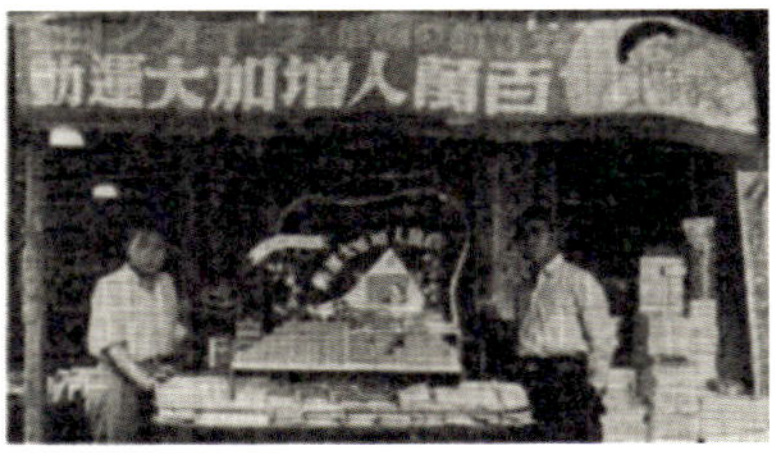

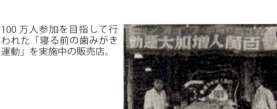

100 万人参加を目指して行われた「寝る前の歯みがき運動」を実施中の販売店。

ソリンや薬品、鉄製品、紙、綿、木材などあらゆる物の製造・販売が規制されるようになりました。

この影響を大きく受けたのが、ライオン児童歯科院です。開設から一八年間、口腔衛生や小児歯科分野の指導的な役割を担い、人材育成にも力を入れてきた同院も、物資不足でガーゼにも事欠く事態となり、一九三九（昭和14）年に閉院となりました。しかし、戦時下といえども口腔保健活動の火を消すことはできないとの想いから、同年二月、大阪市の南海高島屋に、新たにライオン歯科衛生院を開設。院長は引き続き岡本清纓が務め、物資や薬剤不足のため歯科治療は行えなかったものの、児童の歯科衛生や歯科保健相談を実施。一日平均三〇人から五〇人の来院者があり、戦時下の口腔衛生思想普及に貢献しました。

戦況悪化で活動は次々と中断

さらに一九四一（昭和16）年の太平洋戦争開戦により、国内は戦争一色となり、ほぼすべての口腔保健活動は、中断を余儀なくされました。

「学童歯磨教練体育大会」は、一九四〇（昭和15）年の大会をもって中断。「むし歯予防デー」は、一九三九（昭和14）年から「護歯日」と改称され、五月四日に行われるようになりましたが一九四二（昭和17）年の一五回を最後に中断となりました。第一五回の「護歯日」では、時局を反映して、国民精神の高揚、出生数増加と結婚の奨励、母子保健の徹底、体力の錬成、国民生活の合理化、結核予防及び性病の予防・撲滅を図る「健民運動ムシ歯予防運動」として開催されました。

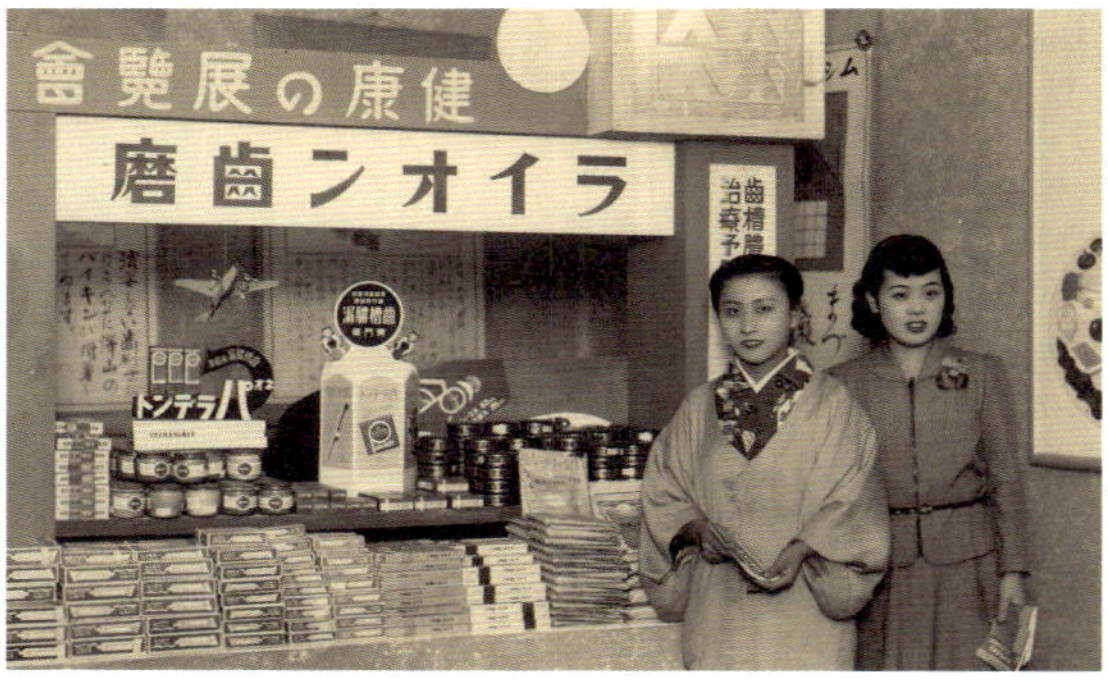

日本統治時代の朝鮮・京城（現在の韓国・ソウル）で 1938 年に開催された「歯と健康の博覧会」。

第9回むし歯予防デーの歌

1936（昭和11）年の「第9回むし歯予防デー」では、日本歯科医師会が「むし歯は大敵」という愛唱歌を作成。文部省唱歌にもなり、全国で歌われましたが、歌詞の内容も戦時色を感じさせるものになっています。

むし歯は大敵

むし歯は大敵　みがけよ　みがけ
病は口から　むし歯から
ソラキタみがけ　私もみがく
油断は大敵　みがけよ　みがけ
むし歯になるのも　油断から
ソラキタみがけ　私もみがく
むし歯は大敵　みがけよ　みがけ
早死にするのも　むし歯から
ソラキタみがけ　私もみがく
油断は大敵　みがけよみがけ
戦にまけるも　油断から
ソラキタみがけ　私もみがく

第二のスタートとさらなる広がり

終戦～高度成長期

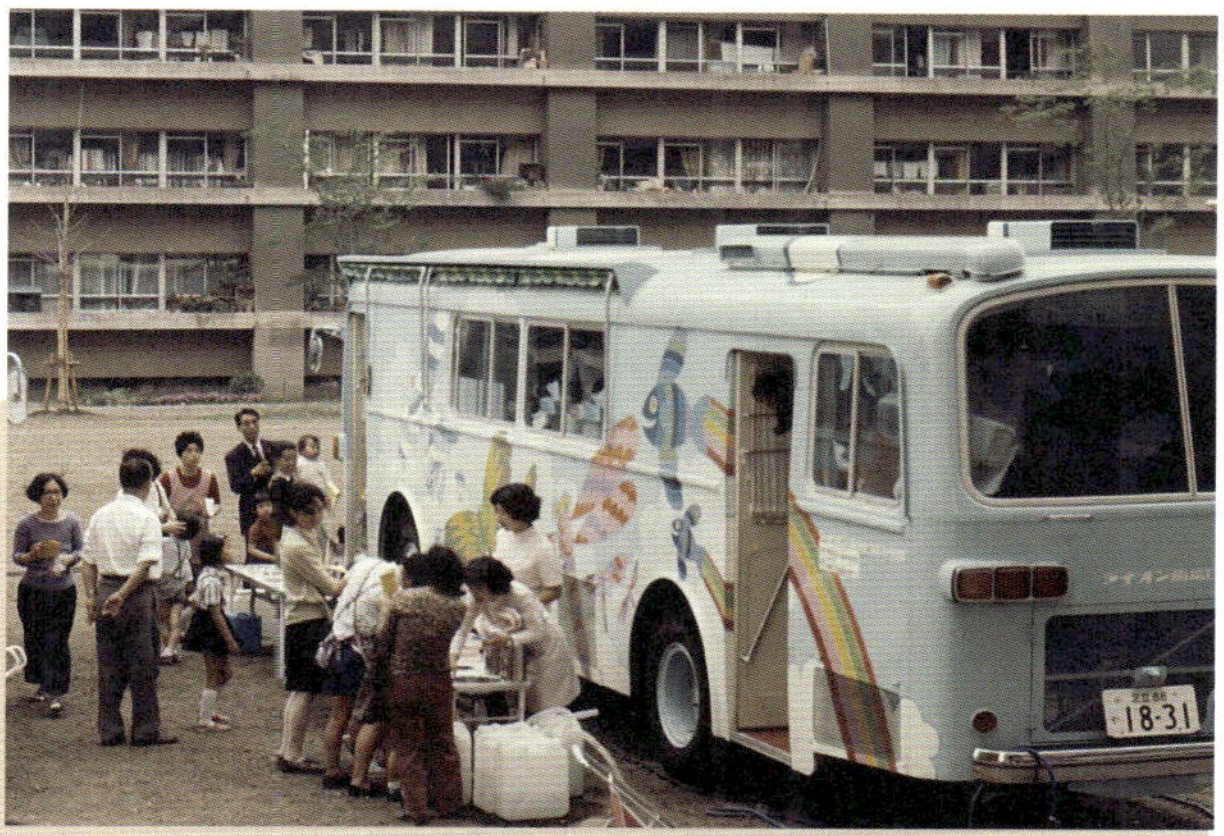

1974年に登場した大型の口腔衛生普及車「たんぽぽ号」による母子歯科保健活動の様子。

一九四五年八月一五日、
長く悲惨な戦争は、日本各地に深い傷跡を残し、
ようやく終わりを告げました。
戦争の激化と戦後の混乱の中で、
ほぼ完全に停止していた口腔保健活動も、
社会の復興とともに、徐々に息を吹き返します。
連合国軍最高司令官総司令部（ＧＨＱ）による
日本国民の衛生改善活動から始まった新たな軌跡は、
子どもたちばかりでなく、
母子歯科保健活動や、産業歯科保健活動などへと
それまでとは違う広がりを見せ、
社会に広く浸透していきます。

歯科衛生士が口腔保健の新たな担い手に

きっかけはＧＨＱの衛生活動

終戦後、日本を間接統治した連合国軍最高司令官総司令部（ＧＨＱ）は、日本の非軍事化、民主化を進め、さまざまな改革を断行する一方、戦時下で劣悪化していた国民の衛生状態の改善にも乗り出しました。

当時の日本は、結核や性病の感染拡大、ノミ・シラミの増加、引揚者によるチフス、コレラの蔓延など数多くの問題を抱えていたため、ＧＨＱは、こうした業務を保健所が一括して推進できるよう、一九四七（昭和22）年に「保健所法」を改正。大幅に拡大された保健所業務の中に初めて歯科衛生活動も加えられたのです。

戦中・戦後の厳しい環境の中で、子どもたちのむし歯が増加していたため、保健所では早速一九四八（昭和23）年から「口腔ならびに歯牙の手術的清掃」「フッ素塗布」「むし歯の予防充填と早期治療」などの先進的な措置を開始。これが戦後の口腔保健活動の始まりとなりました。

こうした活動は、当初、保健婦が行っていましたが、業務の拡大に伴って人手が足りなくなったことから、新たに保健所歯科を担う「歯科衛生士」の養成が検討されました。

かつて「ライオン児童歯科院」で、米国の〝Dental Hygienist〟をモデルに口腔衛生婦を育成したように、歯科衛生士は米国で一般的であったことから、この発想もＧＨＱの意向を反映させたものだったかもしれません。一九四八（昭和23）年の七月には「歯科衛生士法」が公布され、口腔保健活動の新たな担い手として歯科衛生士の育成が始まりました。

養成学校が続々開校

歯科衛生士の養成を担ったのは歯科医師のいる全国五カ所の保健所でした。

ただし、関東地区だけは私学に委託され、東洋女子歯科医学専門学校（現・東洋学園大学）の理事長を務めた宇田愛が、初の歯科衛生士養成機関・東洋女子歯科厚生学校を開校。さらに、東京歯科大学歯科衛生士学校、日本女子歯科厚生学校、東京医科歯科大学歯学部付属歯科衛生士学校が相次いで開校し、一九五〇（昭和25）年にはついに、日本初の公的な歯科衛生士が誕生しました。

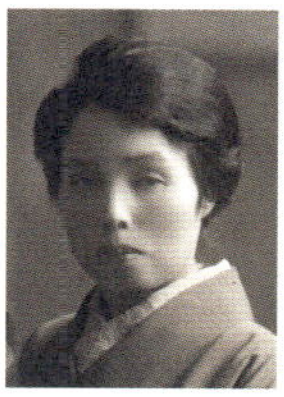
宇田愛

文部省指定女子歯科医学専門学校として発足した「東洋女子歯科医学専門学校」の理事長だった宇田愛は、日本初の歯科衛生士養成機関「東洋女子歯科厚生学校」を開校。卒業生である山田文子らが中心となって、歯科衛生士会を設立した。

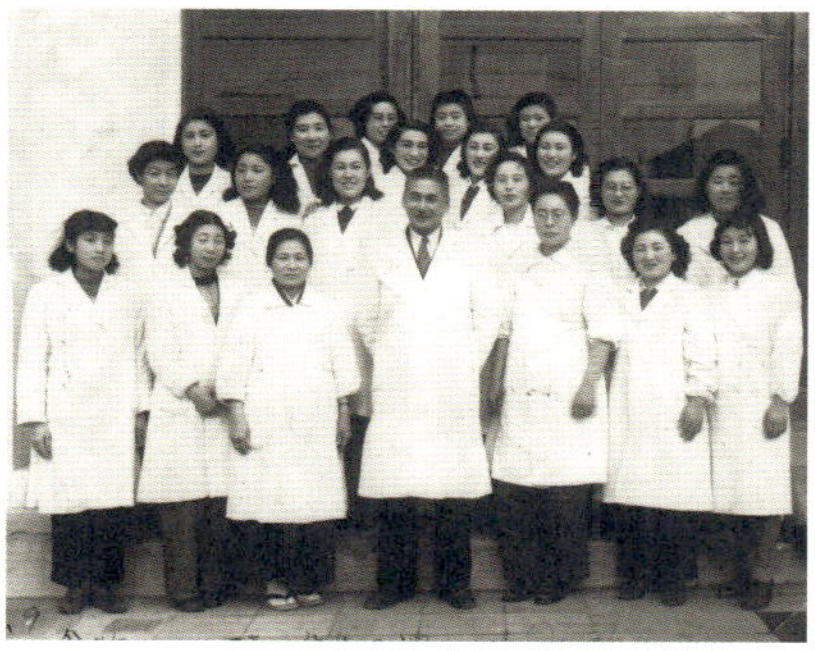
「東洋女子歯科厚生学校」で学ぶ歯科衛生士たち。

当初、歯科衛生士の育成は二年間の短期大学程度の教育が検討されていましたが、すでに保健所歯科活動がスタートしていたことから、現場の要請に早く応えるため一年で卒業し、歯科医師の指導のもとで業務を行うことになったのです。

燃える歯科衛生士たち

戦後という新しい時代の中で誕生した歯科衛生士たちは、将来への希望に燃え、精力的に活動を開始します。各地の保健所での仕事はもちろん、早くも翌年には、自らの地位確立へ向けて、日本歯科衛生士会の立ち上げに動き出しました。

活動の中心になったのは、東洋女子歯科厚生学校の卒業生たち。まだ若き彼女たちは、全国の養成所卒業生に苦労して声をかけ、五四名の賛同者を集めて一九五一（昭和26）年に日本女子歯科厚生学校で設立総会を開催しました。

活動の第一弾として取り組んだのは会報の発行でしたが、発足間もない日本歯科衛生士会は、経済力・運営力ともに十分ではありません。そこで、当時のライオン歯磨口腔衛生部長である野口俊雄が支援の手を差し伸べ、編集業務から費用面まで幅広くサポート。一九五三（昭和28）年に会報第一号の発行に漕ぎ着けました。

ライオン歯磨は、このほかにも歯科衛生士を支援する教育活動に熱心に取り組み、一九五四（昭和29）年には、厚生省などからの要請も受けて「全国歯科衛生士指導講習会」を三日間開催。全国二八都道府県の歯科衛生士や指導関係者一四一名が参加し、誕生したばかりの歯科衛生士の質的向上に大きく貢献しました。

歯科診療補助も新たな業務に

その後、歯科衛生士の人数は順調に増え続け、一九五二（昭和27）年に一五七人、一九五三（昭和28）年には二四八人となり、一九五四（昭和29）年には二九一人に達しました。

また就業場所も、当初は、約半数が保健所勤務でしたが、徐々に歯科病院・診療所へと拡大。とくに、歯科診療所での人手不足を歯科衛生士が補うケースが目立つようになってきたため、一九五五（昭和30）年の「歯科衛生士法」改正で、歯科衛生士の業務に新たに「歯科診療の補助業務」が加えられ、活動の幅が大きく広がりました。

海水浴をしながら歯の健診

歯科衛生士会の口腔保健活動も徐々に活発化し、一九五三（昭和28）年には、鎌倉・由比ヶ浜の夏期ライオンデンタルセンター「歯の美容室」の運営に協力。初回はライオン歯磨の主催イベントでしたが、大変好評だったため、翌年から日本歯科衛生士会が主催し、ライオン歯磨と神奈川県歯科医師会が協賛する形で夏の定例行事となりました。これは、海水浴客に対して歯科衛生士が歯の健診やクリーニングを行うという珍しい活動ですが、無料の歯磨洗口場が人気で、一九五七（昭和32）年には一日平均二五八〇人、夏期シーズンの延べ利用者数は七万五〇〇〇人に達したと記録されています。

また、関西有数のリゾート地だった大阪・浜寺海水浴場にも夏期限定のヘルスセンターが開設され、ライオン歯磨の人気製品だった「スーパーライオン」を模した巨大なタワーが登場。こちらも多くの人々が訪れ、話題を集めました。

デザインにも工夫を凝らした由比ヶ浜の「歯の美容室」。

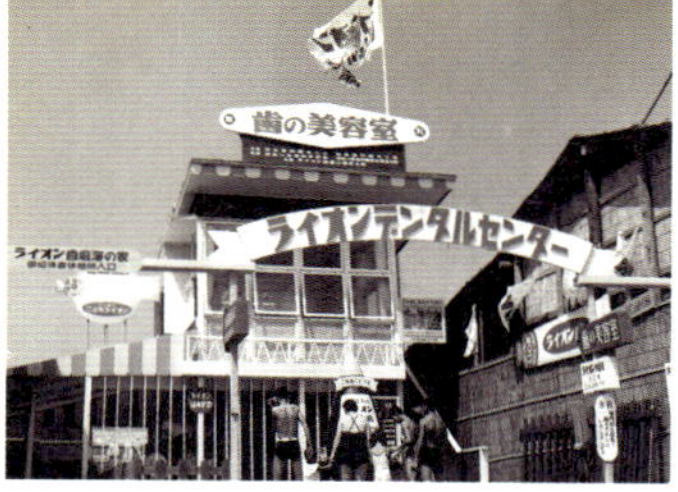

未処置むし歯の半減を目指して

史上最大の学校巡回作戦

戦前、活発に活動していた学校歯科保健活動も、戦争による物資や人員不足、校内処置施設の破壊などで、終戦後はほとんど機能しない状態になっていました。

そこで文部省は、学校の保健管理体制の立て直しを急ぐとともに、一九四六（昭和21）年に「学校歯科予防施設の振興について」という通達を発令。これに従って、歯科医師と看護婦が日本中すべての小学校を巡回し、全児童の歯科健診を行うという壮大な計画が実行に移されました。

こうした活動は、ヨーロッパ諸国ではすでに四〇年以上前から実践されていましたが、日本では公衆衛生史上例のない大規模な取り組みとなり、全国で約三〇〇〇万人もの児童の健診が行われました。

残念ながらこの計画は、国の財政難により約四年間で打ち切られてしまいましたが、その後も、各自治体が独自に巡回健診を続行。東京都では大型の学校歯科巡回自動車も導入し、学校歯科活動の復興に力を注ぎました。

東京都の中本徹と本村静一が中心となり、トラックに歯科診療セット二基を備えた専用車を製作し、小学校での巡回治療に運用。この学校巡回班では、米国から導入されたばかりのフッ素局所塗布が積極的に導入され、その普及にも大きな役割を果たしました。東京歯科医学専門学校の卒業生である本村は、その後、ライオン歯磨に移り、口腔衛生普及活動に従事しました。

戦後の教育現場は、六・三・三制の導入など、さまざまな制度改革が行われ、大きな変化を遂げました。教育科目では、児童の健康な心身の育成を目的に「保健・体育」が初めて正課として採用され、一九五三（昭和28）年の「学校教育法施行規制」一部改正で、学校医と学校歯科医が必置制となりました。

復活する学校歯科医会

こうした流れを受けて、戦前に活動していた日本聯合学校歯科医会が、一九五四（昭和29）年に日本学校歯科医会として復活。会長には、長年学校歯科活動に貢献してきた向井喜男が選出され、理事長には岡本清纓が就任しました。

日本学校歯科医会は、すぐに行動を開始し、当時、子どもたちのむし歯の九〇％が未処置のまま放置されている状況だったことから「学童むし歯半減運動」に取り組みます。これは、国民の死亡原因の第一位だった結核の死亡率が、長年の予防活動によって、この頃、戦前の半分に改善できたことをヒントにしたといわれています。

日本学校歯科医会は、五年間で未処置のむし歯を半減させる具体的な実施要項を作成し、各都道府県の学校歯科医会を通じて全国に展開。また、この計画が学校保健行政とも合致していたため、文部省は追いかけるように一九五六（昭和31）年に「学校の児童生徒等のう歯予防の徹底について」という通達を出して、側面からこの運動を支援しました。

学校表彰で むし歯半減を達成

さらに、学校単位でむし歯半減に取り組んでもらえるように、日本学校歯科医会は、一九六〇（昭和35）年から「全日本よい歯の学校表彰」を開始します。各都道府県の学校歯科医会や教育委員会を通じて各学校に「全日本よい歯の学校表彰調査票」を配布し、むし歯の半減を達成できた学校を表彰することにしました。

この表彰は順位を決めるのではなく、すべての学校が表彰を受けることを目指すもので、七年後の一九六七（昭和42）年には、表彰を受けた学校が約二〇〇〇校となり、一九七四（昭和49）年には、約四五〇〇校を記録し、当初の目的を達成することができました。

民間企業の活動、ようやく再開

アイデアあふれる活動が子どもたちの人気を集める

日本の口腔保健活動を支えてきた民間企業も、終戦後は甚大な被害からの復興が第一の課題となり、口腔保健活動の舞台に戻ってくるのにしばらく時間がかかりました。

口腔保健活動のパイオニアとして活動した小林商店も、本社や各地の営業所、工場を焼失し、多くの海外拠点も失ってしまいました。小林喜一社長は、一日も早く本来の姿を取り戻すべく、ＧＨＱの統制による不自由な事業環境の中で生産再開へ向けて懸命な努力を続けます。そして、一九四九（昭和24）年、社名を「ライオン歯磨株式会社」へと一新。新しい時代の中で新たな成長への決意を示すとともに、自らの使命である口腔保健活動にも再び力を入れはじめたのです。

暮らしに落ち着きが戻ったとはいえ、娯楽や文化施設の少ない時代。向井喜男部長は、「口腔保健活動を、人々の憩いの場や文化のオアシスとすべき」と考え、映画会、レコードコンサート、移動動物園、子どもサンデースクールなど、アイデアあふれるさまざまな活動を展開し、各地で大盛況となりました。移動動物園では、カラフルな装飾を施したトラック五台に、ライオン、ピューマ、ヒョウ、クマ、サル、鳥類などを乗せて全国を巡回。口腔衛生の啓発を図るとともにサルの曲芸、童話の朗読、歌謡ショー、夜の映画上映など盛りだくさんの内容で人々を楽しませました。

また、子どもサンデースクールは、各地の教育委員会の後援・共催によって、小学校の講堂を借りて著名人の講演や、映画上映会などを開催。どの会場も満員になるほどの人気を博しました。

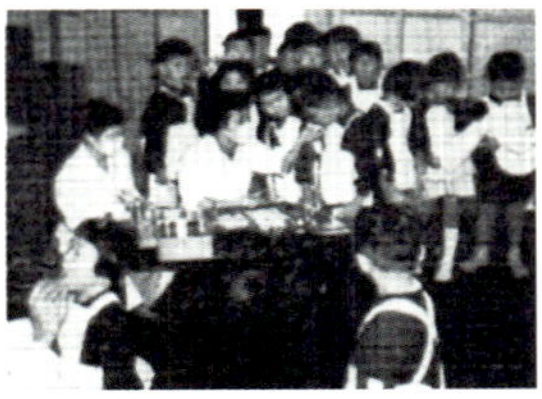

ライオン歯磨では、幼稚園でも、戦後早い段階から歯科健診活動を再開。人形劇、紙芝居などを利用して、興味深く歯みがきの習慣をつけられる指導を行った。

ライオン・ヘルスカー登場

モータリゼーションの広がりとともに、口腔保健活動にも大型の自動車を使うケースが増えてきましたが、その集大成であり、戦後の口腔保健活動のシンボルとなったのが、ライオン歯磨の動く診療所「ライオン・ヘルスカー」でした。

一九五二（昭和27）年四月に誕生した「ライオン・ヘルスカー」は、「ライオン煉歯磨」を模した車体デザインで、屋上には歯をみがくかわいい動物の人形を設置したユニークなもの。全長八・三メートル、高さ三・一メートルの大きな車内には、口腔保健活動に用いる展示用のパネルや映写機を備えたほか、児童歯科診療に必要なすべての設備を搭載していました。

「ライオン・ヘルスカー」は、まず九州を約三カ月かけて一巡し、夏に関東地域に戻った後は、八

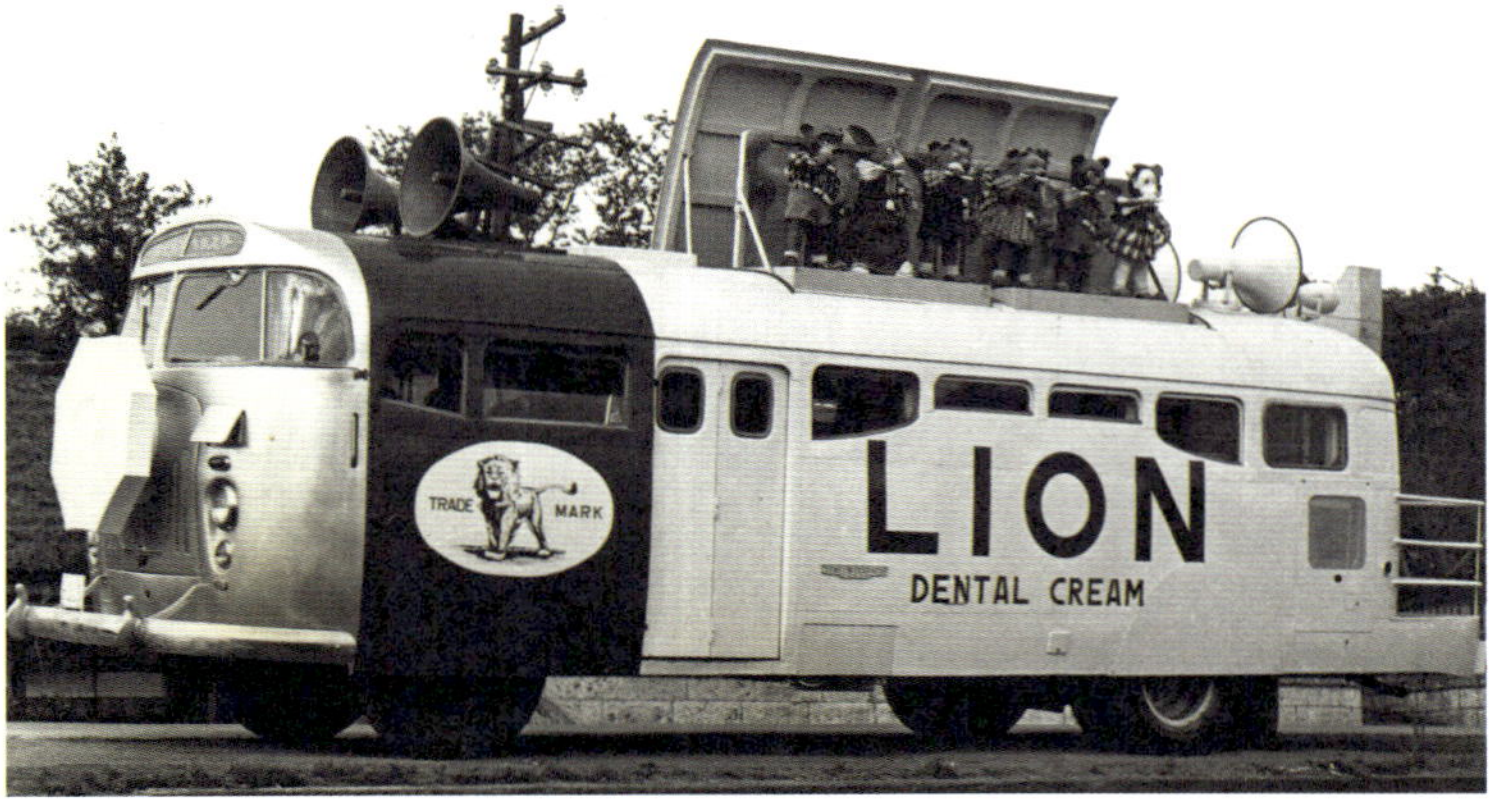

全国を巡回したライオン・ヘルスカー１号。屋上の格納庫が開くと電動の動物人形が現れる。動物たちが音楽に合わせて歯をみがく動作をして、子どもたちを楽しませた。

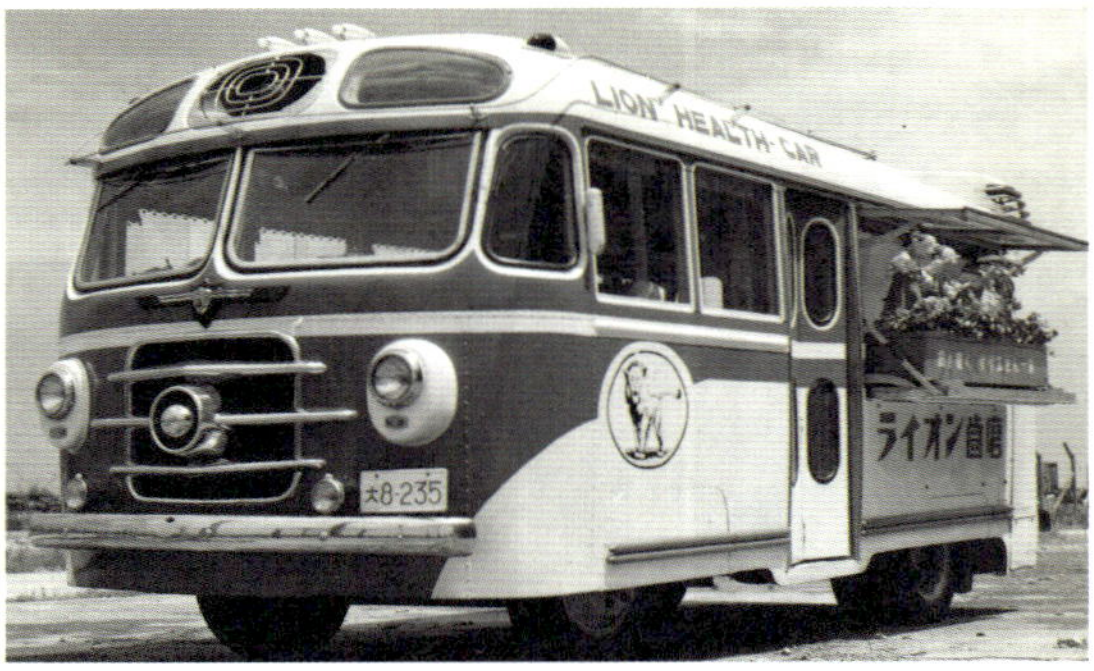

大阪支店に所属したライオン・ヘルスカー２号。

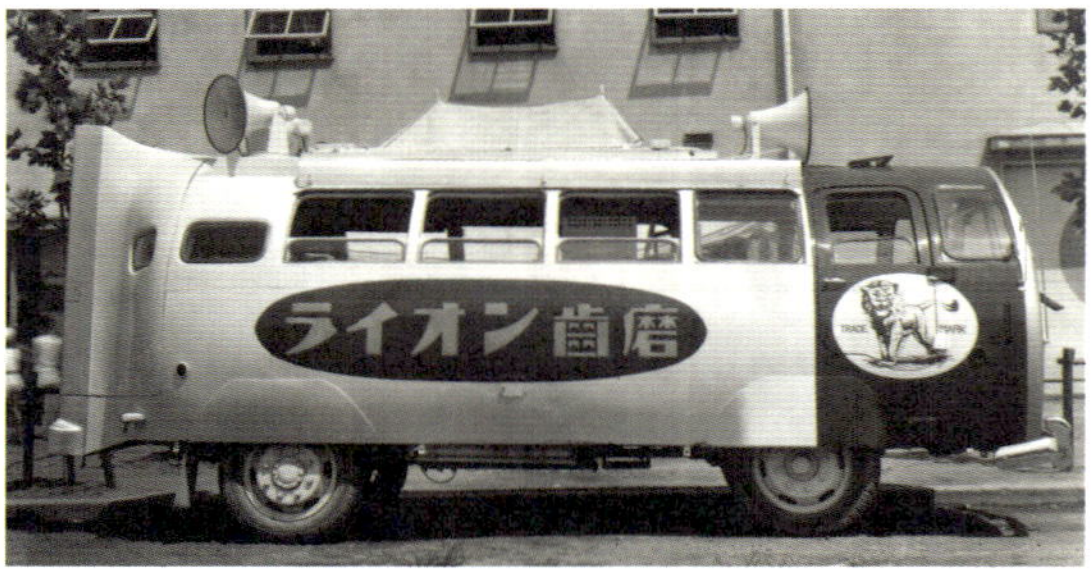

中京ライオン（株）に所属したライオン・ヘルスカー３号。

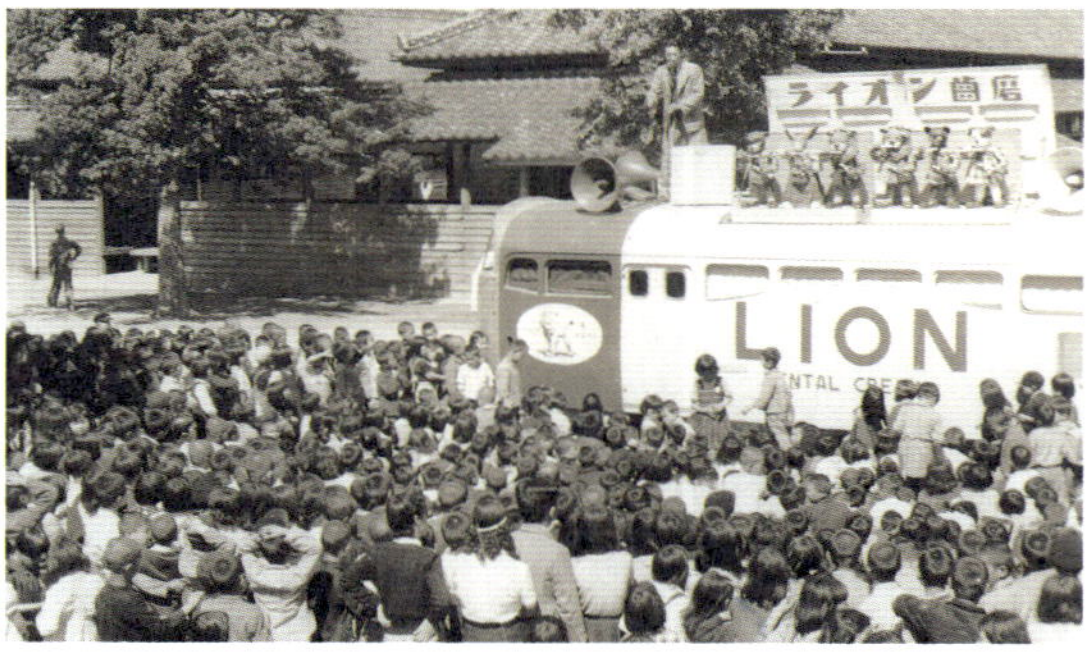

テレビもなかった時代、「ライオン・ヘルスカー」は全国の子どもたちから熱狂的な歓迎を受けた。

月から一〇月まで、東北・北海道を回る大キャンペーンに旅立ちます。毎日、小・中学校二校を訪問し、講演、診療、映画上映を行うほか、各地の販売店を回って販促活動にも協力。さらに夜は、公園などで野外映写会を開催するという大変なハードスケジュールをこなしていました。

しかも、当時の道は地方へ行くと未舗装のでこぼこ道が多く、砂ぼこりで目も開けていられないほど。スタッフは、そんな車内で揺られながら、牛乳とパンの昼食をとる忙しさだったということですが、「そんな苦労を苦労と思わなかったのは、小・中学校や店頭で、大勢の人から多大な歓迎を受けたから」と述懐します。

「ライオン・ヘルスカー」は6号まで製作され、全国で歯科診療や啓発活動を行いました。

急成長のサンスターが参加

ライオン歯磨やクラブコスメチックスを中心とする民間企業の口腔保健活動に、戦後、新たに加わったのがサンスター株式会社です。

サンスターは、終戦の翌年、一九四六（昭和21）年に歯みがき市場に新規参入。後発ながら、独自の製品開発でシェアを急拡大させると、口腔保健活動にも熱心に取り組むようになりました。

その第一弾は、一九五二（昭和27）年の「歯の予防デー」での「歯の女王コンクール」への協賛でした。これは、兵庫県歯科医師会の企画したイベントで、これから母親になる若い女性に口腔衛生について関心を深めてもらうために行われました。当初は兵庫県のみで開催していましたが、年を追うごとに他の都道府県へも拡大。毎年「むし歯予防デー」には、その年の歯の女王によるパレードが各地で盛大に行われ、口腔衛生への関心を高める

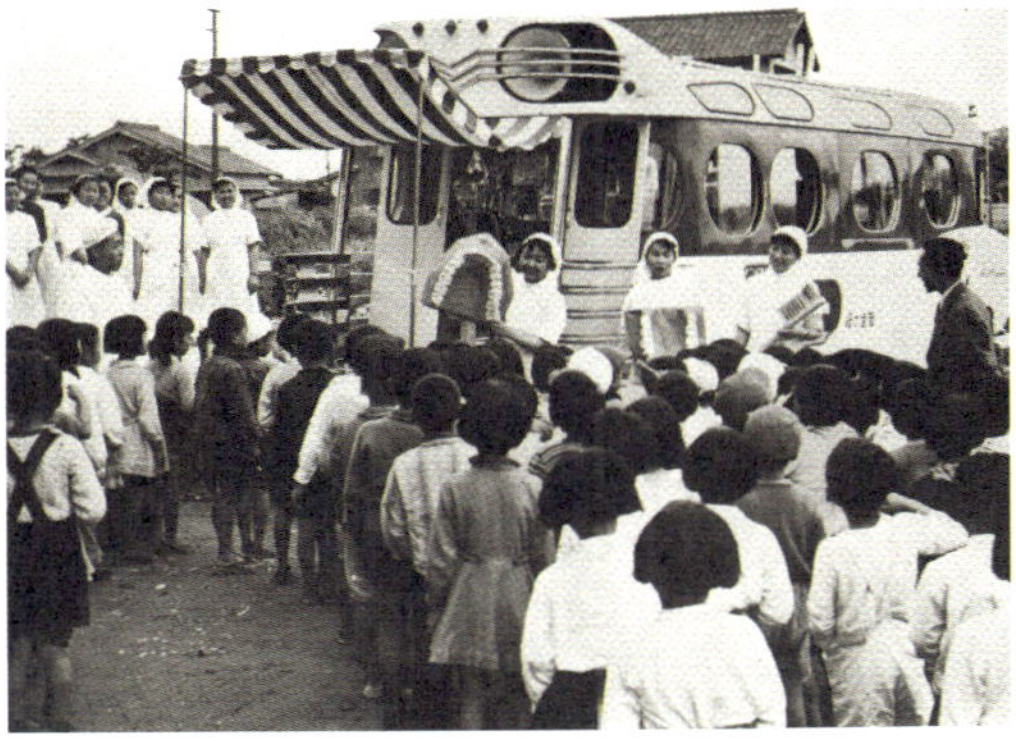

1953年の大阪の幼稚園でのフッ素塗布活動。
10名のスタッフがスマイルカーで訪問した。

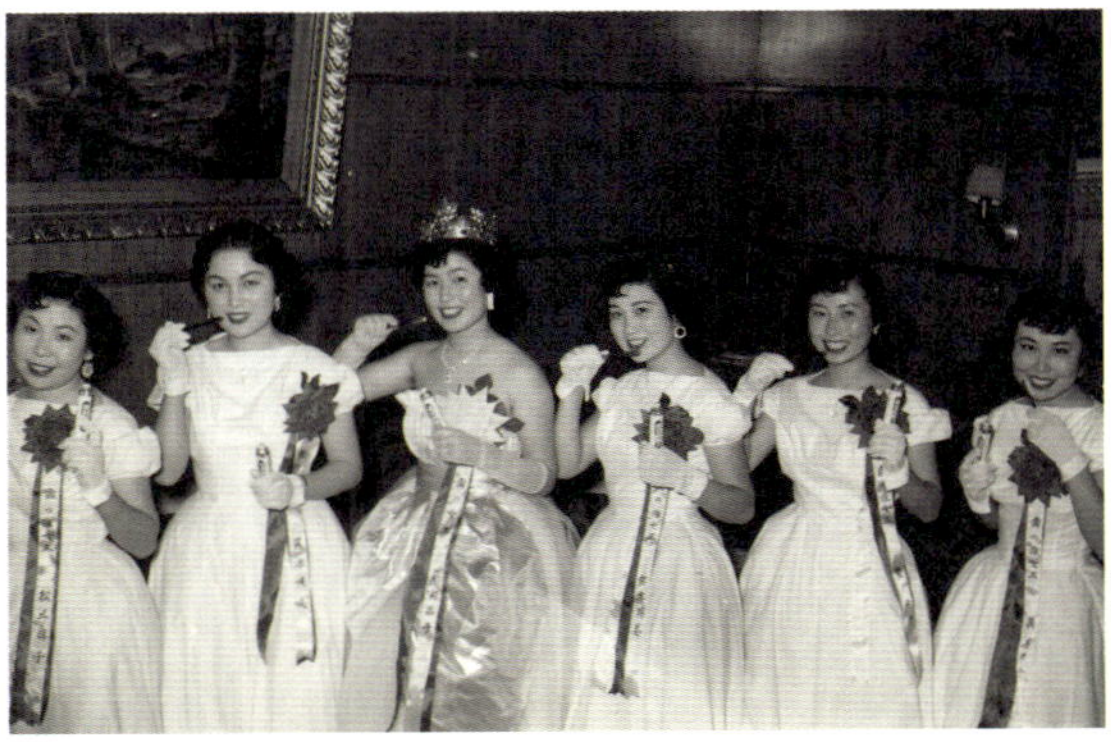

1952年、兵庫県で選ばれた歯の女王、準女王たち。
「歯の女王コンクール」は1960年まで続いた。

のに大いに貢献しました。

また、一九五二（昭和27）年から、「ライオン・ヘルスカー」と同様に、歯科検査設備を備えた大型の「スマイルカー」を二台製造。松竹少女歌劇団とタイアップした大阪市内のパレードや、民放テレビの開局に合わせてテレビ受像機を搭載し街頭テレビとして注目を集めるなど、口腔衛生の啓発や宣伝活動に活躍しました。

その後に製作された中型の三・四号車は、小学校児童への集団フッ素塗布用車として各地の小学校を訪問。歯みがき方法の指導とともにフッ素の集団塗布を行いました。さらに「スマイルカー」は、近畿地方の無医村地区での歯科健診にも用いられ、地方都市での口腔衛生意識の向上に貢献しました。

歯みがき大会が一三年ぶりに復活

戦争の影響で一九四一（昭和16）年から中断していた学童歯磨教練体育大会も、終戦から七年を経てようやく復活への機運が高まりました。再開への第一歩となったのは、一九五一（昭和26）年に、大阪市北区の児童を対象にした大阪学童歯磨育成大会でした。

この大会は、大阪市教育委員会と大阪市北区学校歯科医会の主催、ライオン歯磨の後援で、扇町公園・大阪プールで開催され、児童一万人が参加。岡本清纓が大きな歯ブラシを手に持って歯みがき方法の指導を行った後、楽団の演奏に合わせて、子どもたちが一斉に歯みがき訓練を行いました。

そして、二年後の一九五三（昭和28）年、いよいよ一三年ぶりの第一〇回大会として、「学童歯磨訓練大会」と名称を変更して本格的に復活しました。むし歯予防デーに合わせて行われた東京大会では、高らかなファンファーレとともに代々木の外苑競技場に一万二〇〇〇人の児童が華々しく入場行進を行い、スタンドにも約二万人の見学児童が集合。楽団の演奏に合わせて数万人が一斉に歯磨訓練を行う迫力の光景が蘇りました。

大会の中では、前日の六月三日に開催された大阪市歯磨育成大会に東京代表として出席した児童の報告や、大阪の児童からのメッセージも披露され、再開大会にふさわしいものになりました。「歯磨体操」に続いて行われた「レクリエーション」の部では、警視庁音楽隊による吹奏楽演奏をはじめ、米国極東空軍のヘリコプターによる飛行実演が披露されるなど、子どもたちの記憶にも残る大会となりました。

進化する歯みがき大会

その後、「学童歯磨訓練大会」は年々盛大に開催され、一九五四（昭和29）年の第一一回大会では、大会の様子が文化放送によってラジオで生中継されました。また、一九五六（昭和31）年の第一三回大会の様子は、ＰＲ映画として初めてフルカラーのシネマスコープで撮影され、迫力ある映像は、学校巡回などの映画会で大いに活用されました。

そして、東京オリンピックの翌年に開催された第二二回大会は、東京国立競技場に児童約七万五〇〇〇人が参加する口腔保健活動史上最大規模の大会へと成長を遂げました。

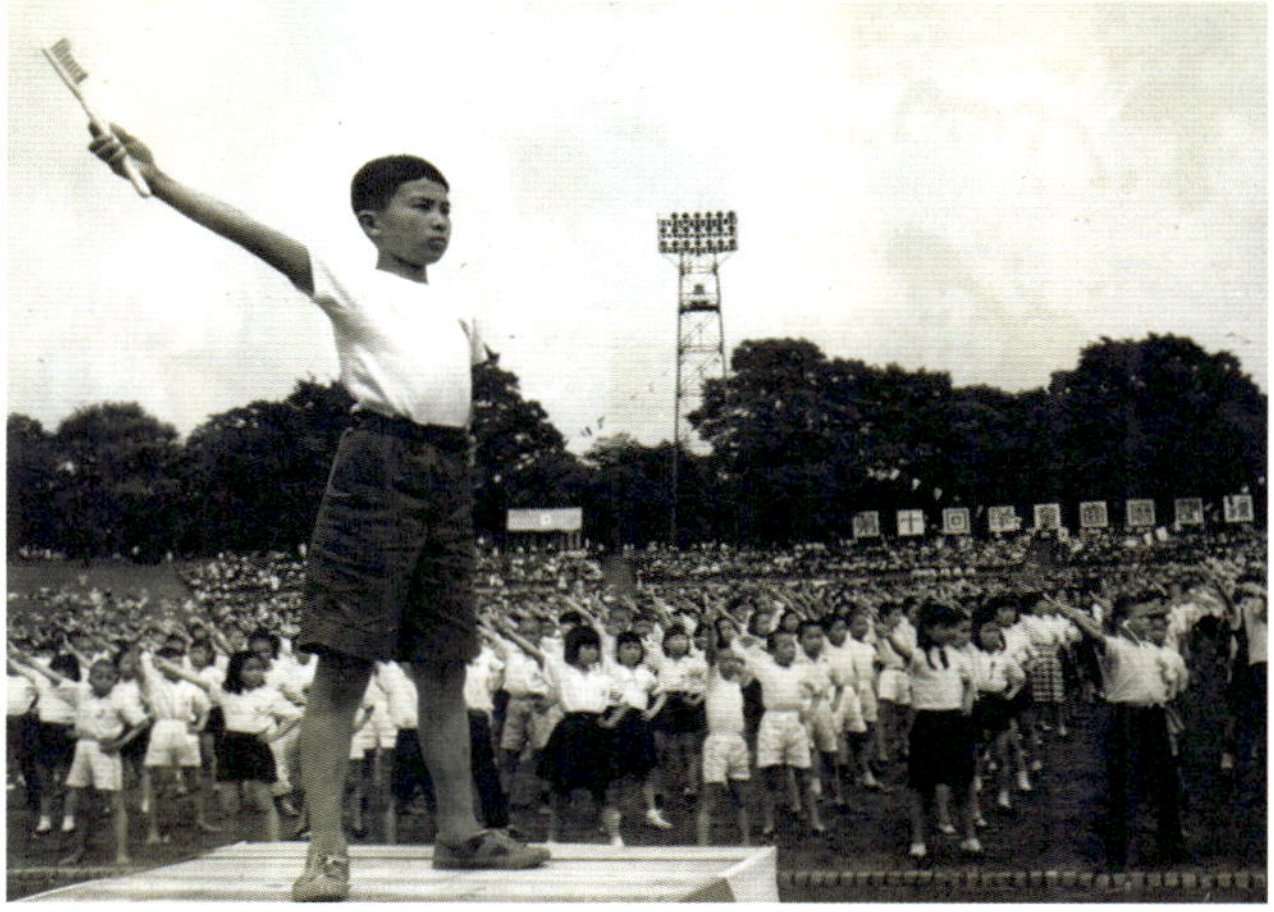

再開を果たした「第10回学童歯磨訓練大会」は、現在の国立競技場の前身となる外苑競技場で開催。従来名称の「教練」は軍隊用語であることからＧＨＱの指導で「訓練」へと変更して行われた。

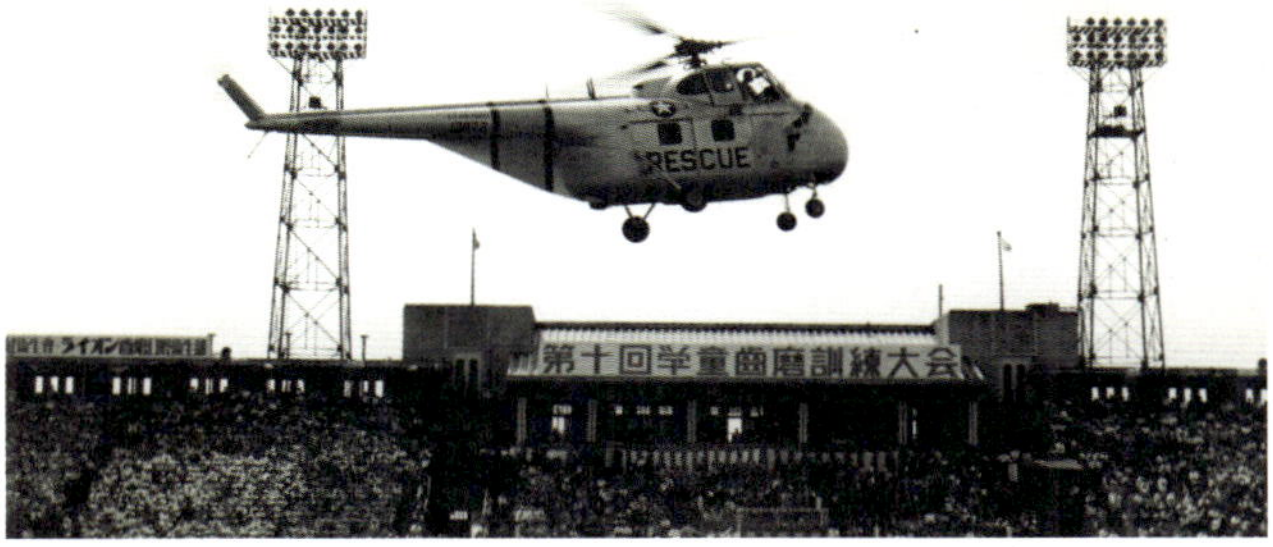

第10回大会では、極東空軍のヘリコプターが曲芸飛行を披露し、会場を沸かせた。

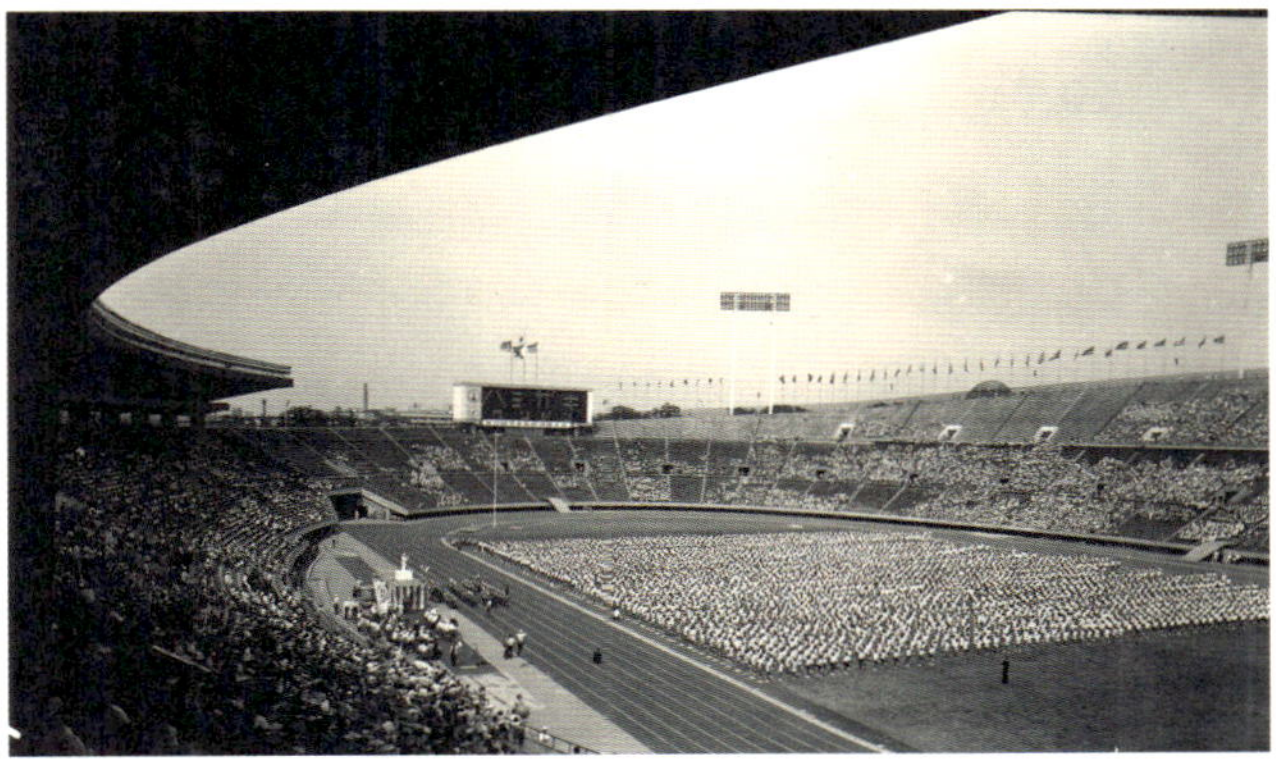

国立競技場で開催された第22回大会には７万5000人が参加した。

その後も大会は、時代に合わせて変化を続け、現在も毎年開催されています。
「学童歯磨訓練」は平成に入って新たな進化を遂げます。従来は「歯みがき体操」による集団指導に重点が置かれていましたが、一九九四（平成6）年の第五一回大会から、歯みがきを含めた生活習慣の問題を解決する「個別指導型」へと転換、名称もより親しみやすい「学童歯みがき大会」に変えて、新たなスタートを切りました。

「インターネット同時配信」がスタート

二〇〇九（平成21）年の第六五回学童歯みがき大会は、画期的なものになりました。ライオンが全国はもとより海外にまで、インターネットの同時配信をスタートさせたからです。

学校のスクリーンの前に集まった子どもたちには、歯みがき剤や歯ブラシが配られ、クイズや実習を通して歯と口の健康や生活習慣の大切さについて学びます。この試みは、「歯と口の健康を楽しく学べる」と関係者から高い評価を得ています。

ちなみにライオンは二〇一六（平成28）年の第七三回大会から、大会名を「全国小学生歯みがき大会」に変更しました。この大会には、一七二九校・約九万人の子どもたちが参加。海外からはインターネットを通じ、アジア八カ国の小学生が参加し、全国一九の歯科衛生士校の学生約一〇〇〇名が指導に当たりました。大会では歯みがきの大切さだけでなく、やり切ること、継続することの大切さを教えています。

大会ステートメント

歯みがき大会への想い

歯みがきはむし歯予防のためにだけあるものではありません。

口は人間にとってとても大切なもの。
ご飯を食べ、だれかと話し、大きな声で笑う。

その大事な口をていねいに見つめて、
見えないところまでも清潔にしてきもちよく保つ、それが歯みがきです。

ただ、歯みがきを毎日ちゃんとやるのは案外大変なこと。
なんとなく歯みがきしたからこれでいいや、と
終わらせてしまうこともある。
今日サボったくらいではむし歯にならないし、だれにも怒られません。

でも、そんな自分を見ている人が1人だけいます。
それは、今の自分の積み重ねの先にいる未来の自分。
未来の自分だけはごまかせない。

だからこそ、今日できることをちゃんとやろう。
歯みがきも、勉強も、スポーツも、
今日、いま、この瞬間をやりきっている人を応援します。

歯と自分をみがこう。

全国小学生歯みがき大会

母親へ、職場へ、活動が広がる

母と子のよい歯コンクール

「ライオン・ヘルスカー」が全国を巡回しはじめた一九五二（昭和27）年、家庭への口腔衛生意識の浸透を狙い、厚生省と日本歯科医師会の主催、ライオン歯磨の後援で、「母と子のよい歯のコンクール」が開催されました。これは、改正「児童福祉法」で明示された母子歯科保健活動の普及を担うもので、各地区の歯科医師会がよい歯の母と子を選び、地域ごとの選抜会を経て、最終選考で入賞者を決定するというものでした。大会が全国規模に拡大した一九五三（昭和28）年の第二回大会では、厚生大臣を迎えて表彰式を行い、その後、東京・日比谷公会堂で盛大な歓迎会を開催。第一位入賞者の育児体験談の発表や作家・森田たまの講演、ゲーム大会、映画上映が行われ、都内女子高校生、各種婦人団体で埋めつくされた会場は、楽しい笑い声にあふれました。

コンクールは年を追うごとに盛り上がり、ライオン歯磨では、第三回大会の様子を短編映画『よい歯の母と子』として製作し、各地の講演会などでの啓発活動に活用しました。

また、ライオン歯磨では、このコンクールに連動させて、幼稚園の保母などを対象に、幼児に歯みがき習慣を身につけさせるための指導者研究会を開催。さらに、母親たちをライオン趣味の講座「婦人の集い」に招待し、山野愛子による「美容のコツ」実演とともに、「フッ素と子供の歯」などの講演を行い、口腔衛生意識の向上を促しました。「主婦の集い」は、東京歯科大学を会場にして毎月開催されましたが、大変な人気を博し、後に各地を巡回して開催されました。

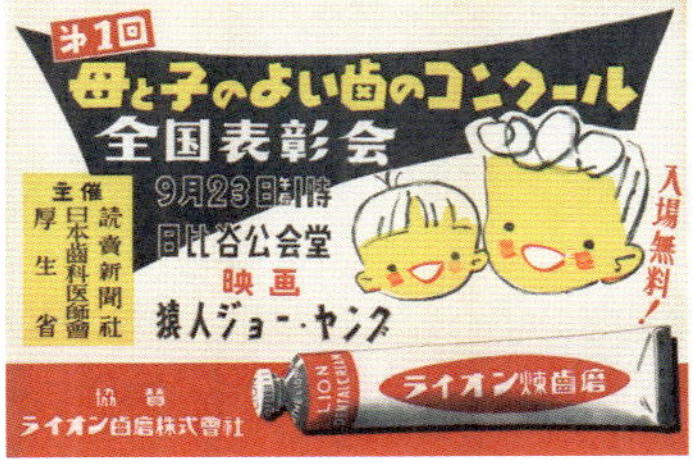

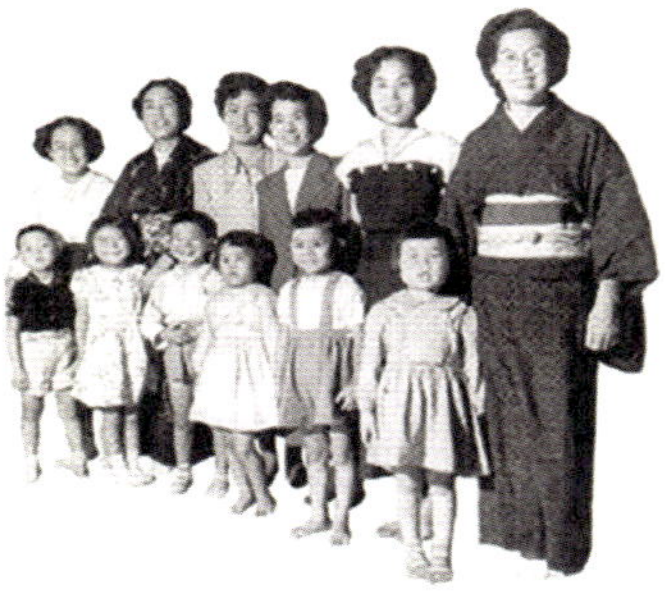

1952年に開催された「第１回母と子のよい歯のコンクール」の入賞者。

たんぽぽ運動の始まり

一九五二（昭和27）年の「母と子のよい歯のコンクール」をきっかけとして始まった母子歯科保健活動は、その後も各地でさまざまな活動が展開され、口腔保健活動の一分野として確立されていきました。

ライオン歯磨でも、独自の活動として、一九五〇年代の後半から、後に「たんぽぽ運動」と呼ばれる母子歯科保健活動を開始。地域の歯科医師会や保健所と連携して、団地や市町村の保健センターなどでの歯みがき指導や、歯の健康相談、フッ素塗布を行いました。「たんぽぽ運動」には、「美しく、逞しいたんぽぽのように健康な歯を保ってほしい」という想いが込められ、運動は、たんぽぽの綿毛が風に乗って広がるように全国へ拡大していきました。

また、一九七四（昭和49）年には運動強化のため大型の口腔衛生普及車「たんぽぽ号」を投入。一日に母子七五〇組の指導ができるようになり、運動は一気に拡大。東京のある団地では、子どものいる世帯のほとんどが「たんぽぽ号」に乗車するなど、多くの人々の歯の健康に大きく貢献しました。

一九八六（昭和61）年には「たんぽぽ号 ドリーム」が登場。フッ素塗布装置の

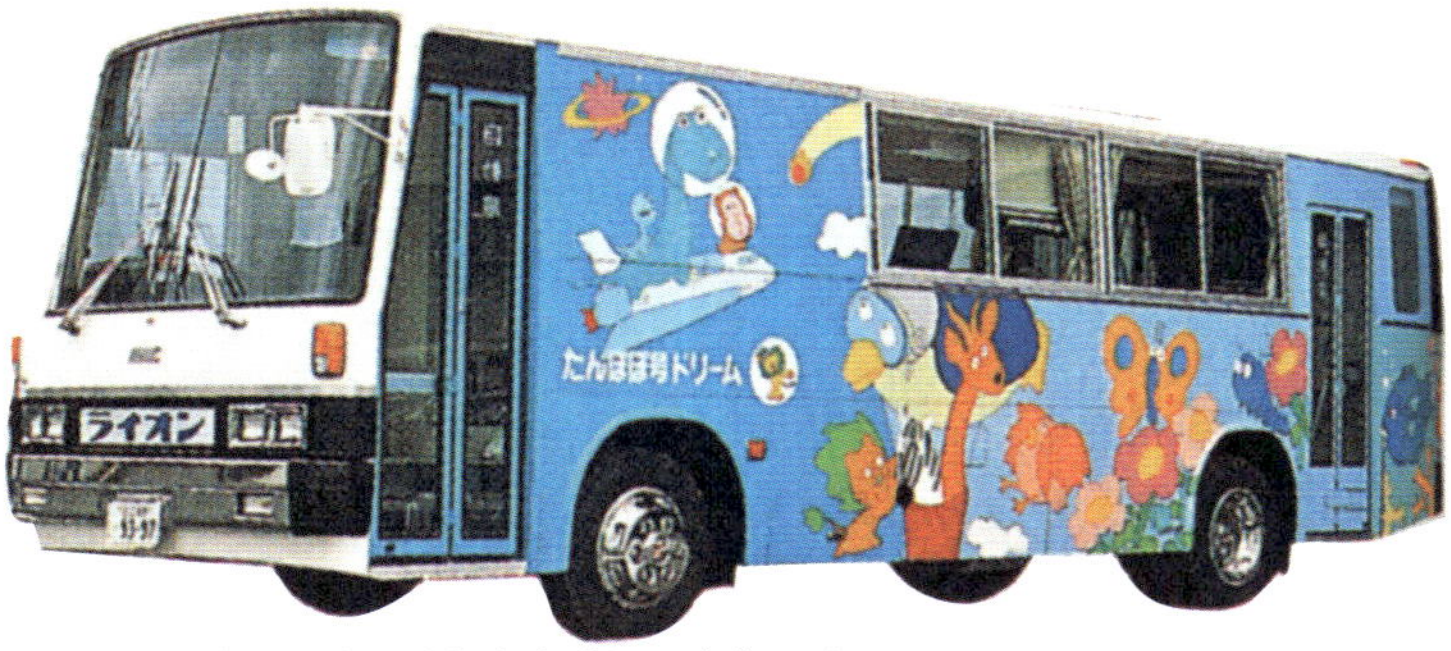

1986 年に登場した新口腔衛生車「たんぽぽ号 ドリーム」

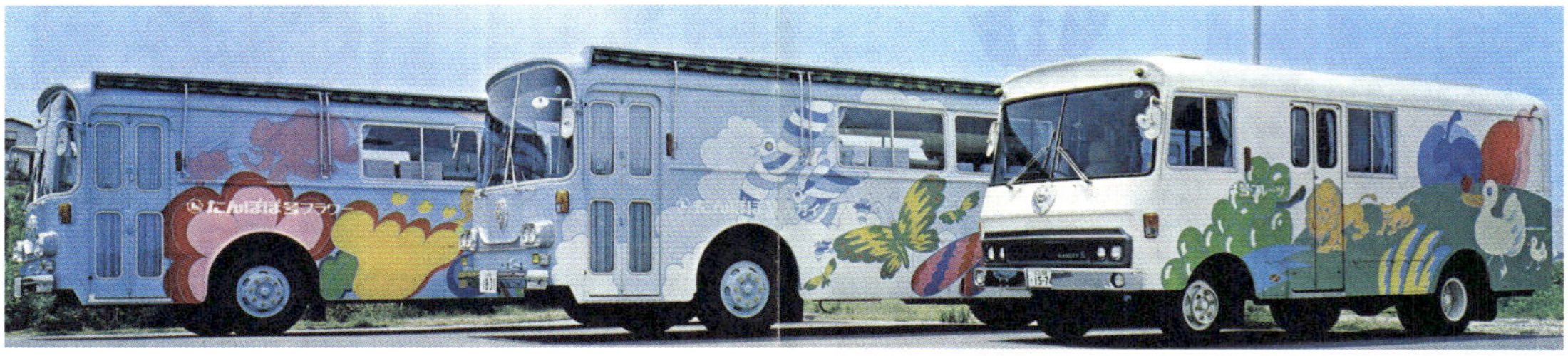
「たんぽぽ号」は 2 台の衛生指導車と 1 台の電源車で構成され、それぞれ「フラワー号」「スカイ号」「フルーツ号」と名づけられた。

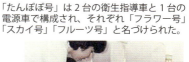

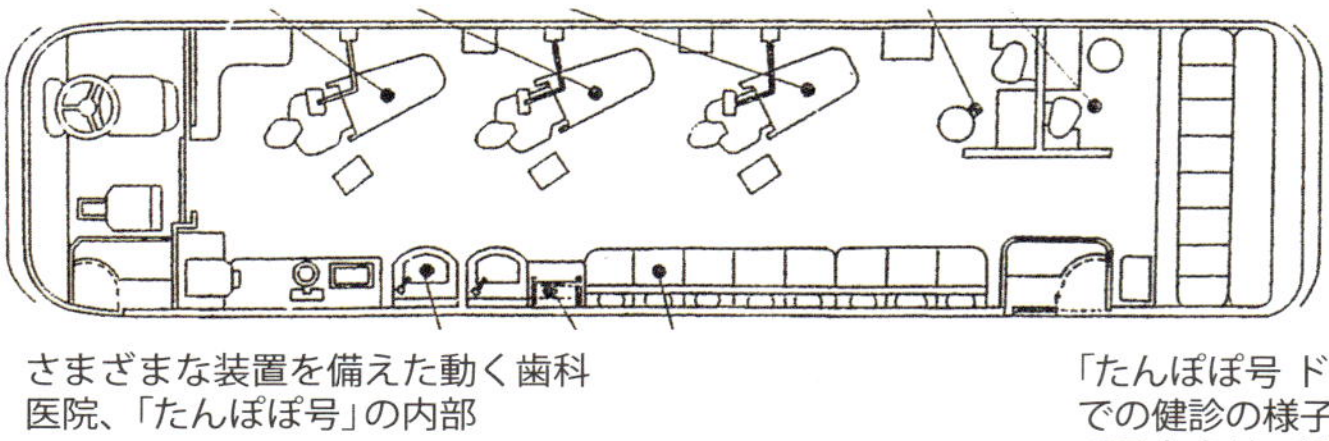
さまざまな装置を備えた動く歯科医院、「たんぽぽ号」の内部

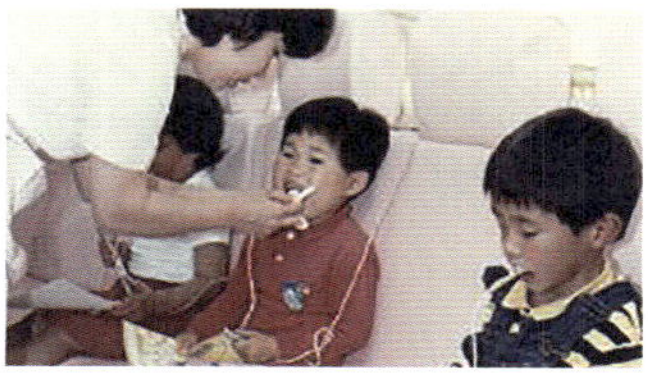
「たんぽぽ号 ドリーム」車内での健診の様子。1996年まで日本各地で活躍した。

ほか、テレビ、ビデオ、モニター付き顕微鏡など最新鋭の設備機器を搭載し、導入初年に一九四回、二万九九一一名を巡回健診。翌年には三〇九回、三万四〇〇〇名を健診しました。

職場でも歯の健康を

子どもたちから母親へ広がった活動を、さらに一般の社会人へと広げるために、ライオン歯磨は、一九六一（昭和36）年から、日本初の試みとして職域での口腔保健活動「さくらんぼ運動」を開始しました。働くすべての人を対象にしながら、とくに、これから母親になる若い女性の口腔衛生意識の向上に力が注がれました。

「さくらんぼ運動」は、ライオン歯磨の大阪支店管内で始まり、まず関西電力株式会社の営業所を巡回し、歯科健診、歯科相談、スケーリング（歯垢清掃、歯石除去）などを実施したところ、一日平均一三〇人の受診者があり、八営業所で合計一〇四〇人が受診するなど予想外の大好評となりました。このため、営業所だけでなく、安治川、堺、木津川の火力発電所でも同様の活動を行いました。

また、名古屋支店管内でも、三井銀行を皮切りに各社の巡回を開始。徐々に全国各地の職域へと広がっていきました。

こうした「さくらんぼ運動」は、会社側からも従業員からも大変歓迎されたため、ライオン歯磨では、指導者の育成を目的とした産業歯科衛生研究会の開催や、ＰＲ誌『さくらんぼニュース』の発刊などで運動をさらに盛り上げていきました。また、参加企業の中から、口腔衛生に熱心な二四社が集まって一九七一（昭和46）年に「産業歯科予防管理グループ」を結成。運動の組織化と一層の内容充実が図られました。

その後も「さくらんぼ運動」は発展を続け、現在もライオン歯科衛生研究所の産業歯科保健活動として、働く人々の歯の健康に貢献しています。

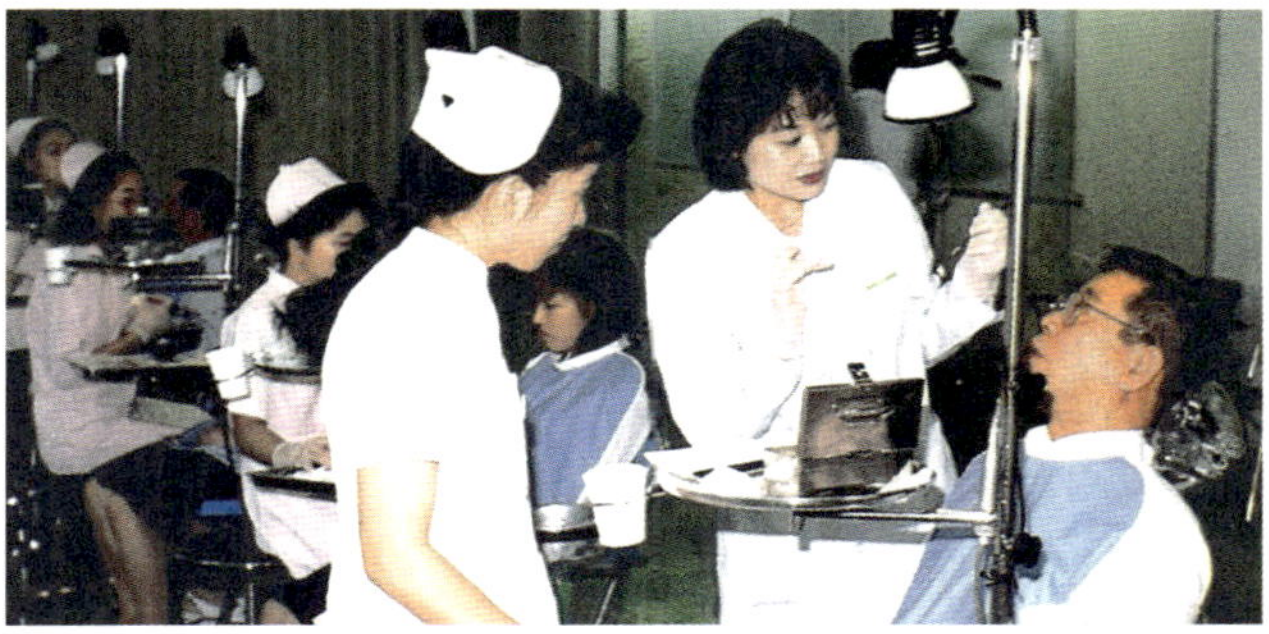

「さくらんぼ運動」での歯科健診の様子。「さくらんぼ運動」の名称にはさくらんぼのようなはちきれそうな健康を保ってほしいという願いが込められていた。

活動の場を広げる民間企業

非営利の研究機関 ライオン歯科衛生研究所設立

飛躍的な経済成長を続け、東京オリンピックも成功させた一九六〇年代。新しい時代へと社会が成長する中、民間企業による口腔保健活動も、次世代へ向けた準備が始まりました。

長年、多彩な口腔保健活動を行ってきたライオン歯磨は、口腔保健の研究や普及に一層力を注ぐため、活動の基盤となる非営利の研究機関「(財)ライオン歯科衛生研究所」を一九六四（昭和39）年に設立。口腔衛生に関する研究を行う研究部、学校や幼稚園、事業所、地域団体などへの健康指導や予防管理を行う事業部、子ども専門の診療・相談を行う診療部の三部門から構成され、より専門性の高い活動を開始しました。

診療だけでなく 予防にも力を入れる

誕生したばかりの「ライオン歯科衛生研究所」は、まず、戦争によって中断したままになっていた歯科診療活動の復活を目指し、新宿の京王百貨店に「ライオン・ファミリー歯科診療所」を開設しました。これは、かつての「ライオン児童歯科院」の後継となる施設で、歯科医師一五名、歯科衛生士一五名、最新鋭の診察台一〇台という充実の内容で診療を開始するとたちまち人気を集め、連日大勢の人々

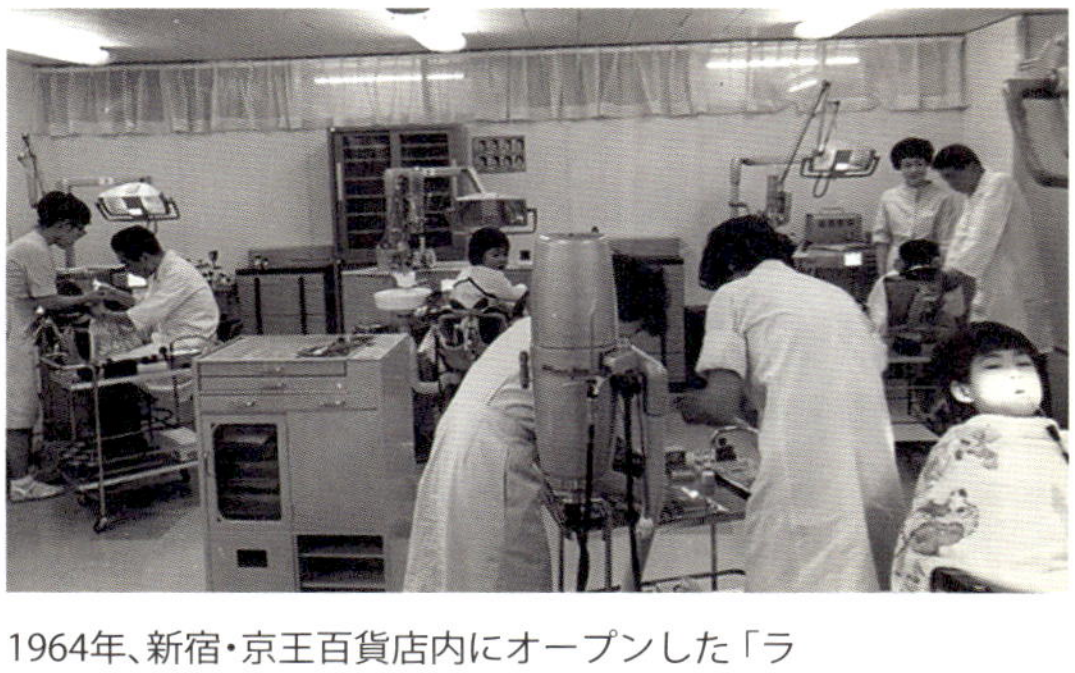

1964年、新宿・京王百貨店内にオープンした「ライオン・ファミリー歯科診療所」。168.3㎡の広いスペースに最新鋭の設備が導入された。

財団章

ライオン歯科衛生研究所は2010年、公益財団法人として、新たにスタートした。

が押し寄せたということです。中には、一九二一（大正10）年に開設された初代「ライオン児童歯科院」で治療を受けた人が、孫の手を引いてやって来る光景が見られるなど、ライオンの児童歯科診療が、社会に深く浸透していたことを物語るエピソードも伝えられています。

当時、予防・診療と研究活動を兼ね備えた施設は「ライオン・ファミリー歯科診療所」を含めて、世界にわずか四カ所しかなく、さらに一九六六（昭和41）年には、五番目の施設として名古屋に「ライオン・ファミリー歯科診療所」が誕生。ライオンの歯科診療所は、日本国内のみならず世界をリードする施設でもありました。

その後もライオンの歯科診療活動は発展を続け、母子歯科活動の一環として、百貨店に予防歯科に特化した「予防コーナー」を開設しました。*ファミリーコーナーの意義に賛同した百貨店は、場所を無償で提供。むし歯の治療は行わず、定期健診、歯みがき指導、歯科相談、フッ素塗布などの予防処置を行っていました。

一九七一（昭和46）年には、子どものむし歯予防に特化した「大阪ライオン・ファミリーコーナー」を現・ライオン（株）大阪オフィスの一階に開設。現在では成人も対象にした豊富な診療メニューを揃え、子どもから高齢者まで家族一緒に通える「大阪予防歯科ステーション」へと発展しています。

「ライオン・ファミリー歯科診療所」は、二〇一四（平成26）年に「東京デンタルクリニック」に改称して五反田駅前に移転。車椅子で入れる「ケアルーム」や、血圧・心電図などをモニターしながら治療が受けられる「モニタリングルーム」など、最新設備を完備。むし歯や歯周病の予防歯科を実践する先端的診療所として活動しています。

＊各地で開設されていたファミリーコーナー

①川崎市向ヶ丘ショッピングセンター内「向ヶ丘ファミリーコーナー」（1970〜72年）
②京王百貨店新宿店「母子歯科ファミリーコーナー」（1971〜80年）
③ライオン関西本社内「大阪ライオンファミリーコーナー」（1971年〜現在）
④日本橋髙島屋ベビーコーナー内「髙島屋ファミリーコーナー」（1972〜88年）
⑤池袋西武百貨店内「西武ファミリーコーナーちびっこ歯科予防室」（1975〜80年）
⑥「札幌ファミリーコーナー」（1975〜81年）
⑦ニチイショッピングデパート内「ニチイファミリーコーナー（歯の健康ルーム）」（1978〜82年）

サンスター、歯科保健振興財団を設立

「常に人々の健康の増進と生活文化に奉仕する」を経営理念とするサンスターも口腔保健活動を通じて社会に深く貢献するために、一九七七（昭和52）年、「（財）サンスター歯科保健振興財団」を設立。大阪府唯一の歯科専門財団として、歯科保

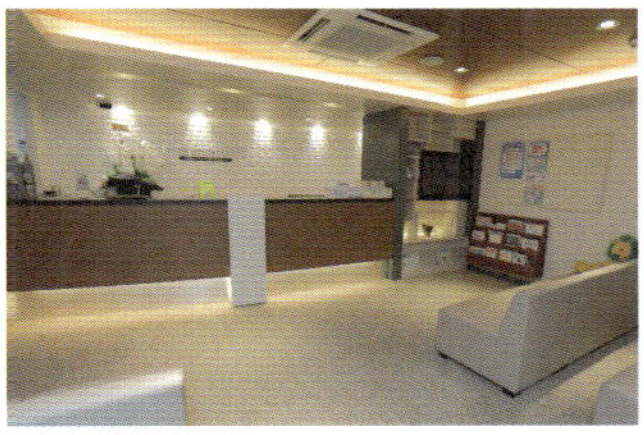

予防歯科に力を入れている
ライオン歯科衛生研究所
「東京デンタルクリニック」

健に関する調査、啓発、指導、人材育成などに力を注ぐとともに、幼稚園や小学校でのブラッシング指導、身体障害者診察活動などを行いました。

同財団では、地域社会への貢献を目指し、豊中市千里ニュータウンのよみうり文化センター内に「千里歯科診療所」を開設。歯科診療ユニット九台、X線室、カウンセリング室などのほか、フッ素塗布やブラッシング指導用の洗面所も設け、地域住民の歯の健康に貢献しました。

さらに、一九八二（昭和57）年には同財団の「東京荻窪歯科診療所」を開設（一九九五年閉所）したほか、一九八五（昭和60）年からは産業歯科保健活動を開始しました。

千里歯科診療所は、二〇一五（平成27）年七月、千里中央「よみうり文化センター」の移転に伴い、「SENRITOよみうり」の三階に移転。落ち着いた空間づくりを重視しながら拡張した新診療所には、子どもからお年寄りまで、世代別に対応する診療設備を導入しています。

サンスター歯科保健振興財団は二〇〇二（平成14）年以降、最新の口腔衛生情報をもとに、毎年、イベントやセミナー、シンポジウムなどを開催しています。

二〇〇八（平成20）年以降は毎年、米ハーバード大学医学部付属ジョスリン糖尿病センターと共同で「糖尿病、口腔保健と栄養推進セミナー」を世界各地で開催。二〇一六（平成28）年一月のシンガポール開催で二〇回目となりました。セミナーは主に医師、歯科医師、栄養士、薬剤師、看護士、歯科衛生士を対象に、通算七〇〇〇名が参加し、糖尿病と歯周病の関係や、予防、治療の最新情報を共有しています。

サンスター歯科保健振興財団は、二〇一一（平成23）年四月に一般財団法人に移行。（一財）サンスター財団と名称を変更し、教育啓発事業、助成事業、調査・研究事業、歯科診療事業、歯科検

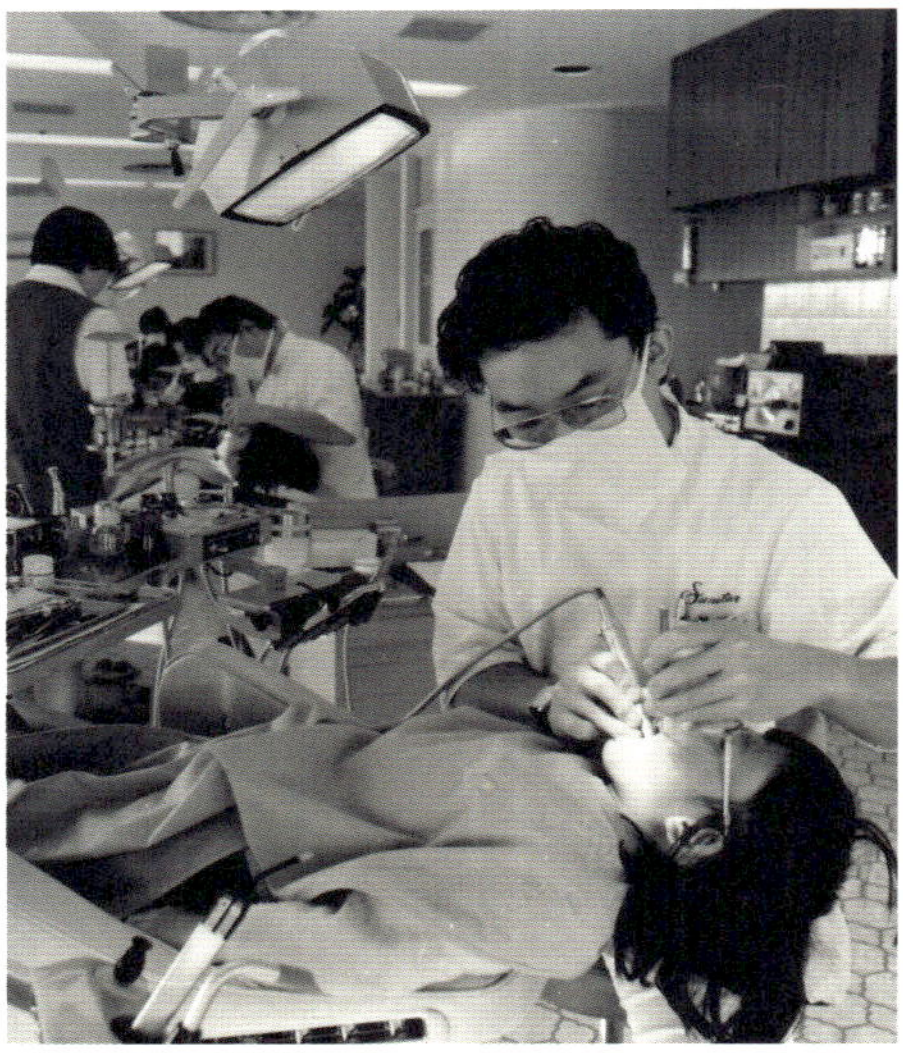

「千里歯科診療所」の様子。地域への貢献を重視した同診療所では、母親教室など人々への啓発活動も積極的に行った。

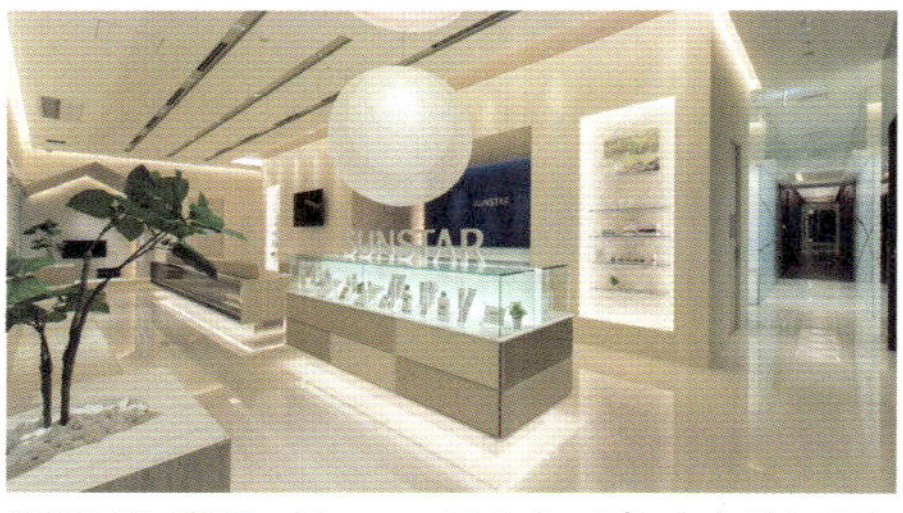

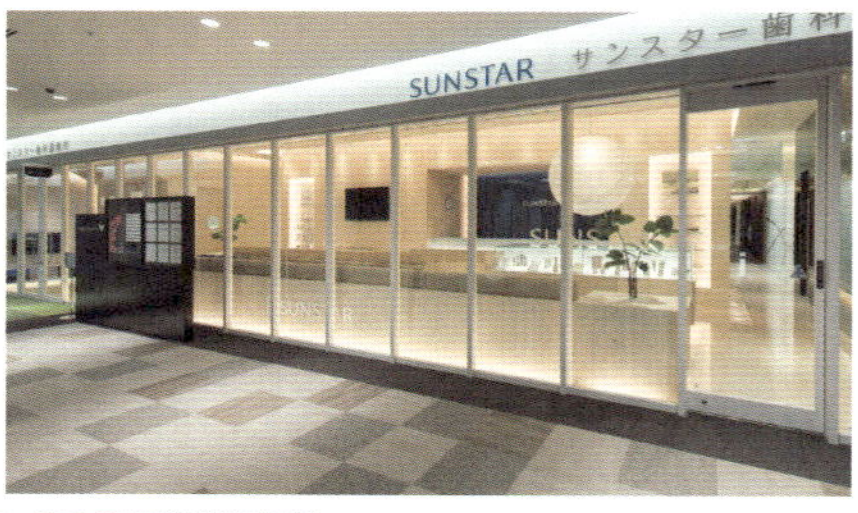

2015年に移転、リニューアルオープンしたサンスターの「千里歯科診療所」。

診事業、歯科保健指導事業、臨床教育事業など七つの事業を柱に、活発に活動を展開しています。

企業トップの願いを込めて。ライオン、サンスターの助成事業

口腔衛生の普及と向上のために、日本をはじめ世界各国でさまざまな研究が進められています。企業は、そうした研究者を陰で支える地道な活動も行っています。

その草分け的な存在が、一九七一（昭和46）年に設立された財団法人「富徳会」です。これは、ライオン歯磨の小林富次郎社長が、長年の口腔衛生啓蒙活動への貢献が認められて叙勲されたことを機に、私財を提供して設立。二〇一一（平成23）年には公益財団法人になりました。

富徳会は、次の三つを柱に活動しています。

①口腔衛生学及び小児歯科学の研究者への助成
②顕著な功績のあった研究者に対する褒賞
③前各項の事業を達成するために必要な事業

財団では二〇一四（平成26）年度までに、若手研究者や日本留学者、海外への留学者そして学会などの団体に、一二七三件、三億七五〇〇万円余の助成を行いました。助成した研究成果については、毎年「研究助成者実績報告」にまとめ、公開しています。

一方、サンスターも医科歯科分野の発展をグローバルに支援するために、海外留学の助成や国際賞の報奨制度などを実施しています。

そのひとつが、サンスターの創業者・金田邦夫の長男、金田博夫社長（当時）が二〇〇九（平成21）年に創設した「金田博夫研究助成基金」です。

この基金は、糖尿病やその合併症の予防・治療に関する基礎研究や応用研究に取り組む若手研究者を対象にするもので、海外の大学や研究機関に留学するための渡航費や滞在費を補助しています。二〇一六（平成28）年度までに、ハーバード大学付属ジョスリン糖尿病センターへ留学生一〇名を派遣しています。

また、「国際ペリオ賞」（二〇〇〇年創設）は、歯周病と全身の健康の研究に功績があった研究者などに三年に一度贈られます。さらに二〇〇四（平成16）年からは国際歯科衛生士連盟及び国際歯科衛生誌（ＩＪＧＨ）と共同で、功績のあった歯科衛生士に「世界歯科衛生士賞」を授与しています。

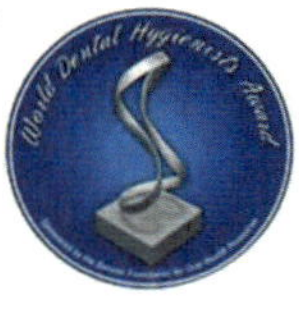

世界歯科衛生士賞

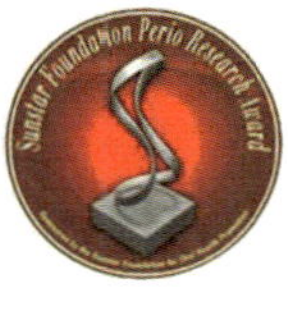

国際ペリオ賞

ファミリーミュージカルで歯みがき習慣の大切さを啓発

8020運動推進のために、サンスターが歯科医師会とともに取り組んでいるのは、子どもと母親を対象に全国で展開している啓発イベント「いい歯キラメキキャンペーン・ファミリーミュージカル」です。

第一部のオーラルケアシアターでは、「ラッピーくん」と三人のハミガキ戦士「ハイパー3」が、ムシ歯王国のプリンス「ムシバーラ」と戦います。歯みがきの仕方を練習する場面もあり、ワクワクするストーリーを通して、子どもたちは歯の大切さを学びます。絵本でおなじみの「ミッフィー」も登場する第二部は、歌ありゲームありの楽しいコンサート。会場内のロビーでは、歯科医師たちが無料歯科相談に応じてくれます。

このイベントに参加した親子は、一九九二（平成2）年の開始後第二四回までに延べ四〇万人を超えました。子どもたちの口腔衛生意識を高めるだけでなく、情操を養うイベントとしても高い評価を得ています。

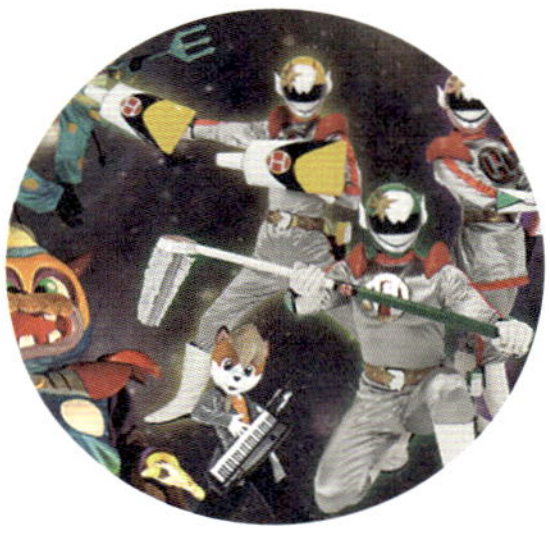

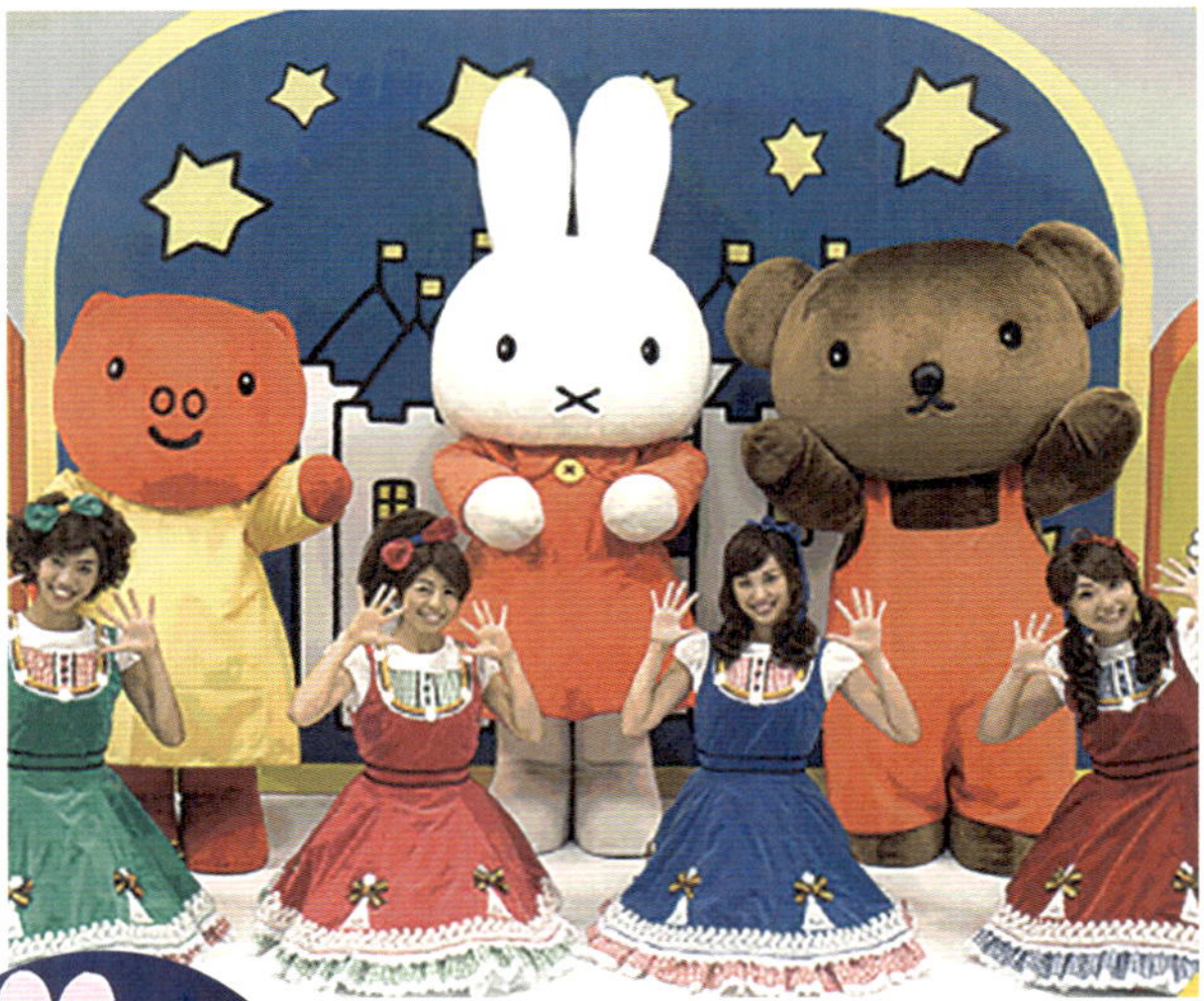

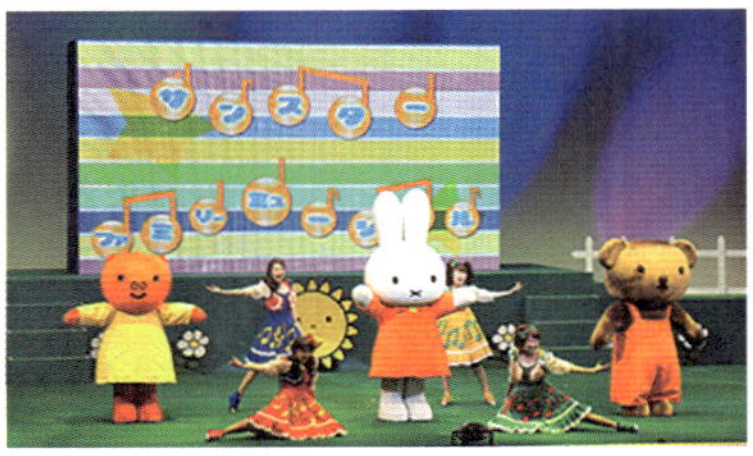

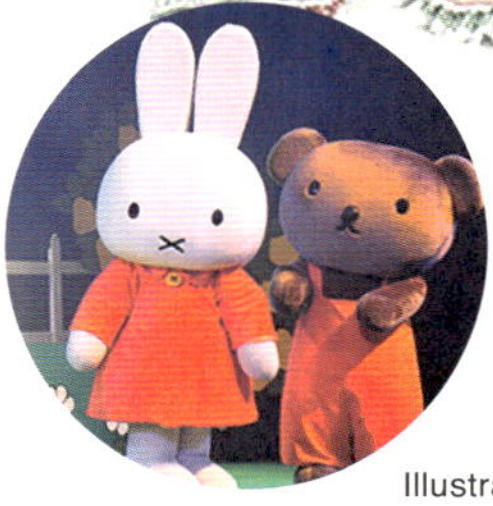

若いお母さんと子どもは、ミュージカルを楽しみながら、歯の健康と歯みがき習慣の大切さを理解する。

ウサギの女の子ミッフィーと、くまの男の子ボリス、ブタの女の子グランティがラビッツのおねえさんたちと楽しく歌って踊るコンサート。

むし歯撲滅からＱＯＬ向上へ

新時代

世界第二位の経済大国へと
成長を遂げた一九七〇年代。国内が安定成長期へと
移行しつつあるこの時代から、
口腔保健活動も新たな局面を迎えます。
従来からのむし歯予防はもちろん、
新たな課題となった歯周病への対策、
そして長寿高齢化とともにクローズアップされる
高齢者向けの取り組み。さらに、
歯と全身健康の関係が解き明かされるにつれ、
重要度を高める予防歯科。
社会の成熟化とともに、口腔保健活動も、
新たな進化を遂げていきます。

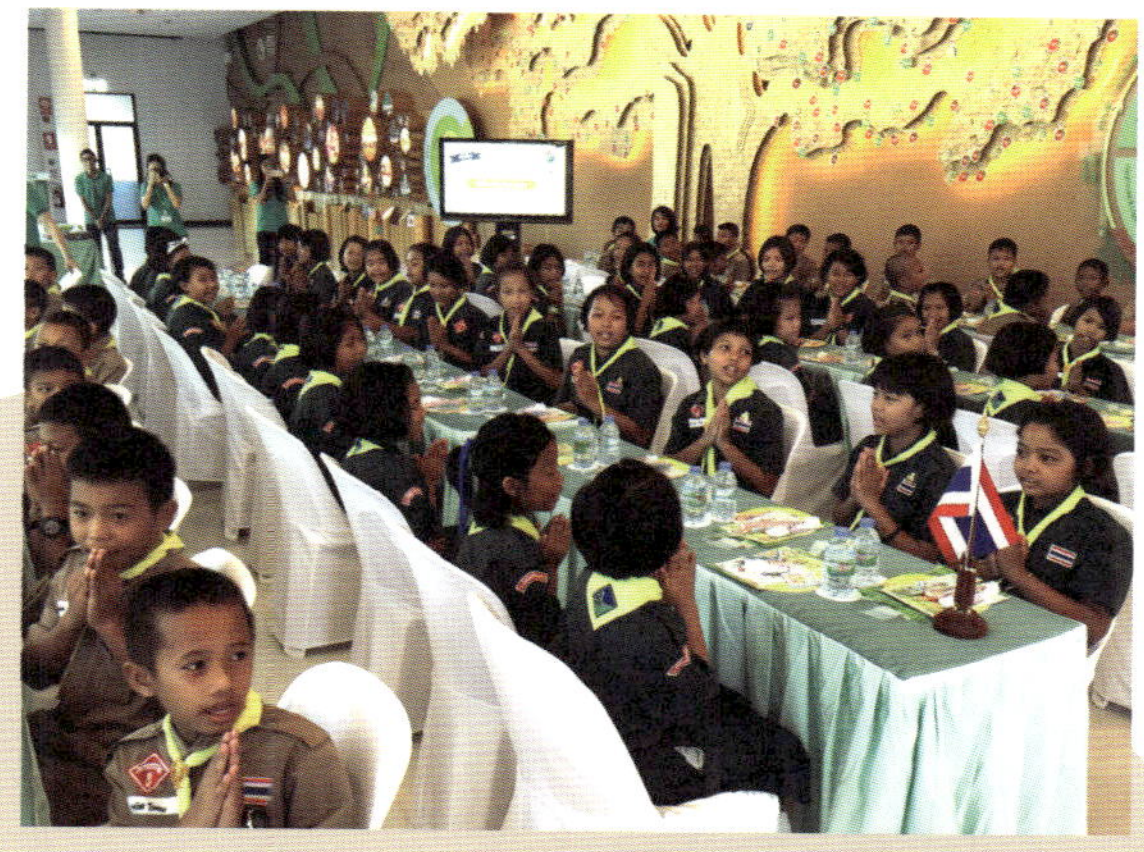

「歯みがき大会」にインターネットを通じて参加するタイの小学生。

新しい知識や技術を学び、共有する

大きな成果を挙げたワークショップ

一九一三（大正2）年の「ライオン講演会」以来、日本の口腔保健活動は一貫して、むし歯予防に取り組んできました。講演会、ワークショップ、シンポジウムなどは、その時代の最新の知見を伝え、共有するための有効な方法です。

ライオン歯磨は一九六六（昭和41）年、箱根強羅ホテルで「齲蝕《うしょく》とその予防」をテーマにしたワークショップを開催しました。全国から研究領域を異にする参加者が集まって、討論を繰り広げました。こうした機会はこれまでになく、この箱根ワークショップでの広い視野に立った研究成果は、翌年『齲蝕とその予防』の書名で出版されました。

一九七四（昭和49）年には、米国ボストンのフォーサイスデンタルセンターとともに「日米合同歯科研修セミナー」を開催。さらに一九七六（昭和51）年には、ワークショップ「小児う蝕のコントロール」を厚生省、日本歯科医師会、フォーサイスデンタルセンターなどの後援で行い、子どものむし歯対策について広い見地から議論を行いました。

このワークショップには、歯科大学や国立予防研究所などから四一名が参加し、三日間の熱い討議が繰り広げられました。

一九七七（昭和52）年には、国際児童年記念行事として、「小児歯科保健・医療制度国際研究集会」を開催。応募者多数のため、定員を五〇〇名に制限し、WHO歯科保健部長のD・E・パームス氏が司会を務める中、二日間にわたって後援や討議を行いました。

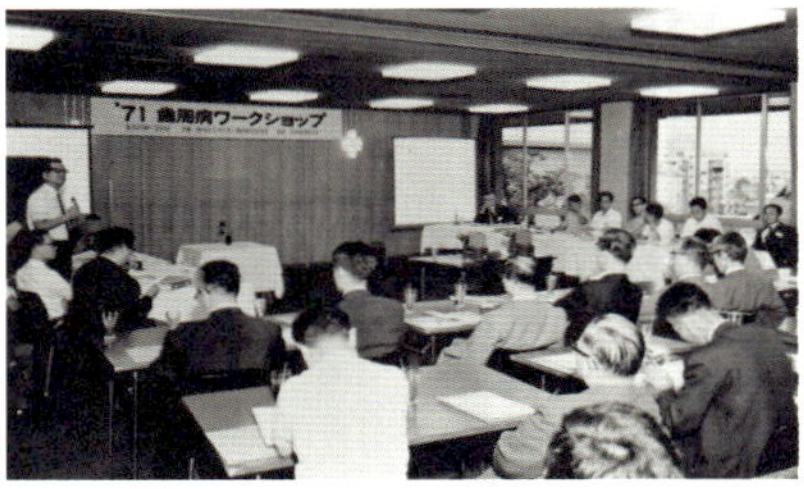

1971年には「'71 歯周病ワークショップ」が箱根で開催され、関心が高まっていた歯周病に関する最新の知見を共有する場となった。

歯周病対策が新たなテーマに

むし歯予防は口腔保健活動の永遠のテーマですが、一九六〇年代以降、むし歯と並んで歯周病が大きなテーマになってきます。

現在では、歯周病が歯を失う原因の第一位になり、関心も高まっていますが、当時はまだ歯槽膿漏症と呼ばれ、そのメカニズムも解明されていませんでした。

歯周病対策にいち早く取り組んだライオン歯磨は、一九六四（昭和39）年に、歯槽膿漏予防歯みがきとして「デンターライオン」を発売。生涯自分の歯で食べられる幸せを提供する歯みがき剤として広告宣伝に力を入れ、「リンゴをかじると血が出ませんか」というキャッチフレーズが歯周病への関心を喚起する役割を担い、ライオン歯磨の口腔保健活動のシンボル的な製品となりました。

また、ライオン歯科衛生研究所とライオン歯磨は、ライオン歯磨設立八〇周年記念事業の一環として、一九七一（昭和46）年、「歯周病ワークショップ」（東京・麻布グリーン会館）を開催。国内の歯周病研究者が一堂に会し、「歯周病の基礎、臨床、予防」をテーマとして、八月一七日から二〇日まで、病因班、診断班、治療班、疫学・予防班に分かれたグループミーティングを実施。むし歯に比べて遅れていた歯周病研究を大きく前進させ、その後の歯周病対策への道筋をつける多大な成果を挙げました。

この内容は一九七三（昭和48）年に、『歯周病の基礎・臨床・予防』と題して出版され、全国の歯科大学や歯科医師会に配布されました。

一九九四（平成6）年に設立三〇周年を迎えたライオン歯科衛生研究所は、この節目を記念して、略称をLDH（The Lion Foundation for Dental Health）に変更。一一月二六日からの二日間、東京歯科大学血脇記念ホールにて国内外の著名な学者を招き「設立三〇周年記念セミナー」を開催しました。

歯科医師延べ四〇〇名以上が集う中、「8020運動、う蝕・歯周病への新しいチャレンジ」をテーマに熱のこもった講演や質疑が行われ、ホテルオークラでの記念レセプションは二〇〇名を超える口腔衛生の関係者が一堂に会する歴史的なイベントとなりました。

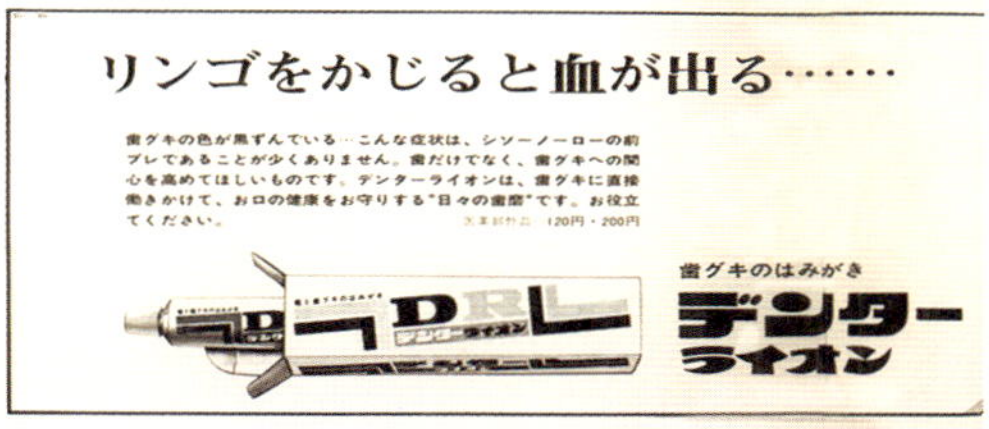

「デンターライオン」の新聞広告は、第9回消費者のためになった広告コンクールで化粧品部門賞を受賞した。

8020運動で高齢化に備える

いつまでも自分の歯で食べられるように

日本の高齢化が進むにつれて、歯周病対策はさらに重要度を増していきます。一九八一（昭和56）年には、日本人女性の平均寿命が世界一位になり、高齢期が長期化するにつれ、年を重ねても歯を失わないことが生活の質を維持するうえで重要な課題になったのです。

そこで厚生省は、一九八九（平成元）年一二月の「成人歯科保健対策検討会」で、新たな指針として、八〇歳になっても二〇本以上の歯を保持することを目標とした「８０２０運動」を日本歯科医師会とともに推進することを決定しました。少なくとも二〇本以上自分の歯があれば、ほとんどの食物をかみ砕くことができ、おいしく食べられることから、「８０２０運動」を通して、生涯を通じた豊かな食生活と、健康で文化的生活の実現を目指すことになりました。

しかし、一九八七（昭和62）年の厚生省の歯科疾患実態調査では、八〇歳以上で二〇本以上の歯を有する人の割合はわずか七・〇％、八〇歳の平均現在歯数も四・〇本にとどまっていました。当時の歯科関係者にとって、「８０２０」は相当に高い目標でしたが、厚生省や日本歯科医師会、歯科衛生士会、民間企業などを中心に、実現へ向けた運動が精力的に行われました。

歯科衛生士が予防歯科の担い手に

「８０２０運動」の中で、とくに大きな役割を期待されたのが歯科衛生士です。歯をいつまでも健

KEEP 20 TEETH TILL YOUR 80

8020

世界へ発信「8020 運動」

1991年の「FDI（世界歯科連盟）ミラノ大会」や、WHOの口腔保健に関する専門家会談（1992年）で、日本の活動として「8020運動」を紹介。また、1994年のWHO 世界保健デーのテーマが「口腔保健平成6」となり、東京で開催された世界口腔保健学術大会で「8020運動」を盛り込んだ「口腔保健に関する東京宣言」を世界へ発信した。

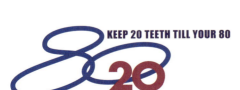

康に保つには、歯科治療とともに日頃からの予防的な保健指導が重要になることから、歯科医師法には保健指導が位置づけられています。それに加えて、一九八九（平成元）年に歯科衛生士法を一部改正。「歯科衛生士の名称を用いて歯科保健指導をなすことを業とすることができる」と正式に規定されました。実際には、すでに多くの歯科衛生士が歯科保健指導を行っていましたが、行政による活動や公衆衛生活動などの場では「根拠がない」などの声があり、明文化されたのです。また、これに先立って歯科衛生士会では保健指導として一二〇時間の教育課程を設けるなど、歯科衛生士の資質向上に向けた取り組みも行われました。

セミナーで歯科衛生士を支援

ライオン歯科衛生研究所でも一九九二（平成４）年から、毎年一月に歯科衛生士の質的向上を目的にした「ライオン New Year セミナー」を開始しました。セミナーでは、歯周病対策など「８０２０」の実現へ向けて歯科衛生士に必要な知識・技能を詳しく紹介するとともに、口腔保健の最新情報を提供しています。

また、このセミナーは、日本歯科衛生士会と日本歯科医師会（一九九七・平成９年から）の後援を受け、現在では公益社団法人日本歯科衛生士会第三次生涯研修制度の「特別研修指定セミナー」のひとつになっています。

いい歯でいい笑顔を

日本歯科医師会では、まずは一般の人々の歯科保健への理解を深め、歯の大切さを再認識してもらうため、一九九三（平成５）年から「ベストスマイル・オブ・ザ・イヤー」（日本歯科医師会主催、ロッテ協賛）を開催しています。「いい歯で、いい笑顔を日本中に」をテーマとして「今年最も笑顔が輝いている著名人」を男

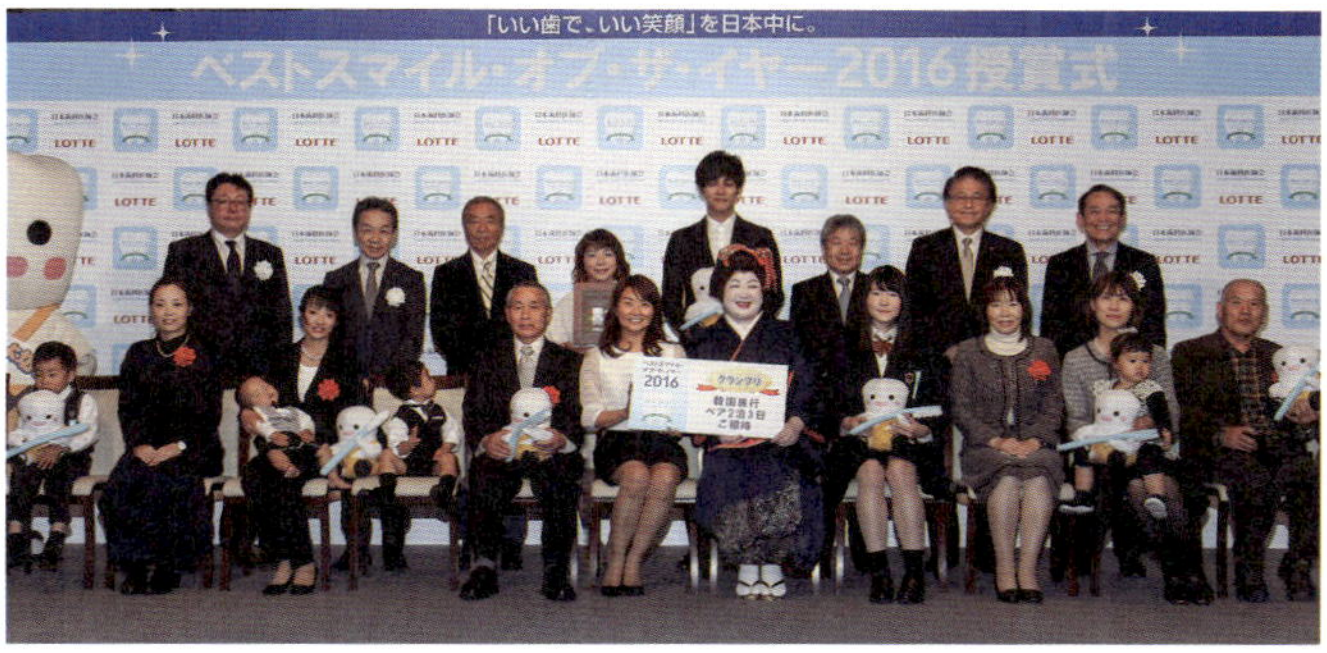

2016年のベストスマイル・オブ・ザ・イヤー表彰式。
著名人部門で選ばれたのは、松坂桃李と三宅宏美。

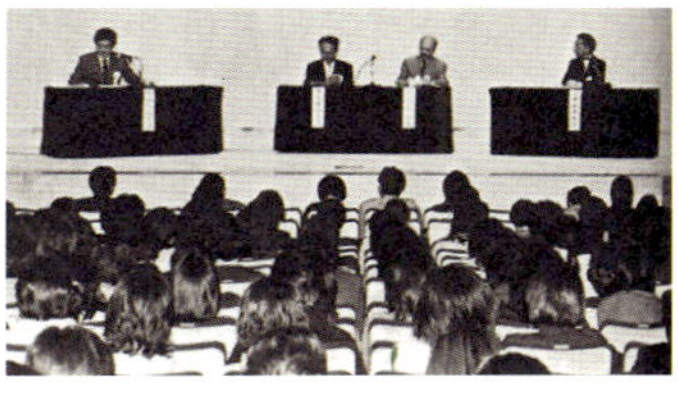

2000年のNewYear セミナーの様子。
現在では、東京と大阪の２会場で開催されている。

女一人ずつ歯科医師会員による投票で選出。第一回大会では、プロテニスプレーヤーの伊達公子と俳優の布施博が選ばれました。

さらに、二〇〇七（平成19）年からは、一般部門として「とびきりの笑顔」の写真を募集するスマイルフォトコンテストも実施。授賞式は、日本歯科医師会が提唱している「いい歯の日」一一月八日に行われ、毎年多くのマスコミに報道されることで、歯の健康への意識向上に役立っています。

歯の健康が全身健康につながる

また、日本歯科医師会は「８０２０運動」によって歯を保持することが、高齢期の全身健康にもつながるという驚きの事実を明らかにしました。

一九九九（平成11）年、神奈川県葉山町で開催した「葉山ワークショップ」において、「８０２０運動」のフィールド調査結果を体系的に整理した結果、歯の数の多い高齢者は、そうでない人に比べ「ＱＯＬが良好」「運動能力が高い」「死亡リスクが低い」など、健康状態が良好に維持されることがわかったのです。

こうした貴重なデータを適切に管理・運用し、後の歯科研究に役立てるために財団設置の機運が高まり、日本歯科医師会は、二〇〇〇（平成12）年に厚生大臣の許可を得て「８０２０推進財団」を設立しました。

財団の運営には、日本歯科医師会、ライオン、サンスター、パナソニック、ロッテなどのほか、歯科に関係のある各種団体が協力。多くの力を結集し、「８０２０」の実現を通して、生涯にわたる全身健康の維持増進を目指す体制が整いました。

そして、歯の健康維持と全身の健康との関連を示すエビデンスが、内外の研究によって数多く蓄積され、８０２０運動は高齢者の全身の健康の保持・増進につながることが広く認知されるようになってきました。

むし歯予防デーから「歯と口の健康週間」へ

一九二八（昭和３）年に日本歯科医師会が提唱した六月四日の「むし歯予防デー」も、「８０２０運動」や歯周病対策の強化へ向けて、大きな役割を果たし続けています。

「むし歯予防デー」は、太平洋戦争による中断の後、一九四九（昭和24）年に、六月四日を中心とした「口腔衛生週間」として復活。一九五八（昭和33）年からは厚生労働省、文部科学省、日本歯科医師会の主催による「歯の衛生週間」となり、むし歯予防だけでなく、歯周病対策も含めて歯を健康に保つための幅広い活動が行われるようになりました。

さらに二〇一三（平成25）年からは、「歯科口腔保健の推進に関する法律」の施行（二〇一一・平成23年）に伴い、歯だけでなく口腔やその周囲の健康増進を目的とした「歯と口の健康週間」に改称。新たに日本学校歯科医会も主催者に加わり、行政や全国の歯科医師の団体、さらに、協賛する多くの民間企業が多様な活動を行う口腔保健週間となっています。

三人に一人が「8020」を達成

こうした活動によって、二〇一一（平成23）年の歯科疾患実態調査では、「８０２０」達成率が四〇・二％（推定値）を記録。三人に一人以上が二〇本以上の歯を有する結果となり、着実な成果を挙げつつあります。

また「８０２０」の実現への大きなハードルとなっている歯周病について、この歯科疾患実態調査でも五五歳以上の約半数が四ミリ以上の歯周ポケットを有する結果となり、その対策が一層急務であることが明らかになりました。

標語で見る「歯と口の健康週間」のあゆみ

2016 年度	健康も　楽しい食事も　いい歯から
2015 年度	おくりたい　未来の自分に　きれいな歯
2014 年度	歯と口は　健康・元気の　源だ
2013 年度	健康は　食から歯から　元気から
2012 年度	歯みがきは　じょうぶなからだの　第一歩
2011 年度	みがこうよ　未来へつなげる　じょうぶな歯
2010 年度	広げよう　「噛（か）む」から始まる　健康づくり
2009 年度	かみしめる　生きる喜び　歯とともに
2008 年度	ありがとう　いつもはたらく　歯に感謝
2007 年度	ずっとずっと　いっしょがいいな　自分の歯
2006 年度	ごちそうさま　おはしをブラシに　持ちかえる
2005 年度	じょうぶな歯　いつもごはんが　おいしいね
2004 年度	いつまでも　すてきな笑顔と　かがやく歯
2003 年度	わたしの歯　みらいへつづく　たからばこ
2002 年度	じょうぶな歯　健康づくりの　第一歩
2001 年度	歯がつくる　こころの元気　からだの元気
2000 年度	めざそうよ　家族全員　きれいな歯
1999 年度	かがやく歯　あなたの笑顔の　パートナー
1998 年度	いつまでも　みがいてかんで　じょうぶな歯
1997 年度	80年　心も元気　歯も元気

「むし歯予防デー」の頃からの伝統を引き継ぎ、「歯と口の健康週間」でも、活動標語を作成している。各年度の標語から、その年の口腔保健活動の傾向が見えてくる。

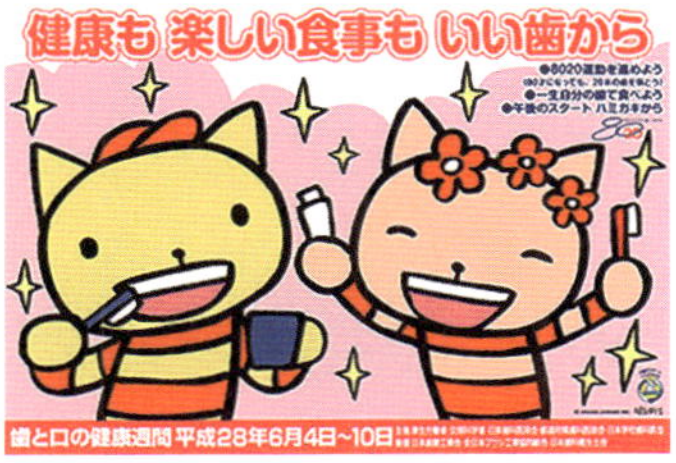

2016 年の「歯と口の健康週間」のポスター。日本歯科医師会が日本歯磨工業会と共同で毎年制作し、啓発活動に役立てている。

歯の健康は社会全体で守る

国が歯の健康に責任を持つ時代に

日本の口腔保健活動は、長い間、歯科医師の団体やライオンなどの民間企業がリードしてきましたが、「８０２０運動」以降、国が率先して活動を主導するようになってきました。二〇〇〇（平成12）年にスタートした「二一世紀における国民健康づくり運動（健康日本21）」もそのひとつで、それまで個人に委ねられていた健康づくりを、国が中心となり、社会全体で総合的に支援する体制づくりが進められています。

法制度の面でも、二〇〇三（平成15）年に「健康日本21」の法的基盤となる「健康増進法」を施行。この法律では、「国民は、生涯にわたって健康の増進に努めなければならない」など、健康維持を国民の義務とし、自治体や医療機関などに、国民の健康に対する協力義務を課しています。

同法の基本方針には「歯の健康の保持」も明記されたため、ほとんどの都道府県で健康増進計画に歯科が盛り込まれ、保健指導役に歯科医師、歯科衛生士が位置づけられました。

「噛ミング30」で8020と食育を推進

さらに厚労省は二〇〇九（平成21）年、食事の際に、ひと口三〇回以上かむことを目標としたキャッチフレーズ「噛ミング30（カミングサンマル）」を提唱。よくかんで食べることは唾液の分泌を促し、口内の細菌を洗い流せるので、むし歯や歯周病の予防に効果が期待でき、「８０２０」の達成につなげることができます。

「噛ミング30」は、「食育」の観点からも大切なもので、日本歯科医師会、日本歯科衛生士会、日本歯科医学会、日本学校歯科医会は、二〇〇七（平成19）年に「食育推進宣言」を発表し、「噛ミング30」の実践を目標のひとつとして掲げています。

よくかむことは、歯と口の健康を守るだけでなく、栄養摂取はもちろんのこと、五感を通した味わいやくつろぎなどの心の栄養を得ることができ、健全な心身や豊かな人間性を育むことにつながります。

歯科界念願の「歯科口腔保健法」施行

二〇一一（平成23）年には、さらに一歩踏み込んで、国が口腔保健活動に責任をもって取り組むことを明確にした「歯科口腔保健の推進に関する法律（歯科口腔保健法）」が議員立法により施行されました。これは、日本歯科医師会が長年成立を目指してきたものでもあり、「口腔の健康は、国民が健康で質の高い生活を営むうえで基礎的かつ重要な役割を果たしており、国は、国民保健の向上に寄与するため、歯科疾患の予防等による口腔の健康の保持（歯科口腔保健）の推進に関する施策を総合的に推進する」と謳われています。

また、この法律の基本理念には左図表の三点が示され、国や地方公共団体、歯科医師・歯科衛生士・歯科技工士等の歯科医療業務従事者、健康増進等事業実施者、そして国民一人ひとりにも、その実現へ向けた努力を求めています。

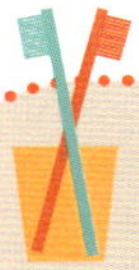

「歯科口腔保健法」の基本理念

1. 国民が、生涯にわたって日常生活において歯科疾患の予防に向けた取組を行うとともに、歯科疾患を早期に発見し、早期に治療を受けることを促進すること。

2. 乳幼児期から高齢期までのそれぞれの時期における口腔とその機能の状態及び歯科疾患の特性に応じて、適切かつ効果的に歯科口腔保健を推進すること。

3. 保健、医療、社会福祉、労働衛生、教育その他の関連施策の有機的な連携を図りつつ、その関係者の協力を得て、総合的に歯科口腔保健を推進すること。

二〇二二年までの数値目標を設定

「歯科口腔保健法」の具体的な取り組み内容については、翌二〇一二（平成24）年七月に大臣告示された「歯科口腔保健の推進に関する基本的事項」で、その道筋が示されました。

大きな目標として「口腔の健康の保持・増進、歯科口腔保健に関する健康格差の縮小」が掲げられ、具体的な課題として「歯科疾患の予防」と「生活の質の向上へ向けた口腔機能の維持・向上」という二つのテーマを設定。それぞれについて、乳幼児期・学童期、成人期、高齢期というライフステージごとに、一〇年後（二〇二二年）までに達成すべき数値目標が定められました。

終わりなき口腔保健への情熱

長年、口腔保健活動をリードしてきたライオンは、こうしたライフステージ別活動にも率先して取り組みを始めています。とくに、急務となっている歯周病対策については、簡単に歯周病の検査・指導ができる「歯周病リスク検査プログラム」や「歯周病予防プログラム」などを開発し、イベントなどで啓発活動を行っています。

また、高齢者への取り組みとして、「かむ力」や「飲み込む力」「口全体の清潔度」などを高める「口腔機能向上プログラム」によって、お年寄りの誤嚥《ごえん》性肺炎の予防や健康寿命の延伸に貢献する活動を展開。さらに、ライオン歯科衛生研究所と東京都健康長寿医療センター研究所の共同研究によって、「口腔機能向上プログラム」が、「遂行機能」「注意機能」の向上と、認知機能の低下抑制につながることが示唆されたことから、介護施設の職員やお年寄りに対して口腔の効果的なケア方法の指導に力を注いでいます。

今から約一〇〇年前、子どもたちのむし歯予防から始まった日本の口腔保健活動は、戦争や高度経済成長期を乗り越え、歯周病対策、8020運動へ、時代とともにその役割を拡大し続けています。そしてこれからも「口から始める全身の健康づくり」という大きなテーマへ向けて、新たな挑戦が続くことでしょう。

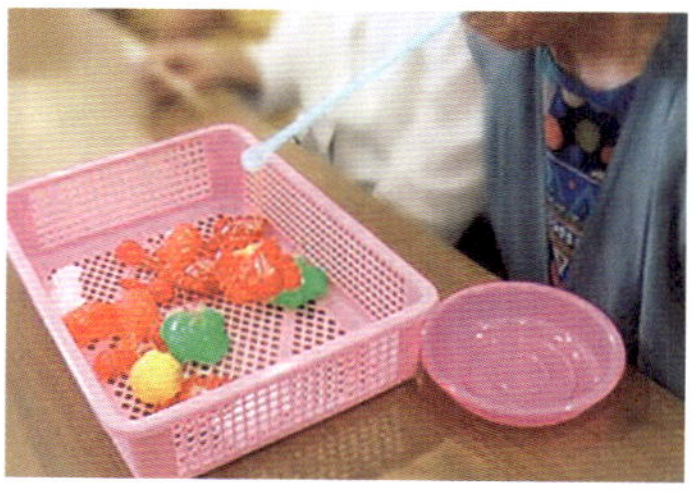

宮古島市での「口腔機能向上プログラム」では、さまざまな道具を使って口腔機能のトレーニングを行った。

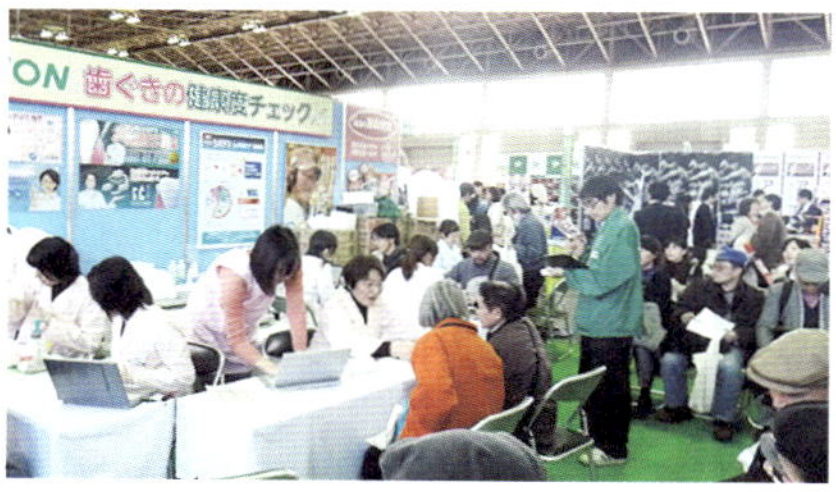

ライオン歯科衛生研究所による「歯周病リスク検査プログラム」活動。2012年には11月24、25日に実施し、980名の参加者に検査・指導を行った。

第3章

歯みがきの大切さを伝えたい

企業からの情報発信

人々の口腔衛生意識を高め、
歯みがきの習慣化を促すうえで
大きな役割を果たしたのは、
企業が展開した宣伝・広報活動です。
その活動は、強い使命感と、
企業文化に裏づけられたものでした。

歯みがきを育てた広告・宣伝の力

消費者に口腔衛生の大切さを訴える

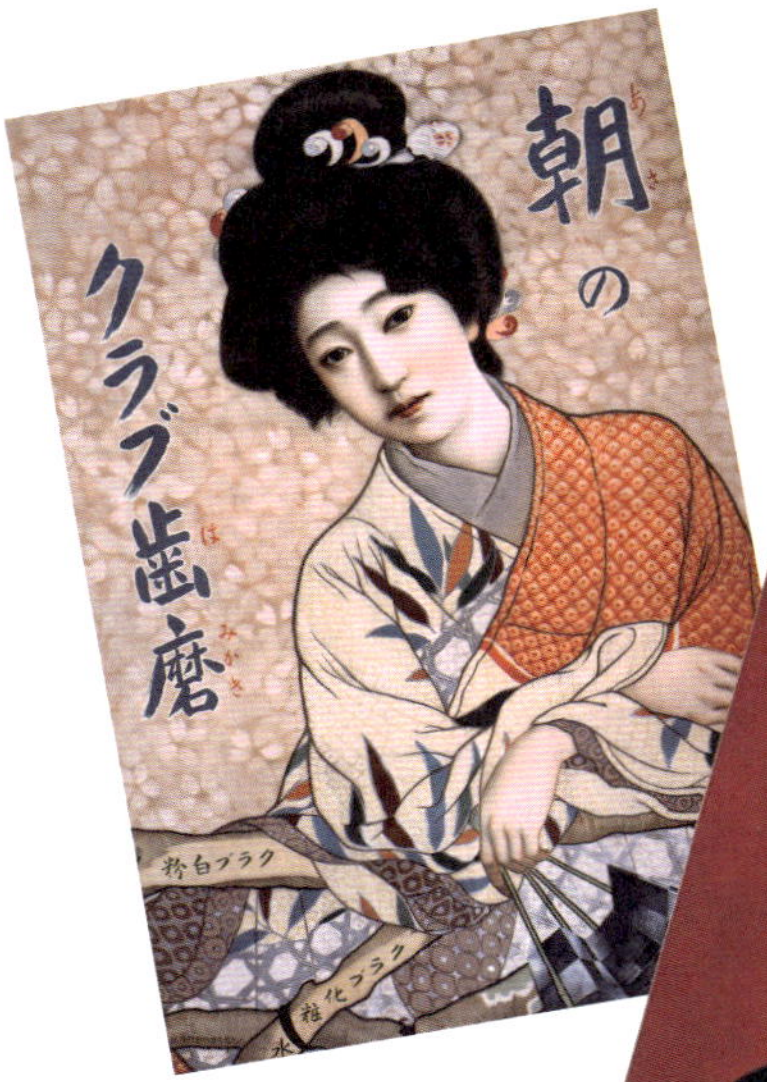

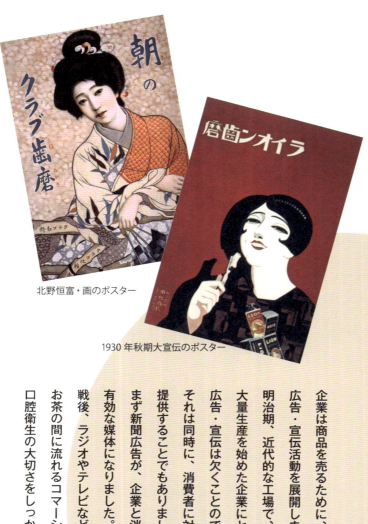

北野恒富・画のポスター

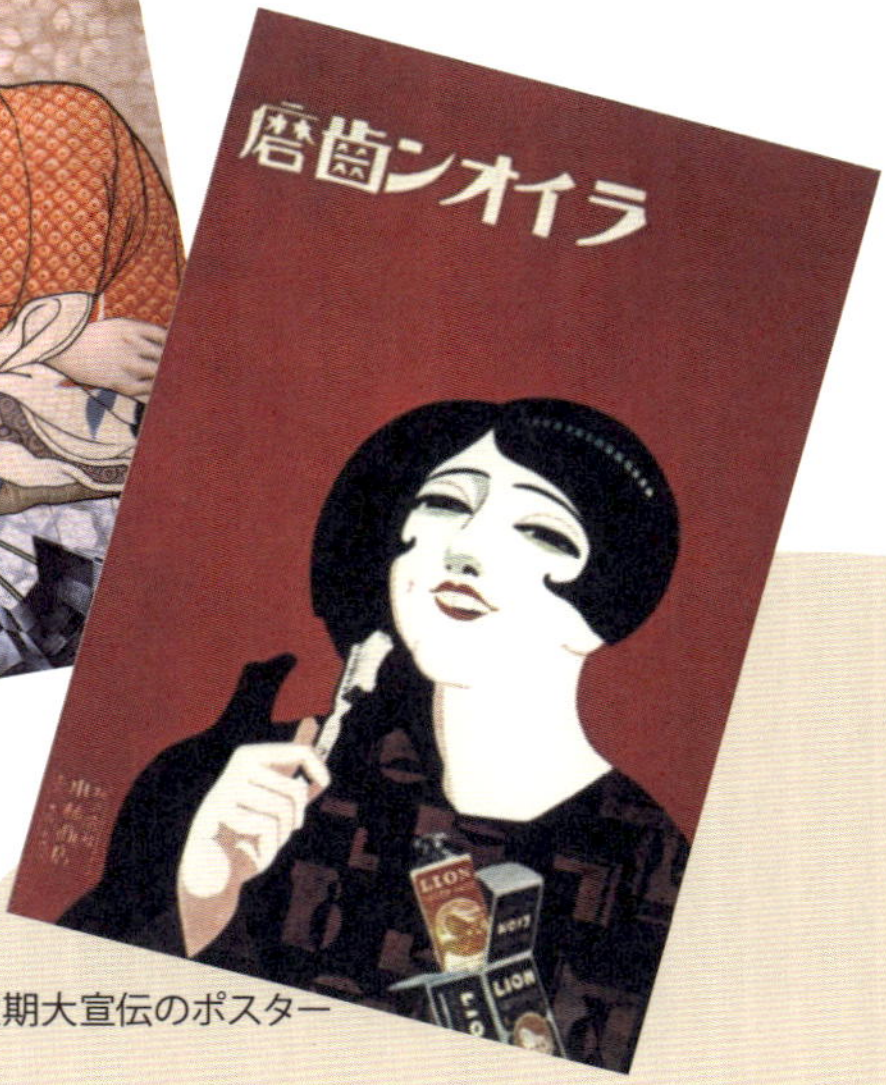

1930 年秋期大宣伝のポスター

企業は商品を売るために、
広告・宣伝活動を展開します。
明治期、近代的な工場で、良質な商品の
大量生産を始めた企業にとって、
広告・宣伝は欠くことのできないものでした。
それは同時に、消費者に対して新しい生活情報を
提供することでもありました。
まず新聞広告が、企業と消費者を結ぶ
有効な媒体になりました。
戦後、ラジオやテレビなどの民間放送が始まると、
お茶の間に流れるコマーシャルを通して、
口腔衛生の大切さをしっかりと伝えました。

生活革新をもたらした企業の発信力

新しい商品が起こした生活革新

私たちの生活は、この一〇〇年あまりのあいだに、大きく変わりました。生活がより便利に、より快適に、より清潔に変化した一〇〇年だったといえるでしょう。

日常のあらゆる場面での生活革新は、「商品」なしには起こり得ませんでした。企業が新しい商品を次々と開発し、それらの商品が生活の中に入ってくることによって、人々は日々の生活習慣を変えていきました。

生活革新を起こした商品は、家電製品や自動車といった大きなものだけではありません。石けん、歯みがき剤、歯ブラシ、シャンプー、トイレットペーパーといった身近な日用品の普及が、知らず知らずに生活習慣を変えていきました。

「歯をみがく」という、今では当たり前の習慣も、「歯みがき」という商品が認知され、普及することによって初めて定着していくことになります。

広告は商品を育てる肥料

新しく誕生した商品を人々に知らせ、使ってもらうための手段が広告です。

この広告の重要性を、いち早く指摘していた人物がいます。慶應義塾大学の創設者として知

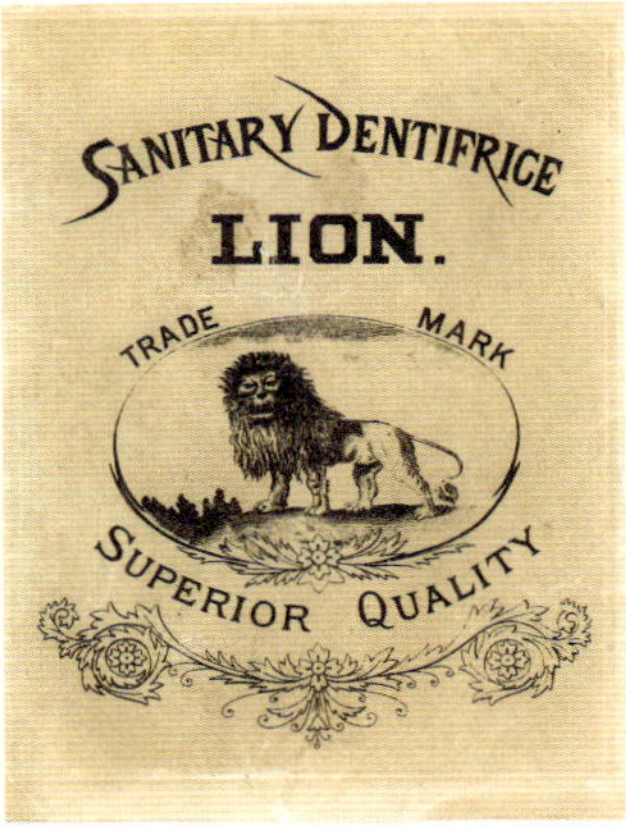

小林商店が発売した歯みがき粉第１号「獅子印ライオン歯磨」（1896年）

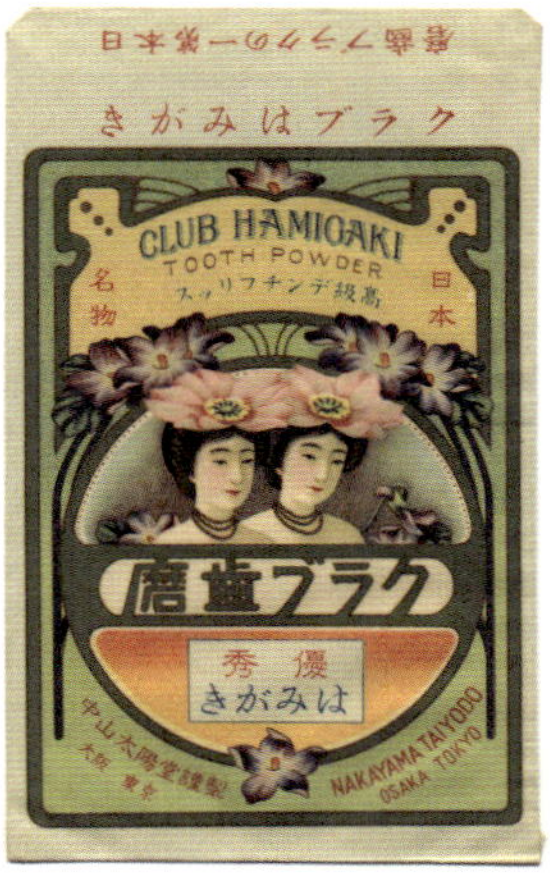

パッケージが美しい
クラブ歯磨（1910年）

られる明治の思想家、福澤諭吉です。

一八八二（明治15）年に日刊新聞『時事新報』を立ち上げた福澤諭吉は、新聞広告を広く利用してもらおうと、「商人に告ぐるの文」と題する原稿を執筆しました（明治16年10月16日付）。内容を要約すると、福澤は次のように新聞広告の効用を説いています。

「商売繁盛のためには、世間に広く知らせる工夫が大切。新聞は身分の上下、都会や田舎の別なく広く行き渡っている。もし、新聞同様の広さに広告を行き届かせようとすれば、莫大な費用と手数がかかる。だから、新聞紙上を借りて広告することに勝る方法はない」

当時は、テレビもインターネットもありません。全国に配布される新聞を有力な広告媒体と位置づけたことは、先見の明といえるでしょう。

一八九一（明治24）年に小林富次郎商店（ライオン株式会社の前身。以下、小林商店）を創業した小林富次郎もまた、広告を重要なものと考え、次のような言葉を残しています。

「植物は常に肥料を要す。肥料がなければ育成せずに終いには枯死する。この肥料はすなわち広告である。若しこの肥料たる広告を怠るときは必ず他品に販路を冒され衰頽するは、他の事例に徴して明らかであるが、常に製品の改良とともに広告を怠ってはならぬ」*

小林が「広告は商品を育てるこやし」と考え、重要視していたことがわかります。

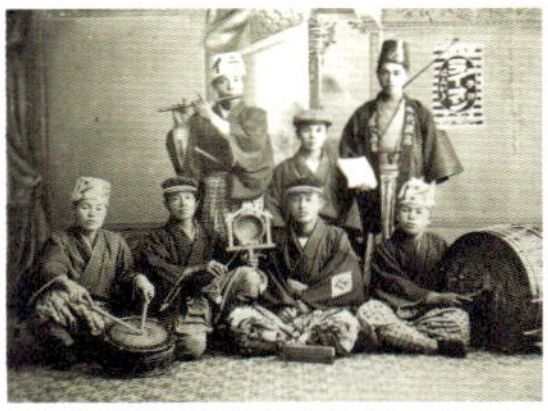
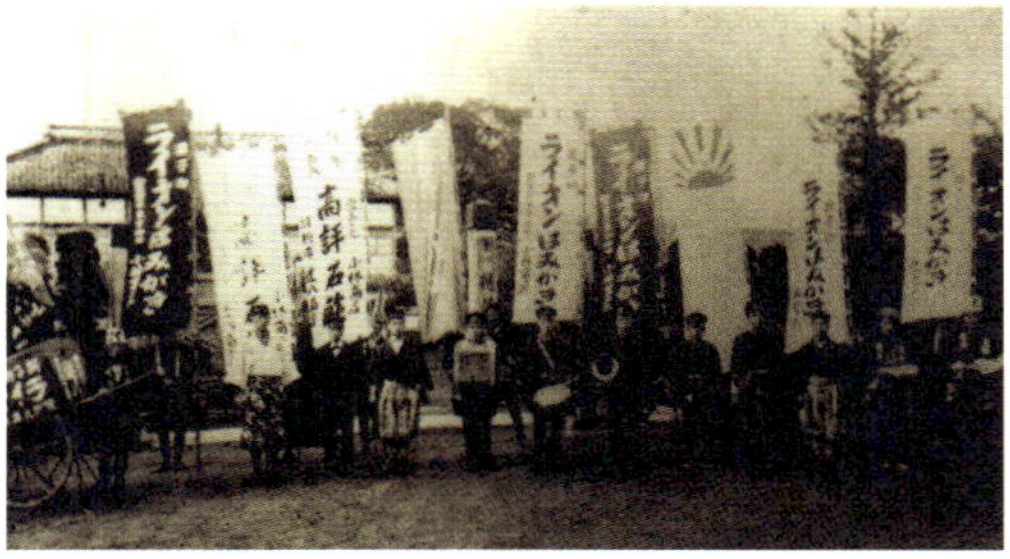

楽隊（上）を引き連れ、のぼりを立てて全国行脚。

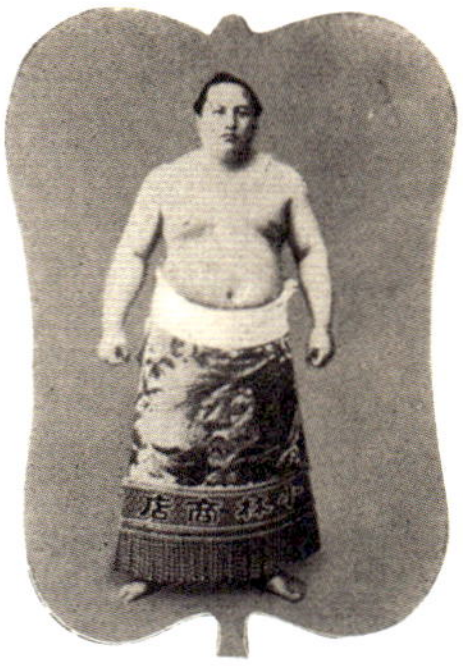
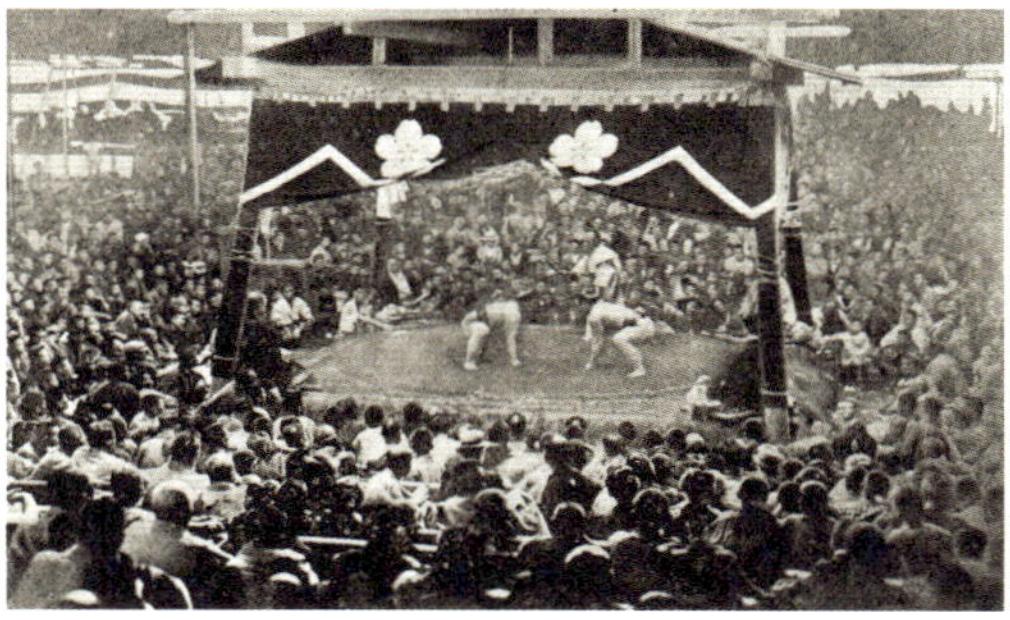

回向院大相撲を買い切り、大盛況を博した。

＊1902年８月５日発行の雑誌『商家の人』に、当時の小林商店の店員一同への訓戒として記載されている言葉。

「実物を使ってもらう」ために

一八九六（明治29）年、小林商店の歯みがき粉第一号「獅子印ライオン歯磨」が発売されると、新聞広告を手始めに、独自の広告・宣伝活動を展開していきます。

発売から二年後、小林富次郎は、楽隊を引き連れて全国行脚に出ました。「ライオン歯磨」と大書きしたのぼりを押し立て、勇ましい行進曲を演奏しながら町中を練り歩く、というものでした。町中の要所で口上係が「この歯みがきを使えば歯臭を治し、むし歯を予防すること妙なり」と商品の効能を名調子で述べている間に、チラシと商品見本を配って回ります。当時、珍しかった楽隊広告は、行く先々で見物人を集めました。

新聞で商品を広告するだけでは不十分。実物を手に取って、使ってもらうために行ったこの楽隊広告は、大きな成果を挙げました。

こうした活動によって、売れ行きも順調に伸びていきましたが、さらに多くの人に商品を知ってもらおうと、人気の高い相撲に目をつけました。

そして、「ライオン歯磨」発売三周年に当たる一九〇〇（明治33）年、小林商店は、回向院大相撲を二日間借り切って、無料招待を行いました。新発売の大袋入りライオン歯磨を三個買えば相撲が見られるとあって、約二万人もの来場者がありました。二万人の手に商品の実物が渡ったのですから、宣伝効果は絶大でした。

売るための戦略を多角的に考え、実行する。今でいうマーケティングの手法が、この頃すでに実践されていたといえるでしょう。

企業には社会的責任がある

小林富次郎と同じく、中山太陽堂の創業者・中山太一も早くから広告の重要性を認識し、社内に広告部を置いて広告制作に力を入れていました。売らんかなの商品広告ではなく、社会的責任感に裏づけられたものでした。

化粧品から出発した中山太陽堂は「クラブ洗粉」「クラブ白粉」に続き、一九一〇（明治43）年に「クラブ歯磨」を世に送り出します。発売当時の新聞広告には、「クラブ洗粉の姉妹品」と謳われています。その後、子ども向き、大人向き、配合成分をアピールする広告など、さまざまな歯みがき広告を展開していくことになります。

初代広告部長だった桑谷定逸は、東京の経済誌の主幹だった人物で、一九二三（大正12）年元日の『大阪化粧品商報』に、中山太陽堂の広告方針を次のように書いています。

「真面目な商工業者の広告は社会に対する自家の主義方針の宣言であり、また優良商品を広く一般に紹介して生活改善に資する一種の社会教育であって、普通の報道記事や論説などと同等の価値を有するもの、否、社会に対する重大な責任観念を伴う点に於いて署名した広告はむしろ記事以上の責任を有するもので商工業者のためにはきわめて神聖なものである……というのが店主の持論である」

店主・中山太一の持論として、広告は一種の社会教育であること、広告は社会的責任を負っていることに言及しています。当時としては、たいへん進んだ考え方でした。

中山太陽堂の広告・宣伝活動もまた、新聞広告にはとどまりませんでした。当時は珍しかった自動車や飛行機などを使い、新聞広告と連動させました。社名や商品名を書いた自動車が大阪の街を走ると、人々の注目を浴びました。一九一〇（明治43）年、日本の空を初めて飛行機が飛んだ二年後には、飛行機から商品のチラシをまくという画期的な宣伝飛行を行いました。また、広告宣伝活動のひとつとして少女音楽隊を発足させるなど、さまざまな試みをしています。

商品を世に送り出し、アイデアを駆使してそれを人々に広く知らしめる。そうした企業の努力が、新しい生活習慣づくりを後押ししたことは間違いありません。

芸術家たちがつくった広告

さて、印刷物による広告に話を戻しましょう。広告は魅力的

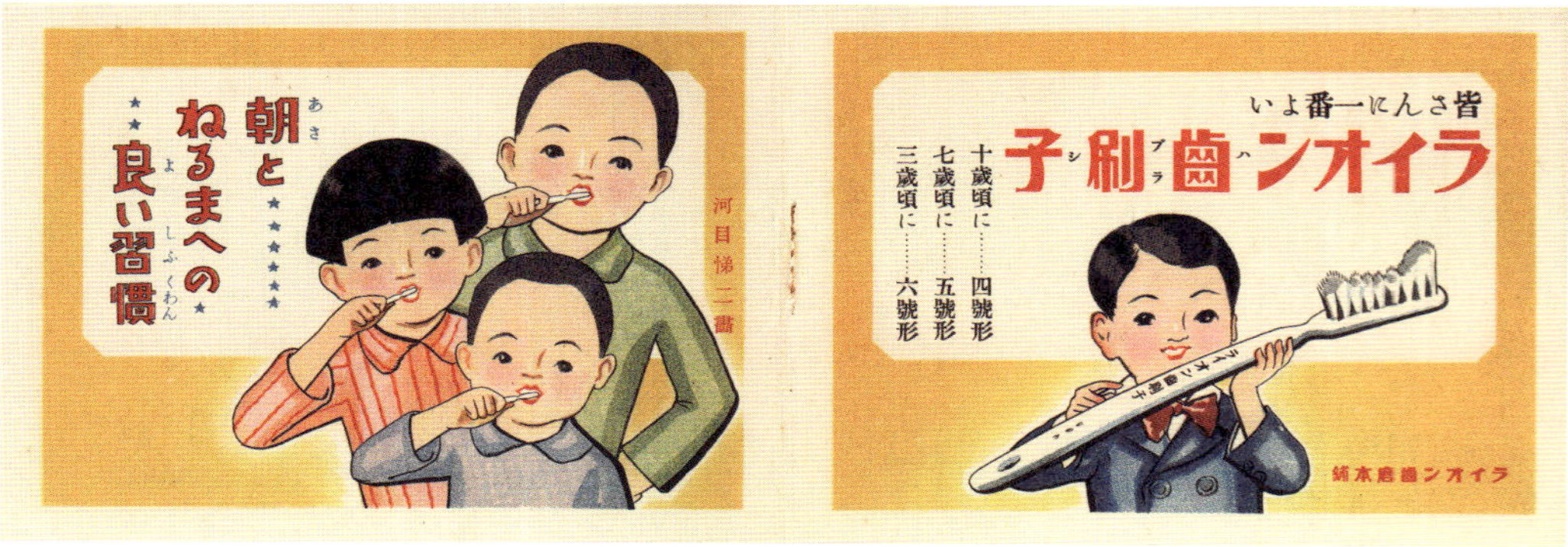

童画家・河目悌二が描いた歯みがき絵本（1934年）。裏表紙は歯ブラシの広告になっている。

でなければ、消費者の目にとまりません。したがって商品も売れません。質が高く魅力的な広告をつくるために、現代の広告制作には、多くの専門家が関わっています。プロデューサーやディレクターが企画立案し、コピーライターがコピーを書き、グラフィックデザイナーがデザインします。

しかし、こうした広告の専門家が登場するのは、戦後になってからのことです。それまでは、詩人や作家が広告の文案を書き、画家が図案を描いていました。広告制作は、芸術家のアルバイトだったというわけです。

創業当初から広告に力を入れていた小林商店は、富次郎の養子だった徳治郎が二代目富次郎を襲名し、店主になってから、歯みがき事業に専念することを決め、歯みがき広告にさらに力を入れるようになります。

一九一三（大正２）年、小林商店に広告部が設置され、それまで社外の専門家に依頼していた広告制作を社内で行うようになりました。当時としては先進的な試みで、広告部員を募集すると、腕に覚えのある専門家が集まってきました。

国文学者の中尾清太郎、北原白秋門下の詩人、大手拓次、商業美術の草分けといわれる濱田増治、童画家の河目悌二、洋画家の北島浅一……。才能豊かな芸術家たちが机を並べて歯みがきを奨励する文案をつくり、ポスターを描き、模型をつくっていました。

広告部の初代責任者には、後にライオン歯磨（株）専務となる神谷市太郎が就任。芸術家たち

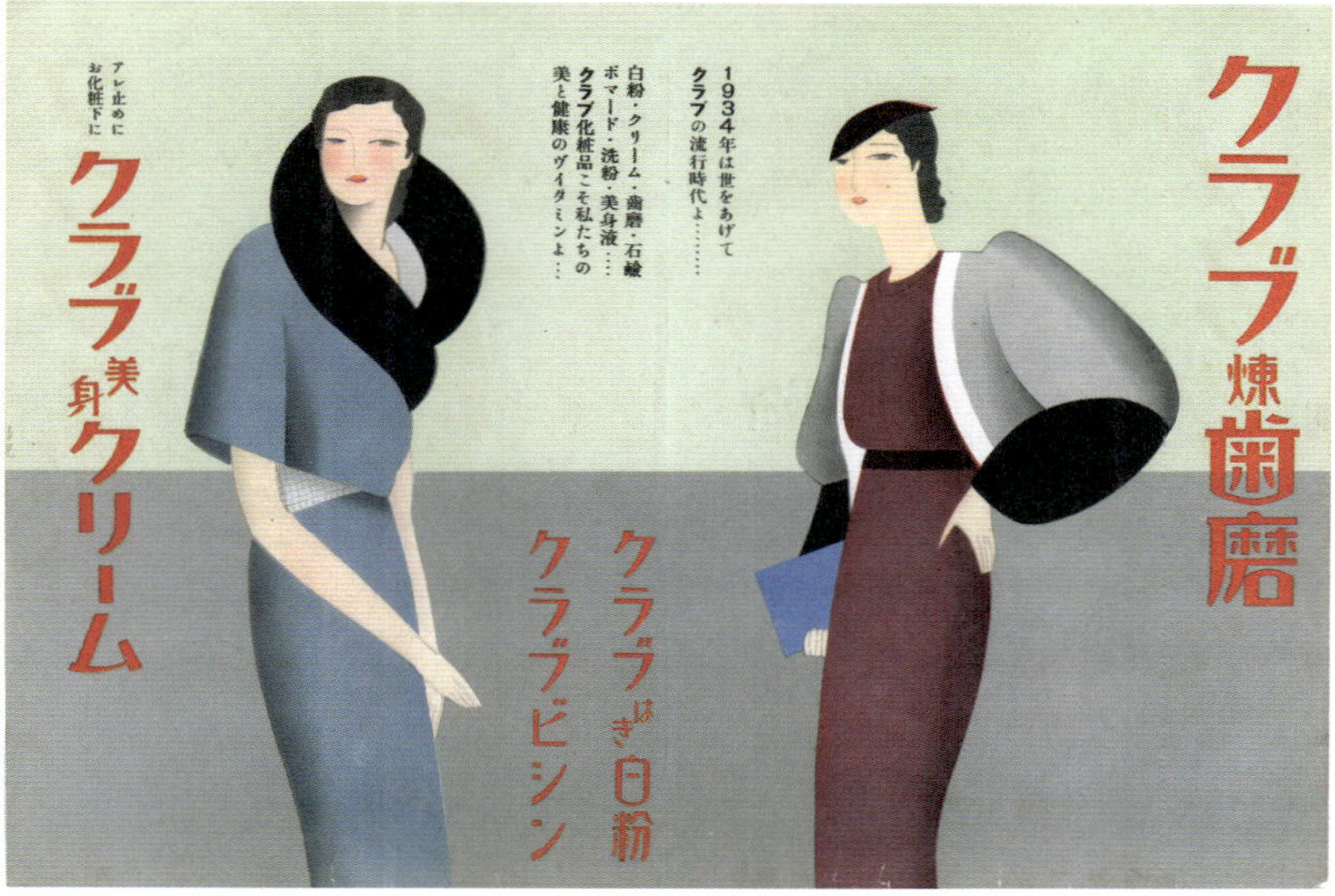

東郷青児画の広告。煉り歯みがきと化粧品を並べ、コピーには「私たちの美と健康のヴィタミンよ」とある（1934 年）。

に対して、厳しい指示を出しました。オリジナリティーのある文案やデザインを要求し、商品名を他社の銘柄に置き換えても通用するような作品は認めませんでした。

芸術家たちの創造力が広告に命を吹き込み、消費者の心を動かし、結果として口腔衛生思想の普及に貢献したことは間違いありません。

一九三五（昭和10）年に三代目社長に就任した小林喜一が、入社時に配属されたのは広告部でした。若い喜一は、ここで広告による口腔衛生啓蒙を重視してきた小林商店の精神をたたき込まれました。その精神は今に受け継がれています。

「すぐれた表現」が人の心をつかむ

中山太陽堂もまた、優れた広告をつくるには優れた専門家が必要であるとの考えにもとづいて、一流の文人や画家を広告スタッフとして迎え入れました。当時、中山太陽堂の広告制作に加わった専門家の中には、版画家の織田一磨、挿絵画家の沖田沖舟、当時売れっ子だった作家の柳川春葉、新進作家の小山内薫などが含まれていました。

時代は下って昭和になると、洋画家の東郷青児、「のらくろ」で知られる漫画家、田河水泡などが中山太陽堂の広告作品を手がけるようになりました。田河水泡は「ハミーおぢさん」というキャラクターを生み出し、漫画を通じて歯みがきの大切さを訴えました。広告を「表現」ととらえ、力を

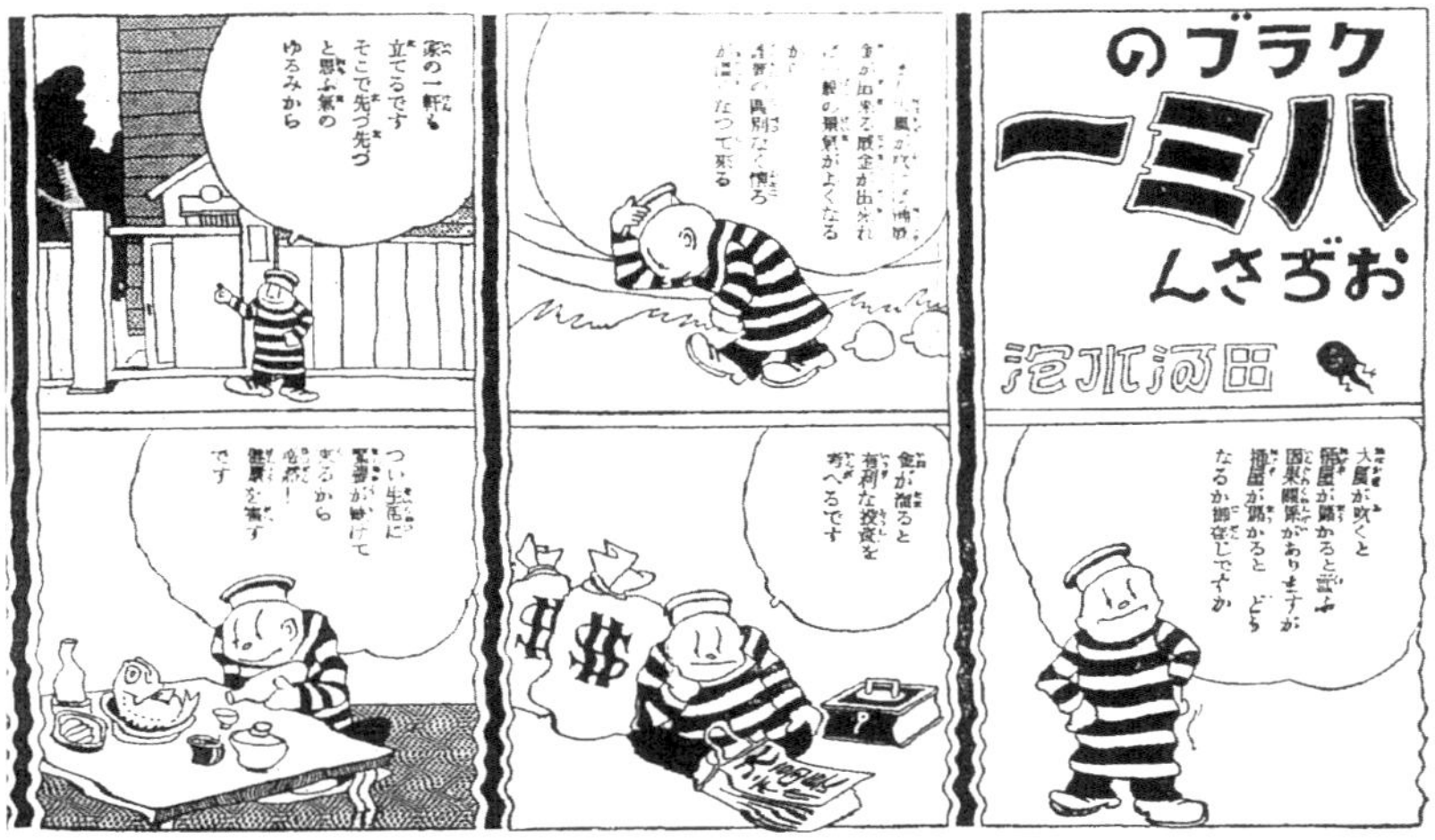
クラブの
ハミーおぢさん
田河水泡
金が溜ると有利な投資を考へるです
家の一軒も立てるです そこで先づ先づと歌ふ気のゆるみから

オリジナルキャラクター「ハミーおぢさん」が登場する田河水泡の漫画。『大阪毎日新聞』（1932年）。

入れていたことがわかります。

広告・宣伝の目的は、「商品を売ること」です。

しかし、それだけはありません。明治期に始まる小林商店や中山太陽堂の広告・宣伝活動は、歯みがきの大切さを訴え、口腔衛生の啓発に大きく貢献することになります。

女性文化と口腔衛生

中山太陽堂は、大正末期にはすでに総合化粧品メーカーに成長していました。

しかし、それで満足する太一ではありませんでした。日頃から「実業は金を儲けただけでは成功したとはいえない」と語っていた太一は、創業二〇周年記念事業として、一九二三（大正12）年、大阪に「中山文化研究所」を開設、東京にも支部を置きました。

開設時に『大阪毎日新聞』に掲載された創立趣意を要約すると、次のようなことが書かれています。

「精神生活と物質生活の融合によって理想に近い文化的な生活を実現できる時代がそこまで来ている。その理想の一端を実現するために中山文化研究所を設立する」

つまり、企業が文化の担い手になる、と宣言しているのです。

中山文化研究所は四つの部門に分かれ、女性文化研究所、整容美粧研究所、児童教養研究所、そして口腔衛生研究所がありました。口腔衛生研究所の活動についてはすでに触れたとおりです（55ページ参照）。

ところで、女性文化や美容や児童教養と、口腔衛生はどうつながるのでしょう。

一九二〇（大正9）年に国立栄養研究所が設立されたことでもわかるように、当時の日本では栄養改善への関心が高まっていました。その反面、健康に大きな影響を及ぼす口腔衛生への意識は低く、女性と子どものむし歯が多いという現実がありました。この問題に対処するには、まず女性が変わらなければなりません。子育てという一大事業を担う女性に対する啓蒙活動が必要だと、太一は考えたのです。

健康で美しい女性が健康な子どもを育てる。歯の健康は身体の健康につながり、身体の健康は美につながる。中山文化研究所の活動は、一貫した趣旨によるものでした。

まず新聞広告で「歯みがきのススメ」

新聞で歯みがきの特効をアピール

広告は、消費者にとって重要な情報源です。テレビも、ラジオも、インターネットもなかった時代には、新聞はほとんど唯一のマスメディアであり、広告媒体でした。

日本初の日刊新聞『横浜毎日新聞』が創刊されたのは、一八七一（明治４）年。翌年には『東京日日新聞』（現在の『毎日新聞』）が、続いて『読売新聞』『朝日新聞』などが続々と創刊されました。

小林富次郎も、広告媒体として、まず新聞に着目しました。小林商店の歯みがき粉第一号である「獅子印ライオン歯磨」が発売されたのは、一八九六（明治29）年七月。この商品の誕生とその薬効を世間に広く伝えるために、この年の一二月五日、ライオン歯磨の最初の新聞広告が『都新聞』に掲載されました。そこには「獅子印ライオン歯磨」の特効が、次のように記されています。

・化学的の作用によって種々の奇効を奏す
・歯牙を強固にし又能《よ》く光沢を発せしむ
・口中の汚物及び臭気を去るに鋭敏なり
・歯質の敗腐を防ぎ又虫歯を治するに妙なり

この広告は、その後も『万朝報』や『二六新報』など、当時の有力紙に掲載されました。

先に挙げた「商人に告ぐるの文」の中で福澤諭吉は、「広告は一回だけ出してもすぐに忘れられてしまうから、繰り返し出すのがよい」と書いています。小林商店はそれを実践していたことがわかります。

ちなみに、ライオン歯磨の最初の雑誌広告は、一八九九（明治32）年四月五日発行の『実業之日本』に掲載された一ページ広告でした。

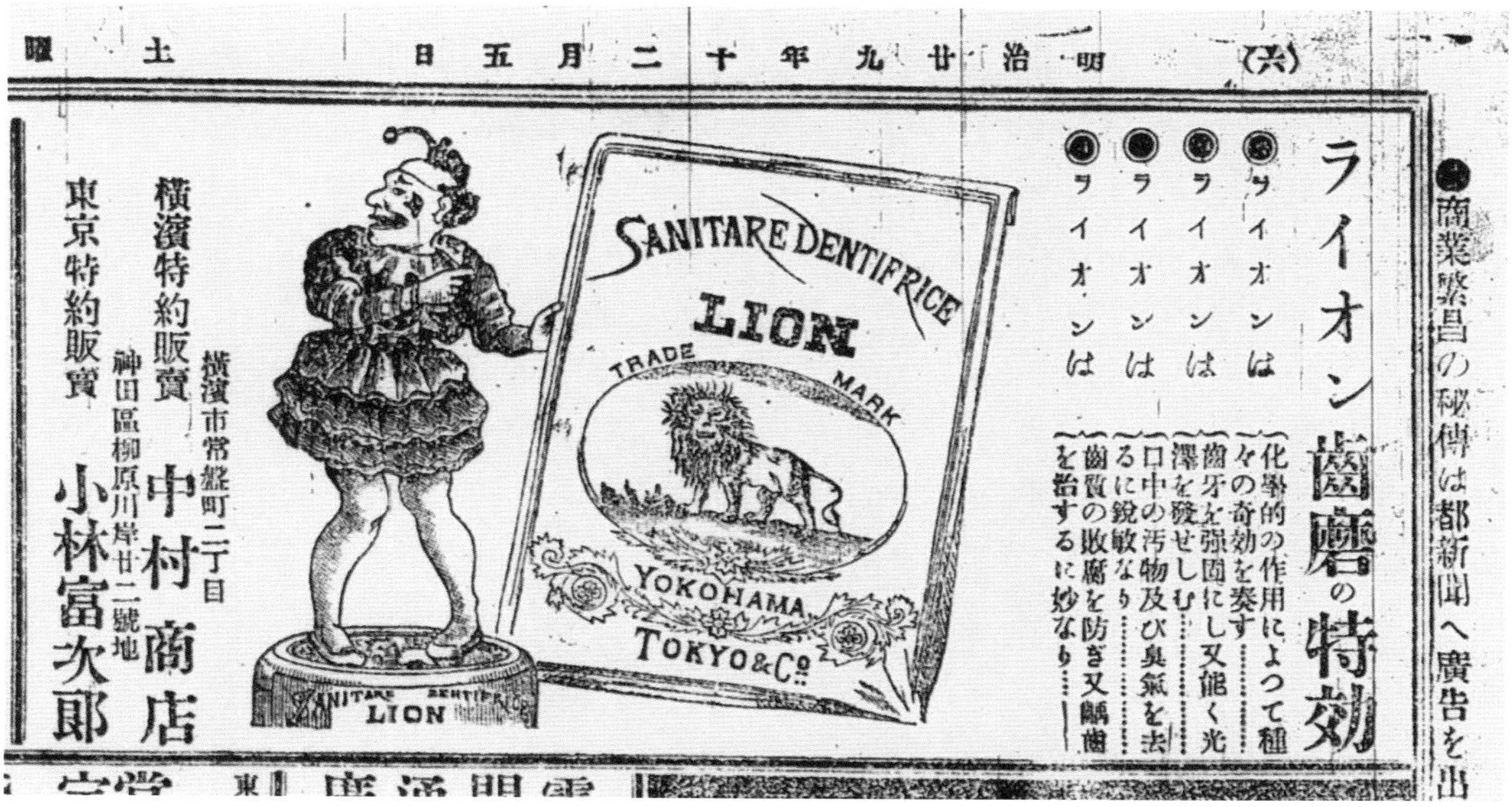

「獅子印ライオン歯磨」の最初の新聞広告。紙面の右上スペースに掲載されている。

敬虔なクリスチャンで禁酒も実践していた小林富次郎は、宗教雑誌や禁酒雑誌にも毎号のように広告を出していました。

図解入りで歯みがきを促す

新聞広告はその後も、歯みがき習慣と口腔衛生思想の普及について、情報発信を続けていきます。小林商店の歯みがき広告の中から、面白いもの、斬新なものをいくつか紹介しましょう。

一九一七（大正６）年の新聞広告では、「不健康な歯は諸病の基」と題して、口腔衛生が全身に影響を与えることを懇切丁寧に解説しています。

この広告では、人体解剖図を使い、歯と歯ぐきをクローズアップ、黒く汚れたむし歯が全身に悪い影響を与える様子を図解していて、見る者に強烈な印象を与えます。

翌年には、口腔衛生の大切さを、図解入りでわかりやすく説明した啓発広告もつくられました。この年は、社会教育と口腔衛生の普及を目的として始まった「ライオン講演会」（54ページ参照）が五四七回も開催され、聴講者が四〇万人を超えた年でもありました。

一九二〇（大正９）年一一月五日は、わが国最初の「むし歯予防デー」ですが、この日、ライオン歯磨の新聞広告は、こう呼びかけています。

「皆さん！むしばにならぬ用心にライオン歯磨をおつかひなさい。」

これらの新聞広告には、美しい写真も、気が利いたコピーもありませんが、全国民に向けた「歯をみがこう」のメッセージが伝わってきます。

歯みがきによる健康促進を訴える

同時代に、歯みがき習慣の啓発に力を入れ、小林商店と競い合っていた中山太陽堂も、積極的に新聞広告を展開していました。

創業者の中山太一は、舶来品に負けない製品をつくるためにヨーロッパから専門の技師を招いたり、中山化学研究所を設立するなど、研究開発に力を注いでいました。新聞広告からも品質のよさや配合成分をアピールする姿勢がうかがえます。

「化学的に歯を強く美しくする　理想の歯磨はクラブ歯磨」

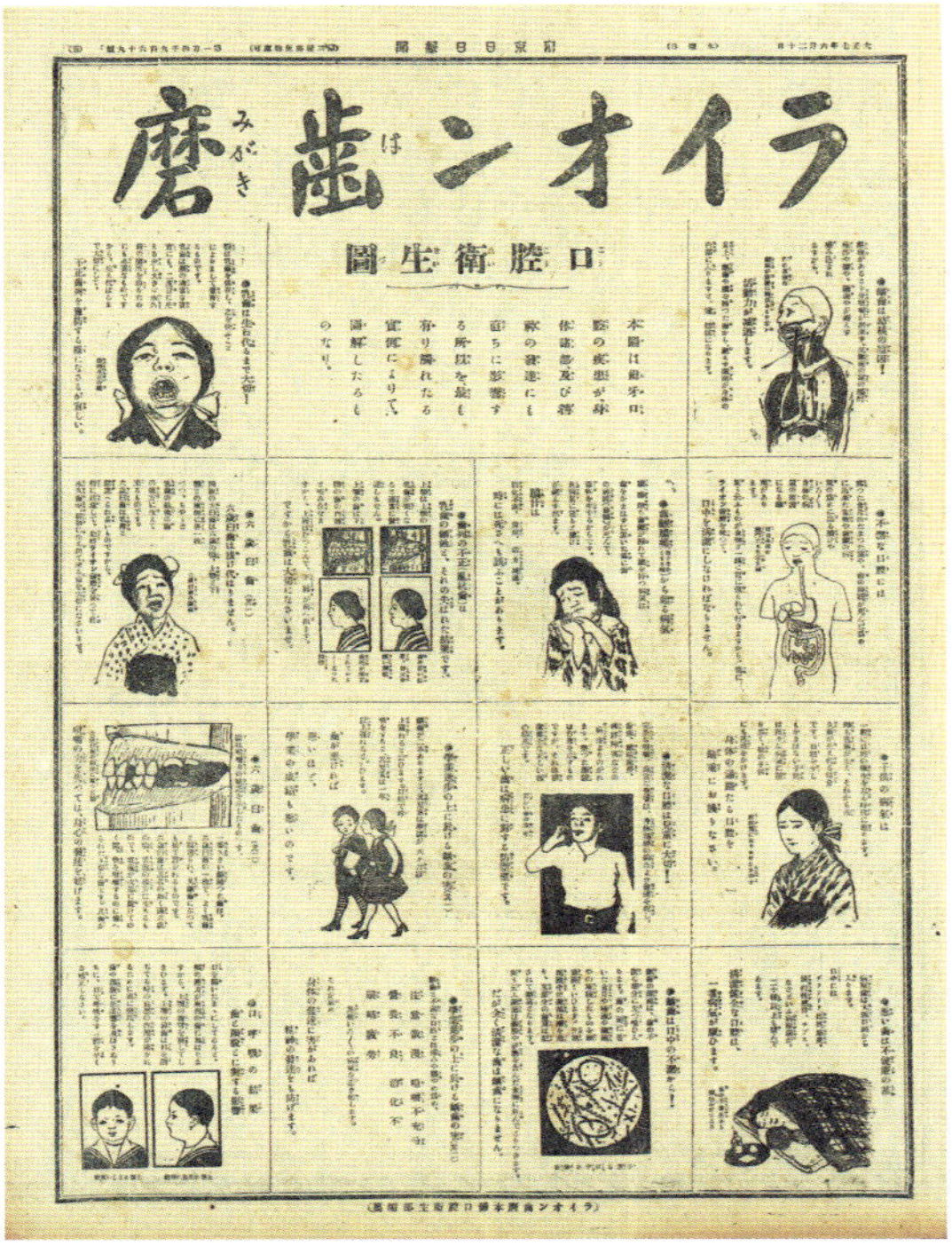
ライオン齒《は》磨《みがき》
口腔衛生圖
本圖は齒牙口腔の疾患が身體諸部及び精神の發達にも直ちに影響する所以を最も有り觸れたる實例により圖解したるものなり。

小林商店の口腔衛生部が制作した初の啓発広告。

（1918年６月20日付『東京日日新聞』）

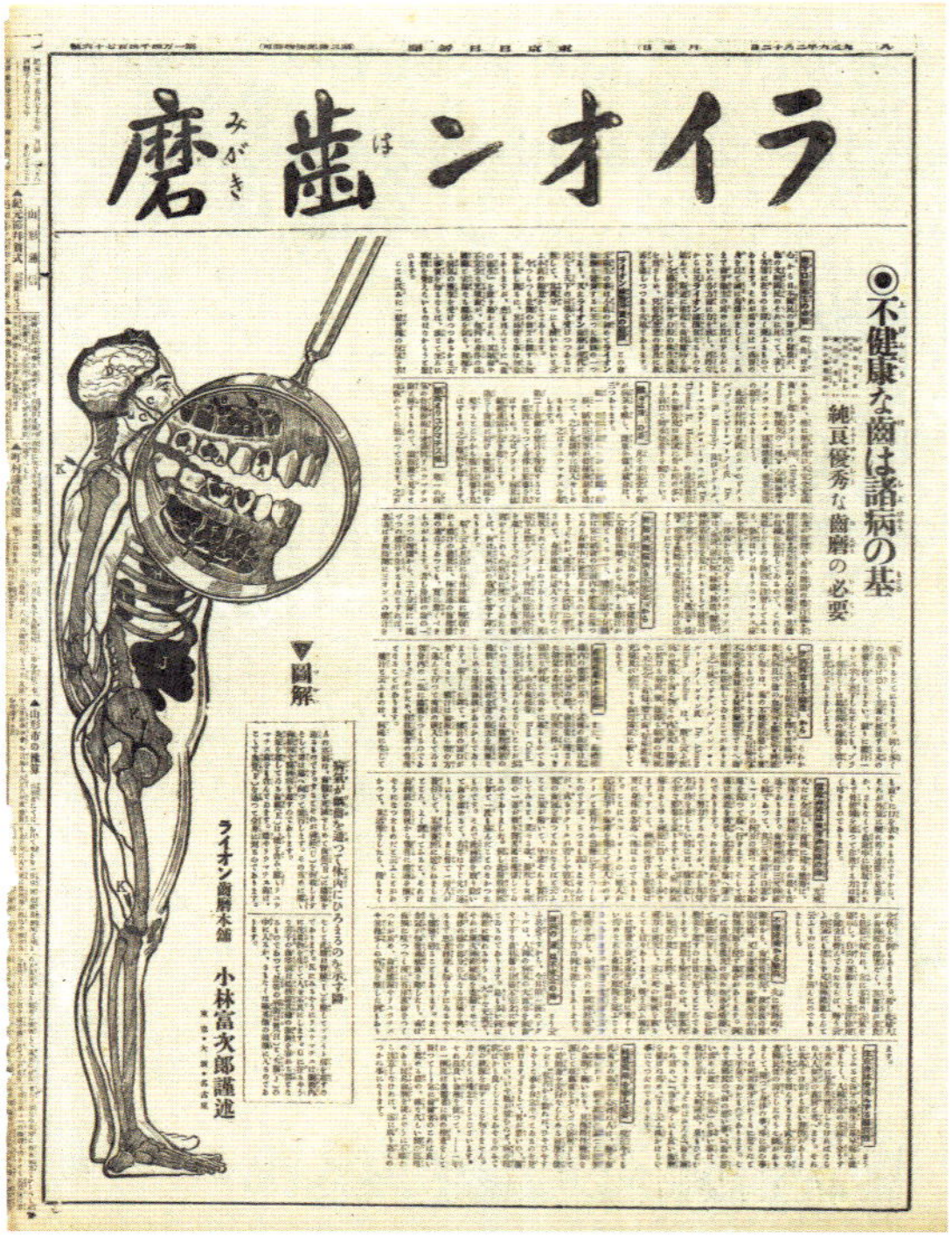
ライオン齒《は》磨《みがき》
不健康な齒は諸病の基
純良優秀な齒磨の必要
圖解
ライオン齒磨本舗
小林富次郎謹述

人体解剖図を使ってむし歯の悪影響を表現している。

（1917年２月12日付『東京日日新聞』）

「十二種の貴重原料を配合せるクラブ歯磨」「歯科医学者の推奨するクラブ煉歯磨」といったコピーを掲げ、その根拠を小さな文字で書き記しています。商品広告というより、歯みがきによる健康促進を啓蒙する姿勢は、小林商店とも共通しています。歯の健康が全身の健康と関係するという、現在にも通用する口腔衛生の考え方が見てとれます。

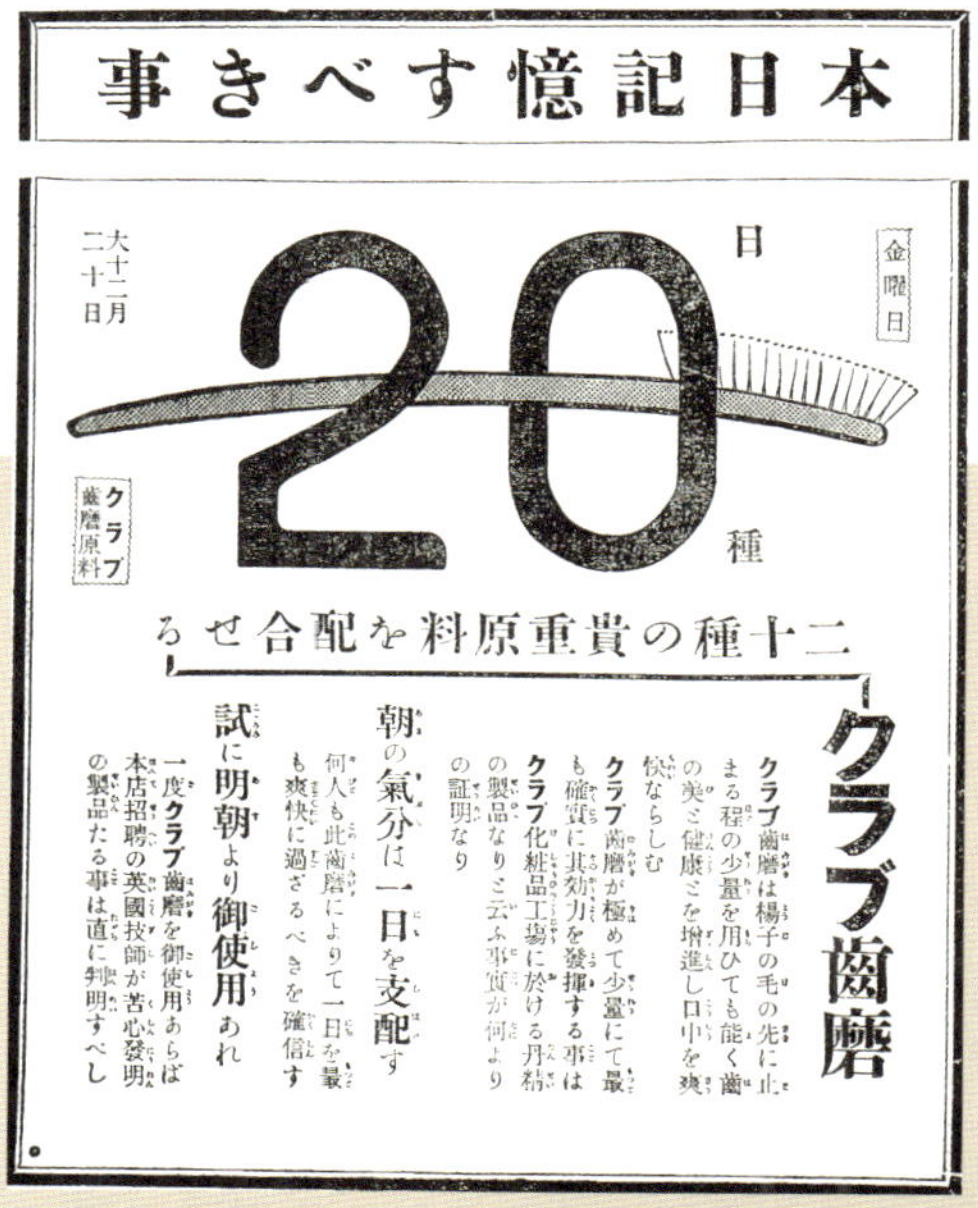

20種の「貴重原料」を配合していることを視覚的に表現したクラブ歯磨の広告。（1912年２月20日付『大阪毎日新聞』）

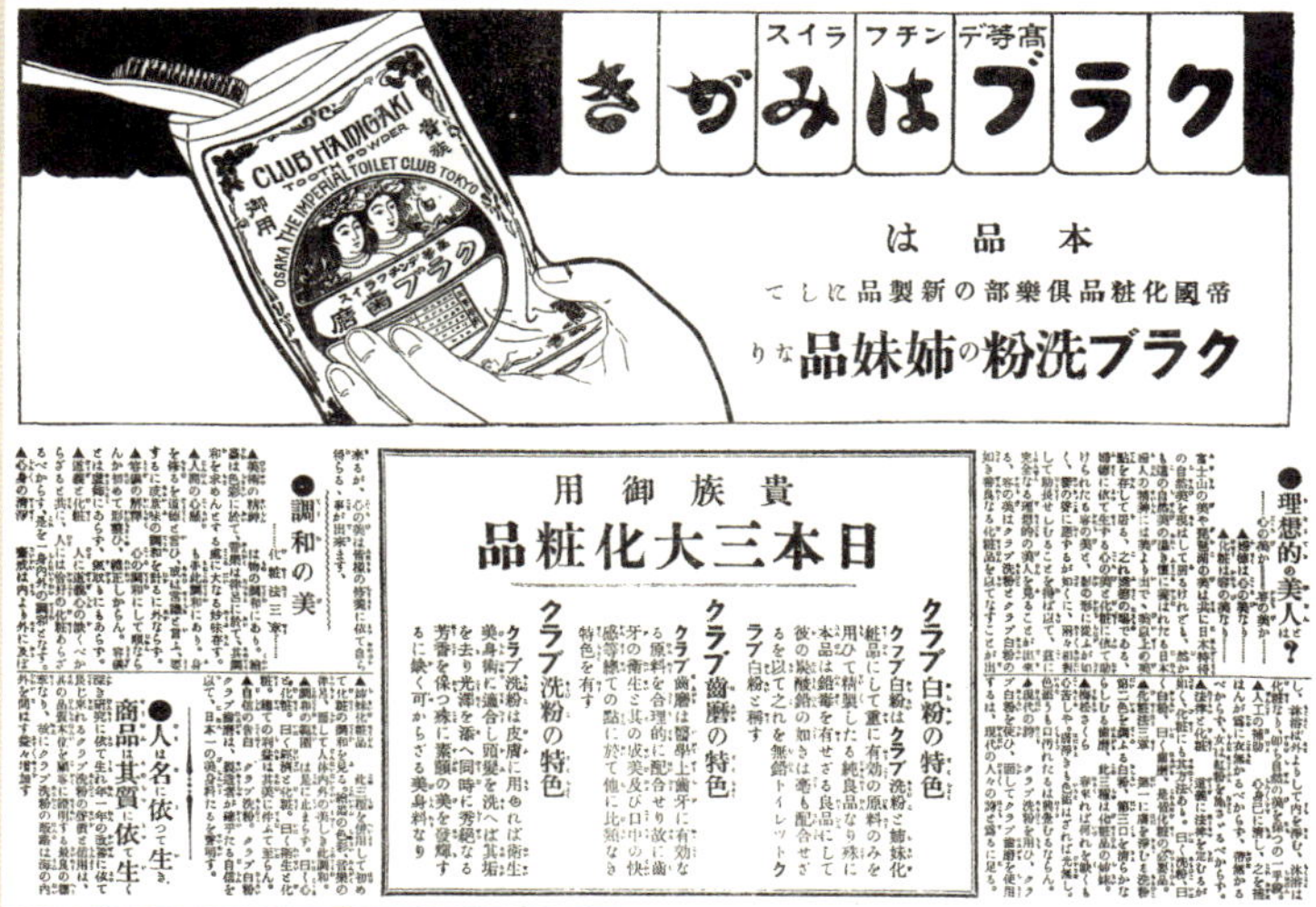

「クラブ歯磨」の最初の新聞広告。「クラブ洗粉」の姉妹品として扱われている。（1910年４月10日付『大阪毎日新聞』）

歯みがきの効能と、その化学的根拠を細かく書き記した広告。
（1916年１月25日付『大阪毎日新聞』）

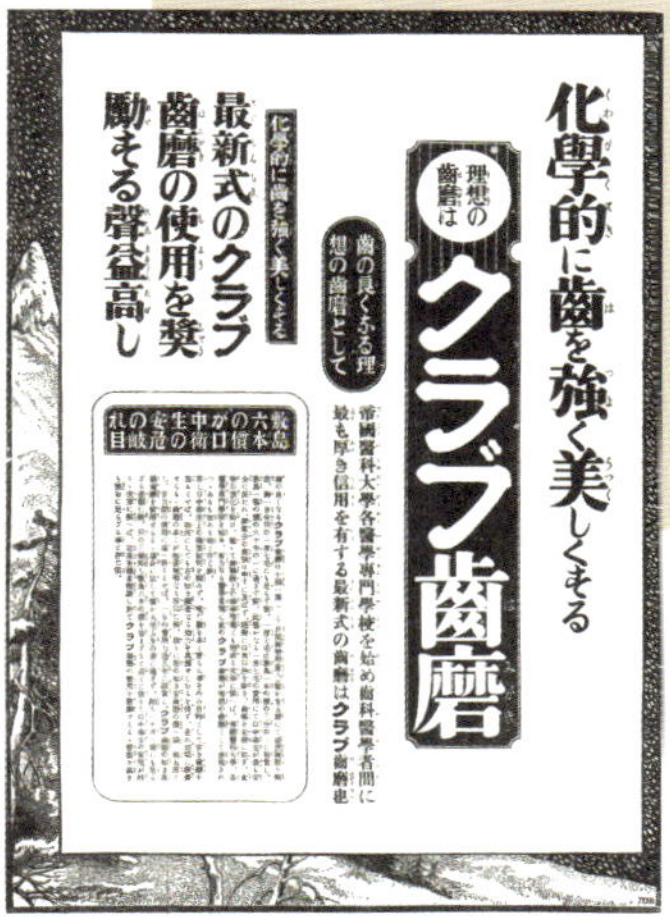

ラジオやテレビから「歯をみがこう!」

鮮烈なインパクトを与えた ラジオのＣＭ

一九五一（昭和26）年九月八日にサンフランシスコ講和条約が締結されると、それを境に日本産業の近代化は一気に進み、人々の暮らしも急速に変わりはじめました。この「生活革命」を後押ししたのが、電波を介した新たなマスコミ――民放ラジオやテレビです。

ラジオが本格的な商業放送を開始したのは、一九五一（昭和26）年九月一日。名古屋の中部放送（ＣＢＣ）と大阪の新日本放送（ＮＪＢ。現在の毎日放送）が先陣を切りました。それまではＮＨＫラジオ一局でしたから、民間放送の開始は、新しい時代を感じさせるものとして大歓迎されました。そうした中で、人々にとりわけ鮮烈な印象を与えたのが、ラジオから流れるさまざまなコマーシャルでした。生活必需品を扱う歯みがきメーカー各社も、こぞって皆が楽しめる番組を工夫しました。

歯みがきメーカーは 積極的に番組を提供

この変化に、ライオン歯磨はいち早く対応しました。新日本放送は、九月一日午前一一時五九分三〇秒、服部時計店提供の正午の時報とスポットで始まりましたが、その後の毎日新聞ニュースに続いて、スモカ歯磨と共同による六〇秒のＣＭを流したのです。

さらに、五日後の九月五日から、新日本放送のクイズ番組、『バイバイゲーム』を提供しました。この番組は、出場者が一般から募集した五つの問題に回答し、第一問正解者は賞金二五〇円がもらえます。第二問、第三問と正解するごとに賞金はバイバイ（倍々）に増え、全問正解者は四〇〇〇円を獲得できます。しかし途中で失敗すれば、それまでの獲得賞金は失われ、「はい、それまで、バイバイ（さようなら）」となってしまいます。

　聴く側にとってもスリリングなこの番組は、一九五二（昭和27）年、一〇八の番組のうちトップの人気番組としてラジオ広告電通賞を獲得。翌年には、日本民間放送連盟主催のコマーシャル・メッセージ・コンクールで一等賞を獲得しました。

　また、毎週火曜日の午後八時に、ライオン歯磨は、三〇分番組『ライオン・ライブラリー』*を提供しました。時の話題や放談、社会探訪など、世相や社会にスポットを当てたちょっと硬派な番組でしたが、知識層を中心に好評を博しました。

　サンスター歯磨も意欲的で、新日本放送の開始と同時に音楽番組『ペンギンタイム』を提供しています。これは、毎朝午前七時一五分に始まる一五分間の帯番組で、テーマソング「ペンギンさん」や、平岡養一の木琴演奏によるクラシック音楽が茶の間に流れました。

　各地に民放ラジオ局が開局されると『ペンギンタイム』を拡大し、天気予報やローカルニュースなども組み入れました。また、曲もクラシックからポピュラーへと代え、出勤前の人々をはじめ、たくさんのファンを獲得しました。

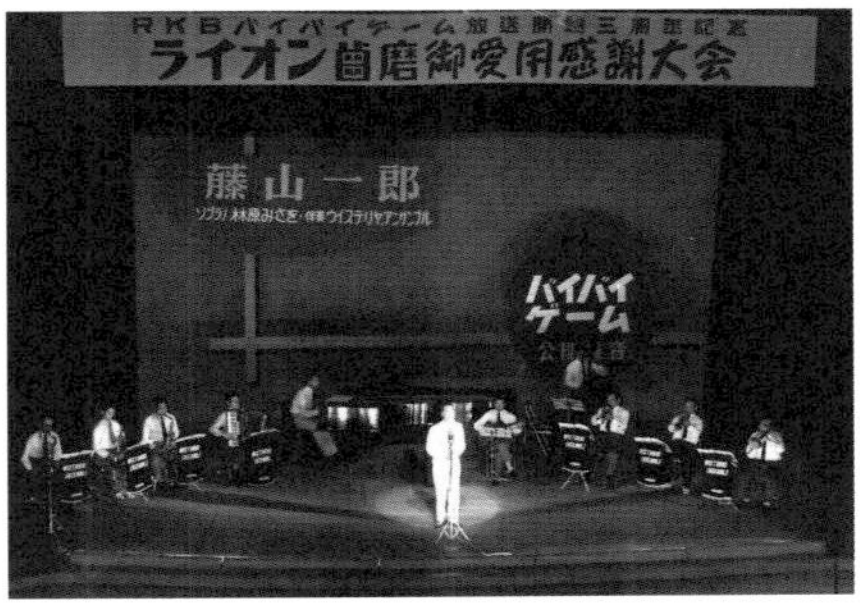

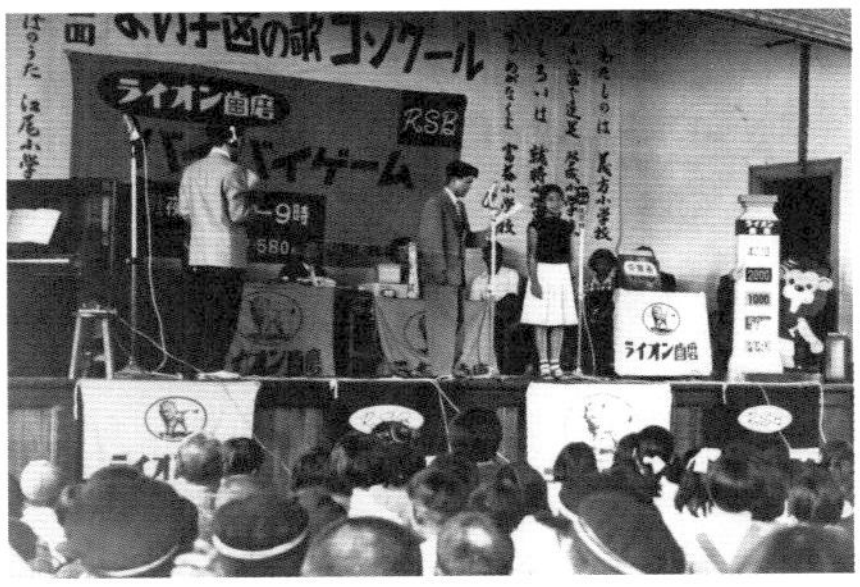

『バイバイゲーム』は当初、スタジオでの視聴者参加番組だったが、昭和26年1月から全国各地で公開録音会が開催された。

新しいメディア、テレビへの関心は絶大

日本でテレビ時代の幕が開いたのは一九五三（昭和28）年二月。NHKテレビの開局が最初でした。続いて、同年八月に日本テレビ放送網（NTV）が放映を開始しました。

　テレビ開局後の数年間、テレビを持つ家庭はごく限られていましたが**、人々の関心は高く、電気

＊『ライオン・ライブラリー』のテーマ
「ダイヤモンドの行方」「出雲行脚」「豊田耕児渡仏記念演奏放送」「エリザベス・サンダース・ホーム（混血児を保護、育成した民間の施設）訪問」「老後も楽しく」他。

＊＊NHKテレビの受信契約数
NHK開局時の受信契約数は866台、NTVが開局した８月時点でも3646台に過ぎなかった。受信契約数が100万台を突破したのは、1958年5月。本格的なテレビブームの到来は、皇太子ご成婚を契機にした1959年以降になる。

店や公共の場に設置されたテレビの前には、黒山の人だかりができました。ライオンやサンスターなどの歯みがきメーカーは、この新しいメディアの可能性に着目し、積極的に番組を提供しました。

日本テレビ放送網の開局と同時に番組を提供したのが、サンスター歯磨です。東京キューバンボーイズ出演による『サンスターフェスティバル』という三〇分番組で、マンボなど軽快なラテンのリズムが視聴者を引きつけました。

サンスターは、その後も『キット・カースンの冒険』『テキサス決死隊』『ライフルマン』など、一連の西部劇を提供しましたが、この間、頻繁に「グリーンサンスター」のCMを放映。歯みがきによって口臭が防げることなどを訴えました。

民放ラジオの実況放送に合わせて、大がかりな学童歯磨訓練大会を開催

ライオン歯磨は、一九六〇（昭和35）年、大阪・桜之宮公園で大がかりな学童歯磨訓練中央大会を開催。大会は毎日放送で実況放送され、全市二三〇校、四万人の子どもたちもこの放送に合わせて訓練を行いました。広島市でも同様の訓練が行われ、市内五万四〇〇〇人の子どもが参加しました。

ラジオの電波を通して結ばれた、元気いっぱいの子どもたち。あらためて歯みがきの大切さを心に刻んだのではないでしょうか。

『スーパーマン』から生まれたスーパーライオン

一方、ライオン歯磨は、一九五三（昭和28）年一〇月に日本テレビ放送網で『動物ビックリ箱』の提供を開始しました。この番組は毎回、動物の生態を子どもが楽しめるストーリーにまとめたもの。シリーズの中の「動物のお化粧」「スージーちゃんの日記」「動物と植物」は、時事新報社主催の第二回全日本PR映画コンクールで奨励賞を受賞しています。

『動物ビックリ箱』が終わると『テレビ動物園』を提供しはじめます。同社がこのような番組を選んだのは、口腔衛生の大切さをもっとも伝えたいのは、子どもやお母さんだと考えていたからです。

一九五六（昭和31）年一一月には、東京放送で、連続テレビ映画『スーパーマン』の提供を開始し

● **全国の小・中学校にテレビを寄贈**
当時はテレビを置けない学校も多かった。そこでライオンは1959年5月から視聴覚教育のために、全国の小中学校へのテレビ寄贈キャンペーンを開始。ライオン製品の空き箱20万円以上を集めた学校にテレビが寄贈された。

ました。スーパーマンが果敢に悪と戦う映像は視聴者の心をとらえ、一九五八（昭和33）年には関東地区で年間第一位の視聴率、七四・二％を獲得しました。

　次のようなエピソードも残っています。

　名古屋地区では毎週日曜日の朝九時四五分から『スーパーマン』が放映されましたが、当時はテレビがある家庭はごくわずか。そのためにテレビのある銭湯や、モーニングサービスを提供する喫茶店に客が殺到し、業者を面食らわせたというのです。この人気にあやかって、同社はブルーの歯みがき剤「スーパーライオン」を発売しました。

昼のゴールデンタイムに主婦層をつかむ

　一九六〇年代に入ると、岩戸景気をきっかけに消費ブームが起こりました。テレビの普及率も急上昇。一九六三（昭和38）年末には、なんと世界第二位の一五〇〇万台に達しました。

　この間、家庭電化製品が急速に普及し、家事労働の負担が大幅に減りました。その結果、主婦の手が空く昼間の時間帯が、第二のゴールデンタイムになり、各社は競って番組を提供しました。

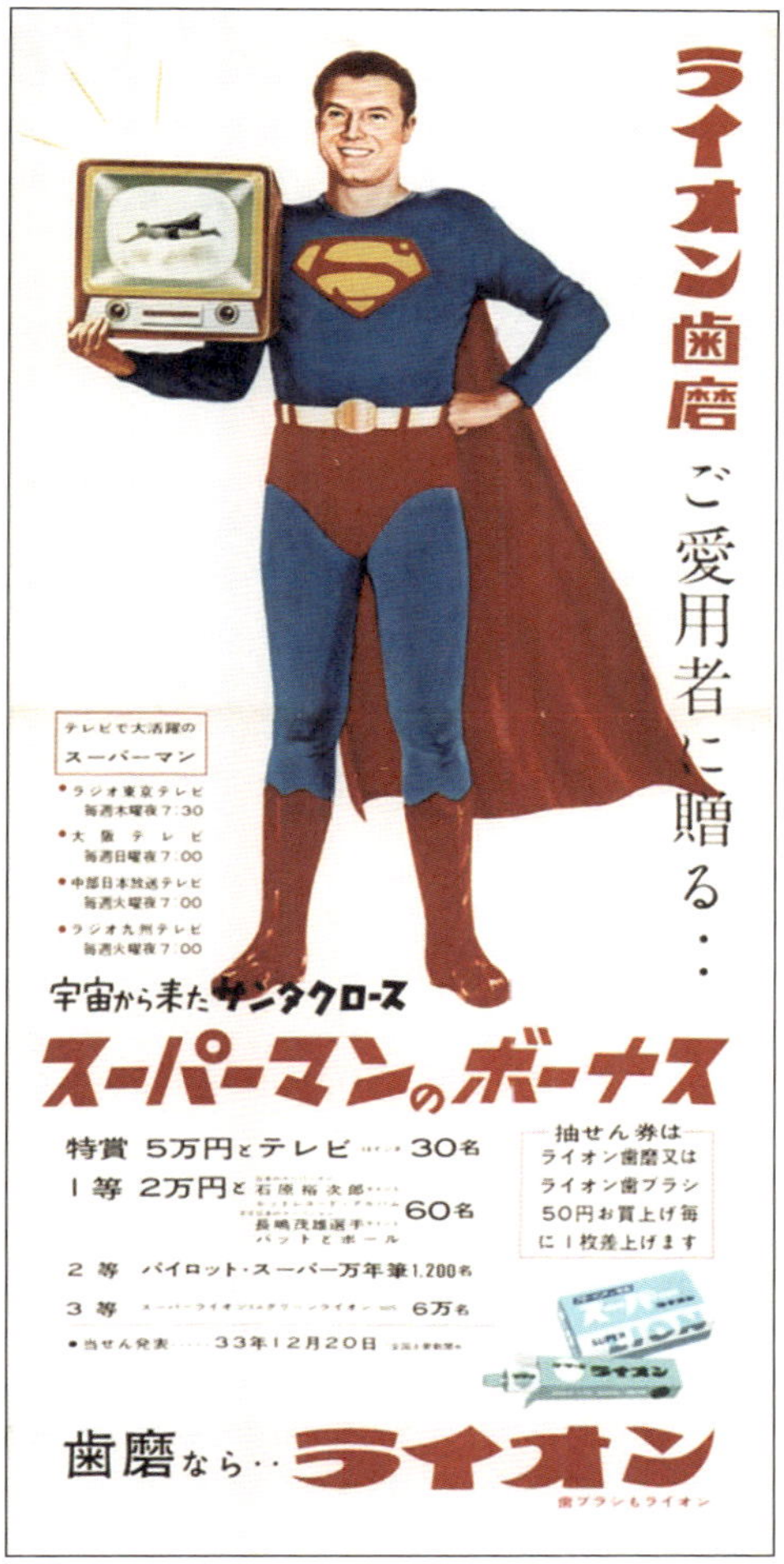

上／スーパーマンを使った宣伝ポスター

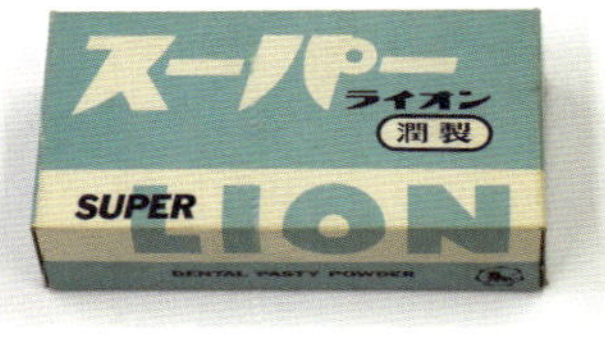

右／スーパーマン人気から生まれた「スーパーライオン」

下／奥様劇場

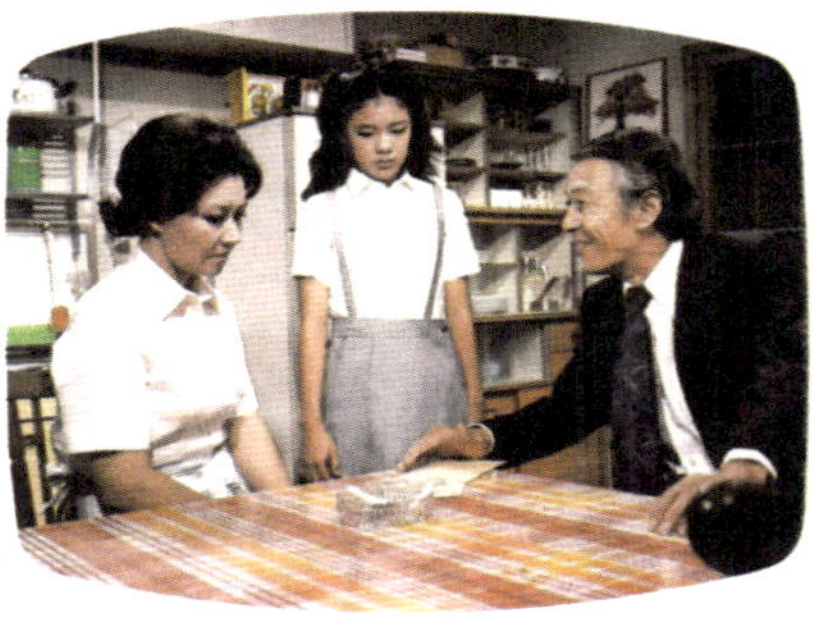

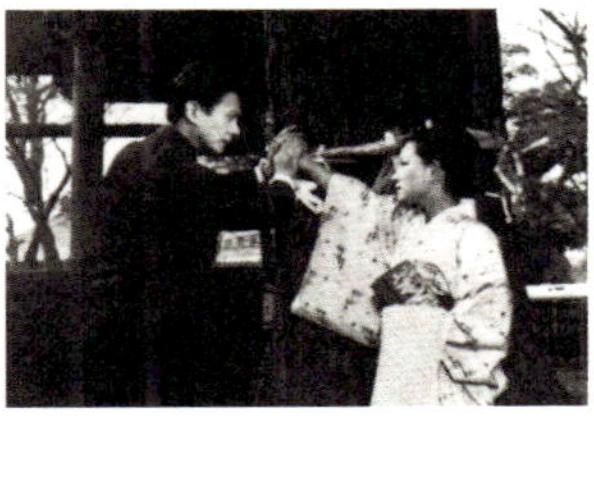

ライオン歯磨は、一九六四（昭和39）年八月、毎週月曜から金曜までのお昼の時間に一社提供の三〇分枠を確保。『ライオン奥様劇場』など、女性を主人公とした「昼ドラ」を提供しています。一九八四（昭和59）年からは、トークバラエティー『ライオンのいただきます』『ライオンのごきげんよう』に引き継がれました。

サンスターや花王も、お昼の時間帯に番組を提供していますが、こうした番組から流れるさまざまなCMは、家族の歯みがきを購入する主婦たちの選択肢を大きく広げました。

鮮烈なカラーCMで歯ぐきの健康を訴える

一九六〇（昭和35）年に、東京・大阪で始まったテレビのカラー放送は、オリンピックに向けて瞬く間に全国に広まりました。

ライオン歯磨は一九六四（昭和39）年、TBS系で土曜日の夜八時から連続ドラマ『逃亡者』の提供を開始しました。妻殺しという無実の罪を着せられた医師、リチャード・キンブルが、警察の執拗な追手を振り切りながら、真犯人の片腕の男を追うという息詰まるストーリー。キンブル役のデビッド・ジャンセンが一躍人気を集めました。

この番組がカラーに変わった時、視聴者に強烈な印象を与えたのが、俳優の福田豊士《とよと》がりんごを手に問いかけた、デンターライオンのCMでした。

「歯ぐき元気ですか？
りんごで歯の健康テストをしてみませんか？
もしかじり口に血がついていると、
歯ぐきから血が出ている証拠。
歯槽膿漏かもしれません。
悪くなる前にまず予防」

真っ赤なりんごを一口かじると、かじり口のきれいな黄色がアップされます。ピンクの歯ぐきと白い歯のコントラストが美しい模型を使って、ていねいに説明することもありました。

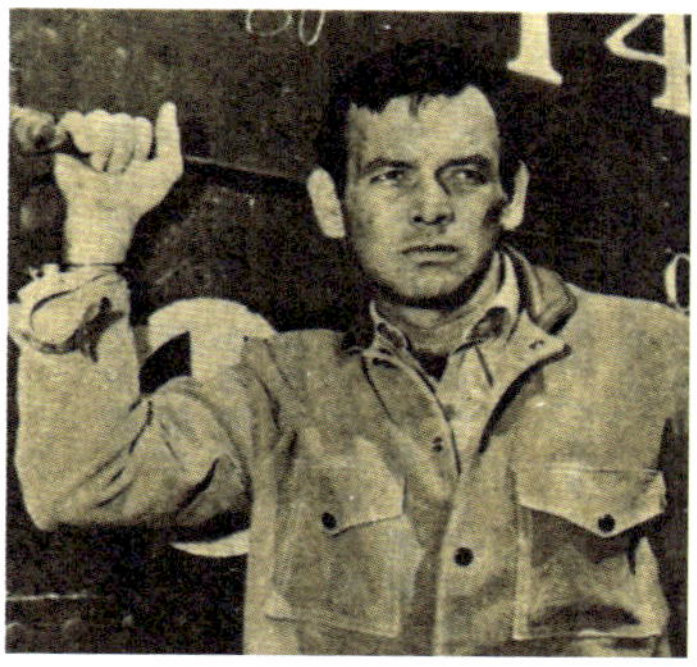
『逃亡者』の主人公、リチャード・キンブル

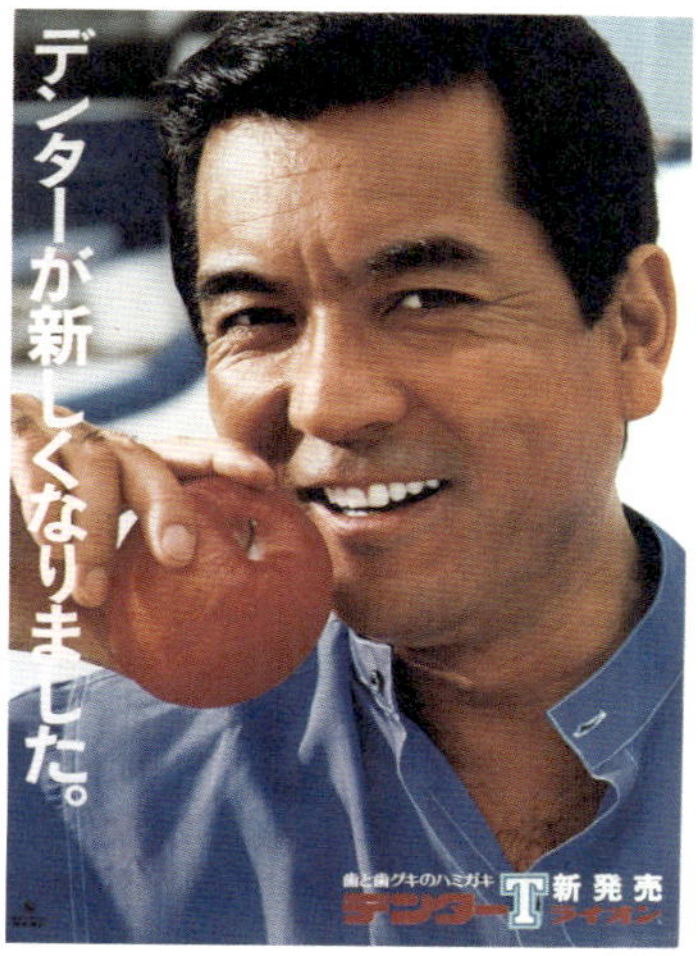

加山雄三もデンターライオンの広告に登場

一連のこのコマーシャルは、歯ぐきの健康への関心を一気に高めました。

人気番組でよびかけた「歯をみがけよ！」

その後も歯みがきメーカーは、さまざまな人気番組を提供していますが、とりわけ視聴者の印象に残っているのが、ライオン歯磨が提供した『８時だョ！全員集合』ではないでしょうか。ザ・ドリフターズ主演のこの国民的コント番組はゴールデンタイムに最高視聴率五〇・五％を記録し、最盛期には毎回四〇～五〇％という驚異的な数字を獲得、「お化け番組」と評されました。

この番組で大いに盛り上がったのが、出演者全員が舞台に上り、エンディング曲「ドリフのビバノン音頭」を歌うシーンでした。最後の画面で、加藤茶がテレビの前の子どもたちによびかけたのは、「風邪ひくなよ！」「お風呂入れよ！」「宿題やれよ！」「歯をみがけよ！」などなど。この掛け声に大きな声で応じていた子どもは少なくありませんでした。

掛け声は随時変わりましたが、「歯をみがけよ」「お風呂に入れよ」は定番でした。これは、初回から最終回まで一貫して筆頭スポンサーだったライオン歯磨に配慮したものといわれています。

歯みがきや身体を清潔にする習慣を啓発するメッセージは、家族でテレビを楽しんだ子どもたちの心に、ストレートに届いたに違いありません。

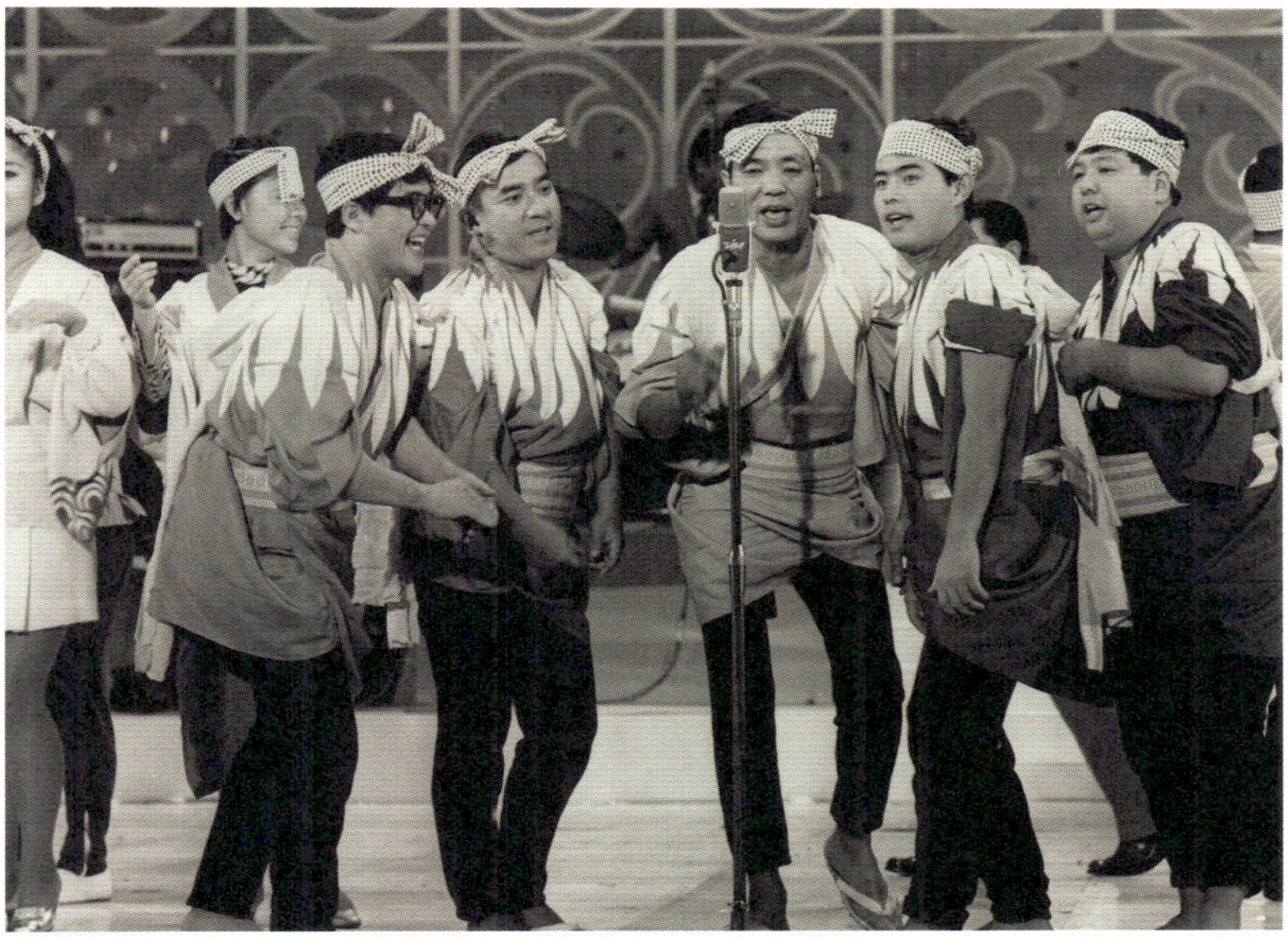

『８時だョ！全員集合』は、1969～85年、毎週土曜日午後８時から放映された。

●歯科医師を対象とした番組も提供
ライオン歯磨は1965年、歯科医師を対象とした番組も支援した。日本歯科医師会の『テレビ歯学講座』で、日本教育テレビ（NET）が15分番組として放映した。

「動く広告」として奮闘した弱小球団「ライオン軍」

一九三七（昭和12）年の夏から日米開戦に至るまでの数年間、各地の球場を沸かせた職業野球団*の巡業試合があったことをご存じでしょうか。

その名は「ライオン軍」。試合が近づくと、地元新聞社が連日特集記事や広告を掲載し、音楽隊を先頭に、大きなのぼりを掲げた宣伝隊が街に繰り出します。球場ではスコアボードの脇にライオン旗が翻り、スタンドの上にはライオン歯磨の旗がズラリと並びます。応援歌が流れるグラウンドでは、愛用者招待で集まった観客たちが「ライオン！」と連呼しながら応援しました。

公式戦がない期間に行われたこの巡業試合は、負け続きの弱小球団「大東京軍」とスポンサー契約を結んだ小林商店が企画したもの。タイアップの条件は、①チーム名はライオン。ユニフォームにライオンのマークを付ける、②当時は破格の八〇〇円を毎月出資する、③オフには、同社が指定する地域を巡業する（費用は同社負担）、④勝ち負けは問わず、球団運営も一任する、の四つでした。

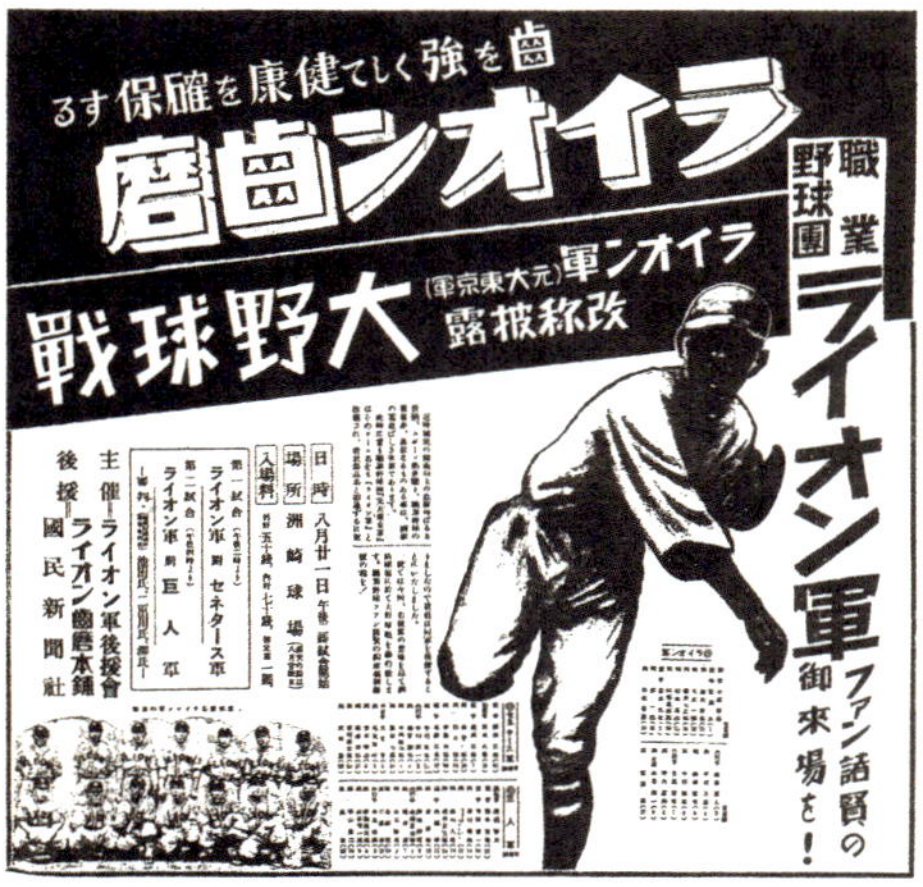

社内報に掲載された「ライオン軍改称披露大野球戦」のポスター（1937年）

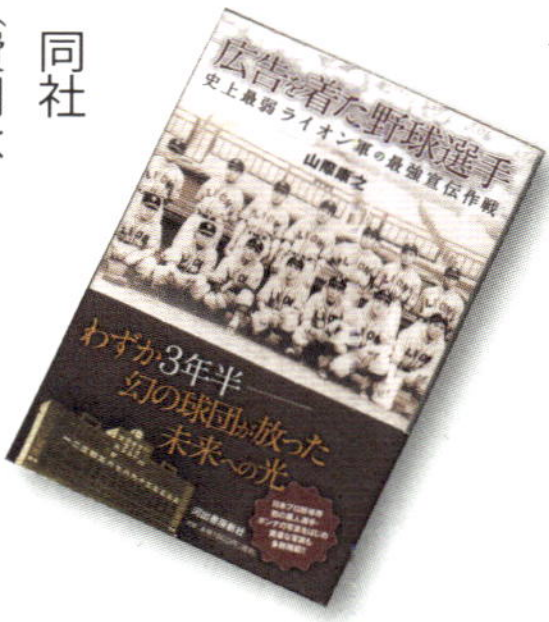

ライオン軍の軌跡を描いたノンフィクション『広告を着た野球選手　史上最弱ライオン軍の最強宣伝作戦』（山際康之著　河出書房新社刊　2015年）

これは球団側が驚くほどの好条件です。かねてから販売促進活動に力を入れていた小林商店は、球団とタイアップすれば思う存分広告・宣伝活動ができると考えたからでした。ただし、公式戦では低迷。計四二回の巡業試合でも一六勝二五敗一引き分けと成績はいまひとつでしたが、「ライオン」の文字は大勢の人の心にしっかり刻みつけられました。

一九四一（昭和16）年一月、敵性語として「ライオン」の名称が使えなくなると、ライオン軍は姿を消しましたが、同社の取り組みは、戦後のプロ野球運営の礎になったといわれています。

*初の職業野球団、東京巨人軍が誕生したのは1934年。1936年に大阪タイガース、阪急、名古屋金鯱、名古屋、大東京、東京セネターズの7球団により日本職業野球連盟が設立。1937年にイーグルスが加盟して8球団になった。

正しい知識を広げる努力

図解や映像を交えて、ていねいに伝える

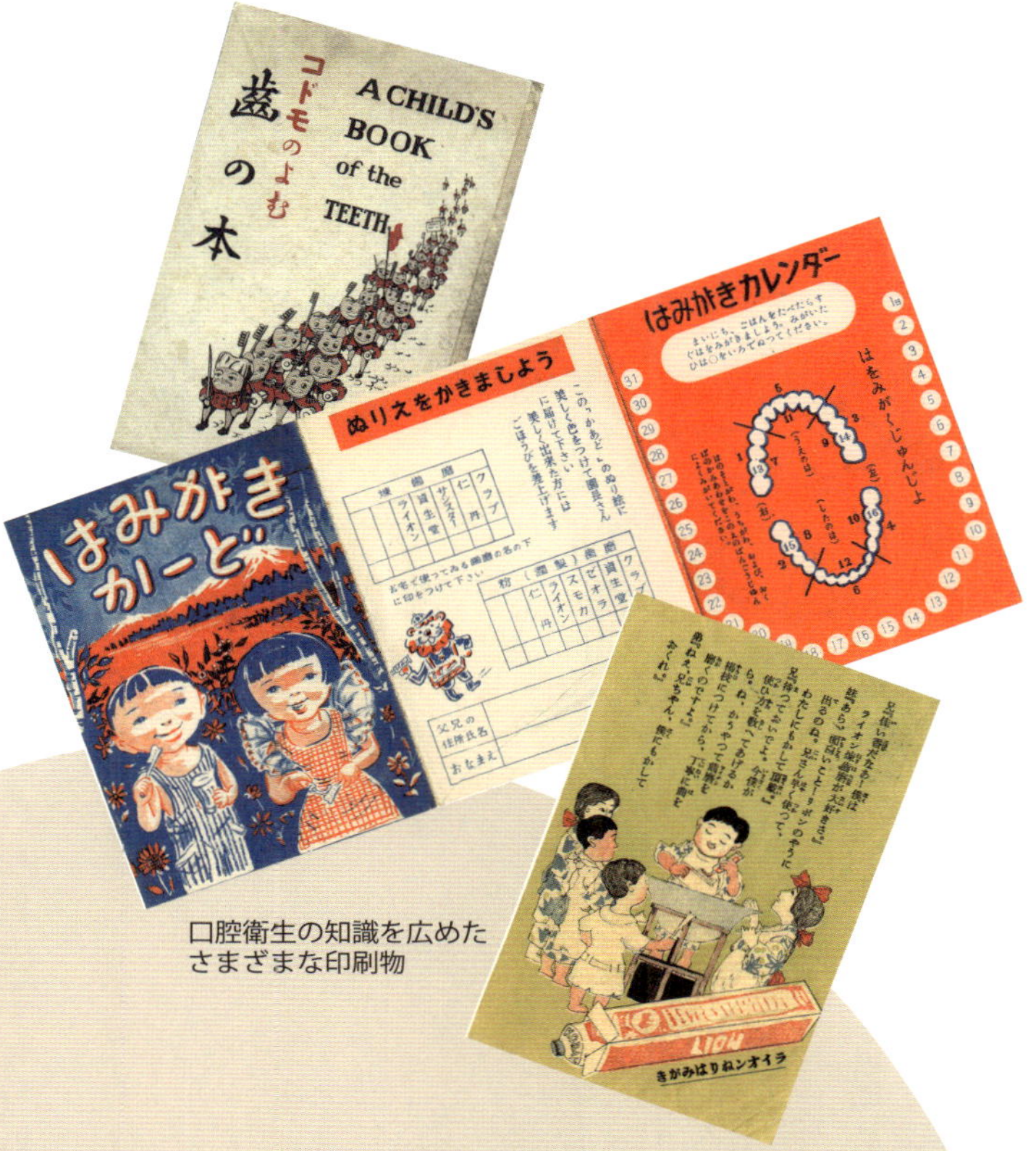

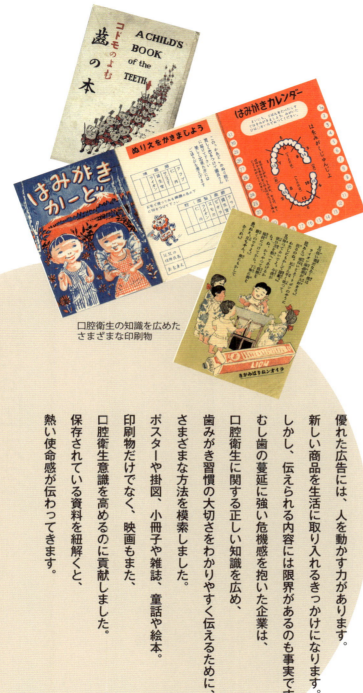

口腔衛生の知識を広めた
さまざまな印刷物

優れた広告には、人を動かす力があります。
新しい商品を生活に取り入れるきっかけになります。
しかし、伝えられる内容には限界があるのも事実です。
むし歯の蔓延に強い危機感を抱いた企業は、
口腔衛生に関する正しい知識を広め、
歯みがき習慣の大切さをわかりやすく伝えるために、
さまざまな方法を模索しました。
ポスターや掛図、小冊子や雑誌、童話や絵本。
印刷物だけでなく、映画もまた、
口腔衛生意識を高めるのに貢献しました。
保存されている資料を紐解くと、
熱い使命感が伝わってきます。

多様な印刷物が情報を伝える

先駆的だった『通俗　歯の養生法』

新聞広告に加えて、口腔衛生についての知識を広めるために大きな役割を果たしたのは、今でいうパンフットやリーフレットをはじめとする印刷物です。むし歯や口腔衛生について専門的に解説した高度な内容のものから、子どもたちに歯みがきをすすめる「歯みがきカード」やしおりまで、多種多様です。こうした印刷物を活用した口腔衛生普及活動は、企業による文化活動と見なすことができるでしょう。

中でも、口腔衛生の普及を目的とした印刷物として、わが国でもっとも古いと思われるのは、『通俗　歯の養生法』と題する小冊子です。

これは一九一二（明治45）年、当時、小林商店の社内に設置されていた歯科衛生普及会がその研究成果をまとめたものでした。縦一五センチ、横一〇・五センチ、五二ページの小冊子で、目次には次のような項目が並んでいます。

歯は生命の基／歯と文明の関係／乳歯と永久歯／歯の性質／齲歯の原因／齲歯の予防法／子供の歯の注意／歯磨の選択

このような口腔衛生に関する最新の知識や方法を図解入りで解説したものでした。

たとえば、「齲歯の原因」として「ミラー学説」が紹介されています。これは一八八九（明治22）年、ドイツのミラー博士によって提唱された新しい学説です。

それまで、むし歯は歯に巣食う「歯虫」によってできると考えられていましたが、ミラー博士は化学細菌説を唱えました。むし歯の発生原因は、歯の表面についた糖類が口腔内の細菌によって発酵して有機酸がつくられ、この酸に歯が溶かされることによって起こるというのです。

この新しい学説が紹介されたことは、画期的でした。『通俗　歯の養生法』は、科学的口腔衛生啓発理論の先駆けともいうべき試みだったといえるでしょう。

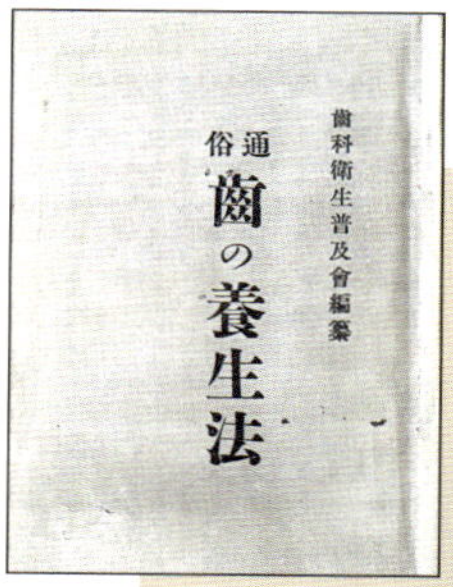

『通俗　歯の養生法』の複製本。当時の最新の知見を、図解入りで解説している。

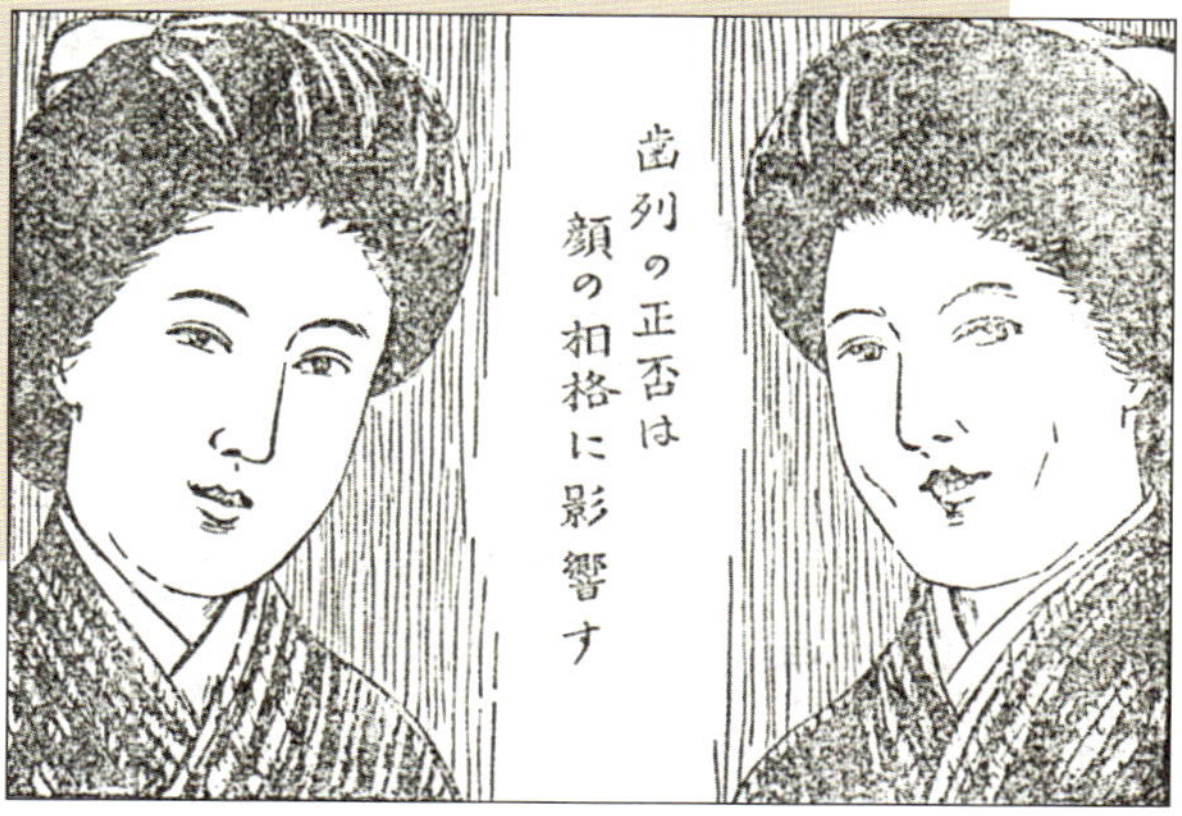

『通俗　歯の養生法』の挿画。歯並びのよし悪しが、容貌に影響することを示している。

学校や歯科医師に情報を発信

こうした冊子に加えて定期的に刊行される雑誌もつくられ、小林商店の印刷物による口腔衛生啓発は、ますます盛んになっていきます。

一九一八（大正7）年に発刊された『ライオン・コスモス』は、一九一三（大正2）年に始まったライオン講演会の活動を学校や歯科医師に伝え、さらに効果的に展開することを目指して創刊された機関誌です。講演内容の紹介や、口腔衛生、歯科に関する専門的な記事などを中心に編集されていました。

この『ライオン・コスモス』は、関東大震災によって休刊するまでの約五年間で、五五号まで発行されました。

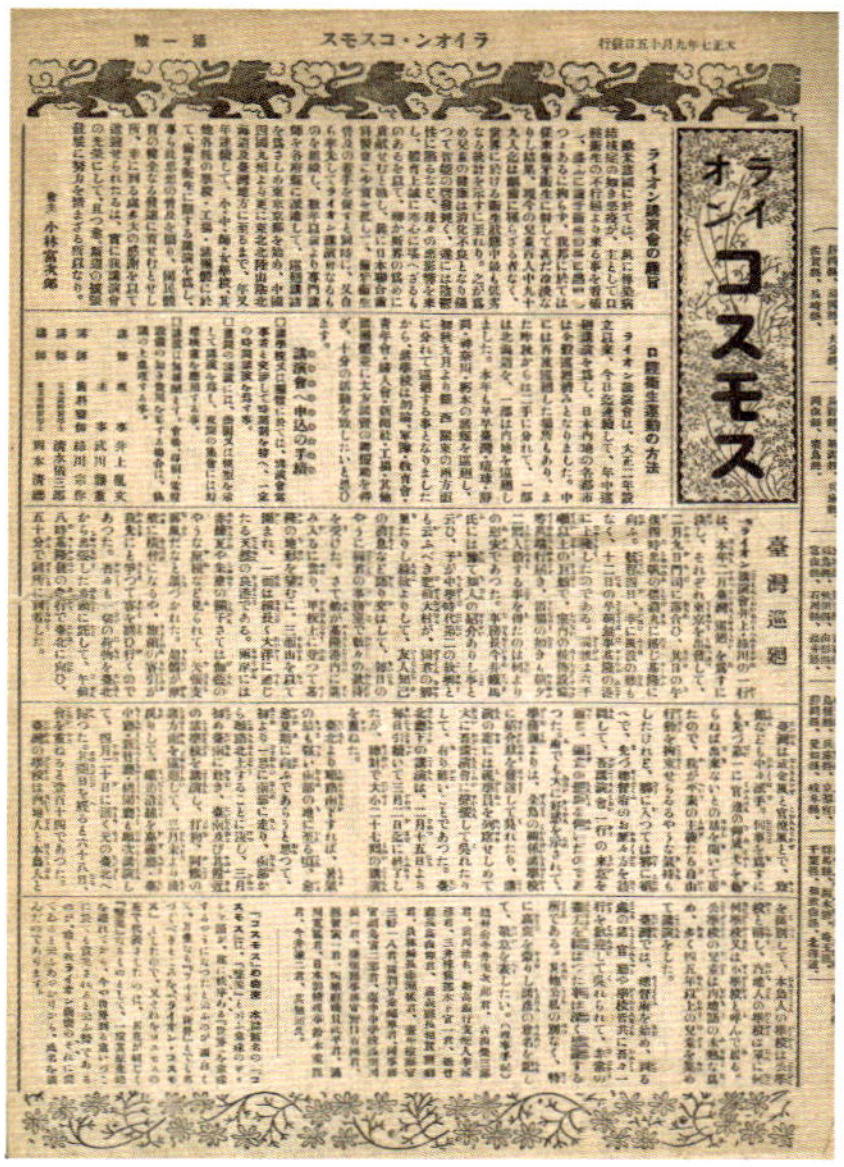
ライオン
コスモス

『ライオン・コスモス』はタブロイド判４ページの月刊誌だった。

一九三一（昭和６）年、学校歯科医令が公布されて学校歯科衛生の取り組みが本格的に始まると、小林商店は、小学校の先生に向けた小冊子『小学校に於ける歯科衛生教授細目』を発行しました。むし歯予防のためには、子どもに対する歯科衛生教育が重要だと考えていたからです。

同じ年、「歯の衛生カレンダー」を作成し、学校に寄贈しています。その数は五〇万部に上りました。半ば商品の宣伝が目的とはいえ、口腔衛生教育を重視する企業姿勢が表れています。

その後も数多くの印刷物がつくられ続けます。その数は枚挙にいとまがありません。小林商店が口腔衛生啓発のために作成した印刷物の中から、主なものをいくつか挙げてみましょう。

口腔衛生啓発のための印刷物

1953（昭和28）年	●口腔衛生活動のための貸し出し用ポスターを制作。移動展を想定して20枚１組とし、それぞれに標語を冠した。
1966（昭和41）年	●歯科医院向けの絵本『歯の健康』発刊 歯科診療所が患者への啓発に利用できるように、学術的な内容をわかりやすく絵本のかたちにまとめた。年２回刊行、昭和46年３月発行の９号まで継続された。（指導：日本歯科医師会）
1966（昭和41）年	●母子歯科衛生用パンフレット『たんぽぽ』発刊 母と子を対象とした啓発活動「たんぽぽ運動」の一環として発刊。Ｂ６判の小冊子で、講習会の教材として活用した。
1979（昭和54）年	●「小学校歯の保健指導の手引き」にのっとった冊子を作成。 ①たいせつな歯　②歯――歯槽膿漏をさぐる　③歯周疾患――そのミクロ像
1980（昭和55）年	●『よい歯ブック――歯槽膿漏の予防』を制作配布 口腔衛生普及を目的とした小冊子。

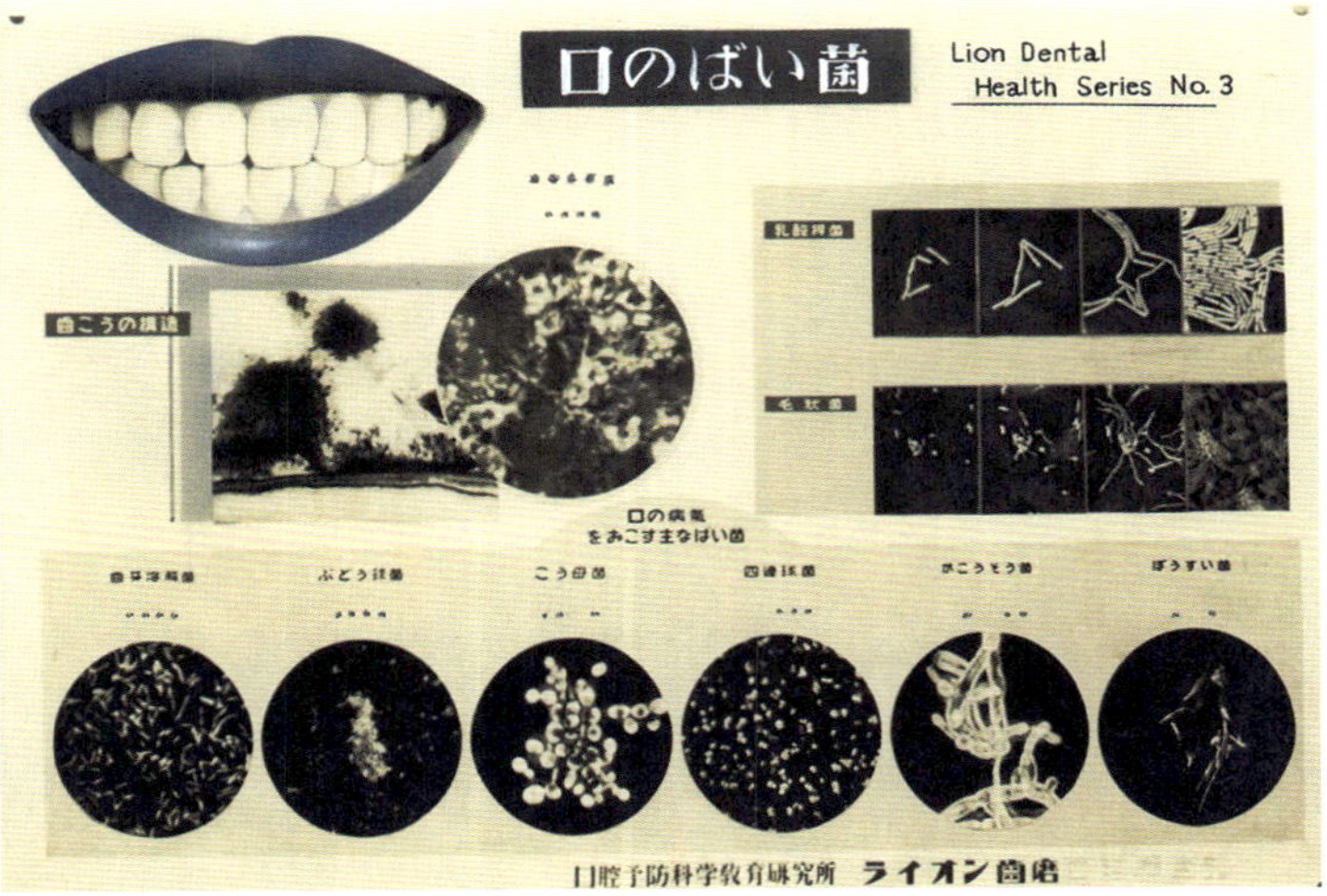

口腔衛生活動のための貸し出し用ポスター。顕微鏡写真入りで歯垢の構造を説明したり、むし歯の進行を図解するなど、口腔衛生の大切さをわかりやすく説明している（1953年）。

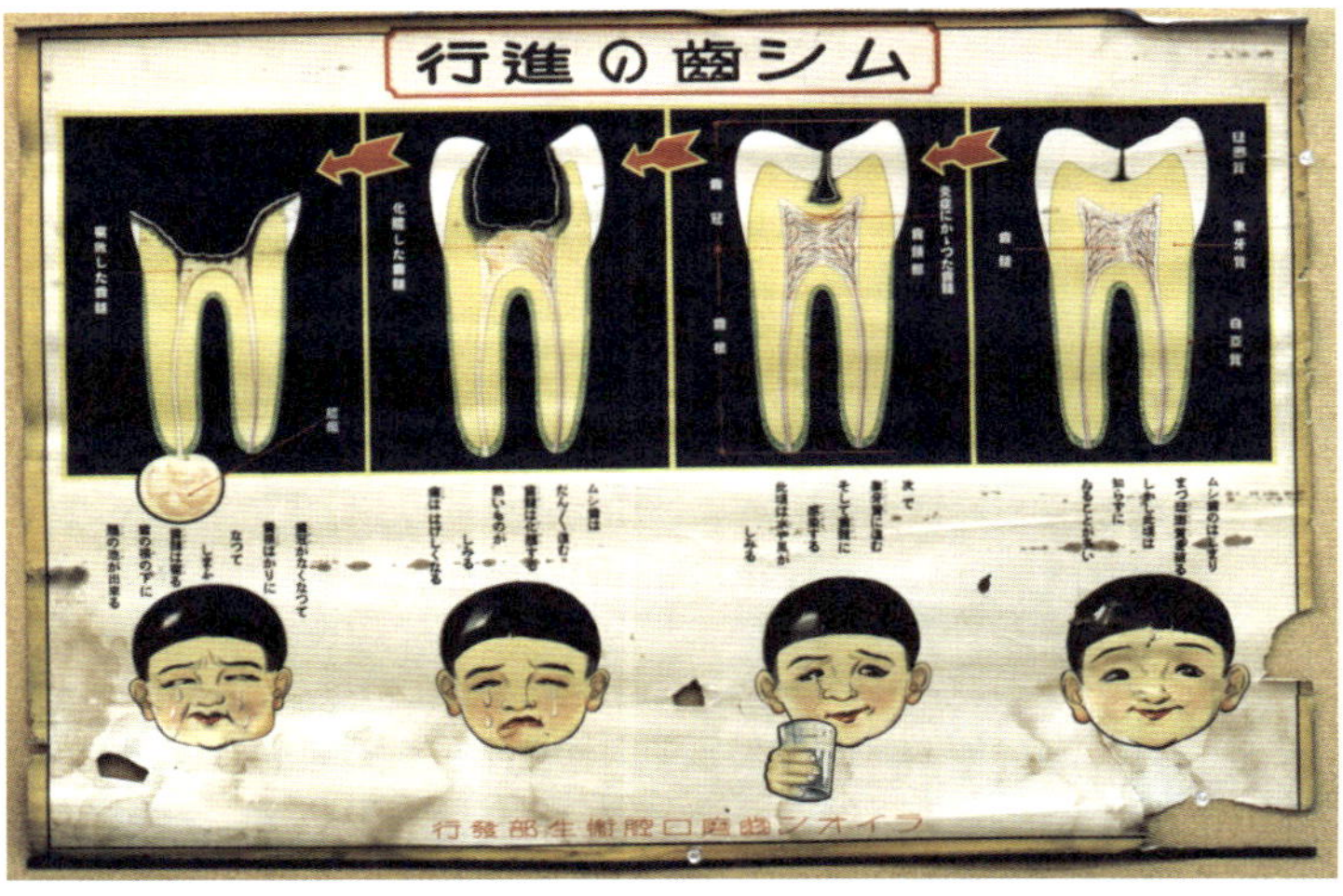

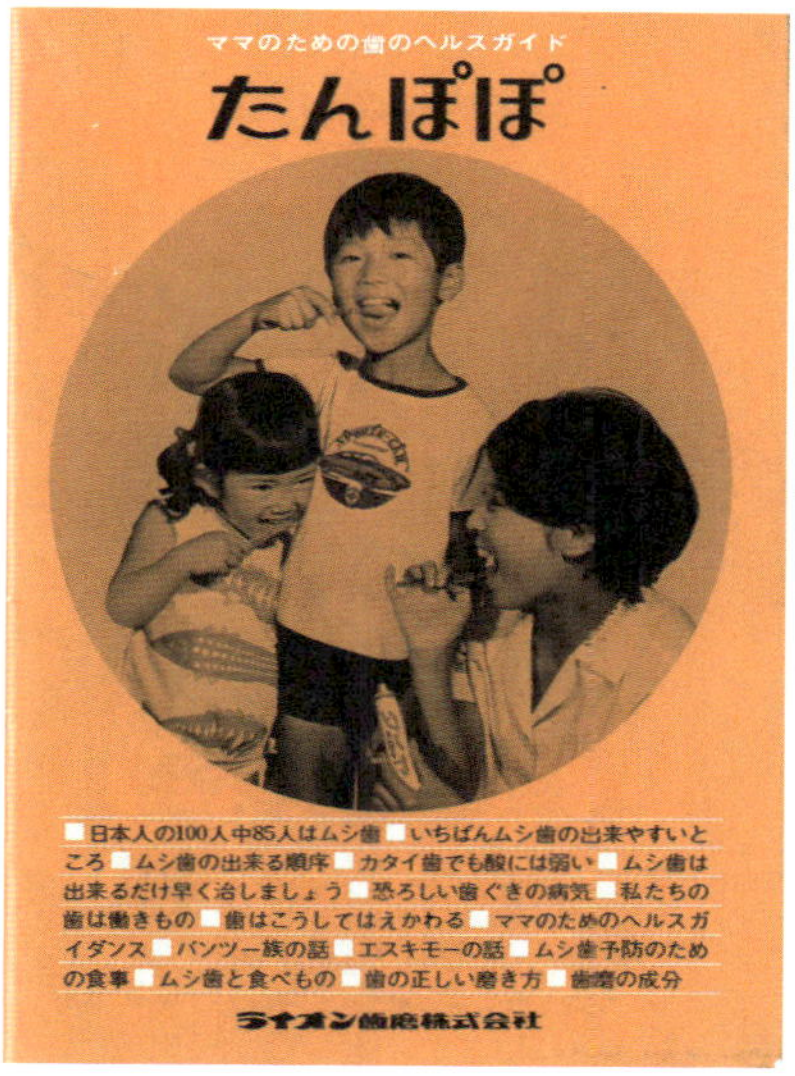

母子歯科衛生用パンフレット『たんぽぽ』創刊号（1966年）

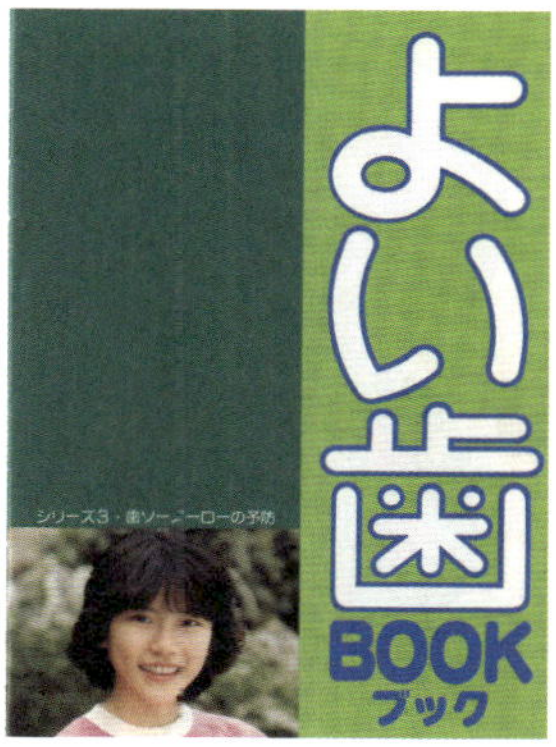

『よい歯ブック──歯槽膿漏の予防』（1980年）

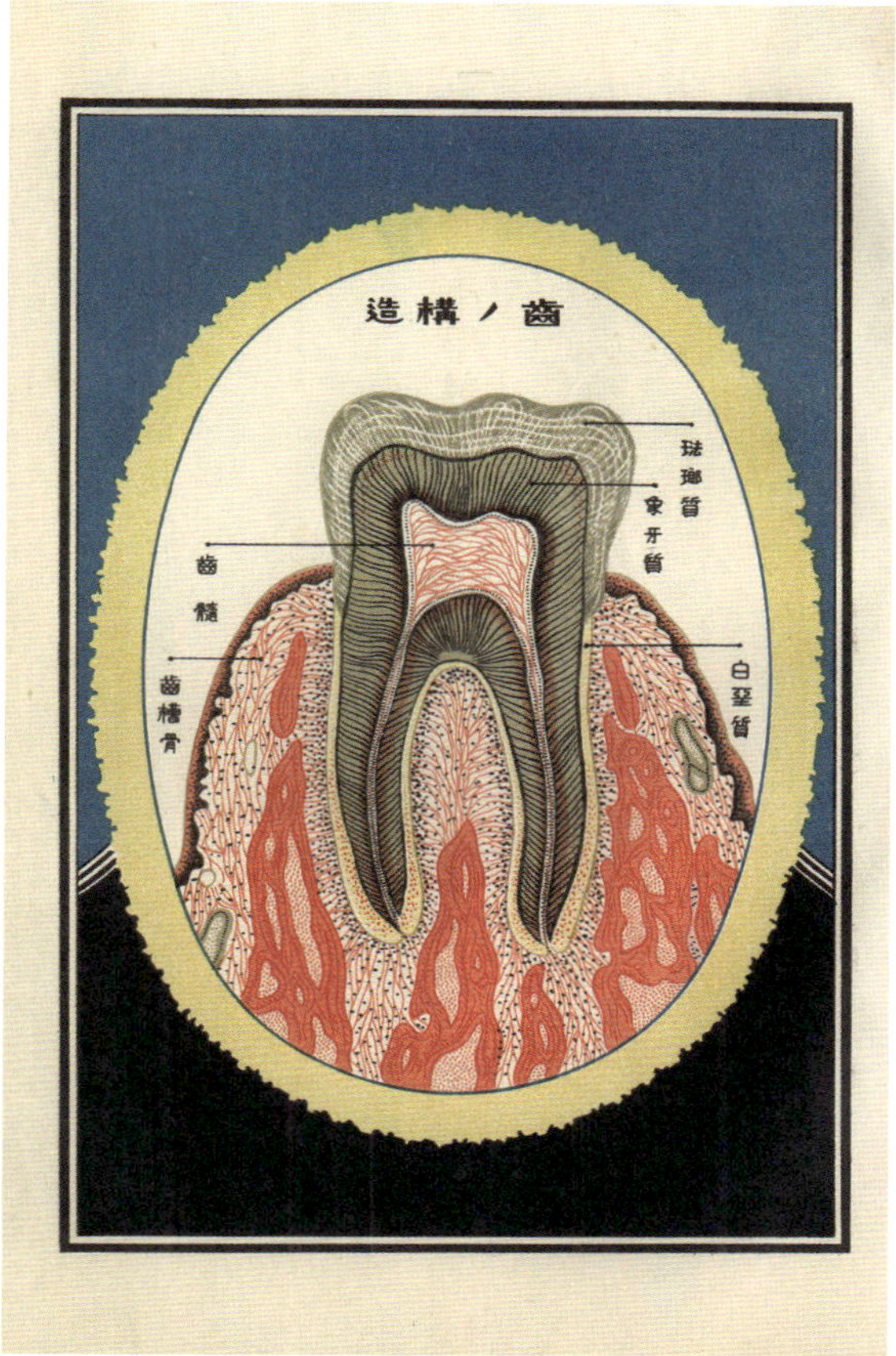

『小学校に於ける歯科衛生教授細目』に掲載されていた歯の構造図（1931年）

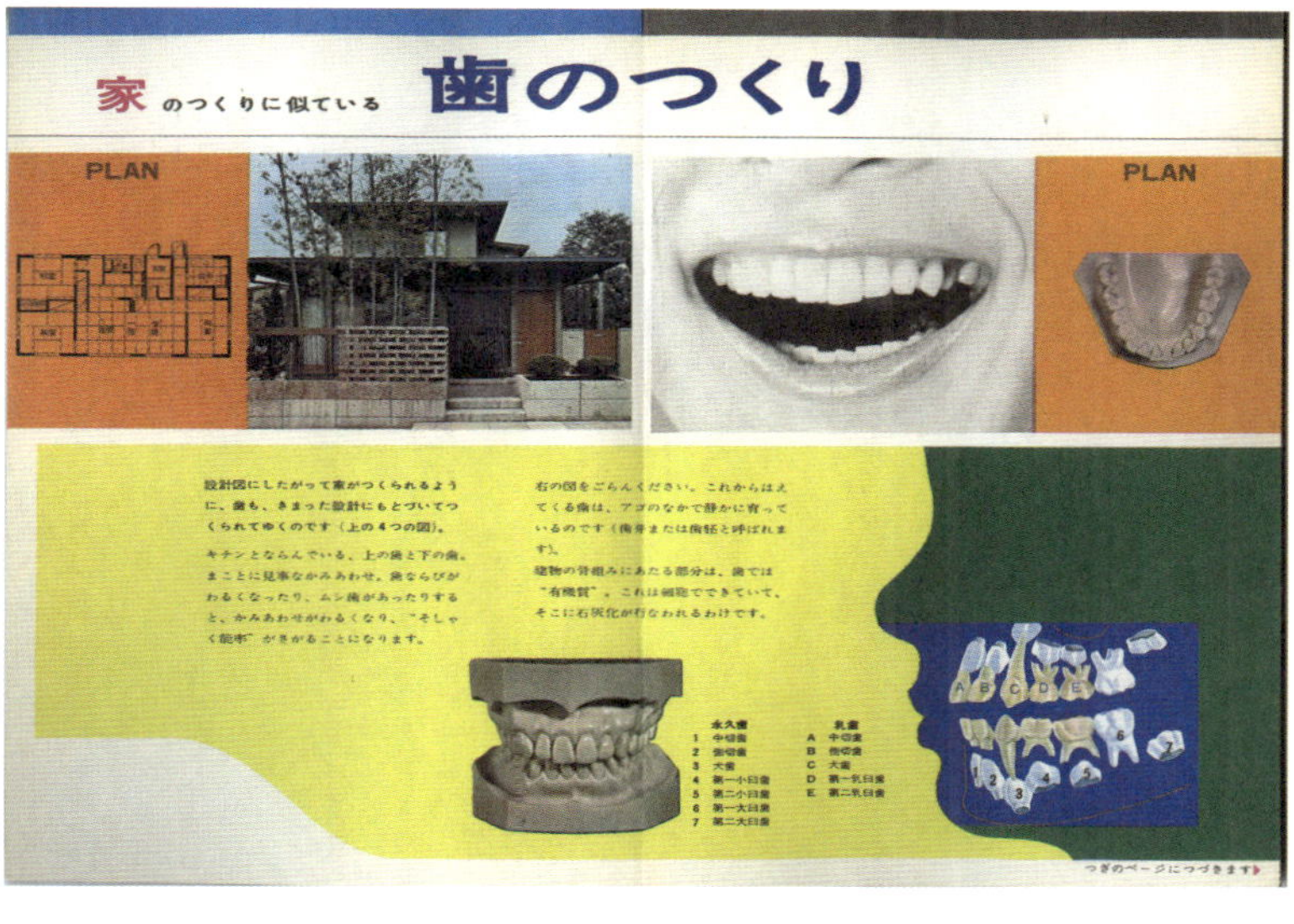

歯科医院向けの絵本、『歯の健康』。左のページでは、歯のつくりを家のつくりにたとえて説明している（1966年）。

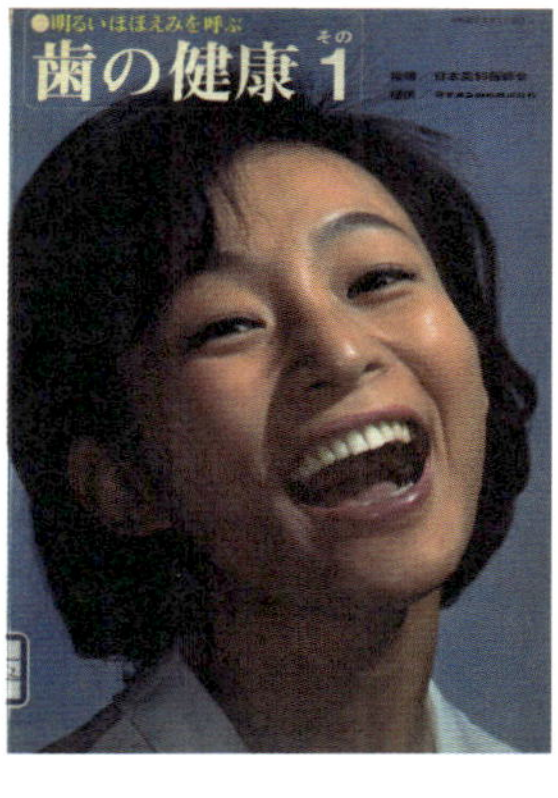

遊びながら歯みがき習慣を子ども向け印刷物あれこれ

昔の宣伝広告用の印刷物には、思わず目をとめてしまうもの、今、見ても面白いものが数多くあります。より楽しく、印象に残るものをつくろうという工夫のあとがしのばれます。

そうした印刷物は、宣伝広告媒体であると同時に、歯みがき習慣の大切さ、口腔衛生意識を持つことの重要性を訴えてもいます。

ライオン資料室に残る古い印刷物の中から、面白いものをいくつか、紹介しましょう。

①
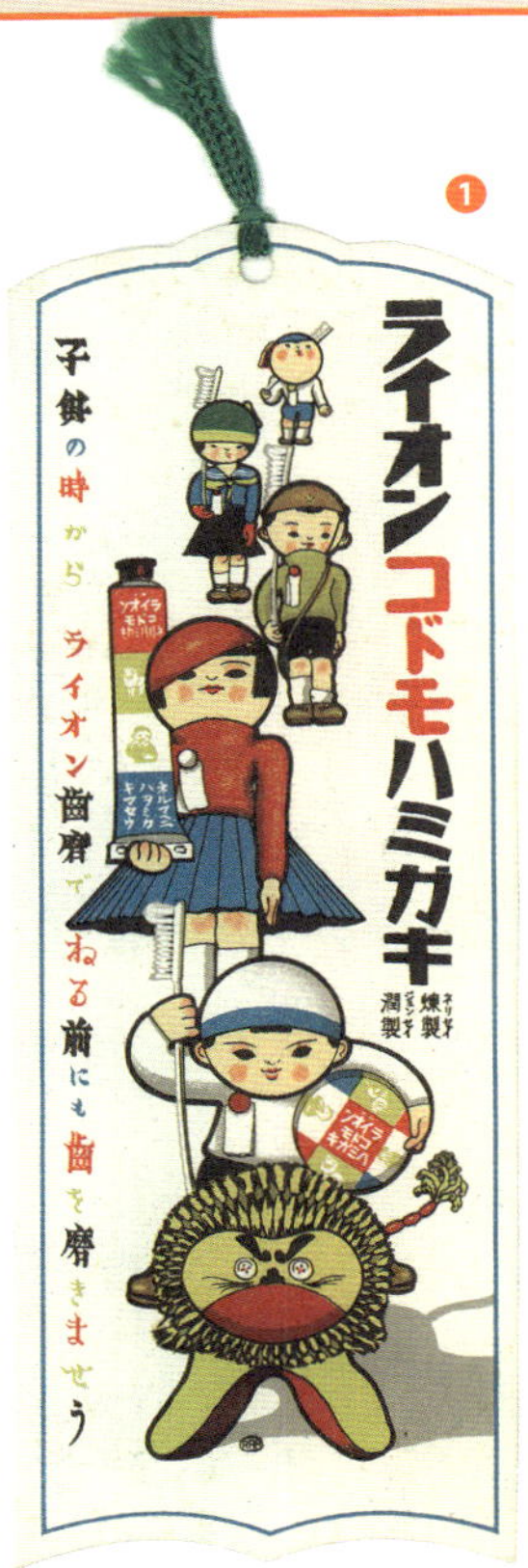

②
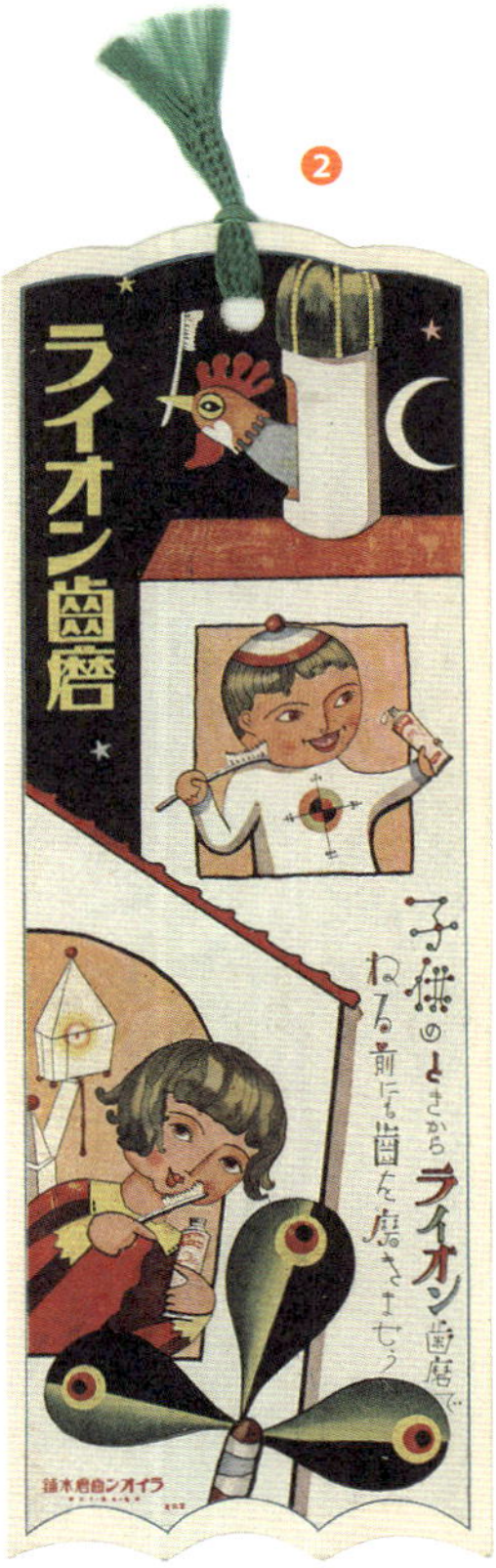

しおりのような小さな身近なもので、歯みがき習慣の大切さを伝えている。
①1922年のもの。裏面は時間割で、「知恵と歯は毎日磨け」という標語が印刷されている。
②昭和10年代中頃のチューブ入りライオン歯磨のしおり。

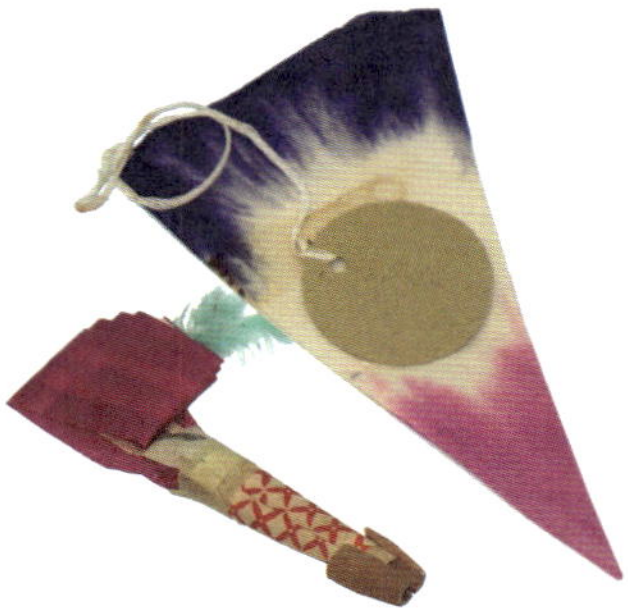

③
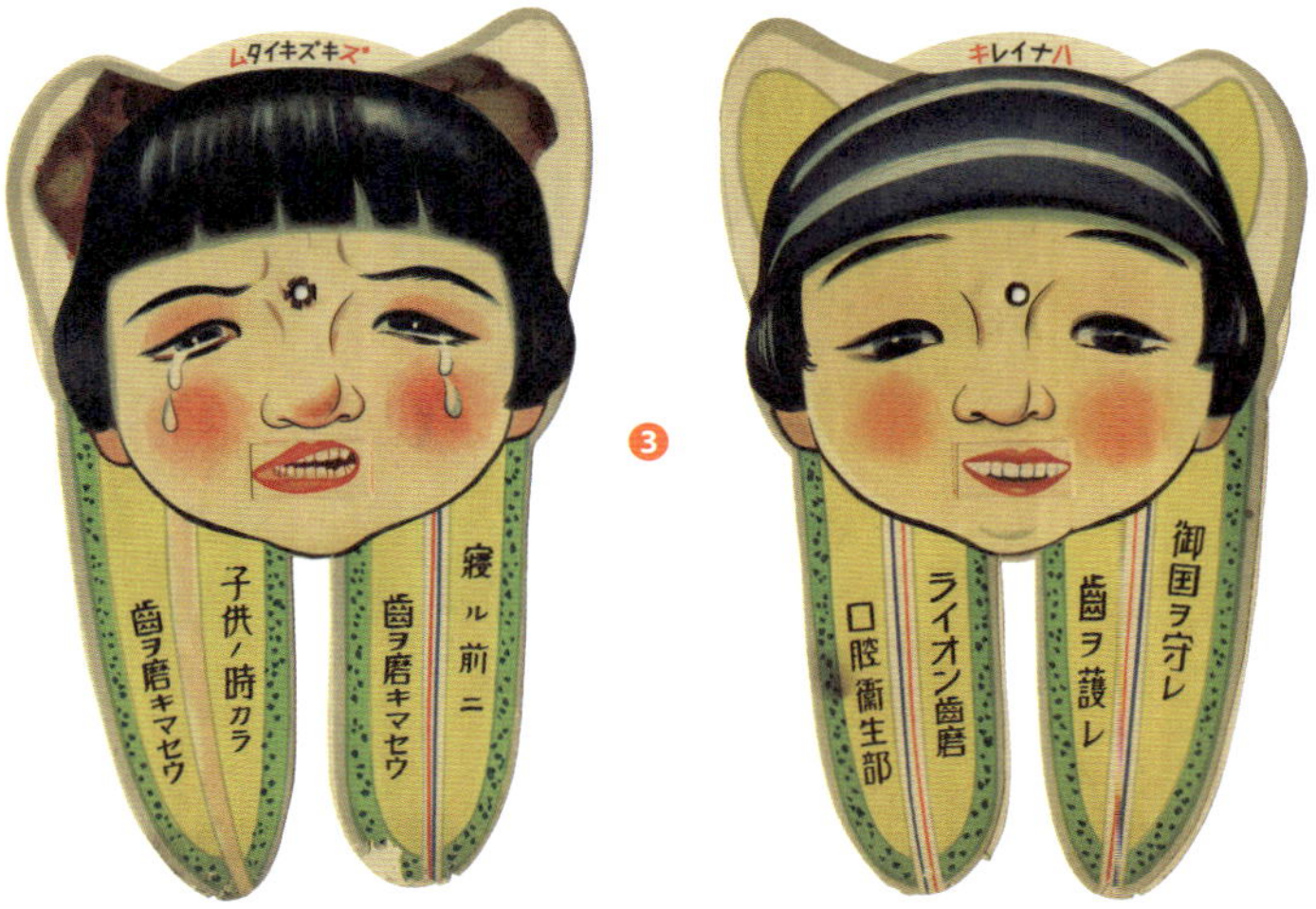

③全体が奥歯の形をしているユニークな印刷物。笑顔の少女と泣き顔の少女、２枚の型紙が、両目の間のハトメで留められていて、回転盤を回転させると、少女の表情が変わる。むし歯予防の大切さを印象的に表現している。

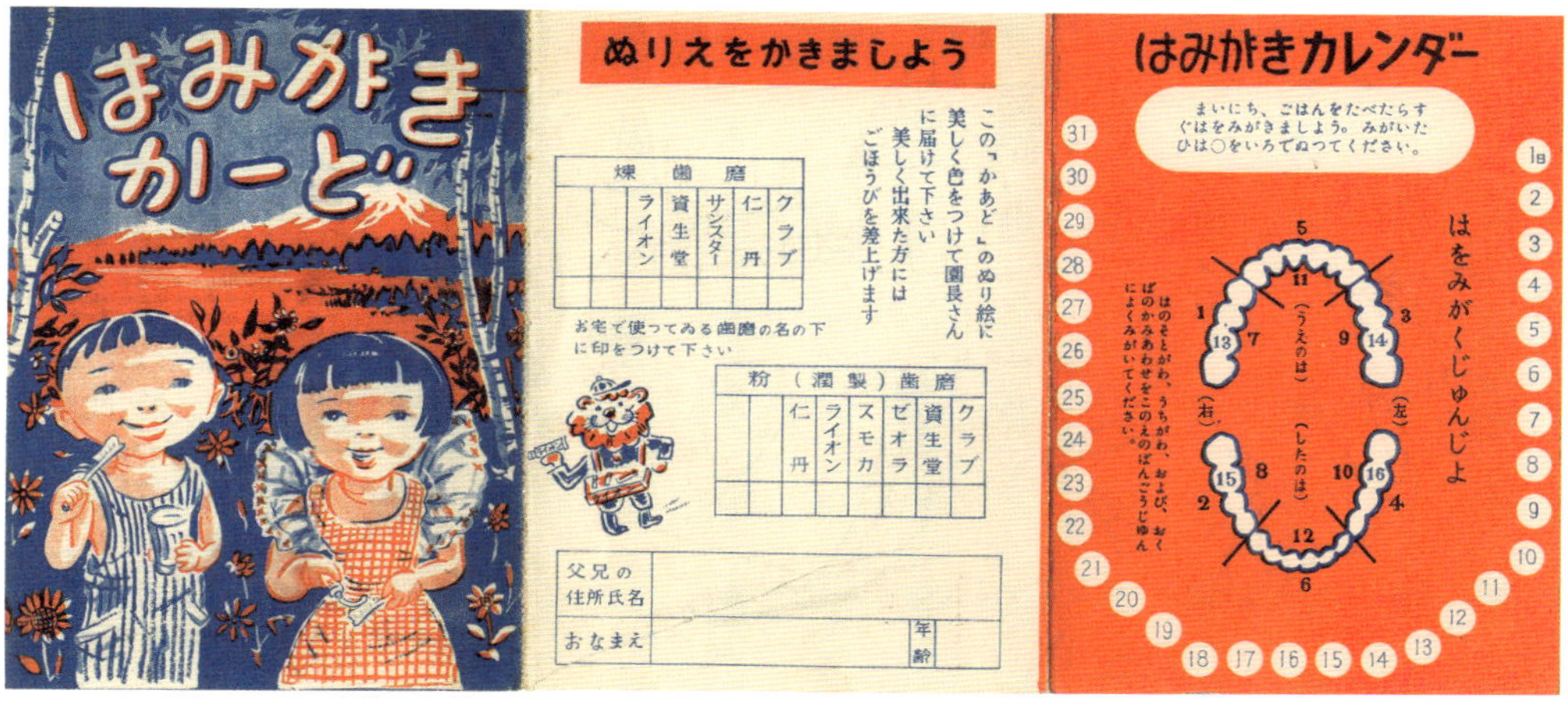

ぬりえをかきましょう

この『かあど』のぬり絵に美しく色をつけて園長さんに届けて下さい
美しく出来た方にはごほうびを差上げます

煉歯磨						
クラブ	仁丹	サンスター	資生堂	ライオン		

お宅で使つてゐる歯磨の名の下に印をつけて下さい

粉（潤製）歯磨							
クラブ	資生堂	ゼオラ	スモカ	ライオン	仁丹		

父兄の住所氏名			
おなまえ		年齢	

はみがきカレンダー

まいにち、ごはんをたべたらすぐはをみがきましょう。みがいたひは○をいろでぬつてください。

はをみがくじゅんじよ

はのそとがわ、うちがわ、および、おくばのかみあわせをこのえのばんごうじゅんによくみがいてください。

（うえのは）　（したのは）　（右）　（左）

1日 2 3 4 5 6 7 8 9 10 11 12 13 14 15 16 17 18 19 20 21 22 23 24 25 26 27 28 29 30 31

❹

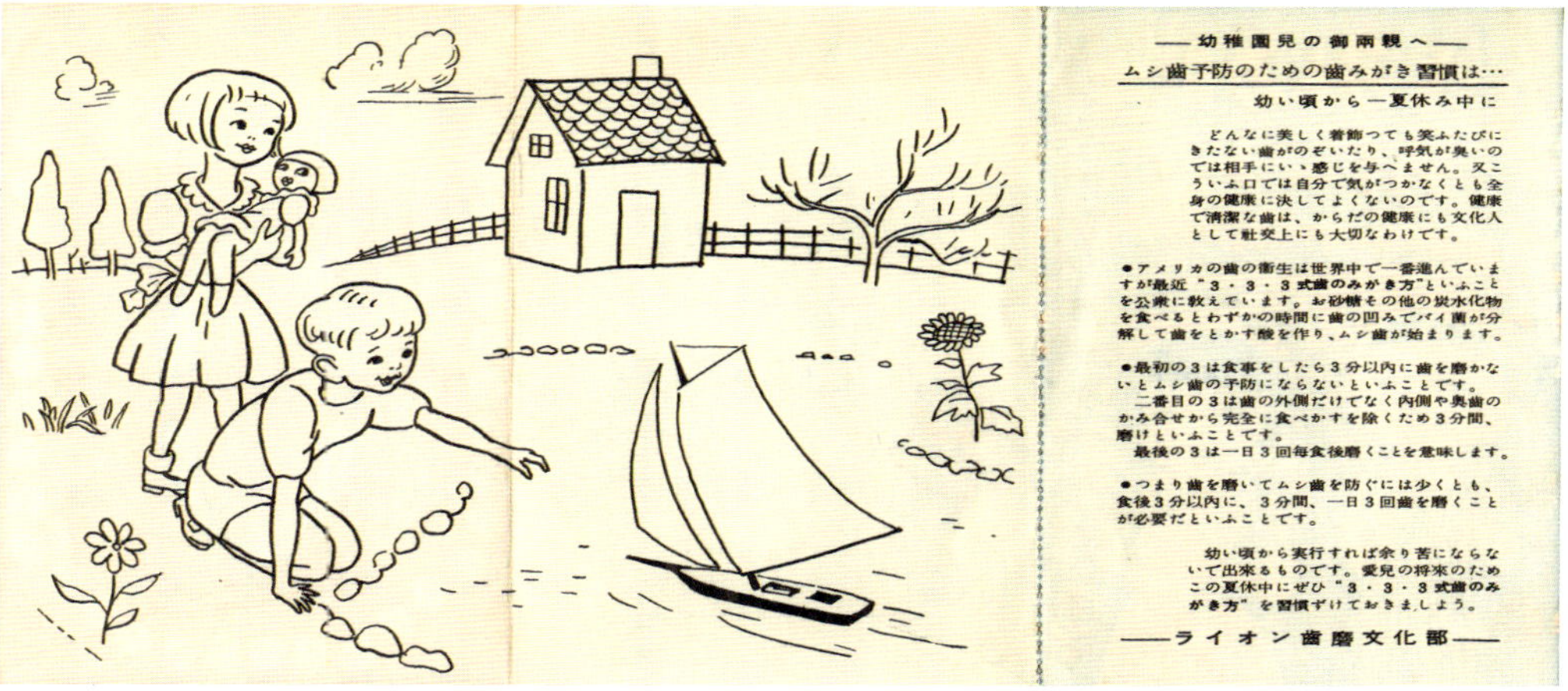

——幼稚園児の御両親へ——

ムシ歯予防のための歯みがき習慣は…

幼い頃から—夏休み中に

どんなに美しく着飾つても笑ふたびにきたない歯がのぞいたり、呼気が臭いのでは相手にいゝ感じを与へません。又こういふ口では自分で気がつかなくとも全身の健康に決してよくないのです。健康で清潔な歯は、からだの健康にも文化人として社交上にも大切なわけです。

●アメリカの歯の衛生は世界中で一番進んでいますが最近"3・3・3式歯のみがき方"といふことを公衆に教えています。お砂糖その他の炭水化物を食べるとわずかの時間に歯の凹みでバイ菌が分解して歯をとかす酸を作り、ムシ歯が始まります。

●最初の3は食事をしたら3分以内に歯を磨かないとムシ歯の予防にならないといふことです。
二番目の3は歯の外側だけでなく内側や奥歯のかみ合せから完全に食べかすを除くため3分間、磨けといふことです。
最後の3は一日3回毎食後磨くことを意味します。

●つまり歯を磨いてムシ歯を防ぐには少くとも、食後3分以内に、3分間、一日3回歯を磨くことが必要だといふことです。

幼い頃から実行すれば余り苦にならないで出来るものです。愛児の将来のためこの夏休中にぜひ"3・3・3式歯のみがき方"を習慣ずけておきましよう。

——ライオン歯磨文化部——

❹1950年、幼稚園児向け「ぬり絵募集」を兼ねた「はみがきカード」。内側に印刷された絵に色を塗って応募（幼稚園に提出）すると、ごほうびがもらえた。三つ折りの「はみがきカード」に付いている「はみがきカレンダー」は、歯みがきをした日に色を塗るというもの。また、両親向けに、歯のみがき方も紹介している。

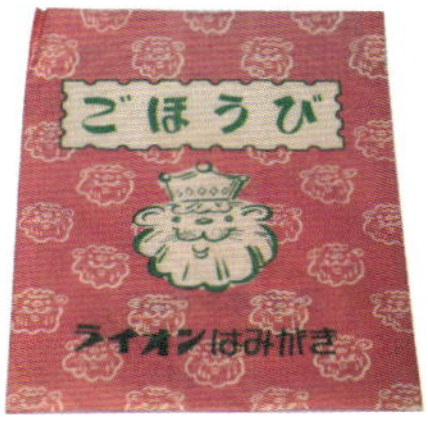

❺

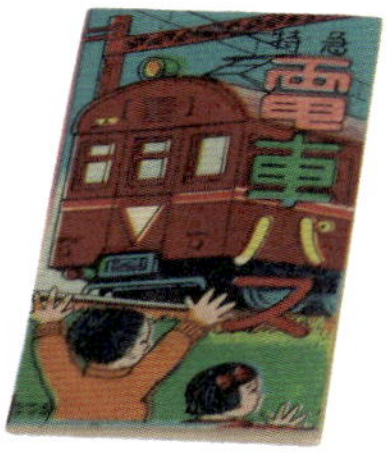

❻

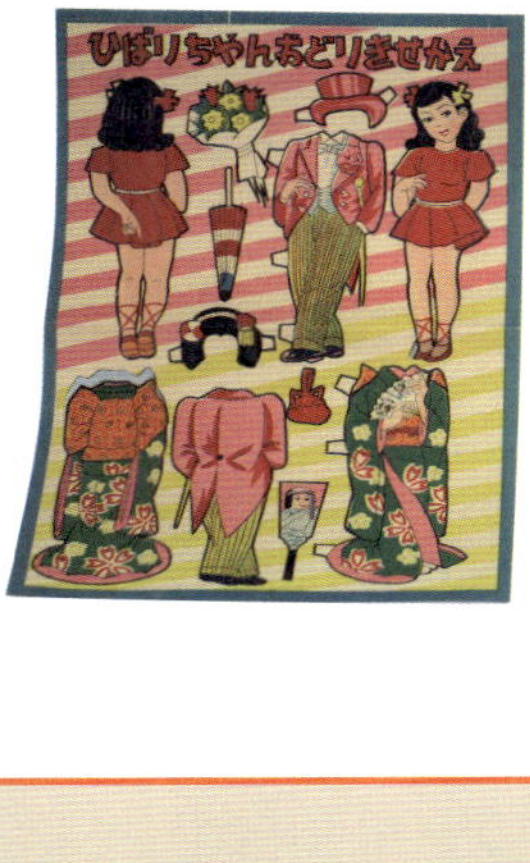

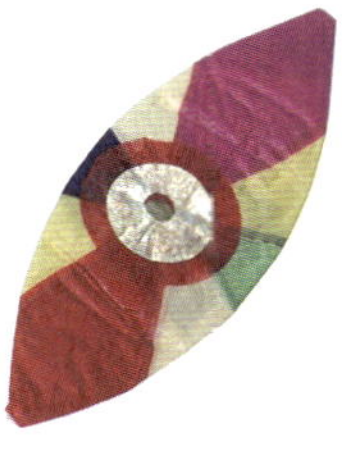

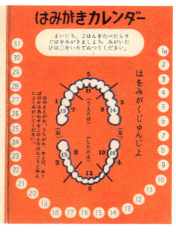

❺❻「ぬり絵」の応募者全員に渡されたごほうび。男の子用にはミニ凧や紙の落下傘、女の子用には紙の着せ替えや紙風船などがあった。

絵本や童話で歯みがき教育を

『コドモのよむ齒の本』

歳月を経て変色した小さな一冊の本。表紙には、歯を擬人化した兵士たちが、歯みがきと歯ブラシを手に行進する様子が描かれています。

この本は、アメリカの医学博士ハリソン・ウエイダ・ファーガソンが少年少女のために書いた『A CHILD'S BOOK of the TEETH』の訳本。中山太陽堂（現・クラブコスメチックス）が日本語に訳し、一九二三（大正12）年一一月に発行しました。

その原本が、クラブコスメチックスに今も大切に保管されています。縦二二・八センチ、横一五・四センチ、六一ページの小冊子ですが、挿絵入りで楽しく、内容は現代にも通用するほどレベルの高いものです。

歯とはどういうものか、なぜ歯が必要なのか、なぜ口と歯を清潔にしなければいけないのかなどが、やさしい言葉で書かれています。たとえば、「正しい齒の磨き方」の項は、次のように始まります。

「皆さんの齒と齒の間には隙間があります。此の隙間はいつも清潔にして置かねばなりませぬ。それで齒の掃除は其の毛の面に鋸のようなぎざぎざのある齒刷子をお用いなさい」

さらに、毎日歯みがきをしていても、時々は歯科医に掃除をしてもらわなければ歯を清潔に保つことはできないと、プロケアの必要性を説いています。これは現代人にも通用するアドバイスです。

中山太陽堂はこの年の七月に、中山文化研究所を創設。その中のひとつ、口腔衛生研究所の主要な活動には子どもに対する歯みがき奨励がありました。この絵本の発行もその一環ととらえることができます。

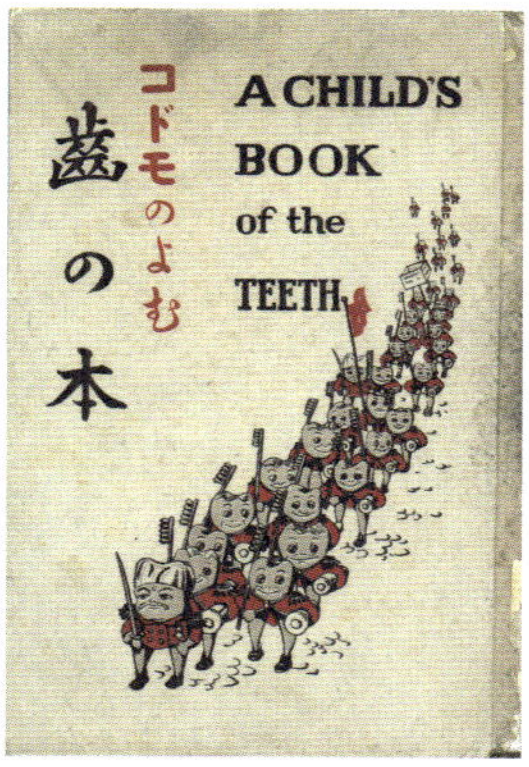

『コドモのよむ歯の本』。表紙には手に手に歯ブラシと歯みがきを持った兵士たちが描かれている。

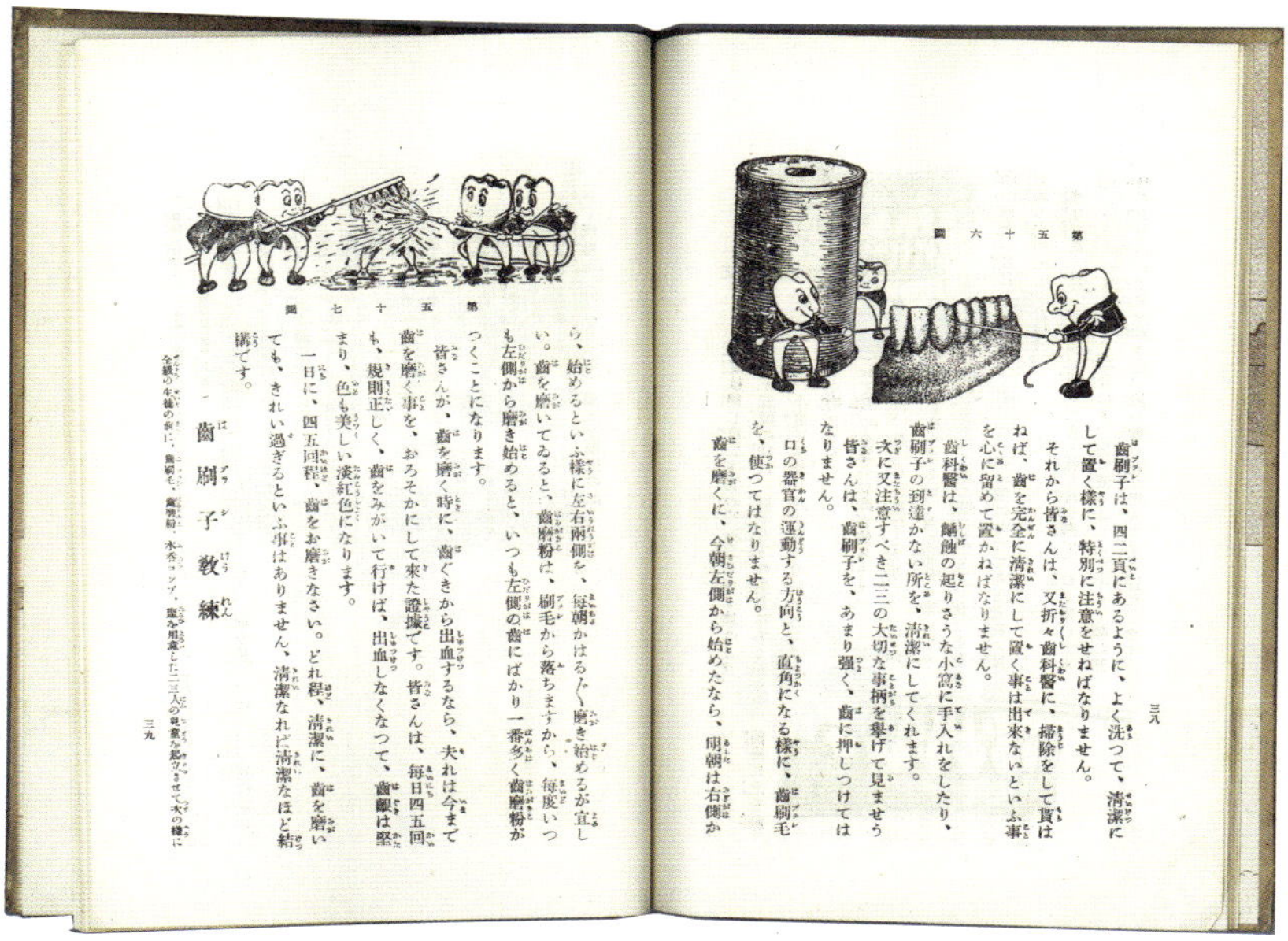

第五十六圖

齒刷子《ブラシ》は、四二頁にあるように、よく洗《あら》つて、清潔《せいけつ》にして置《お》く様《やう》に、特別《とくべつ》に注意《ちうい》をせねばなりません。

それから皆《みな》さんは、又折々《またをりをり》齒科醫《しくわい》に、掃除《さうぢ》をして貰《もら》はねば、齒《は》を完全《かんぜん》に清潔《きれい》にして置《お》く事《こと》は出來《でき》ないといふ事《こと》を心《こゝろ》に留《と》めて置《お》かねばなりません。

齒科醫《しくわい》は、齲蝕《むしば》の起《おこ》りさうな小窩《こあな》に手入《てい》れをしたり、齒刷子《ブラシ》の到達《とゞ》かない所《ところ》を、清潔《きれい》にしてくれます。

次《つぎ》に又注意《またちうい》すべき二三の大切《たいせつ》な事柄《ことがら》を擧《あ》げて見《み》ませう

皆《みな》さんは、齒刷子《ブラシ》を、あまり強《つよ》く、齒《は》に押《お》しつけてはなりません。

口《くち》の器官《きくわん》の運動《うんどう》する方向《はうかう》と、直角《ちよつかく》になる様《やう》に、齒刷毛《ブラシ》を、使《つか》つてはなりません。

齒《は》を磨《みが》くに、今朝左側《けさひだりがは》から始《はじ》めたなら、明朝《あした》は右側《みぎがは》か

三八

第五十七圖

ら、始《はじ》めるといふ様《やう》に左右兩側《さいうりやうがは》を、毎朝《まいあさ》かはる〴〵磨《みが》き始《はじ》めるが宜《よろ》しい。齒《は》を磨《みが》いてゐると、齒磨粉《はみがきこ》は、刷毛《ブラシ》から落《お》ちますから、毎度《まいど》いつも左側《ひだりがは》から磨《みが》き始《はじ》めると、いつも左側《ひだりがは》の齒《は》にばかり一番多《いちばんおほ》く齒磨粉《はみがきこ》がつくことになります。

皆《みな》さんが、齒《は》を磨《みが》く時《とき》に、齒《は》ぐきから出血《しゆつけつ》するなら、夫《そ》れは今《いま》まで齒《は》を磨《みが》く事《こと》を、おろそかにして來《き》た證據《しようこ》です。皆《みな》さんは、毎日《まいにち》四五回《かい》も、規則正《きそくたゞ》しく、齒《は》をみがいて行《ゆ》けば、出血《しゆつけつ》しなくなつて、齒齦《はぐき》は堅《かた》まり、色《いろ》も美《うつく》しい淡紅色《たんこうしよく》になります。

一日《にち》に、四五回程《かいほど》、齒《は》をお磨《みが》きなさい。どれ程《ほど》、清潔《きれい》に、齒《は》を磨《みが》いても、きれい過《す》ぎるといふ事《こと》はありません、清潔《きれい》なれば清潔《きれい》なほど結構《けつこう》です。

一　齒《は》刷《ブラ》子《シ》教《けう》練《れん》

全級の生徒の前に、齒刷毛、齒磨粉、水呑コップ、盥を用意した二三人の兒童を起立させて次の樣に

三九

緑川宗作の童話「島の王子」

『コドモのよむ歯の本』が刊行された同時代に、子どもの口腔衛生教育に情熱を燃やしていた人物がいます。緑川宗作です（59ページ参照）。

子どもたちに歯の大切さを訴える方法のひとつとして、緑川は童話を選びました。手始めに、一九二六（大正15）年、『口中の真珠』という月刊の童話雑誌を発行します。その後、『白い玉』と改題。経済的に苦しいながらも刊行を続けます。発行所の「白い玉社」は、緑川の自宅でした。『白い玉』は歯科医のもとにまとめて送られました。そして、歯科医が宣伝用に使う、学校の先生に配って子どもに見せる、講演の材料にするなど、さまざまな使われ方をしたようです

一九三一（昭和6）年、『白い玉』に掲載した童話をまとめた『愛歯童話集』が刊行されました。定価一円八〇銭。緑川は当時、小林商店の社員になっていたこともあり、発行元は小林商店の口腔衛生部でした。

この中には「ドイツ軍人の歯」「笑い方の研究」

「可美子さんの夢」など二一編の童話が収められています。

その中の一話、「島の王子」のあらすじを紹介しましょう。

ある小さな島国に、白い舟が流れ着き、船底に色の白い可愛い少年が倒れていました。島の王様とお妃様はこの少年をたいそう気に入って、王子にしました。やがて島の言葉を覚えた王子は、元気に育っていきます。

島は自然に恵まれ、人々は優しく、何不足ない幸福な環境にありましたが、ただひとつ、不足がありました。それは、王様を初めとして、みな歯が悪かったことです。歯は黒く汚れて痛み、次第に腐って、欠けていきます。

でも、別の土地からやってきた王子は、白い玉のような美しい歯を持っていました。歯を磨くことを知っていたからです。

そこで王子は島民に、泉の水で歯を磨くことを教えます。

それから三年後、平和な島国は、舟でやってきた敵に襲われますが、王子の指揮のもと、島民は一致団結して勝利を収めます。歯が健康になり、身体も強くなっていたからでした。

こうした物語は、子どもたちに強い印象を残したことでしょう。歯の大切さを伝えようとする緑川の思いが伝わってきます。

武井武雄『おかしな象の話』

武井武雄は、大正から昭和にかけて活躍した画家です。童話の添え物として扱われていた挿絵を「童画」と名づけた先駆者でもあります。

一九三九（昭和15）年、武井は、『ライオン歯磨の絵本①　おかしな象の話』を書きました。象さんの歯の痛みがライオン歯磨を使って治ったという物語です。わずか一〇ページの小さな絵本でしたが、子どもたちの大好きな象を主人公にして、歯みがきの大切さを教えました。

この絵本は、小林商店の口腔衛生部が学校向けに「歯磨・歯ブラシのセット」を頒布した際に、景品としても使用されました。武井はポスターやちらし、しおりなども描いており、商業デザインにも画家の創造力がいかんなく発揮されています。

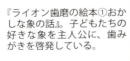

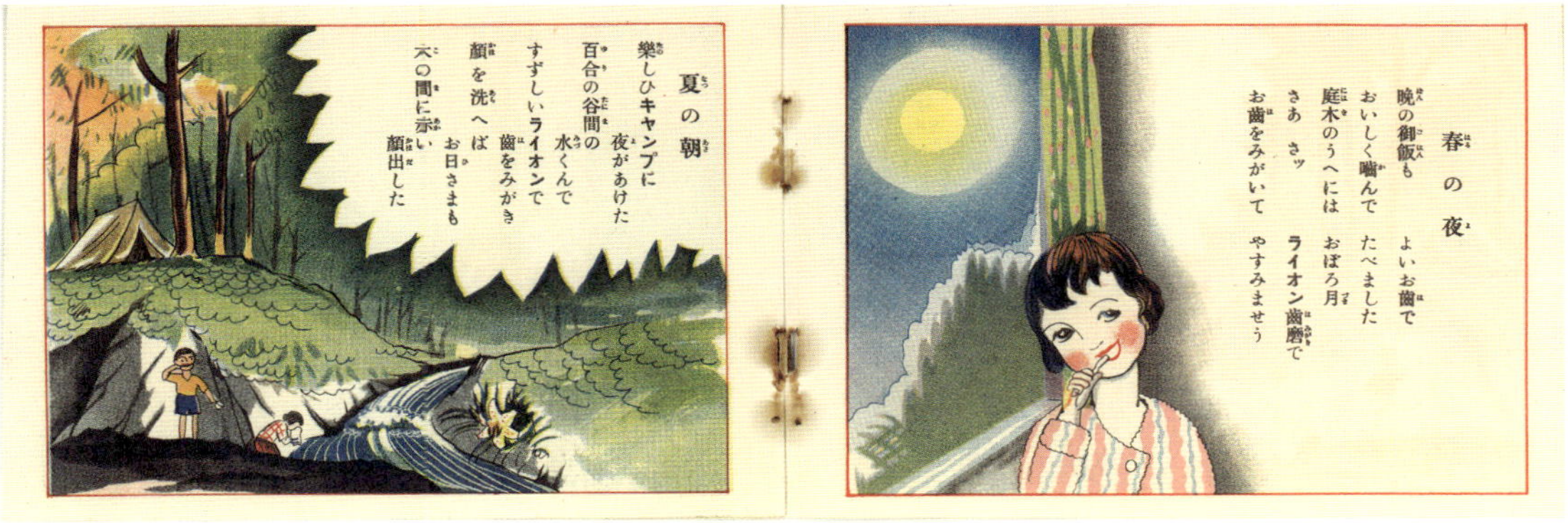
夏《なつ》の朝《あさ》
樂《たの》しひキャンプに　夜《よ》があけた
百合《ゆり》の谷間《たにま》の　水《みづ》くんで
すずしいライオンで　歯《は》をみがき
顔《かほ》を洗《あら》へば　お日《ひ》さまも
木《こ》の間《ま》に赤《あか》い　顔《かほ》出《だ》した
春《はる》の夜《よ》
晩《ばん》の御飯《ごはん》も　よいお歯《は》で
おいしく噛《か》んで　たべました
庭木《にはき》のうへには　おぼろ月《つき》
さあ　さッ　ライオン歯磨《はみがき》で
お歯《は》をみがいて　やすみませう

河目悌二が描いた歯みがき絵本。「春夜」「夏の朝」などのタイトルで、「歯をみがきましょう」とすすめている。

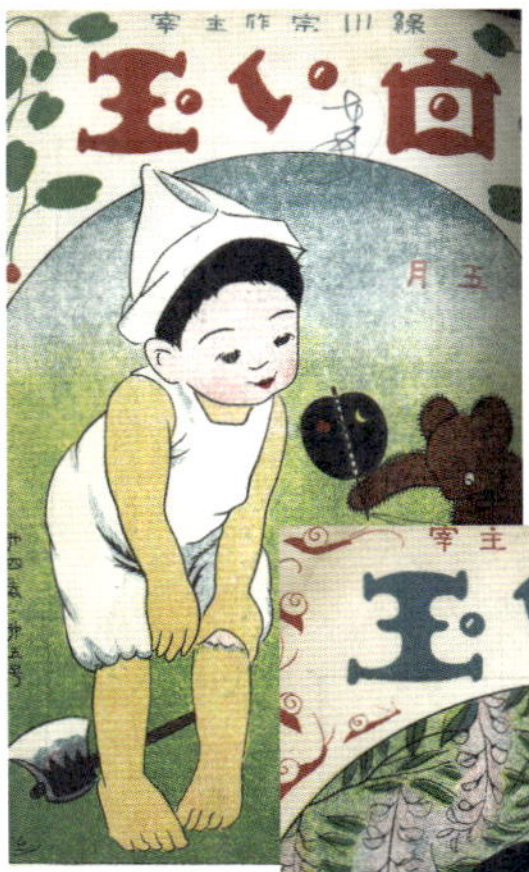
緑川宗作主宰
白い玉
五月

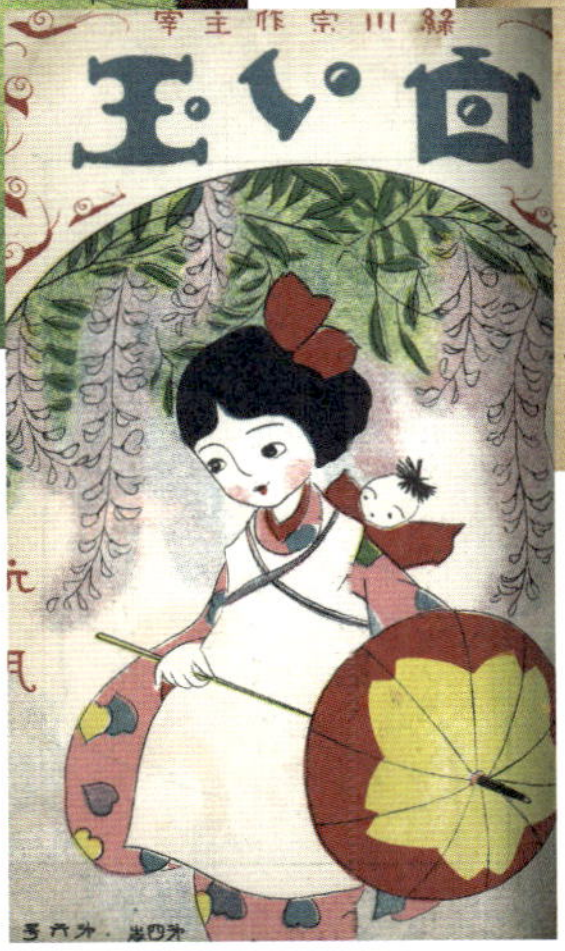
緑川宗作主宰
白い玉

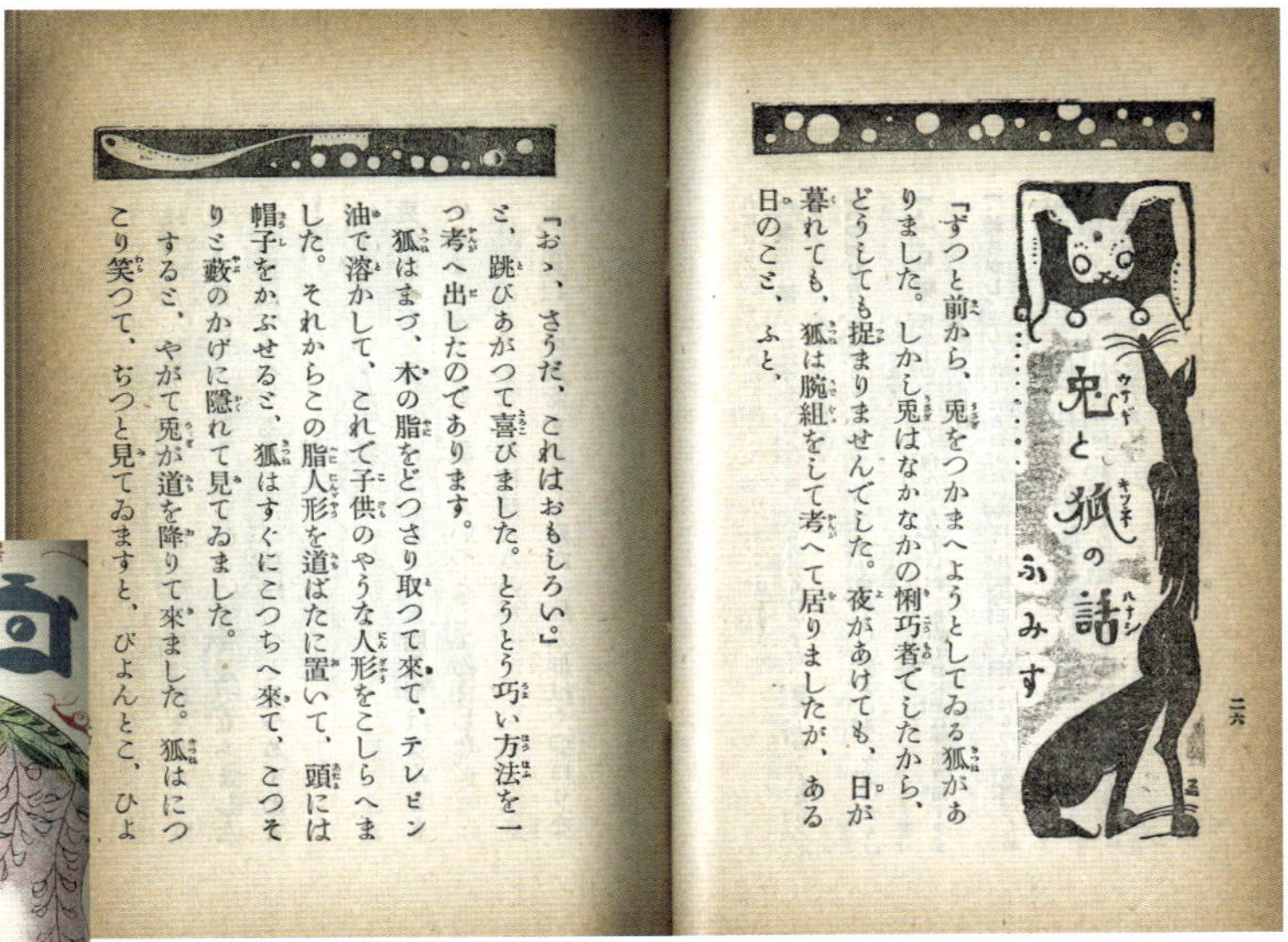
兎《ウサギ》と狐《キツネ》の話《ハナシ》
ふみす

「ずつと前《まへ》から、兎《うさぎ》をつかまへようとしてゐる狐《きつね》がありました。しかし兎《うさぎ》はなかなかの悧巧者《りこうもの》でしたから、どうしても捉《つか》まりませんでした。夜《よ》があけても、日《ひ》が暮《く》れても、狐《きつね》は腕組《うでぐみ》をして考《かんが》へて居《ゐ》りましたが、ある日《ひ》のこと、ふと、

二六

「おゝ、さうだ、これはおもしろい。」と、跳《と》びあがつて喜《よろこ》びました。とうとう巧《うま》い方法《はうはふ》を一つ考《かんが》へ出《だ》したのであります。

狐《きつね》はまづ、木《き》の脂《やに》をどつさり取《と》つて來《き》て、テレピン油《ゆ》で溶《と》かして、これで子供《こども》のやうな人形《にんぎやう》をこしらへました。それからこの脂人形《やににんぎやう》を道《みち》ばたに置《お》いて、頭《あたま》には帽子《ばうし》をかぶせると、狐《きつね》はすぐにこつちへ來《き》て、こつそりと藪《やぶ》のかげに隠《かく》れて見《み》てゐました。

すると、やがて兎《うさぎ》が道《みち》を降《お》りて來《き》ました。狐《きつね》はにつこり笑《わら》つて、ぢつと見《み》てゐますと、ぴよんとこ、ぴよ

緑川宗作が発行していた童話集『白い玉』。子どもたちに歯みがき習慣の大切さを訴える熱い思いがこもっている。

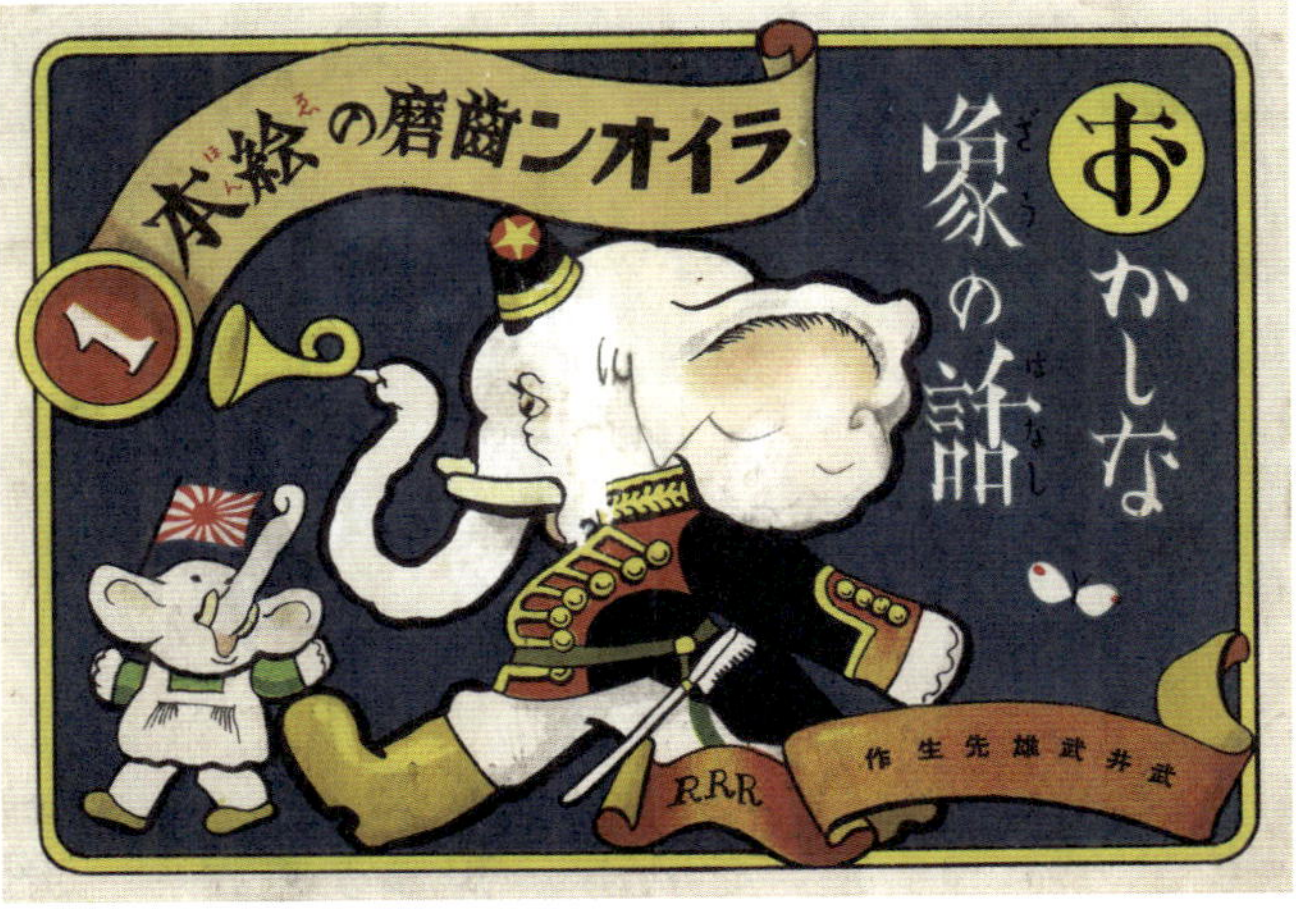
ライオン歯磨の絵本《えほん》
1
おかしな象《ざう》の話《はなし》
R.R.R.
武井武雄先生作

『ライオン歯磨の絵本①おかしな象の話』。子どもたちの好きな象を主人公に、歯みがきを啓発している。

自主製作映画でわかりやすく伝える

「活動写真の時代」から映画を製作

戦後生まれの人は、「視聴覚教育」と呼ばれる授業があったことを覚えているのではないでしょうか。クラス全員が視聴覚教室などに移動し、映像や音声、音響などを通して未知の世界に触れるこの時間を楽しみにしていた人も多かったことでしょう。

「目に見えるようにすれば興味を誘い、よりわかりやすく口腔衛生の大切さを伝えられる」

かなり早い時期からこのことに気づいていた小林商店では、一九一三（大正2）年から行われた「ライオン講演会」で、「幻燈機」や「掛図」を使いはじめています。

さらに、当時「活動写真」と呼ばれて人気が高まっていたサイレント（無声）映画にも着目しました。同社の口腔衛生部は、なんと活動写真の自社制作に取り組んだのです。

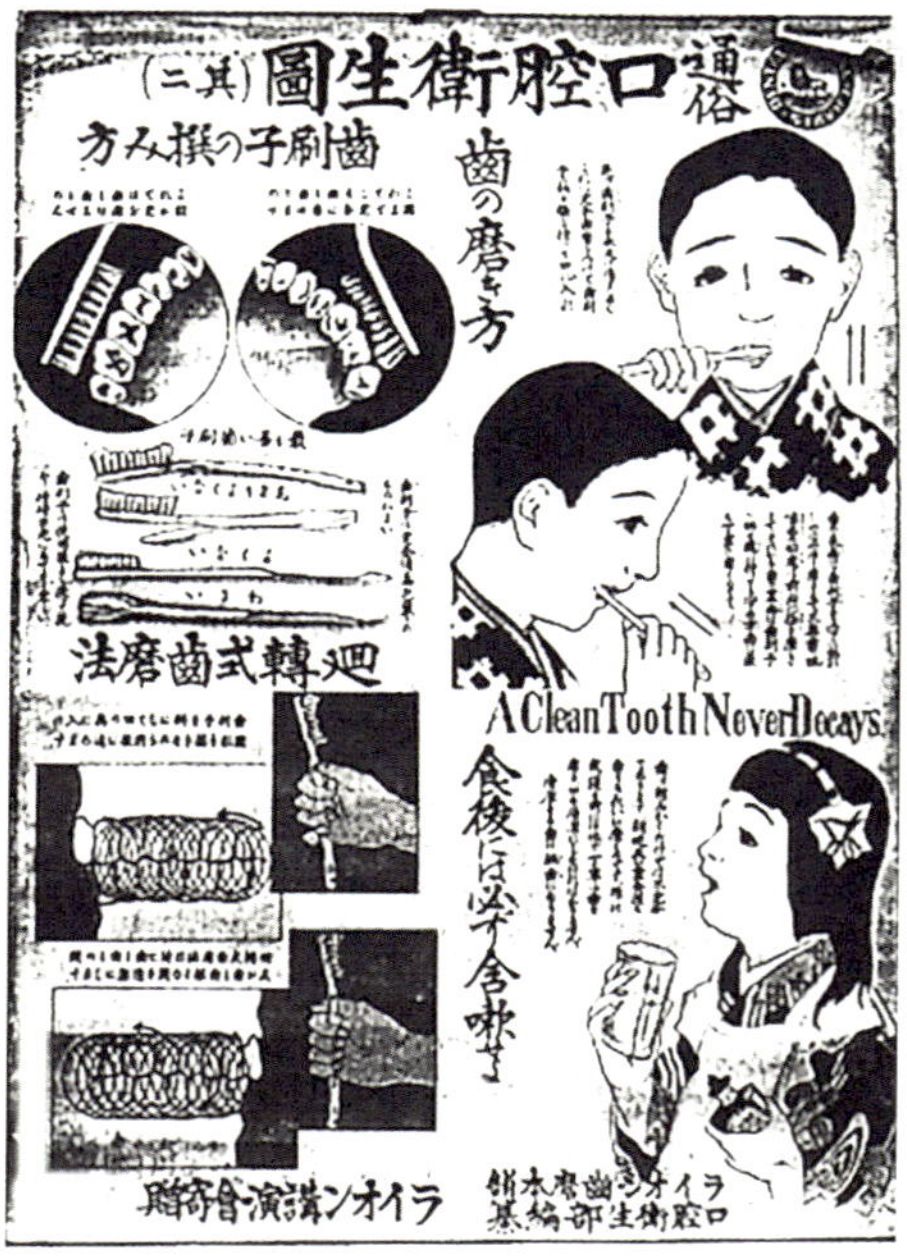

歯の磨き方を目で見て指導するための口腔衛生の掛図（1919年）。愛知学院大学歯科資料展示室所蔵

一九二二（大正11）年に初めて完成した映画は『知恵と歯は』でした。これは当時、内務省が募集した民力涵養標語の入選作「知恵と歯は毎日磨け」を映画化したものです。

物語は、ある中流家庭で、母と二人の子どもが歯をみがくシーンから始まります。その後、親子は歯科医師を訪れ、医師からむし歯の話や歯のみがき方などを指導されます。最後に「知恵と歯は……」という標語で結ばれるこの映画は、とてもわかりやすいと、好評を博しました。

同じ年に、『口腔衛生』という全八巻の大作も製作、当時の説明書きには「わが国最初の口腔衛生科学映画」と記されています。

一九二六（大正15）年には、物語をベースにした映画づくりに取り組み、学童向けの教育映画、『良心のひらめき』を製作しました。この映画は、文部省推薦映画になりました。昭和に入ると『歩哨』『愛歯に燃ゆる心』『栄冠』『あゝ酒井大尉』など、ストーリー性のある映画に取り組んでいます。

ちなみに『栄冠』と『あゝ酒井大尉』の原作者は向井喜男（当時、小林商店口腔衛生部長・71ページ参照）。また『歩哨』の原作者は、岡本清纓（当時は同社口腔衛生部・66ページ参照）。向井は後述の『あなたはどちら』の脚色・監督も受け持っています。

子どもたちが楽しく学んだ『良心のひらめき』

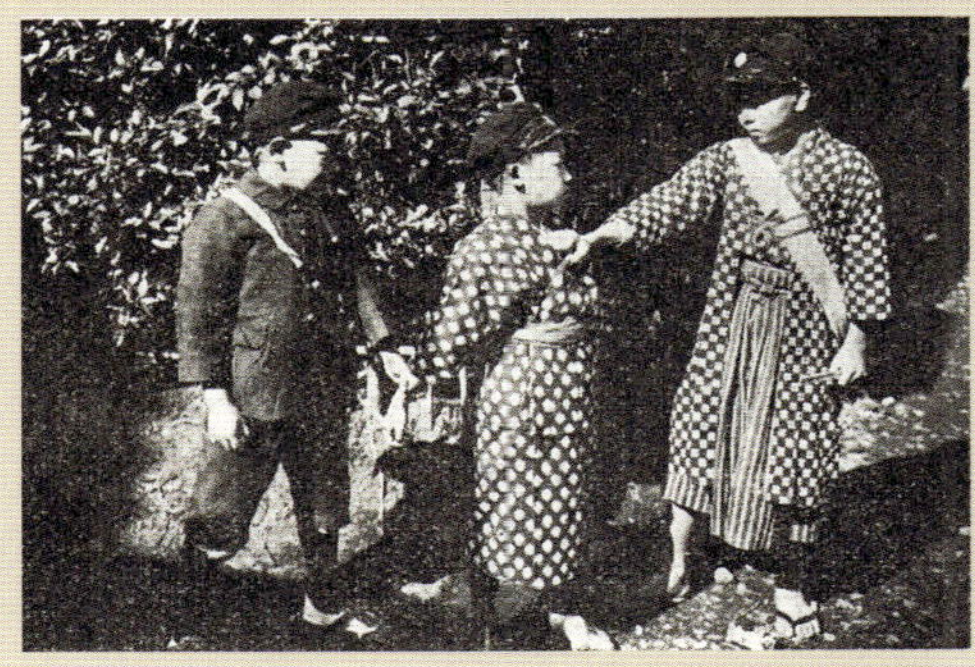

★ストーリー

尋常小学校四年生の五郎は学校で歯の大切さを学んで感心します。自分のむし歯を治そうと母親からお金をもらって歯科医院に行く途中、友達の半太と三蔵にお金を取られてしまいます。しかし五郎は「自分が落とした」といって、二人がしたことを黙っていました。その翌日、校長先生からすべてを聞いた二人は後悔して五郎にわび、三人は以前の倍も仲よしになりました。

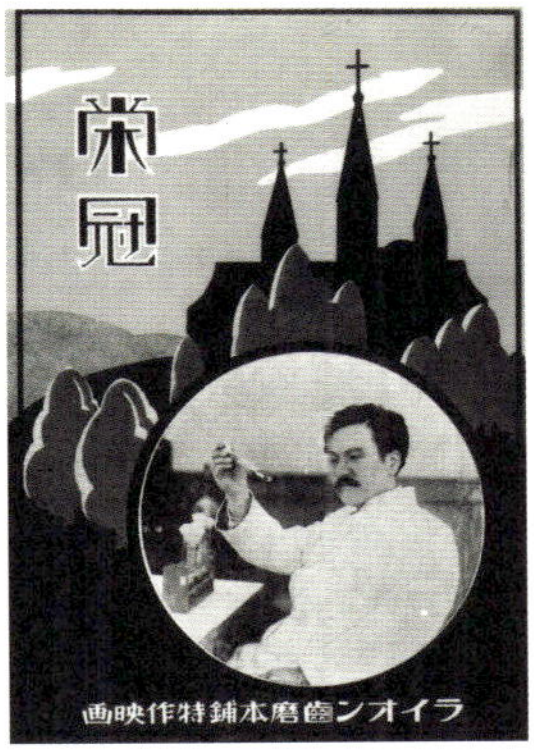

上／『良心のひらめき』
サイレント・全4巻
（1926年）

左／野口英世をモデルにした映画『栄冠』
サイレント・全6巻
（1926年）

全国各地で「新作トーキー発表会」を開催

「トーキー（発声）映画」は、一九二〇年代末にアメリカで誕生しました。小林商店は早々とトーキー映画に挑戦、一九三四（昭和9）年に、『あなたはどちら』を製作しました。

この作品は、寝る前に歯をみがくことの大切さをコミカルなタッチで表現したもの。キャッチフレーズには「ナンセンス映画」と記されています。

実は、作品の発表時には題名がなく、「新作トーキー『?』」として上映。題名は映画を観た人から募集しました。当選者一名に賞金三〇円が贈られるこの企画には多数が応募し、その中からこの題名が選ばれたのです。

映画は、同年六月、日比谷公会堂で行われた学校歯科医令公布三周年記念の「講演と新作トーキー発表大会」で封切られました。その後、同社は全国各地で「新作トーキー発表会」を開催。フランス映画『にんじん』、イギリス映画『潜水艦応答無し』、ドイツ映画『制服の処女』、アメリカ映画『或る夜の出来事』『ミッキー漫画』、邦画の『エ

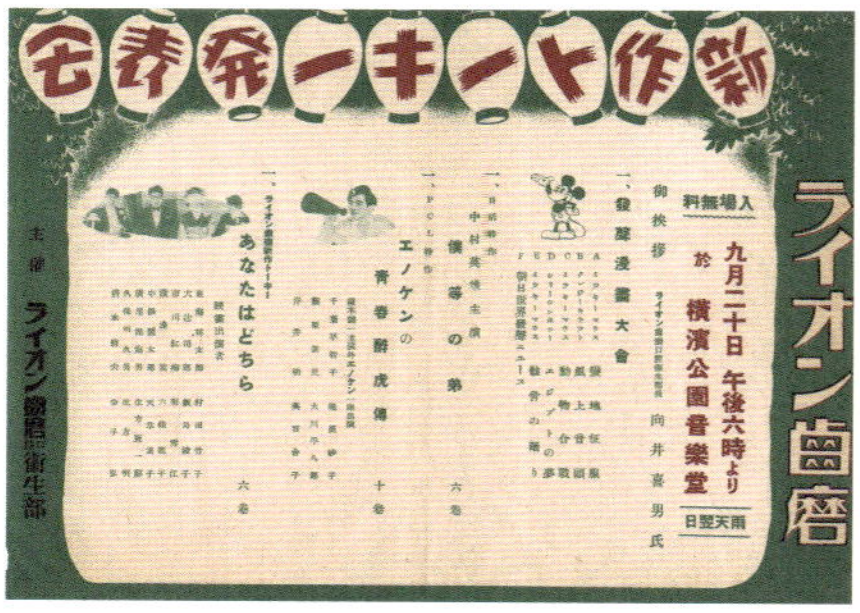

「新作トーキー発表会」のチラシ（1934年）

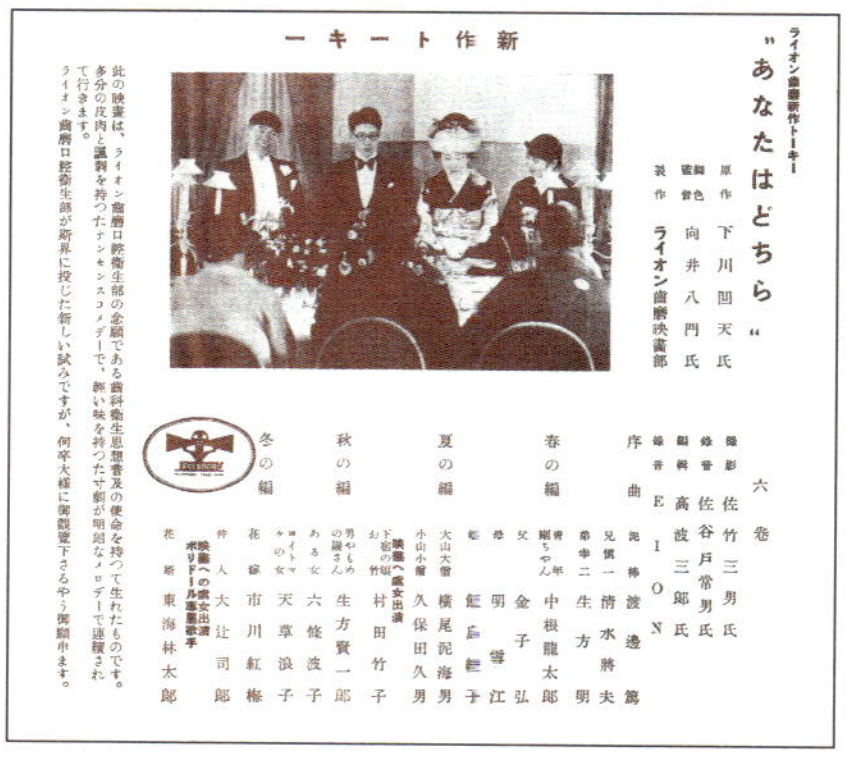

ナンセンス映画『あなたはどちら』のプログラム

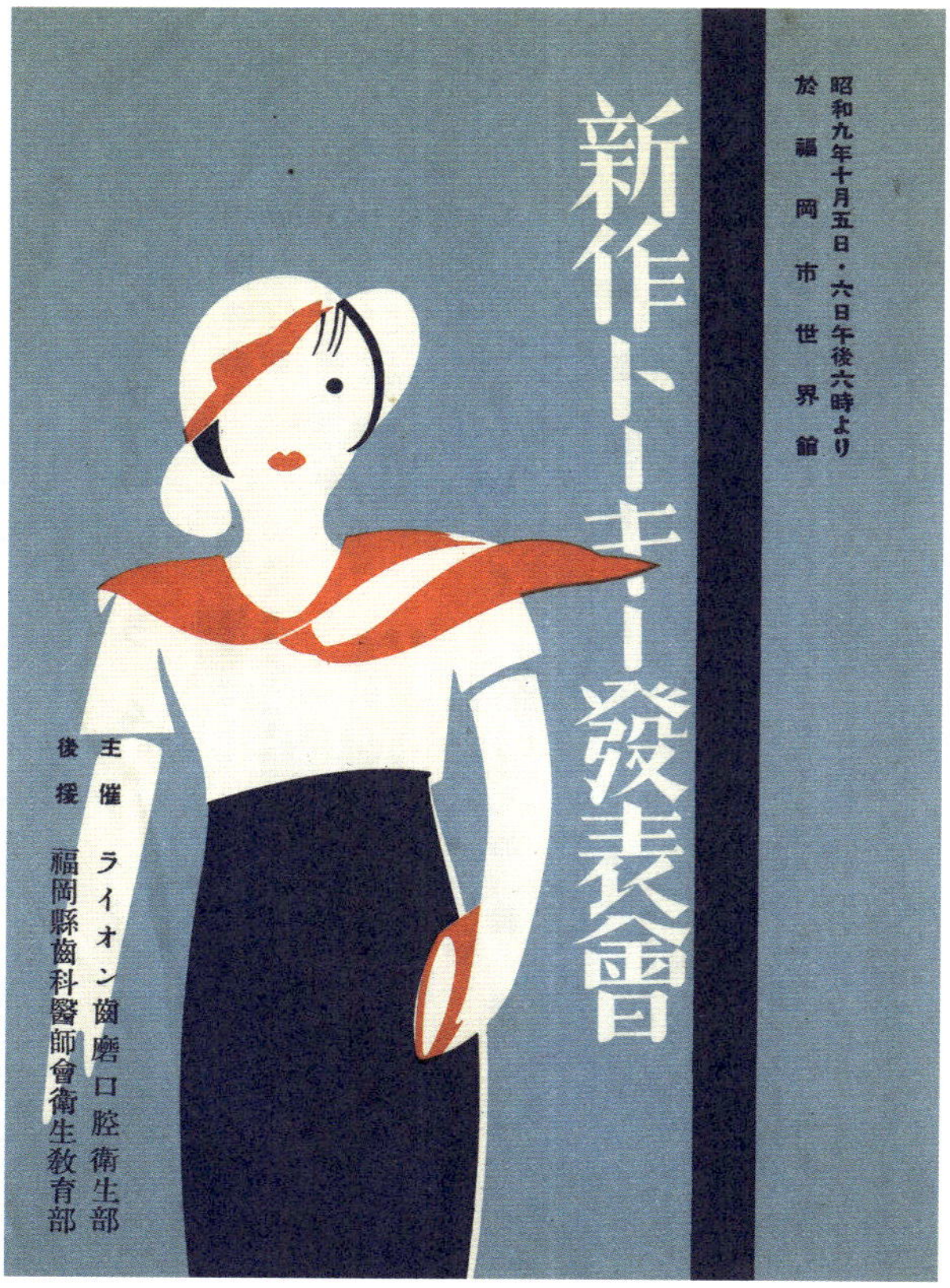

「新作トーキー発表会」のポスター（1934年）

ノケンの青春酔虎伝』など、数々の話題作が同時上映されました。

小林商店は映画を製作しただけではありません。より多くの人たちに観てもらえるよう、社内に「映画班」を設け、要望のあった町や村、学校などに映画の出張サービスも行っていました。このサービスでは、フィルムや映写機などの機材を貸し出すだけでなく、映写技師も派遣していました。左下のパンフレットは、そのために一九三六（昭和11）年に製作された「映画の栞」の一部です。

ご愛用者招待の映画会も大人気

大河内伝次郎や嵐寛寿郎といった剣劇スターが大活躍し、映画界が黄金期を迎えた昭和初期、映画は人々の最高の娯楽でした。小林商店では販促活動のひとつとして、同社の製品を購入した人を対象に「映画の会」をたびたび開催しています。

ご愛用者招待会のプログラム（1938年）

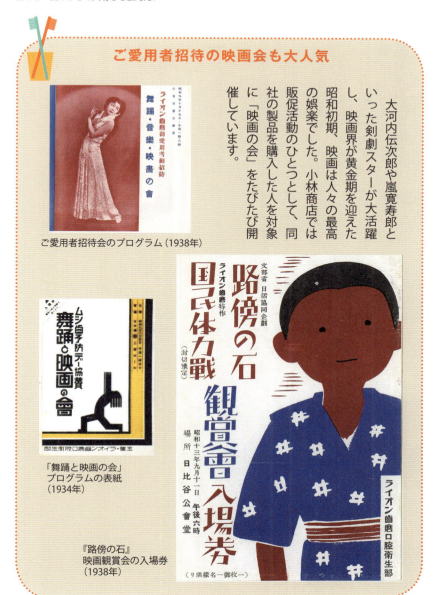

「舞踊と映画の会」プログラムの表紙（1934年）

『路傍の石』映画観賞会の入場券（1938年）

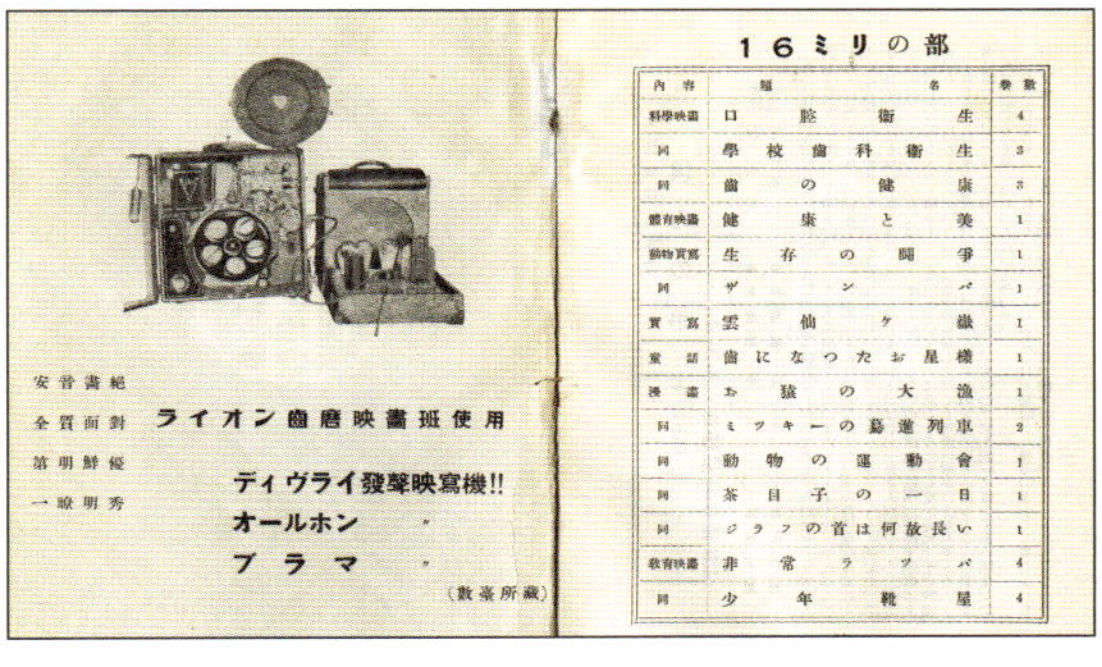

16ミリの部

内容	題名	巻數
科學映畫	口腔衛生	4
同	學校齒科衛生	3
同	齒の健康	3
體育映畫	健康と美	1
動物實寫	生存の闘爭	1
同	ザンバ	1
實寫	雲仙ケ嶽	1
童話	齒になつたお星樣	1
漫畫	お猿の大漁	1
同	ミツキーの驀進列車	2
同	動物の運動會	1
同	茶目子の一日	1
同	ジラフの首は何故長い	1
教育映畫	非常ラツパ	4
同	少年靴屋	4

使用映写機の紹介（左）と16ミリ映画の目録（右）（1936年製作のパンフレット「映画の栞」より）

たくさんの家族が楽しんだ「屋外映画会」

一九四五（昭和20）年三月一〇日未明の東京大空襲で、小林商店は本所の本社と工場を焼失しました。しかし、焼け跡から復活して一応の生産体制が整うと、いち早く口腔衛生普及のための「講演と幻燈の会」活動を再開。一九四九（昭和24）年、「ライオン歯磨株式会社」と社名を変更すると、翌五〇年には、映画班も復活させました。

映画班の戦後の初仕事は、校庭や空き地などに大きな白布を張って行う野外映画会でした。夏祭りや海水浴場では必ずといってよいほど行われたこの会には、誰でも無料で参加できました。年配の方の中には、ござを持って家族と出かけ、皆で楽しんだ夕べを覚えている人もいることでしょう。

会場の準備を終えた映画班の人たちは、来場者を案内し、口腔衛生の大切さを訴えました。会場では、商品の宣伝やサンプリングも行われました。

天然色科学映画で口腔衛生の大切さを伝える

一九五二（昭和27）年以降、ライオン歯磨はカラー映画を次々に発表しました。フッ素のむし歯予防効果などをわかりやすく解説した『星は見て

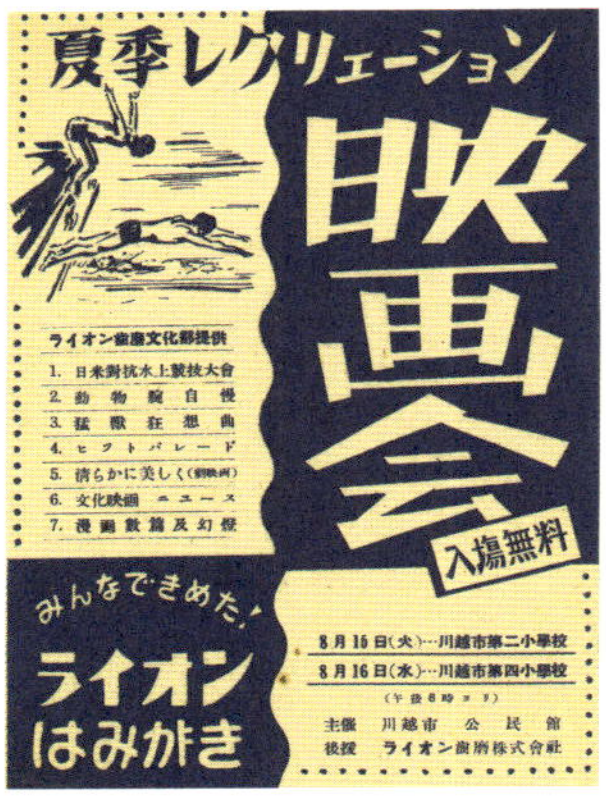

映画会のチラシ（1950年）

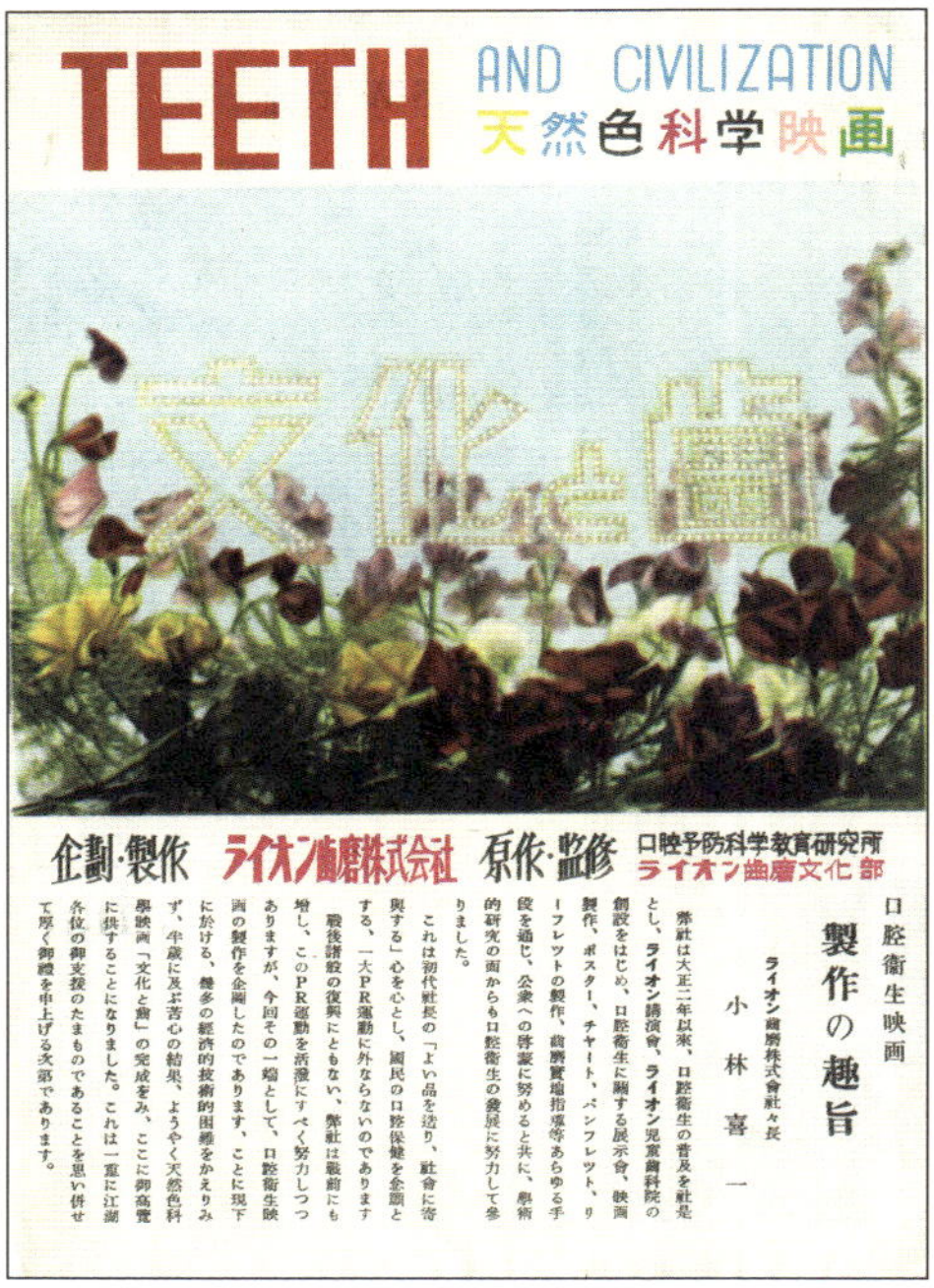

口腔衛生映画
製作の趣旨
ライオン歯磨株式會社々長
小林喜一

弊社は大正二年以來、口腔衛生の普及を社是とし、ライオン講演會、ライオン兒童歯科院の創設をはじめ、口腔衛生に關する展示會、映画製作、ポスター、チャート、パンフレット、リーフレットの製作、歯磨實地指導等あらゆる手段を通じ、公衆への啓蒙に努めると共に、學術的研究の面からも口腔衛生の發展に努力して參りました。

これは初代社長の「よい品を造り、社會に寄與する」心を心とし、國民の口腔保健を企圖とする、一大PR運動に外ならないのであります。戦後諸般の復興にともない、弊社は戦前にも増し、このPR運動を活潑にすべく努力しつつありますが、今回その一端として、口腔衛生映画の製作を企劃したのであります。ことに現下に於ける、幾多の經済的技術的困難をかえりみず、半歳に及ぶ苦心の結果、ようやく天然色科學映画「文化と歯」の完成をみ、ここに御高覧に供することになりました。これは一重に江湖各位の御支援のたまものであることを思い併せて厚く御禮を申上げる次第であります。

日本最初の天然色科学映画『文化と歯』のパンフレット表紙（1952年）

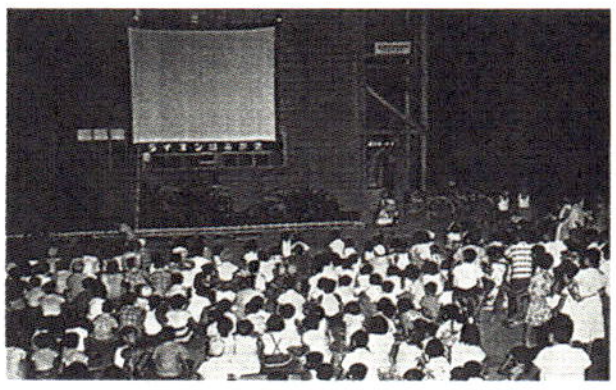
小学校の校庭に大スクリーンを設置して行われた屋外映画会（1952年）

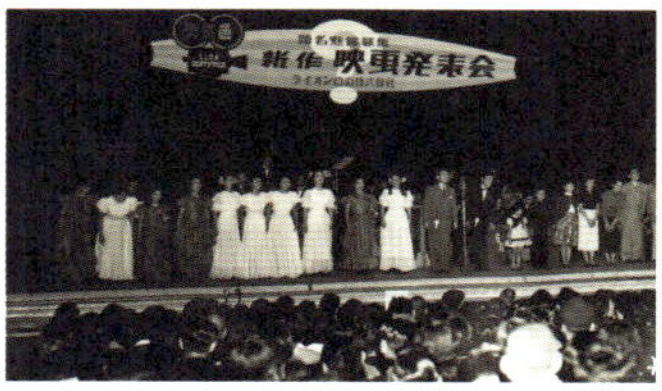

『星は見ている』の映画発表会（1954年）。この年６月の「口腔衛生強調運動」週間（現在の「歯の衛生週間」）に先立ち、日比谷公会堂で開催された。

●カラー映画の誕生
カラー映画は1930年代に米国で製作。国産初の総天然色映画は松竹の『カルメン故郷に帰る』（高峰秀子主演・木下順二監督）。

いる』のような児童向けの映画もありますが、この時期以降は、位相差顕微鏡や微速度撮影によってより科学的な映像の製作に挑戦しています。

第一作はわが国最初の本格的天然色科学映画『文化と歯』でした。この映画では、むし歯は文化が高まるにつれて増加することを指摘しています。さらに、「どうしてむし歯になるのか」「むし歯になるとどうなるのか」「どうしたら防ぐことができるのか」などについて、五つのW（Who・What・When・Where・Why）を軸に、わかりやすく解説しました。

また一九六六（昭和41）年には『明日をめざして《フッ素と歯の健康*》』を製作。実例や統計を示しながら、乳歯が生えそろう年齢にはすでにむし歯があること、年齢とともにその数が増えていることを説明しました。むし歯の恐ろしさを科学的に伝えたこの映画は、社会教育科学映画として厚生省の推薦映画になりました。

絶賛された本格的な学術映画シリーズ

一九七六（昭和51）年、ライオン歯磨は、創業八五周年を記念して『歯—ムシ歯の原因をさぐる』という本格的な学術映画を製作しました。

この映画はミラー細菌説に依拠しながら、顕微鏡微速度撮影や偏光顕微鏡、新たに開発した方法などを駆使し、ストレプトコッカス・ミュータンスによって、どのようにむし歯が生成されるのかを学術的に明らかにしています。

この映画は全国の歯科団体、学校などを中心に大きな反響を呼び、文部省及び優秀映画鑑賞会からも推薦を受けました。一九七七(昭和52)年には、アメリカ小児歯科学会の創立五〇周年記念学会でも、英語版が上映されています。この映画をきっかけに、次々に本格的な学術映画が製作されました。

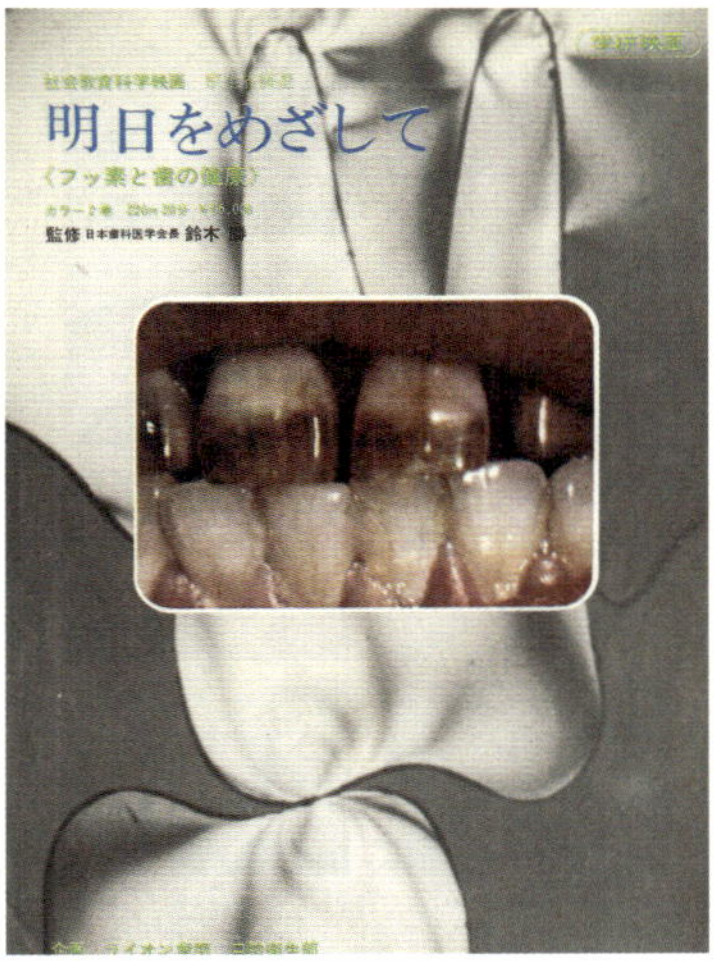

『明日をめざして』のパンフレット（1966年）

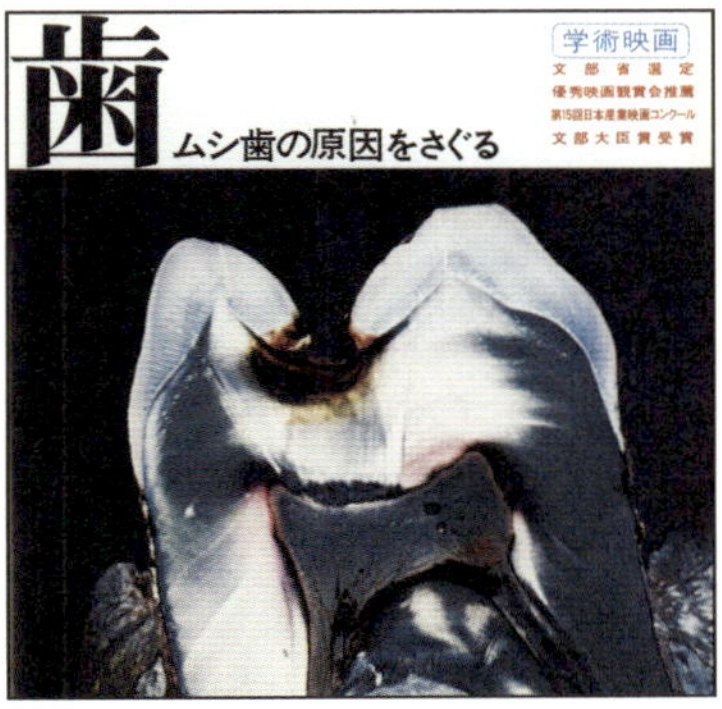

『歯—ムシ歯の原因を探る』のパンフレット（1976年）

●高い評価を受けた学術映画シリーズ（全4巻）
『歯—ムシ歯の原因をさぐる』（1976年）
『歯—その『よごれ』をさぐる』（1978年）
『歯—歯そう膿ろうをさぐる』（1979年）
『歯—ブラッシングを科学する』（1983年：科学技術省長官賞受賞）

＊『明日をめざして《フッ素と歯の健康》』が製作された３年後（1969年）、WHO（世界保健機関）は、むし歯予防に有効な方法として、水道水へのフッ素添加やフッ素応用を推進するように勧告。WHOは1975年と1978年にも同様の勧告を行っている。

歯みがきの歌 ❶

北原白秋 作詞「朝は子供に」

一九三二（昭和7）年当時、小林商店の宣伝部員だった詩人・大手拓次は、ライオン歯磨の歌の作詞を、恩師である北原白秋に依頼しました。白秋は、一商店の宣伝歌を書くことに難色を示しましたが、「学童のむし歯予防のために」という大手の説得が功を奏し、「朝は子供に」が誕生しました。この歌は戦後まで歌い継がれ、歯みがき習慣の大切さを子どもたちの心に刻みました。

朝は子供に

学童齲蝕《うしょく》予防会の為に

北原白秋　作詞　　藤井清水　作曲

一、朝は子供に呼びかける、呼びかける
みがけ、すずしい真珠の歯
ブラッシ　ブラッシ　ラッシッシ
そしてお早やうと駆けてゆく、
凪も草の葉　ソラ　みがく
みがこ、この歯を、清い歯に、
ブラッシ　ブラッシ　ラッシッシ

二、夜は子供に呼びかける、呼びかける
みがけ、かがやく真珠の歯
ブラッシ　ブラッシ　ラッシッシ
そしておやすみ、すやすやと、
月も硝子を　ソラ　みがく
みがこ、この歯を、白い歯に、
ブラッシ　ブラッシ　ラッシッシ

三、声は子供に呼びかける、呼びかける
みがけ、君等よ、真珠の歯
ブラッシ　ブラッシ　ラッシッシ
そして笑えよ、すこやかに、
ふせげむしばを　ソラ　みがく
みがこ、この歯を、強い歯に、
ブラッシ　ブラッシ　ラッシッシ

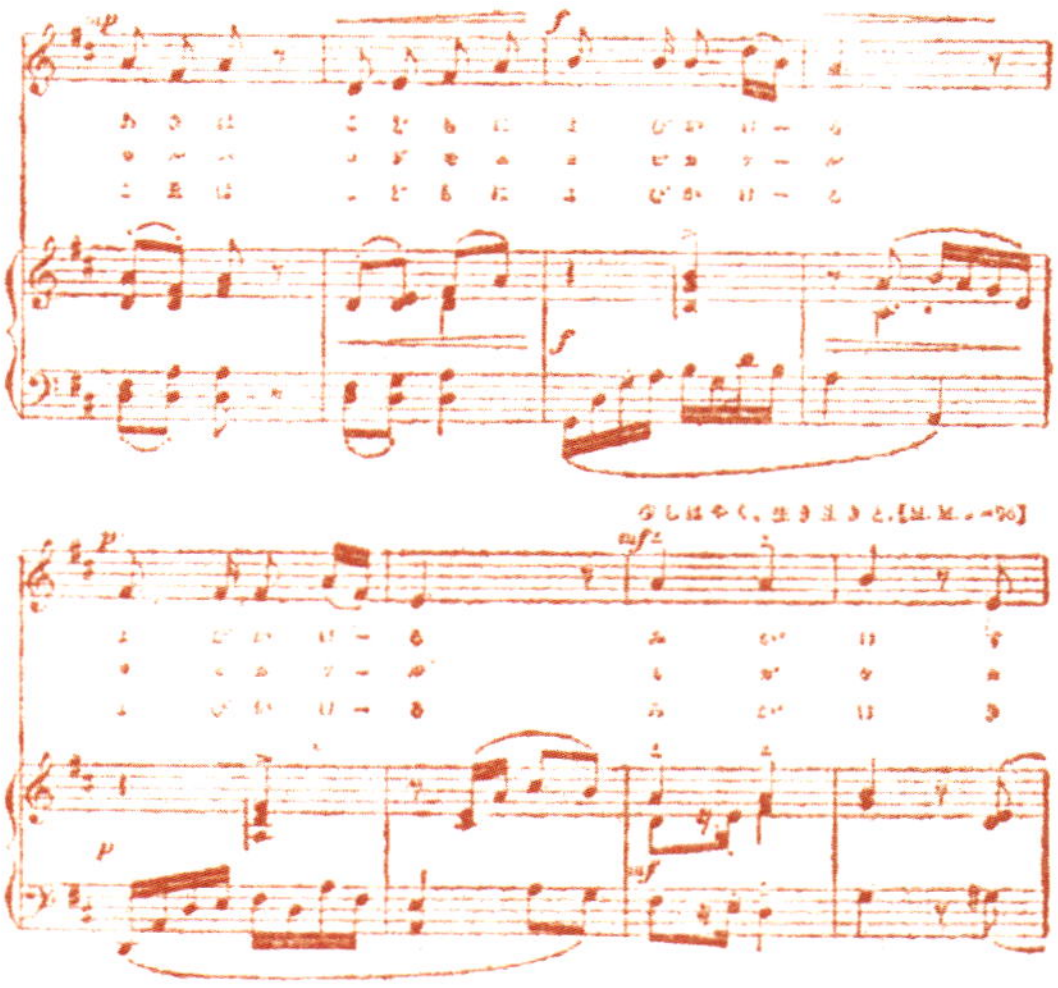

さまざまな場で口腔衛生意識を啓発

数多くの人がイベントに参加

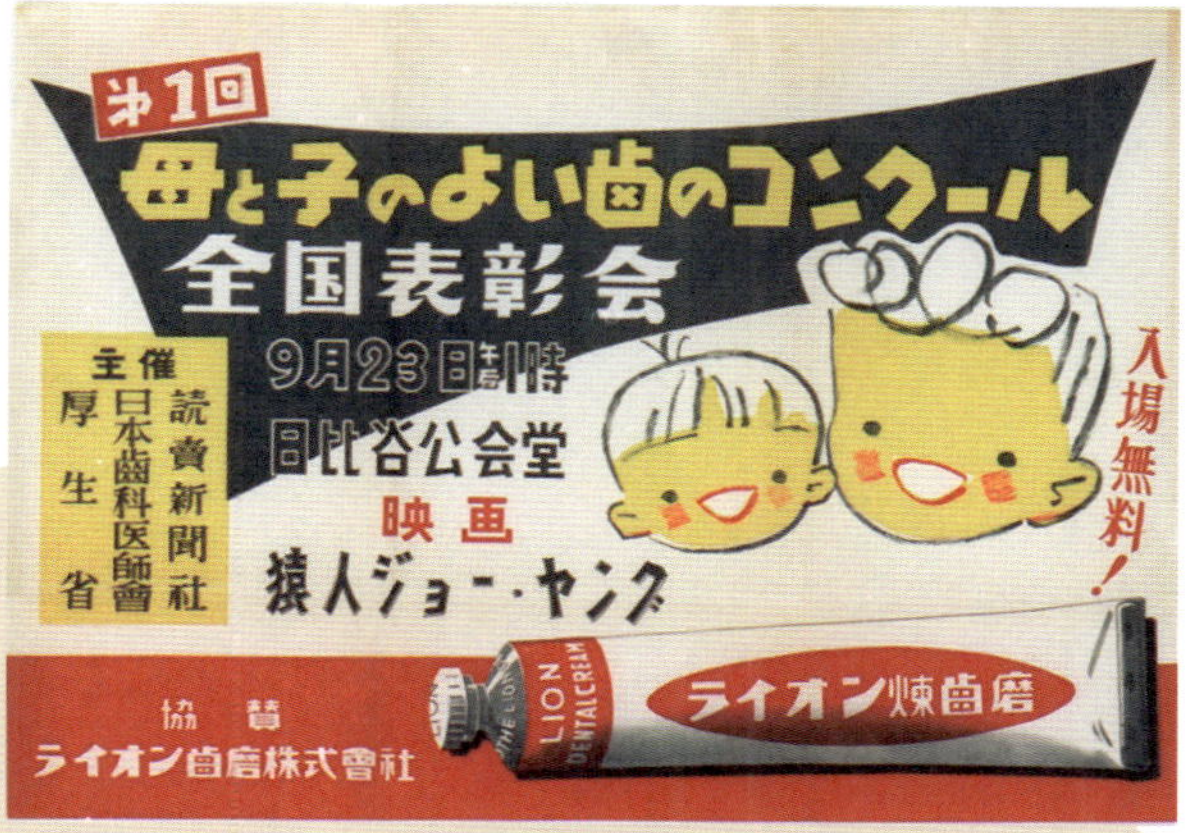

口腔衛生啓発ポスター（1952年）

「レジャー」という言葉が流行語になったのは一九五八（昭和33）年のことです。高度成長期を迎えるまで、庶民が楽しみを見つけるのは容易なことではありませんでした。そんな時代に、人々に新たな体験をもたらしたのが、企業主催のさまざまなイベントでした。

歯みがきメーカーが開催するイベントは、口腔衛生意識の啓発に大きな役割を果たしました。「寝る前の歯みがき五〇万人大運動」「口腔衛生展覧会」「海外の子どもたちとの歯みがき交流」……。消費者参加型のイベントは、ふれあいを通じて口腔衛生の大切さを伝える格好の場でした。

百貨店の展覧会から情報発信

「キッスのエチケット」コーナーが大ブレイク

《主旨》
文化人のあこがれの顔の「健康と美」は口元で大きく左右される。しかし一方、文化生活にともなって口や歯の病気が増加しつつある。口腔衛生週間を記念して生活をより健康に、より美しい、より幸福にするための新しい知識をここに展示した次第である。

ちょっとかしこまったこの文章は、一九五〇（昭和25）年六月に新宿三越で開催された「顔の〝美と健康〟展」会場入り口のパネルに記載されたものです。展覧会の発起人として協賛したライオン歯磨は「顔の中心〈歯〉ムシ歯予防の新しい知識」「歯にくを健康に」「アメリカでの歯の衛生」の三つのコーナーを担当しました。

この企画を引き継いだライオン歯磨は、この年の一〇月、名古屋松坂屋で展覧会を開催しましたが、その時にブレイクしたのが、新たに加えたコーナー、「キッスのエチケット」でした。

この年の三月に、東宝映画『また逢う日まで』が封切られました。この映画のクライマックスは、主演の岡田英次・久我美子の「ガラス越しの接吻」でした。観客はこのシーンにうっとり、くぎづけになりました。

当時も外国映画ではキスシーンを見ていたはずですが、日本人同士のキスは、たとえガラス越しでも衝撃的だったのでしょう。このシーンは話題を呼び、「キス」への人々の関心が一気に高まっていたのです。

このコーナーで「キッスのエチケット」を指導

したのは、精神科医の式場隆三郎、映画監督の山本嘉次郎、元朝日新聞記者でＮＨＫラジオ「話の泉」のレギュラー解答者を務めていた渡邊紳一郎の三人。著名な有識者たちが真剣に、しかもきわめて教科書的に「キス」について論じていたのですから、隔世の感があります。

大好評を博したこの展覧会は「キッスのエチケット」を中心にして、少しずつ模様替えをしながら各地を巡回。同年一二月には「キッスのエチケット・愛の文化展」と名づけて、新潟市の大和百貨店で開催。翌年には、山形市ミツマス百貨店、松本市の井上百貨店でも開催されました。

「キッスのエチケット」コーナー

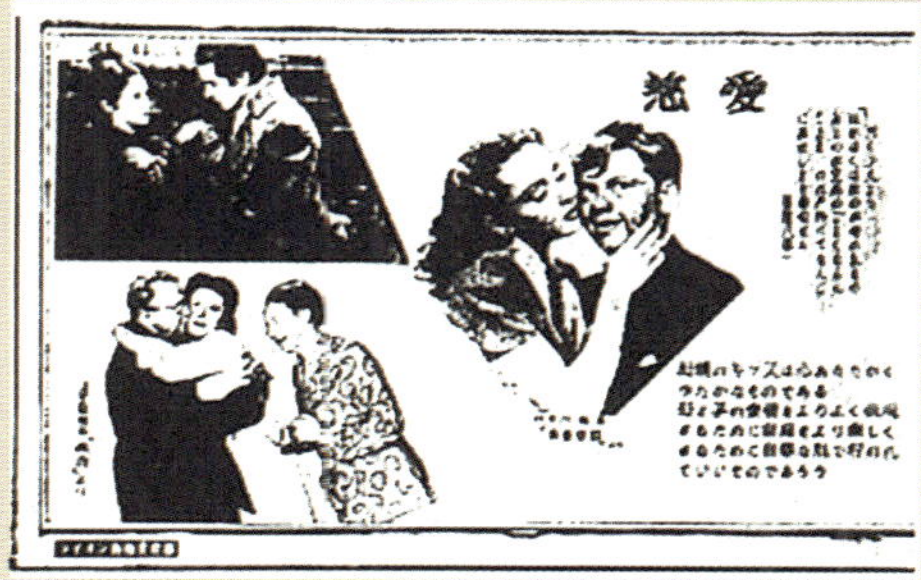

展示パネル（部分）

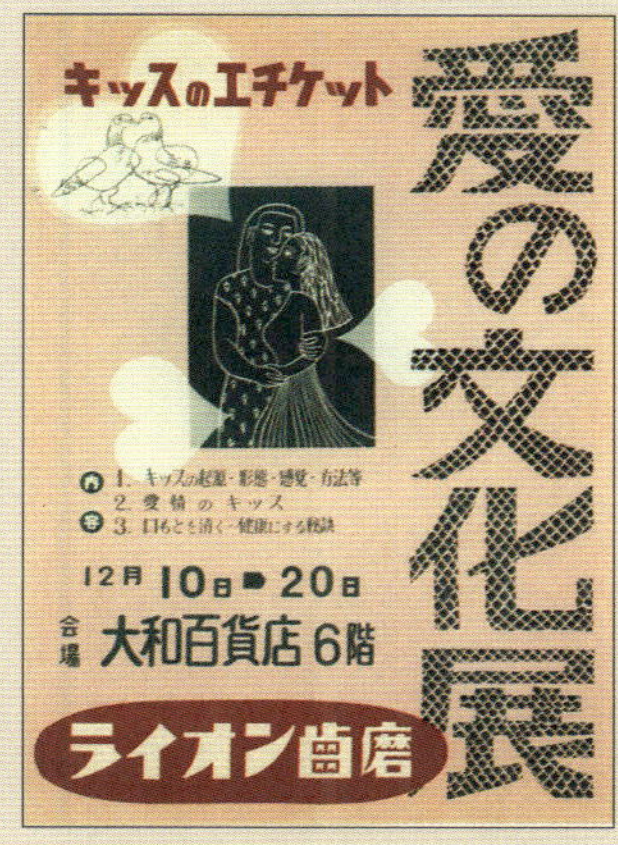

「キッスのエチケット・愛の文化展」ポスター

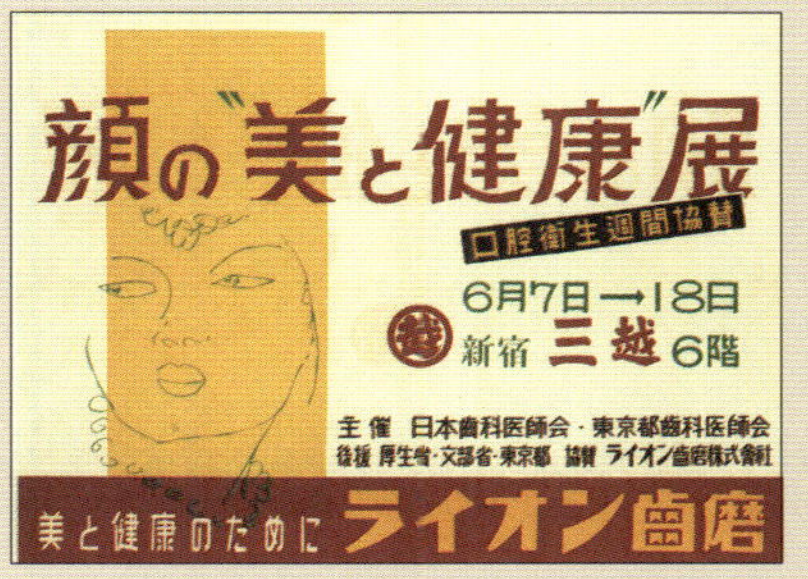

1950年６月に新宿三越で開催された時のポスター。どことなくアンリ・マチスを思わせる絵が人目を引いた。

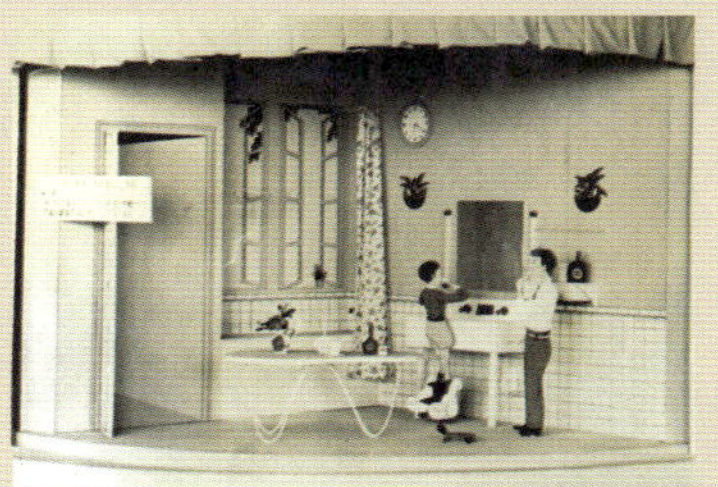

第６部の「アメリカでの歯の衛生」コーナーには、回転舞台が設置され、第４場では「3-3-3 式歯のみがき方」が紹介された。このみがき方が日本で広く紹介されたのは、この展覧会が初めてといわれている。

戦前も開かれていた口腔衛生の展覧会

ライオン歯磨は、社名が小林商店だった戦前も、展覧会を頻繁に行っていました。文化の香りあふれる資料や好奇心をかきたてる新情報、娯楽性の高い出し物などが並ぶ展覧会は、庶民の楽しみ場のひとつだったようです。会場のにぎわいに思いを馳せながら、当時の展覧会をいくつか巡ってみましょう。

●口腔衛生に関する情報を網羅した「歯の衛生展覧会」

一九二七（昭和2）年の二月から、全国各地の百貨店で開催したのが、「歯の衛生展覧会」です。会場には、小林商店が苦心して作成した歯の掛図百数十枚を展示。動く舞台装置も目新しいものでした。また、別のコーナーでは、映画会や講演会も開催。うがい場を設置し、歯牙健康相談所では、歯に関する相談にも応じました。大規模な展覧会はたいへん好評で、一日の入場者が二万人を突破したこともあったそうです。

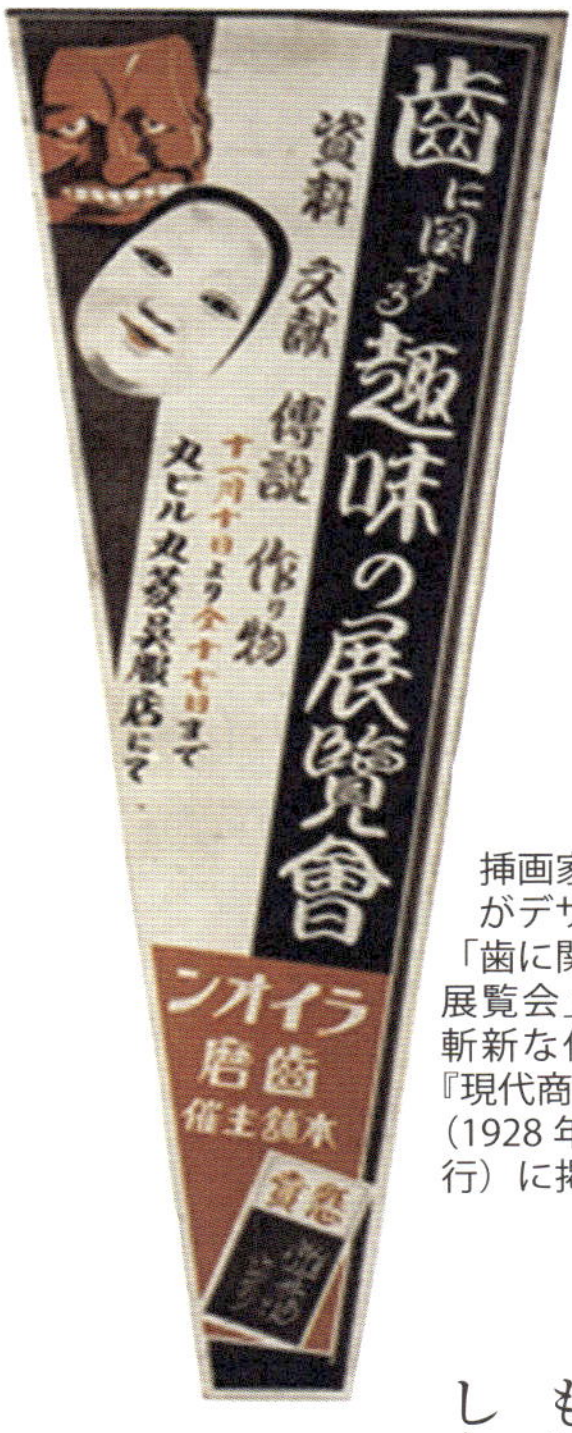

挿画家の河目悌二がデザインした、「歯に関する趣味の展覧会」ポスター。斬新な作品として、『現代商業美術全集』（1928年／アルス発行）に掲載された。

●ユニークな展示品で魅了した「歯に関する趣味の展覧会」

小林商店は、同年一一月、東京の丸菱呉服店で、「歯に関する趣味の展覧会」を開催しました。これは全国の趣味人や篤志家、学界の人などに声をかけて集めた、歯にまつわる珍しい図版や古物を展示したもの。伝説や文学の分野にも及ぶ数々の出品物が、人々の目を奪いました。一種の学術展覧会と評されたこの催しは大阪、名古屋などでも開かれ、来場者は延べ一〇万人に上りました。集められた資料は『よはひ草』にまとめられました。

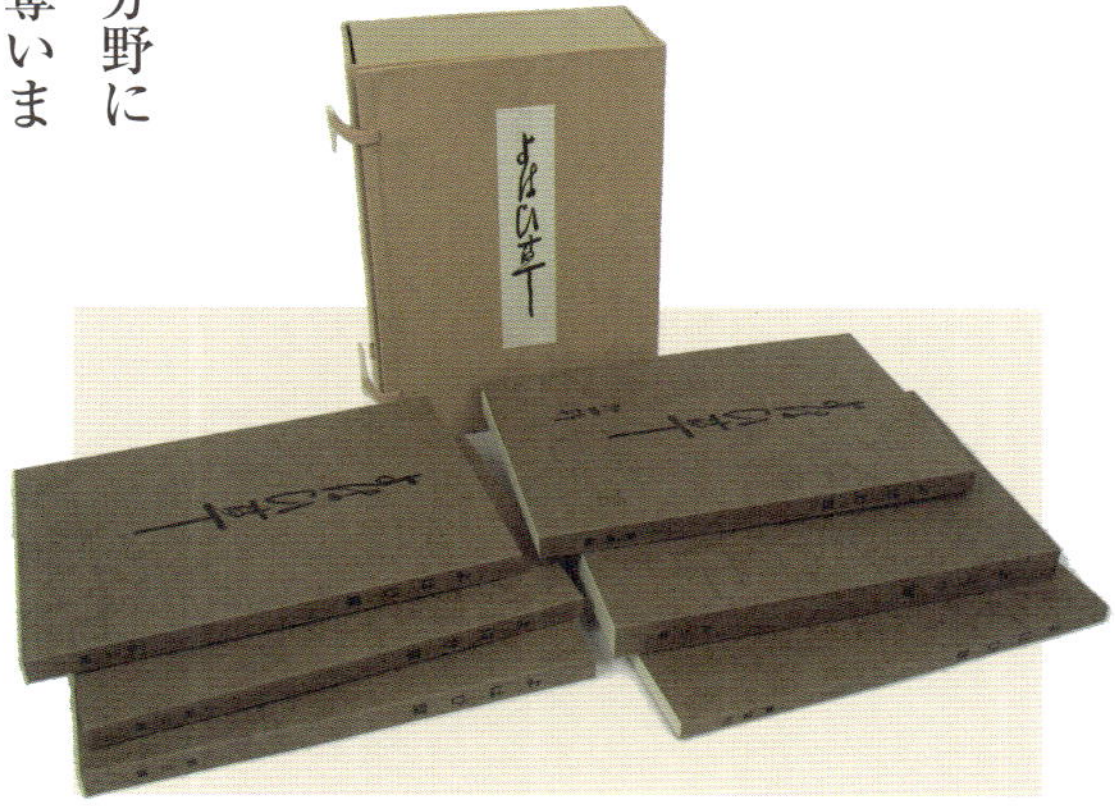

貴重な資料を集めた『よはひ草』全六集は学界や新聞社、図館など各方面に寄贈された。

高く評価された歯の資料集『よはひ草』

《口絵より》

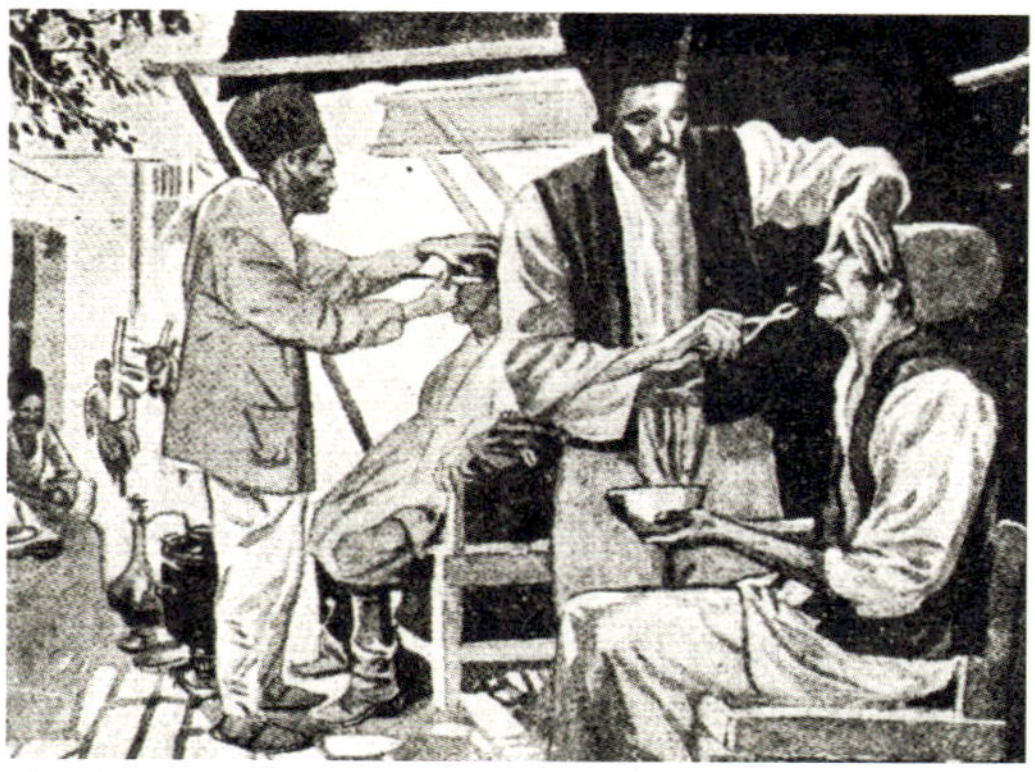

歯医者を兼ねた時代の床屋

掲載された論文の例

■「佛牙と齒木」
東京帝國大學名誉教授
文學博士・高楠順次郎（第２輯）
■「齒に關した話」
紋章學者・沼田頼輔　（第２輯）
■「齒か角か」
農學博士・横山桐郎（第３輯）
■「唾を」
民俗學者・柳田國男（第４輯）
■「齒牙と民族」
民俗學者・中山太郎（第５輯）
■「支那で見聞せる齒の挿話」
言語學者・後藤朝太郎
など

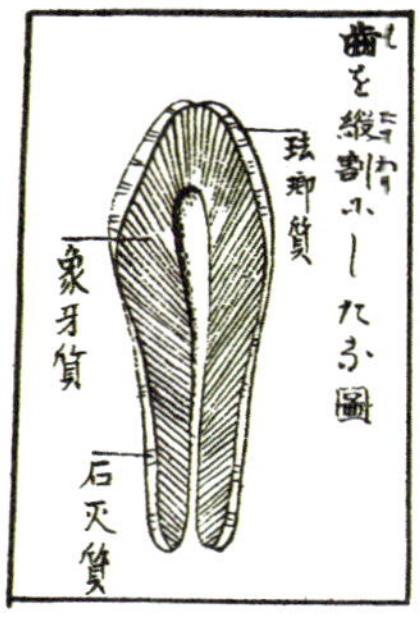

歯を縦割りにした図
（啓蒙養生訓所載）

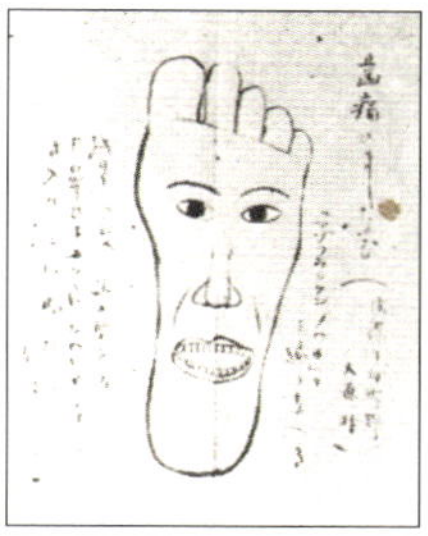

歯痛のまじない

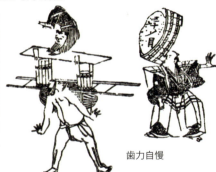

歯力自慢

『よはひ草』（全六集）は、古今東西の歯にまつわる資料を満載した資料集です。論文や文献だけでなく、写真や口絵も豊富で、内容は多岐にわたります。古い医学書の記述をはじめ、全国各地の歯にまつわる伝説や俗信、お歯黒の慣習、そして文学や随筆からの引用、歯をテーマにした俳句の数々……。

ページをめくると、昔の人も歯に深い関心を持っていたことがよくわかります。人々は、咀嚼のための歯の役割はもちろん、容貌に与える影響についても十分に理解し、歯を大切にしてきたのです。

「歯」という字は、年齢を表す「齢」という字と同様、「よわい」とも読まれ、年齢や生命を意味します。人々は年をとるにつれて歯が抜けることを恐れ、さまざまなまじないで歯痛に対処していた様子にも、興味をそそられます。

風俗学や人類学の観点からも貴重な『よはひ草』は、小林商店の小林富次郎社長の下、一九二七（昭和２）年から三年をかけて刊行されました。一方ならぬ労苦の結晶は、学界や新聞社、図書館など、各方面に寄贈され、極めて重要な資料集と高く評価されました。

「呼び物」に工夫を凝らして

小林商店の展覧会が盛況だった理由は、工夫を凝らした「呼び物」にありました。たとえば、一九二九（昭和4）年に開かれた「母と子のための展覧会」では、「工場化せる人体模型」を出展。照明を応用した電動装置を使って、体の仕組みを科学的かつわかりやすく解説しました。この模型の製作には、当時の金額で数千円という巨費を投じました。

「朝と晩の展覧会」（一九三三年）では、日本とアメリカの晩を表した大舞台装置や、夜の宇宙を模したコーナーに人気が集まりました。当時、庶民の家にはなかった洗面所を提案するコーナーもあり、一種の生活展覧会ともいえるもので、会場には三〇万人以上の人が集まりました。

一九三五（昭和10）年の夏休みに開催した「婦人コドモ博覧会」で人気を呼んだのは、世界旅行体験ができるブースでした。これは総ガラス張りのトンネルを進むと、南洋の珊瑚礁、アフリカの森林、深海、北極のオーロラなど、一二の景色が次々に現れるという趣向。まだ見ぬ世界に思いを馳せる子どもたちも多かったことでしょう。

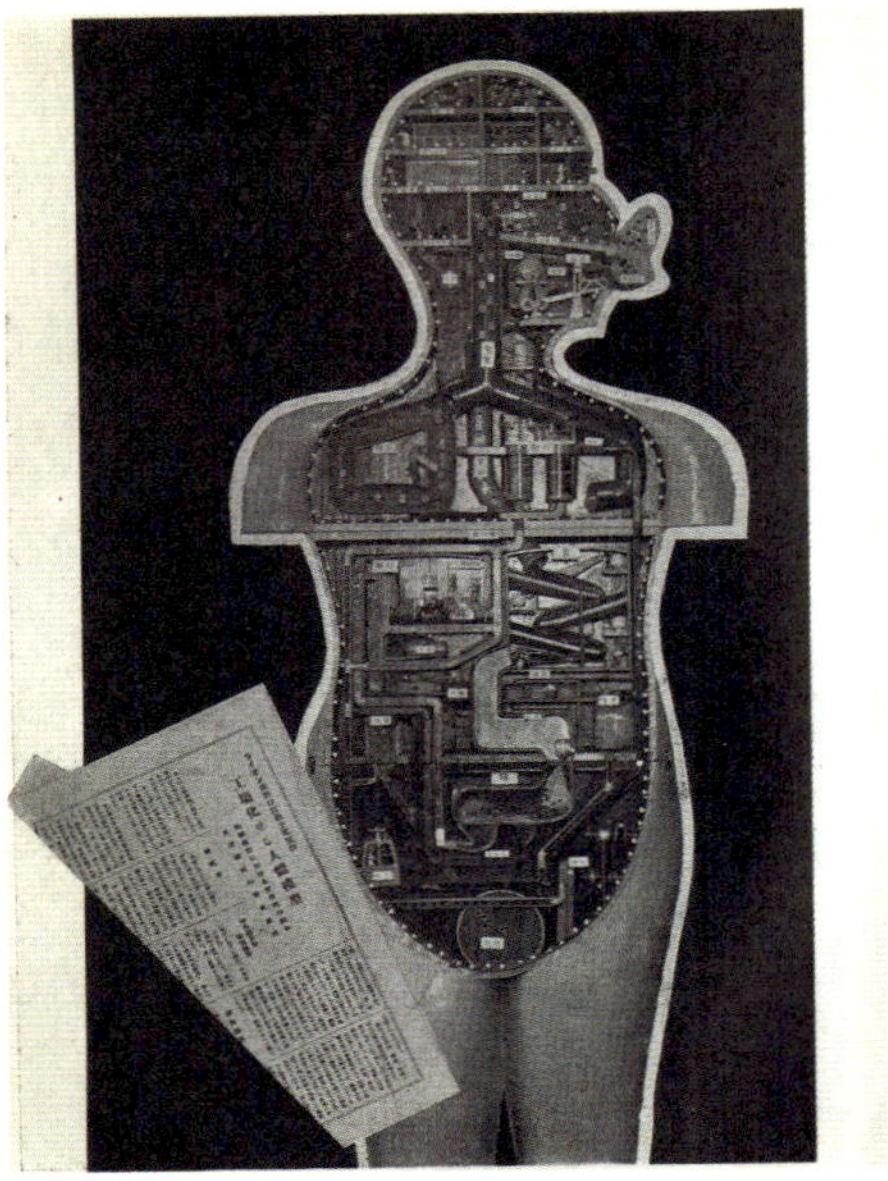

「工場化せる人体模型」

●口腔衛生活動に関連した戦前の主な展覧会

1927年（昭和２）	「歯の衛生展覧会」
	（大阪三越呉服店、名古屋松坂屋）
	「歯に関する趣味の展覧会」
	（丸菱呉服店、丸ビル）
1928年（昭和３）	「歯に関する趣味の展覧会」
	（大阪三越呉服店、京都大丸呉服店ほか）
1929年（昭和４）	「母と子のための展覧会」
	（大阪三越、名古屋松坂屋ほか）
1931年（昭和６）	「文部省体育展覧会」
	（お茶の水東京科学博物館）
1932年（昭和７）	「歯の衛生大展覧会」（赤十字社参考館）
	「小学児童と歯の展覧会」（浅草松屋）
1933年（昭和８）	「朝と晩の展覧会」
	（阪急百貨店、名古屋松坂屋）
1935年（昭和10）	「婦人コドモ博覧会」（日本橋髙島屋）
1937年（昭和12）	「歯と人生の展覧会」（岩田屋・福岡市）
	「健康文化博覧会」（南海髙島屋）
	「健康と衛生博覧会」（玉屋・福岡市）
1938年（昭和13）	「日本コドモ博覧会」（日本橋髙島屋）
	「歯を護る展覧会」（小林商店本社内）
1939年（昭和14）	「国民厚生展覧会」（京都大丸）
1940年（昭和15）	「歯と健康展覧会」（満州各地）
1941年（昭和16）	「国防と健康展」（白木屋）

※展覧会は次第に軍事色の濃いものになり、1941年の「国防と健康展」を機に中断。1950年の「顔の“美と健康”展」以降は、経済発展とともに娯楽が多様化し、展覧会自体が人気を失ったことから、開催されていない。

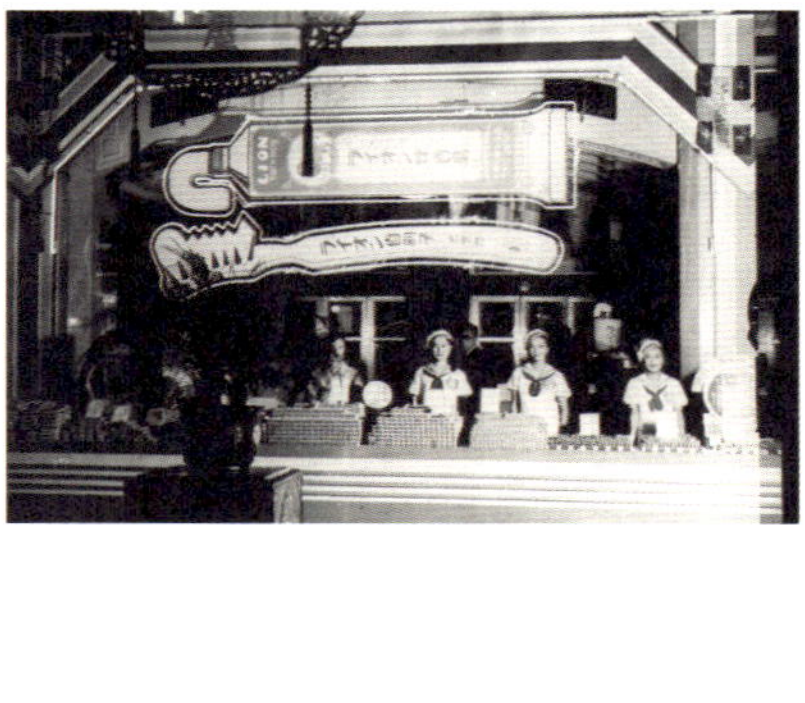

「婦人コドモ博覧会」

海外の子どもたちと「歯みがき交流」

子どもたちの関心を集めた国際文化交換プロジェクト

「歯みがきの大切さを、世界の子どもたちと一緒に考えてほしい」

庶民にとって諸外国がはるかかなたの存在であった昭和初期に、そんな思いで国際文化交換プロジェクトを実現したのは、小林商店でした。

学校歯科衛生運動の向上に力を注いでいた同社は、以前から、学童の歯の衛生に関する標語や自由画を募集していましたが、集めた作品を世界各国の小学生と交換することによって、子どもたちの関心を一層高めたいと考えたのです。

一九二八（昭和３）年、小林商店はまず、東京、大阪、名古屋、神戸ほか、主要都市で、「歯の衛生標語」と「歯の衛生画」を募集しました。

懸賞賞金は一等賞二〇円、二等賞一〇円、三等賞五円……と、当時の子どもにとってはかなり高額＊。そのうえ、優秀作品は世界各国に送られるというのです。

この企画は反響を呼び、多数の子どもたちが応募しました。「標語」は英訳され、「歯の衛生画」は英文の説明を加えて、あいさつ文と一緒にアメリカ、ヨーロッパ諸国など、一一カ国の小学校関係者に送られました。

あいさつ文には、この取り組みが子どもたちに歯の衛生への関心を持たせる効果があること、相手国にも同様の企画を行ってほしいこと、そして優秀作品を送ってほしいことなどが記されていました。この提案に賛同して、アメリカから送られてきた多数の作品と手紙は、翌年、大阪三越や名古屋松坂屋などで開催された「母と子の展覧会」で紹介されました。

＊週刊朝日編『値段史年表』によると、1928年当時、上野動物園の入場料は大人15銭、子ども10銭、中級品ランドセルが３円。選外全員に歯ブラシ１本と練り歯みがき１個が贈呈された。

太平洋を行き交った子どもたちの歯の衛生作品

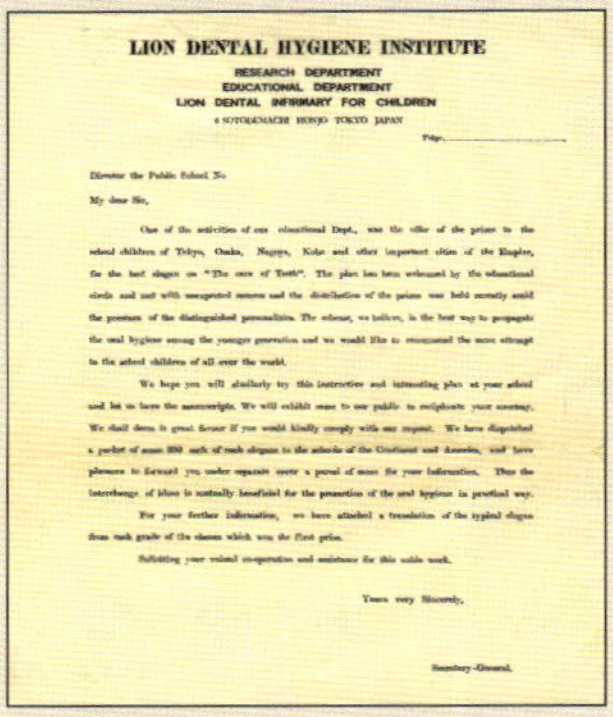
LION DENTAL HYGIENE INSTITUTE

RESEARCH DEPARTMENT
EDUCATIONAL DEPARTMENT
LION DENTAL INFIRMARY FOR CHILDREN

Director the Public School No

My dear Sir,

Yours very Sincerely,

Secretary-General.

ライオンが文化交換を提唱した手紙

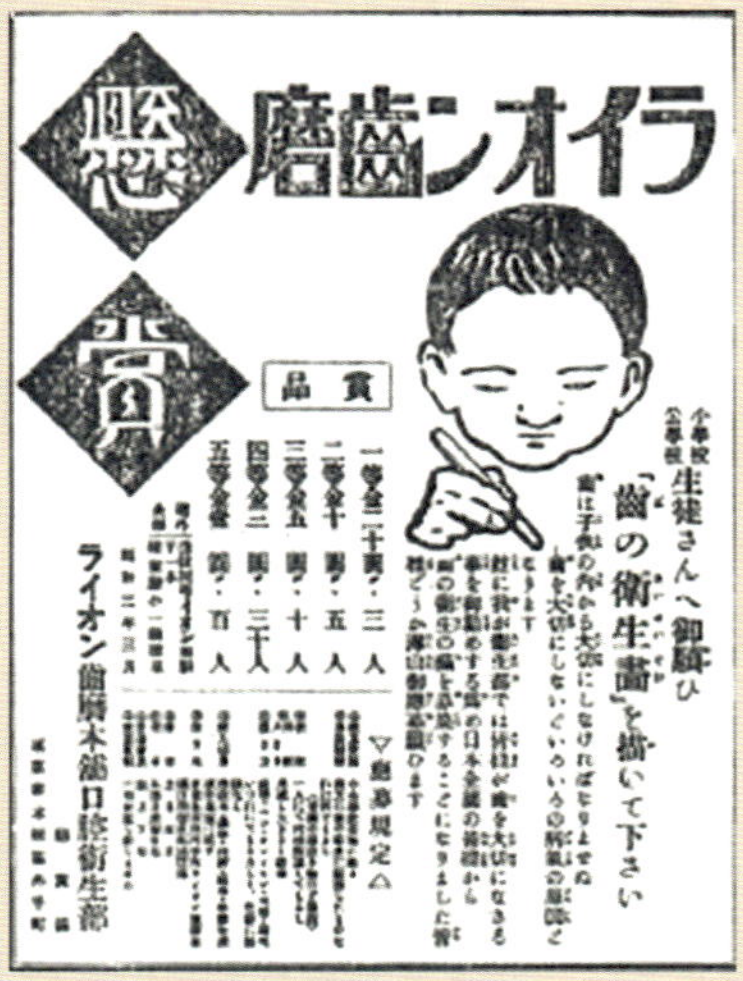

「歯の衛生画」懸賞募集のチラシ

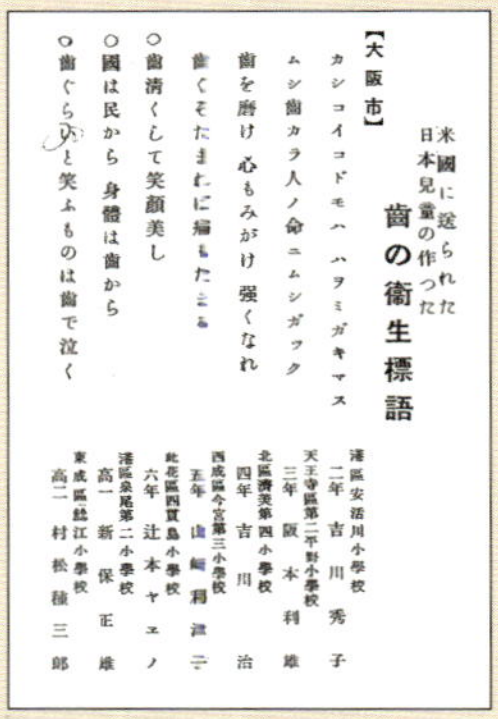
米國に送られた日本兒童の作った
歯の衛生標語

【大阪市】

カシコイコドモハ ハヲミガキマス　港區安治川小學校 一年 吉川秀子
ムシ歯カラ人ノ命ニムシガック　天王寺區第二平野小學校 二年 阪本利雄
歯を磨け 心もみがけ 強くなれ　北區済美第四小學校 四年 吉川治
[illegible]　西成區今宮第三小學校 五年 [illegible]
○歯清くして笑顔美し　此花區四貫島小學校 六年 辻本ヤヱノ
○國は民から 身體は歯から　港區泉尾第二小學校 高一 新保正雄
○歯ぐらいと笑ふものは歯で泣く　東成區鯰江小學校 高二 村松穣三郎

アメリカに送られた
日本の児童の優秀標語

GHQの賛同を得て、米国の子どもたちと交流

戦後の混乱の真っただ中にあった一九四七（昭和22）年、小林商店は、GHQ、第八軍および大阪軍政部の賛同を得て、再び米国の子どもたちとの文化交換事業*に取り組んでいます。

その時も、日本の子どもたちから歯に関する綴り方や絵を募集しましたが、優秀作品の扱いについては次のように書かれています。

「入賞作品適当数せんこうし、之をほんやく印刷の上、美本となし米国小中学校に送付、米国よりの作品到着の場合は『日米交換歯に関する綴方発表会』開催……」

この文章に記されているように、優秀作品として選ばれた綴り方一五点、歯の衛生画一六点（内カラー七点）は、三五ページの「美本」にまとめられました。

この作品集には、戦後の混乱期の冊子とは思えないほど良質な紙やインクが使われており、今もなお非常によい状態で残っています。次のページで紹介しているのは、その中の作品です。

＊「日米児童、生徒の文化交換」
主催：東京都学校衛生課
後援：文部省、東京都、
東京商工会議所、ライオン歯磨

作品集刊行に際しては、占領政策の一環として教育を重視していたＧＨＱ側から、何らかの援助があったのではないかと考えられています。

また、翌年六月には、日米児童生徒文化交換「歯についての作文発表会」が、東京と大阪で盛大に行われました。

左は、大阪・中之島の朝日会館で行われた発表会の写真です。来場者はなんと二〇〇〇人。壇上であいさつしているのは、米国国際学校長のコンネル大尉です。この発表会の様子は、国内で報道されただけでなく、翌六日に第二五師団発行の新聞と雑誌に写真入りで掲載されました。この写真は、即日、米国本土に空輸されたそうです。

文部大臣賞を受賞した橋岡博子さんの作文「歯」には、「すすんで歯みがきをしたい」という気持ちがつづられています。この文章は、六月四日のむし歯予防デー当日、学校向けラジオ番組「子供新聞の時間」で橋岡さん自身が朗読しました。

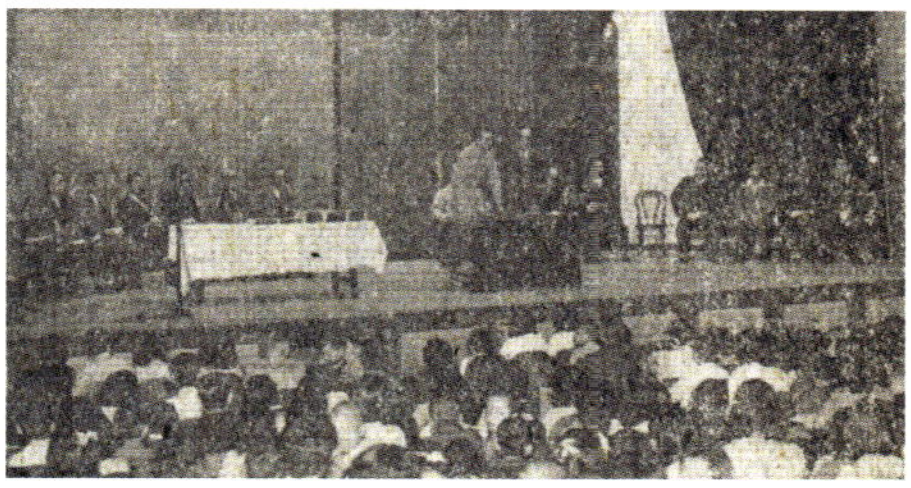

「歯についての作文発表会」（1967 年）

米国の小中学校に届けられた美しい作品集

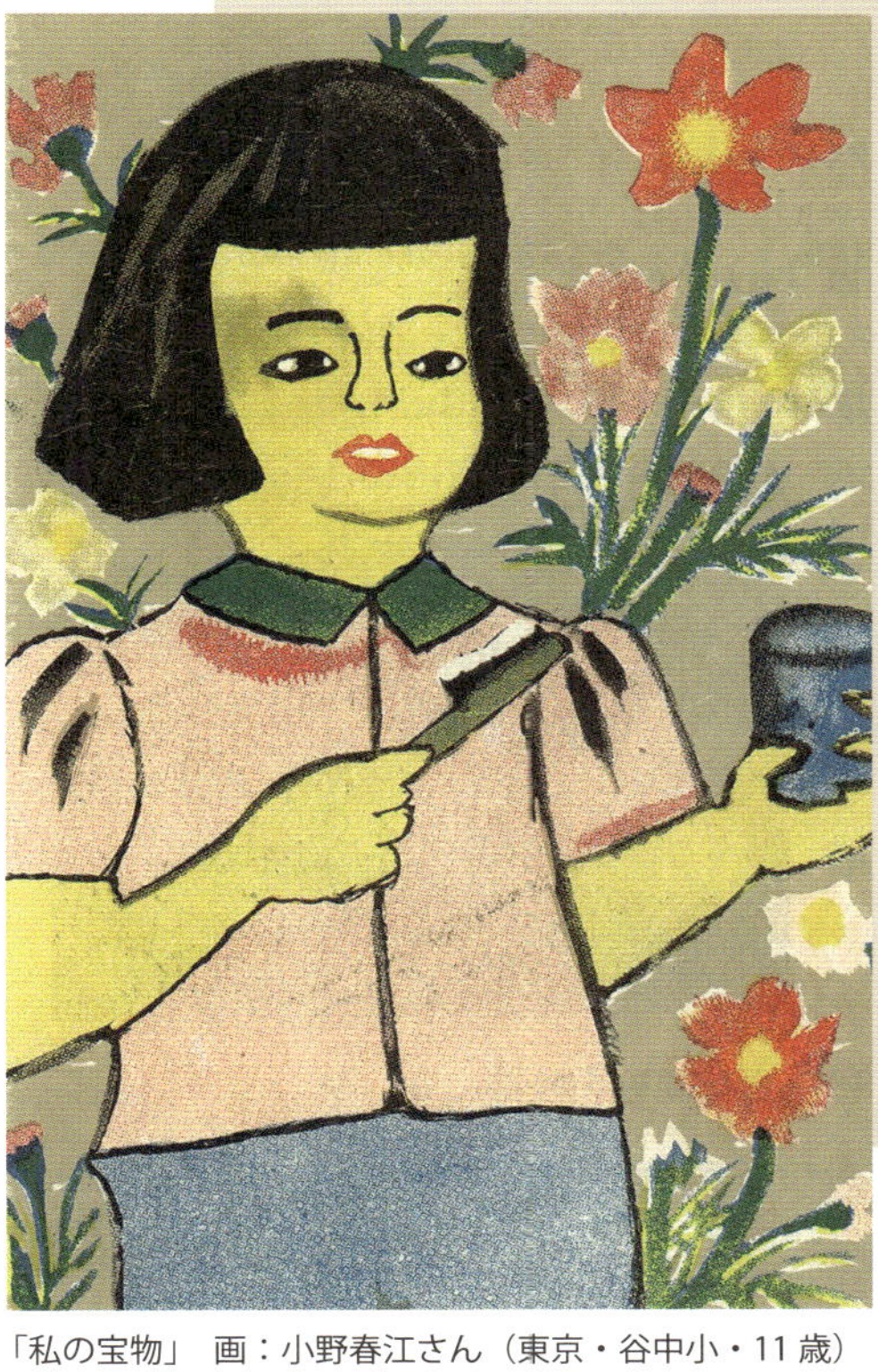

「私の宝物」　画：小野春江さん（東京・谷中小・11 歳）

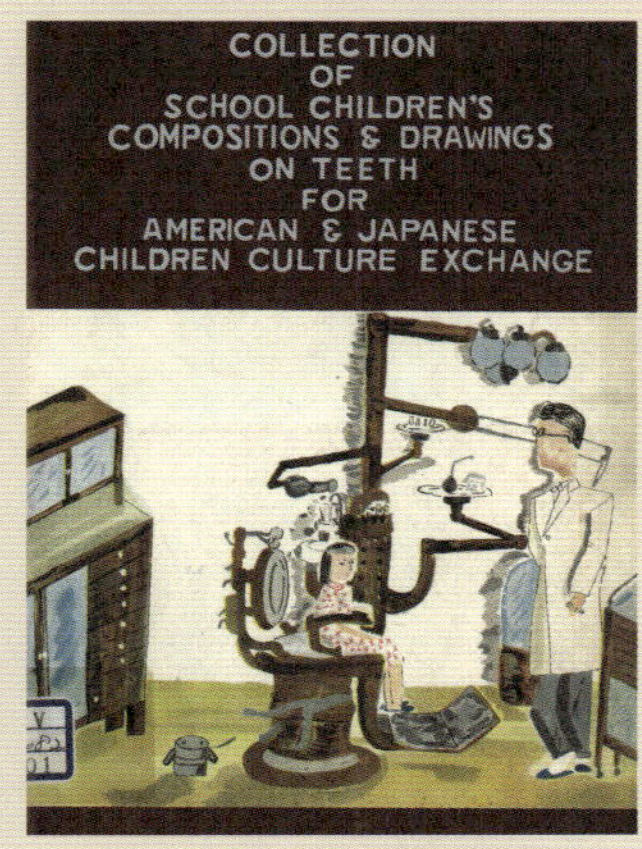

アメリカに送るために製作された『作品集』の表紙は「歯医者さん」。小村幸子さん（東京・第二付属小・11 歳）の作品。

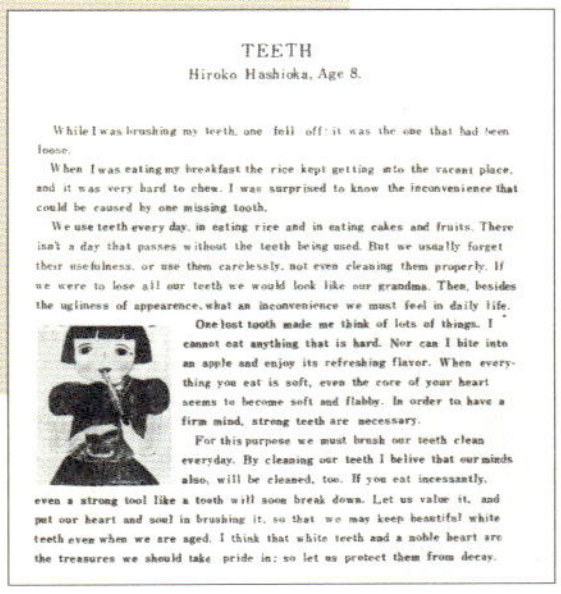

TEETH

Hiroko Hashioka, Age 8.

While I was brushing my teeth, one fell off: it was the one that had been loose.

When I was eating my breakfast the rice kept getting into the vacant place, and it was very hard to chew. I was surprised to know the inconvenience that could be caused by one missing tooth.

We use teeth every day, in eating rice and in eating cakes and fruits. There isn't a day that passes without the teeth being used. But we usually forget their usefulness, or use them carelessly, not even cleaning them properly. If we were to lose all our teeth we would look like our grandma. Then, besides the ugliness of appearence, what an inconvenience we must feel in daily life.

One lost tooth made me think of lots of things. I cannot eat anything that is hard. Nor can I bite into an apple and enjoy its refreshing flavor. When everything you eat is soft, even the core of your heart seems to become soft and flabby. In order to have a firm mind, strong teeth are necessary.

For this purpose we must brush our teeth clean everyday. By cleaning our teeth I belive that our minds also, will be cleaned, too. If you eat incessantly, even a strong tool like a tooth will soon break down. Let us value it, and put our heart and soul in brushing it, so that we may keep beautiful white teeth even when we are aged. I think that white teeth and a noble heart are the treasures we should take pride in; so let us protect them from decay.

アメリカへ送られた英訳文「TEETH」

歯が１本抜けただけで不自由になったことから、歯の大切さを感じ、強い歯を作るためには歯みがきが欠かせないこと、白い心と歯のために、歯みがきをしたいことなどが素直につづられている。

作文：橋岡博子さん（大阪・高槻小・８歳）　画：柴田良枝さん（東京・第二付属小・10 歳）

歯みがき習慣は洗面所から

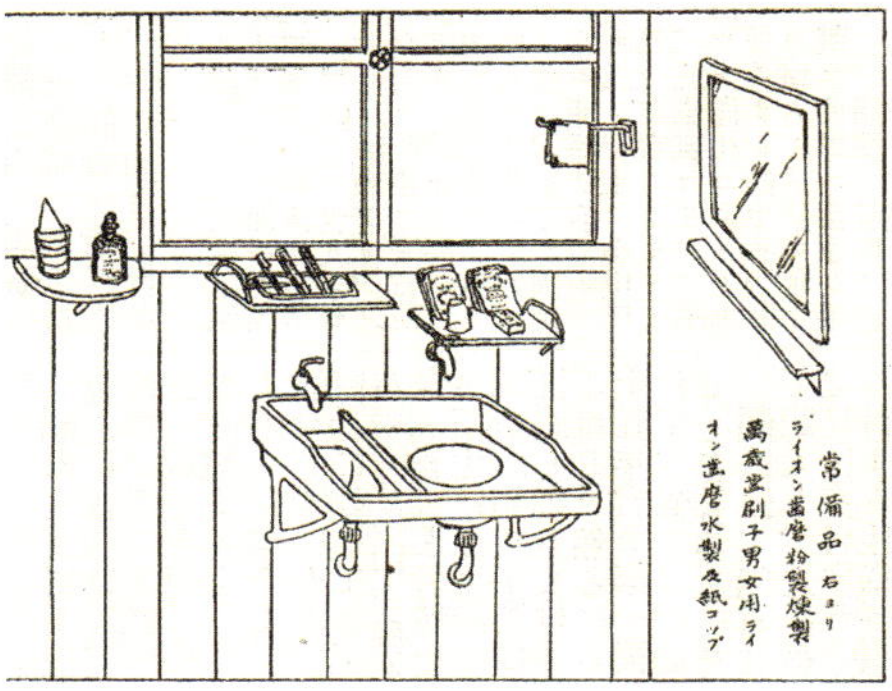

清水歯科医学士による理想洗面所の設備（1919年）

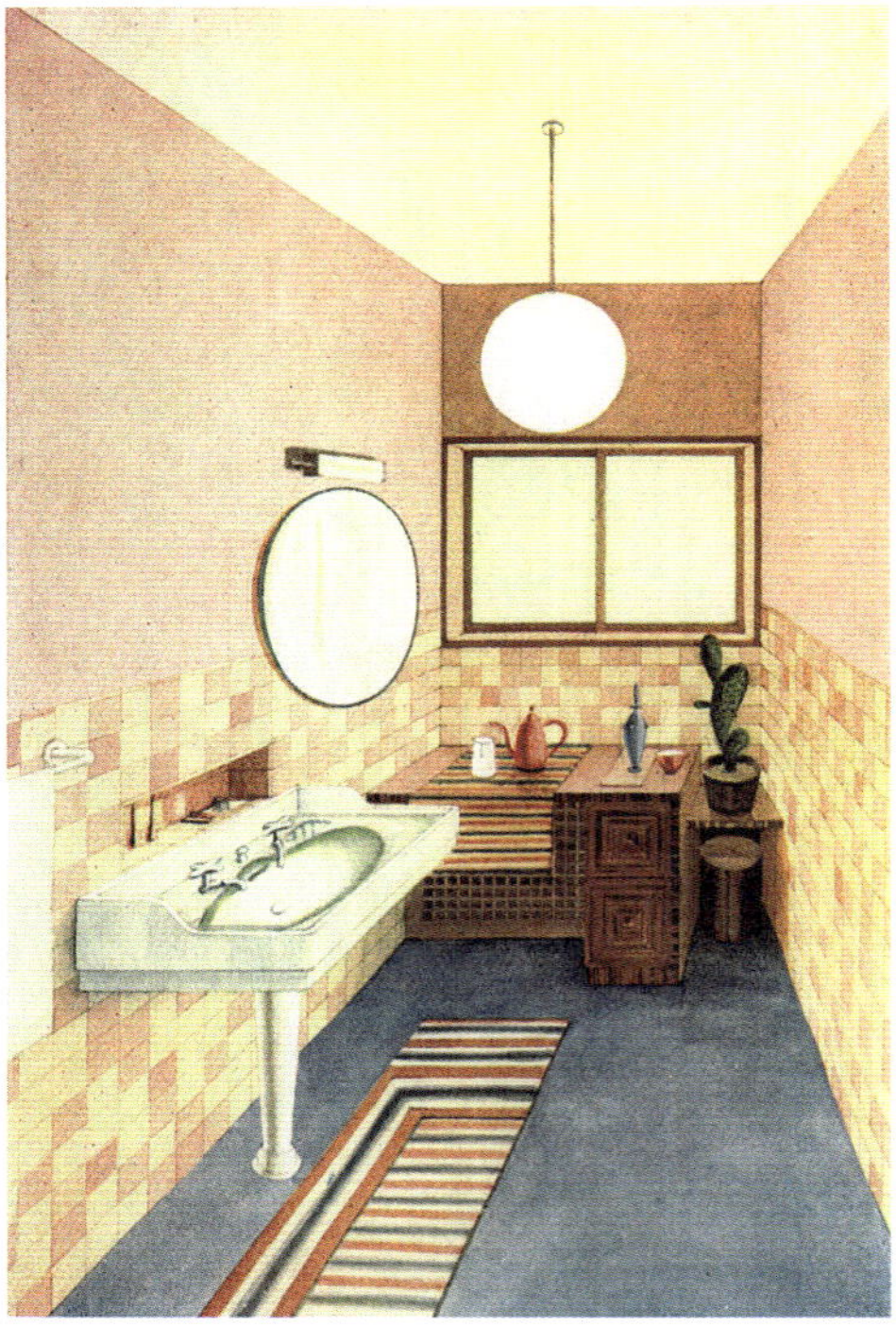

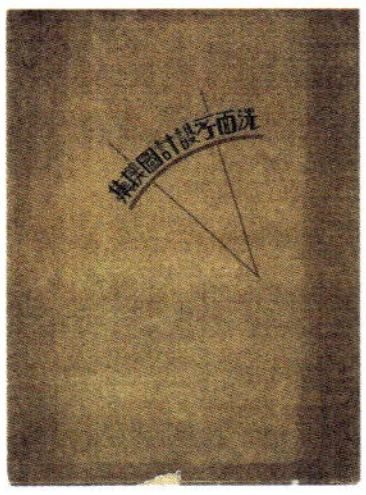

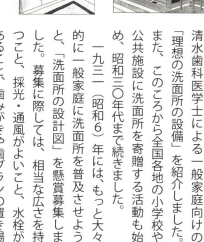

『洗面所設計図撰集』

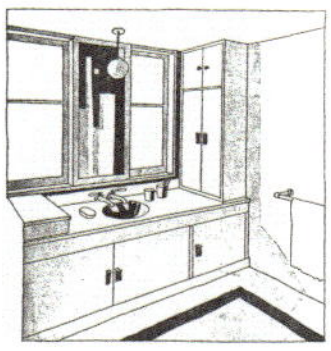

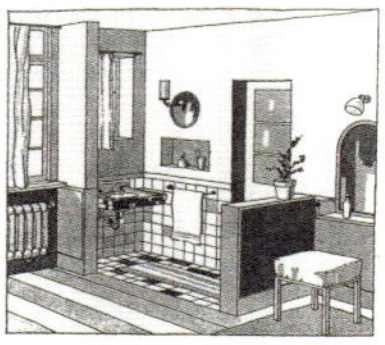

戦前の日本の家には、洗面所がないのが普通でした。農村部では井戸端に、都市部では台所に洗面器を持ち出して、歯をみがいたり、顔を洗っていたのです。

歯をみがく習慣を定着させるには、心置きなく使える場が必要と考えた小林商店は、一九一九（大正８）年ライオン講演会の機関誌『ライオン・コスモス』に、清水歯科医学士による一般家庭向けの「理想の洗面所の設備」を紹介しました。また、このころから全国各地の小学校や公共施設に洗面所を寄贈する活動も始め、昭和三〇年代まで続きました。

一九三一（昭和６）年には、もっと大々的に一般家庭に洗面所を普及させようと、「洗面所の設計図」を懸賞募集しました。募集に際しては、相当な広さを持つこと、採光・通風がよいこと、水栓があること、歯みがきや歯ブラシの置き場所があることなど、さまざまな条件がありました。

この募集にはプロ、アマを問わず多数の応募がありました。小林商店は優秀作品三〇〇点の中から「国民生活の実際に合ったもの」六〇点を選び、『洗面所設計図撰集』を編纂発刊しました。ページをめくると、今でも十分通用するプランが多いことに驚かされます。

一歯みがきメーカーが、一見商売とは無縁な事業にも力を注いでいたのです。

※優秀作品は昭和8年開催の「朝と晩の展覧会」で展示された。
※『洗面所設計図撰集』は、TOTOの情報館「ライブラリー・アクアーLIBRARY AQUA－」（港区青山1-24-3 TOTO乃木坂ビル５F）で閲覧できる。

「寝る前に歯をみがく」という生活提案

大きく変わった歯みがき習慣

二〇一一（平成23）年に財団法人８０２０推進財団は、小・中学生を対象に歯みがき習慣に関するアンケートを実施しました。*

それによると、歯みがき回数は「一日二回」が六一・一％と最も多く、次いで「一日三回以上」が二二・〇％、「一日一回」は一四・三％でした。「一日二回以上」歯をみがく子どもたちが八三・一％にのぼっています。朝と夜、二回歯をみがくことが、子どもたちの生活習慣として定着していることがわかります。

では、昔はどうだったのでしょう。目安になるデータが残っています。**

一九二五（大正14）年の「児童の口腔衛生状況調査」によれば、歯みがきの回数は「朝一回」が四七・三％、「夜一回」が一・八％、「朝晩」が七・二％でした。

朝の歯みがき習慣はある程度浸透していたものの、寝る前に歯をみがくまでには至っていなかったことがわかります。およそ一〇〇年のあいだに、歯みがき習慣は大きな変化を遂げたのです。

寝る前の三分間、歯をみがこう

歯みがき習慣を定着させるために、行政や歯科医師会、学校などの取り組みが大きな役割を果たしたことはいうまでもありません。その一方で、ライオンの前身、小林商店もまた、一企業の立場から「寝る前の歯みがき」を奨励し続けました。

その背景に、歯みがきの売上げを伸ばすという

＊「歯磨き習慣に関するアンケート調査 第二報─ 健康日本21の目標値を見据えた学齢期におけるフッ化物配合歯磨剤の使用状況─報告書」（2011年３月：財団法人 8020推進財団）より
調査対象者（有効回答数）：12,040 名（うち小学校6,336名、中学校5,704名）

＊＊（岡本清纓『学校に於ける歯磨き教練の実際』より
調査対象：第１～６学年 27,872 人

目的があったことは、企業として当然のことでした。夜の歯みがきが生活習慣として定着すれば、単純に考えて売上げは倍増します。

しかし、それだけではありませんでした。歯の健康のためには夜の歯みがきが大切だと考えていたからこそ、小林商店は広告やイベントを通じて「寝る前に歯をみがこう」と提案し続けたのです。

早くも、一九一三（大正2）年六月二一日付の『東京日日新聞』の広告で、夜の歯みがきをすすめています。歯みがき習慣がようやく庶民にも浸透してきた時代ですから、「寝る前の歯みがき」は新しい提案だったといえるでしょう。

一九二六（大正15）年一一月五日、『東京日日新聞』に掲載された「ライオン歯磨　煉製チューブ入り」の広告には、次のようなコピーがあります。

「寝る前の三分間　お休みになる前の三分間だけ、必ずライオン歯磨でお磨き下さい。むし歯を防ぎ、歯を白くし、お顔の美を一層引き立てます」

この「寝る前の三分間」は、その後、夜の歯みがき奨励のキーワードになっていきます。

一九二八（昭和3）年、小林商店は、「ねる前の三分間物語」を懸賞募集しました。これは子どもに歯の大切さやむし歯の怖さ、夜の歯みがきの大切さを話して聞かせる物語を募ったもので、五〇〇〇を超す応募がありました。その中のすぐれた作品は、小冊子にまとめられました。

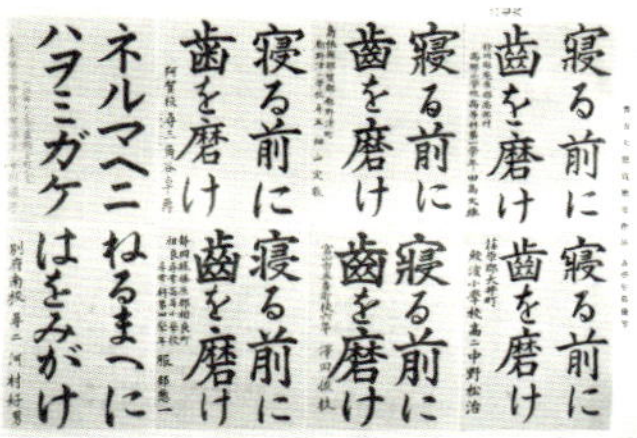

上／「寝る前に歯を磨け」を課題とする子どもの書き方懸賞募集の優秀作。（1932年）

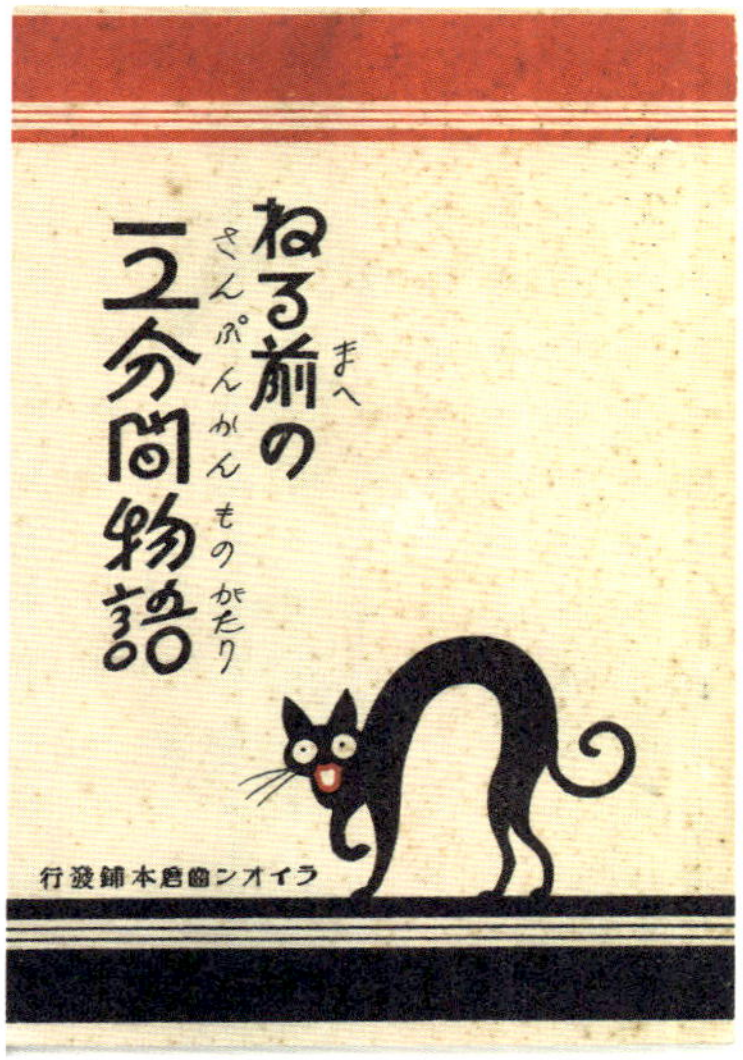

左／「ねる前の三分間物語」応募作品の中から優れた作品を集めた小冊子。（1930年）

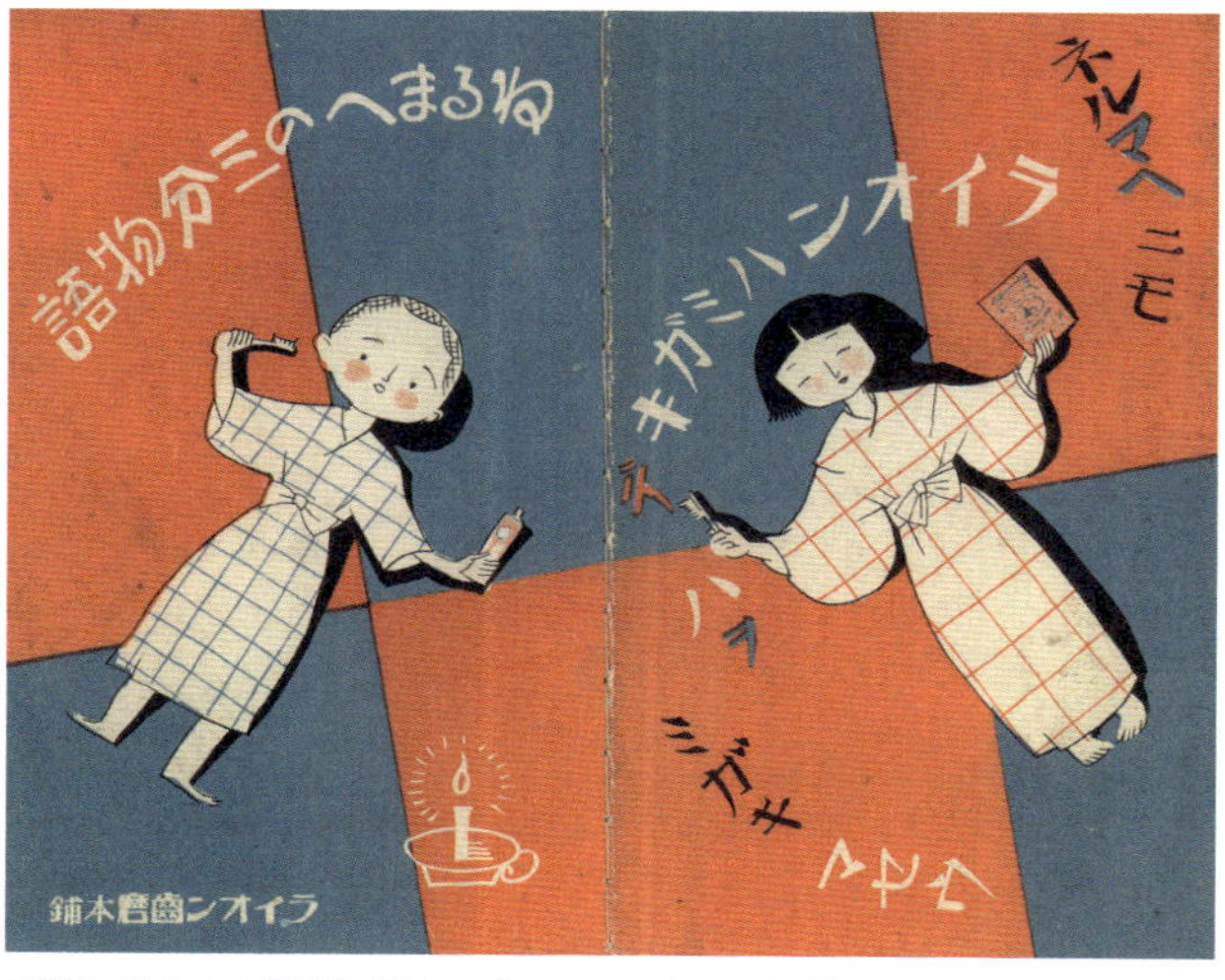

応募作品の中の優秀作品は、リーフレットにも掲載し、広く提供した。

さらに、「寝る前に歯を磨け」を課題にした文芸作品や、子どもの書き方懸賞募集などを通じて、夜の歯みがき習慣を徐々に浸透させていくことになります。

ますます広がる活動

こうした取り組みは、より大きな運動になっていきました。

一九三七（昭和12）年、小林商店は「寝る前の歯磨五十万人大運動——口腔衛生実行者五十万人表彰」というキャンペーンを実施しました。これは、六月四日の全国むし歯予防デー一〇周年に協賛したもので、当日のラジオの時報（午後九時三〇分）を合図に「寝る前の歯みがき」を実行した人五〇万人を表彰するというものでした。

キャンペーン実施の発表と同時に、新聞広告や販売店に「ラジオの時報を合図に歯を磨きましょう」という標語が掲げられました。その結果、六三万七八七九人が「寝る前に歯をみがいた」と自己申告し、表彰を受けました。

この運動は年々規模を拡大していきます。翌年は「寝る前の歯磨百万人増加大運動」と名を変え、さらにその翌年は「寝る前の歯磨一千万人大運動」として展開していきます。

大正期から始まった息の長い活動は、「寝る前に歯をみがく」という生活習慣を浸透させるのにひと役買ったことは間違いありません。

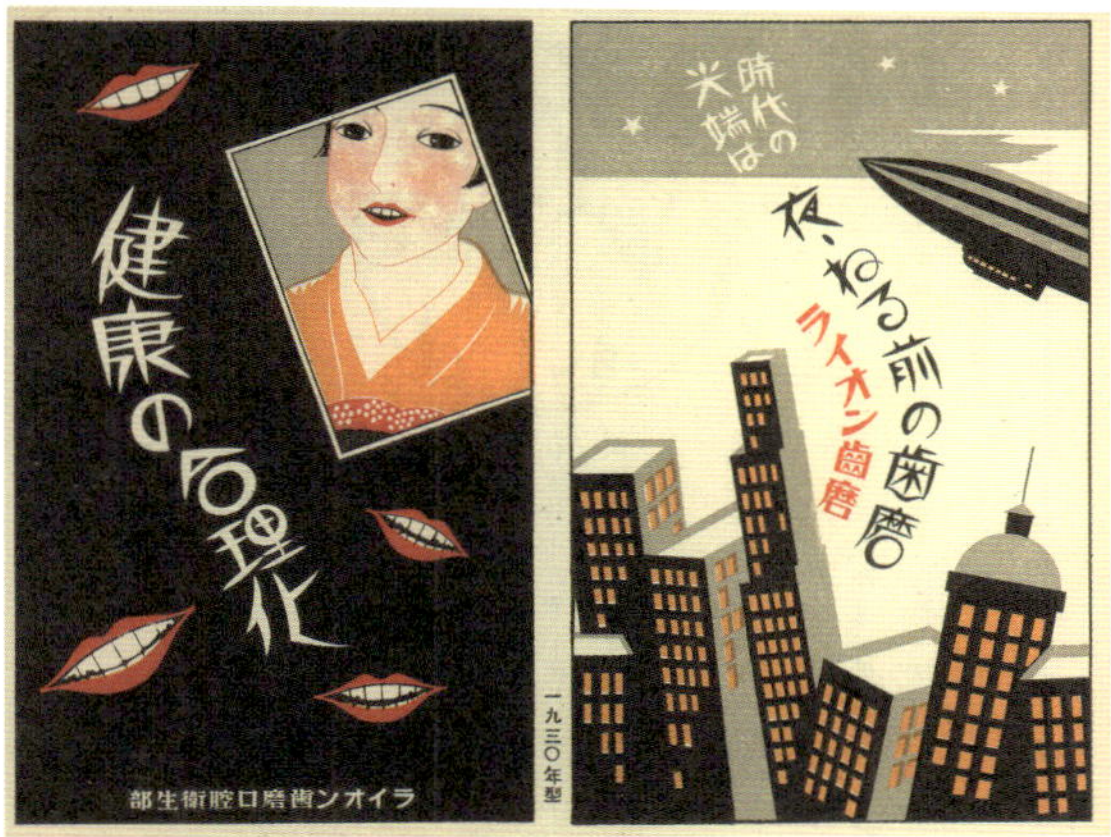

「寝る前の歯みがき」をすすめる歯みがきカード（1930年）

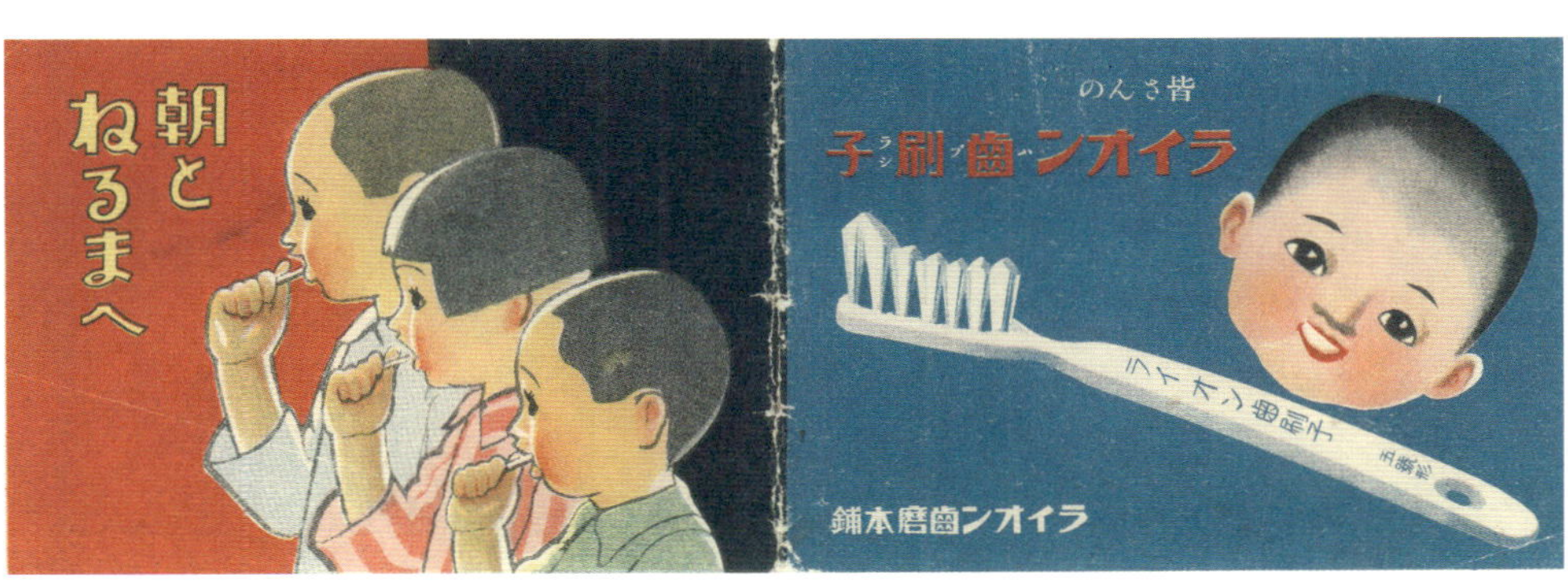

河目悌二の歯みがき絵本は、「朝とねる前」の歯みがきを啓発し続けた。（1936年）

歯みがきの歌

❷

歯磨訓練の歌「くまの子りすの子」

戦前から行われたきた「学童歯磨教練体育大会」（74ページ参照）は、戦後も続けられ、ライオン歯磨口腔衛生部は一九五三（昭和28）年、新しい歯磨体操用のレコードを製作しました。作曲は土橋啓二、号令はラジオ体操の初代担当者として知られる元NHKアナウンサー、江木理一。B面には、同じ曲にサトウハチローが作詞した「くまの子りすの子」が収録されています。歯磨体操の解説書をつけて学校向けに頒布、各学校ではこのレコードを使って自主的に「歯磨体操」を実施しました。

くまの子りすの子 歯磨訓練の歌

作詞：サトウハチロー　作曲：土橋啓二

1

熊の子　リスの子　たぬきの坊やに
こん　こん　こんぎつね
猪ぢいさん　山ざるばァさん
元気で　一、二の三
お山のひろばでは　今日も体操だ
山鳩　小鳩　吹け吹けラッパ
小太鼓　打ちならせ
筒鳥　きつつき

2

蟹の子　ふなの子　めだかの坊やに
ぴょん　ぴょん　ぴょん蛙
なまずのぢいさん　うなぎのばァさん
ずーらり　一、二の三
小川のまん中でも　今日は体操だ
とんび　とんび　笛を空から吹けよ
合わせてすぐ唄う
あひるの　コーラス隊

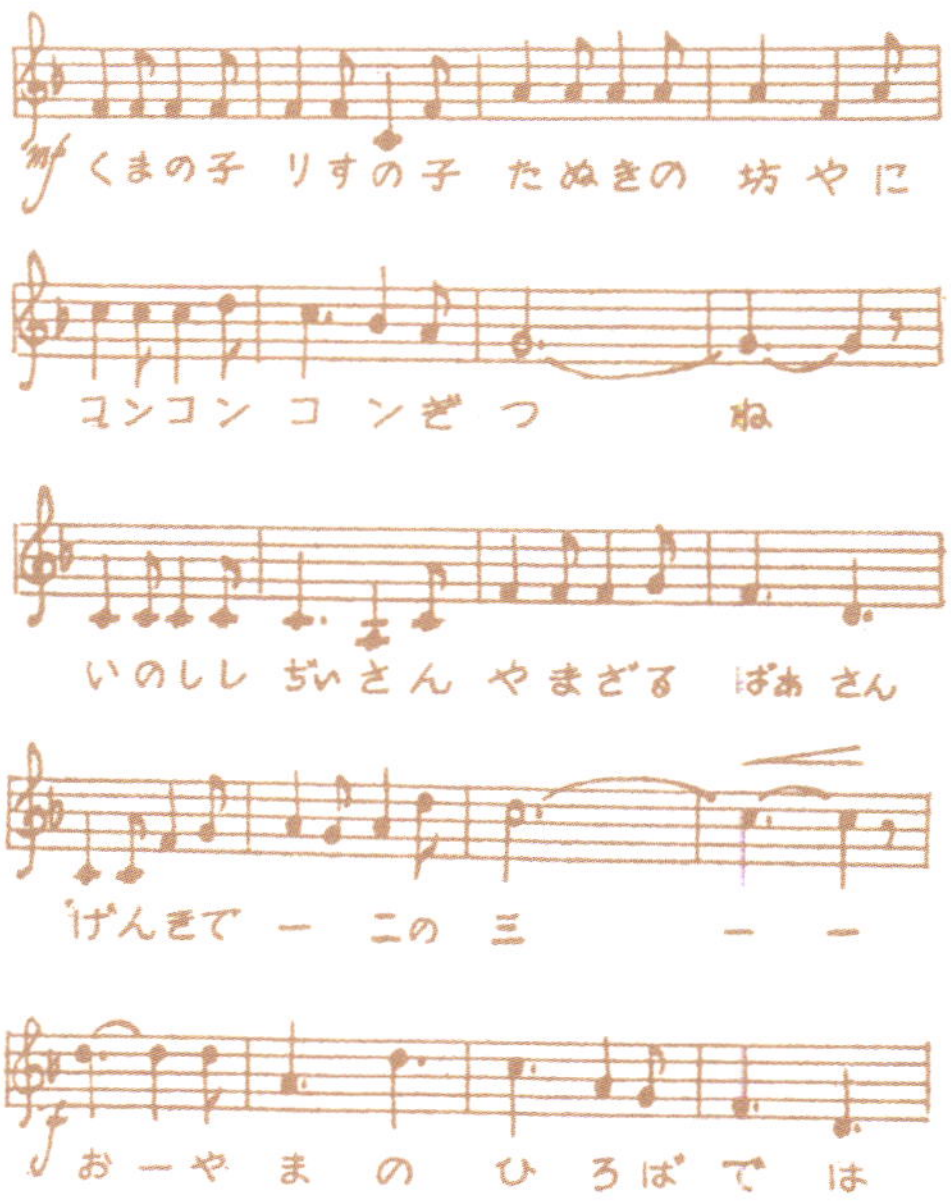

3

あの子に　この子に　すくすく坊やに
ぴん　ぴん　ぴん坊主
ならんで　こんちわ　わたしにぼく
みんなで　一、二の三
見にこい朝の風　今日も体操だ
よい子はどなた　歯を見りゃわかる
その子にあげましょか
ライオンの　ごほうびを

よりよい商品を消費者に

口腔衛生を支えた歯みがき剤と歯ブラシ

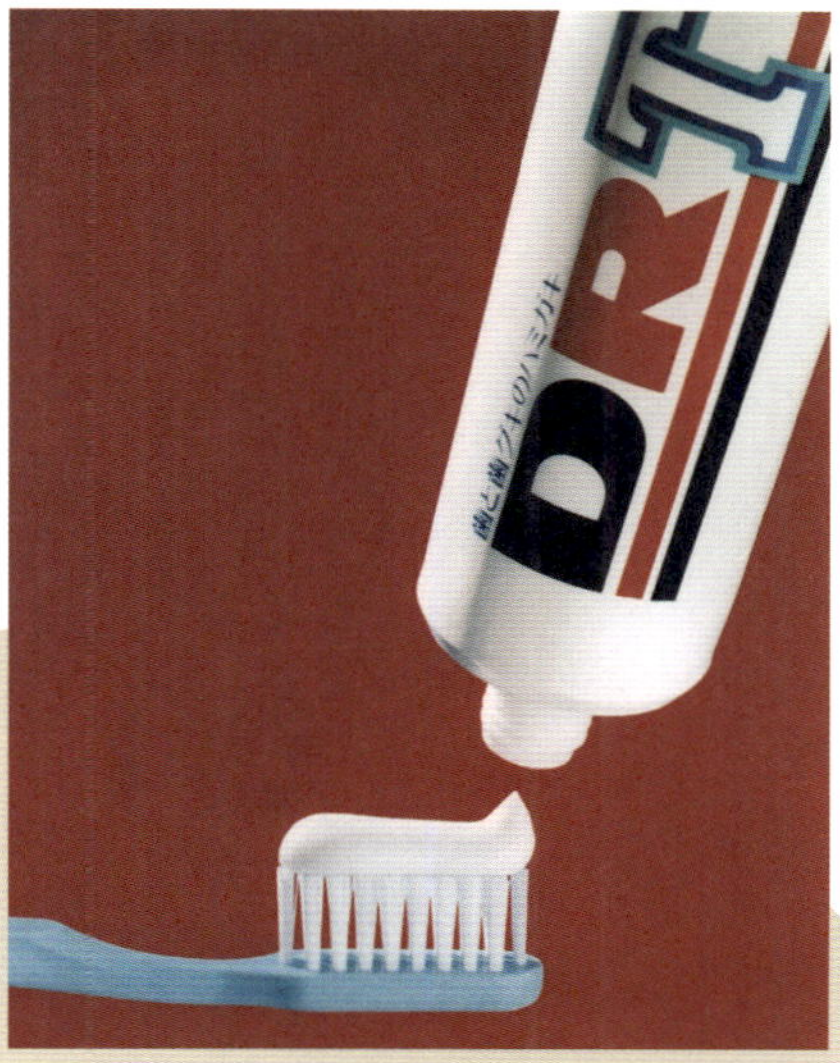

消費者がメーカーに第一に求めるのは、
使いやすく効果の高い商品を提供すること。
それなしには、どんな広告も啓発活動も
意味を持ちません。
明治時代以降、歯みがき剤メーカー各社は、
互いに競い合いながら、よりよい商品をつくってきました。
歯みがき用品には、歯や口の中の健康を守るという
重要な役目があります。それだけではありません。
業界は今、歯みがきを通して消費者の健康を守るという、
大きな目標を掲げて歩みを進めています。
歯みがき剤と歯ブラシはどう進化してきたのか。
流れをたどってみましょう。

歯みがき剤編①
明治〜戦中まで

こすって汚れを落とす歯みがき剤から出発

着実に進化を遂げた歯みがき剤

スーパーマーケットやドラッグストアの陳列棚には、所狭しと歯みがき剤が並んでいます。かつては主流だった粉末や潤製（半練）製品、金属チューブの練り歯みがきは姿をひそめ、ほとんどが使い勝手のよいラミネートチューブ入りの練り歯みがきです。中身も多様になりました。香りや味など、使用感が違うだけではなく、製品ごとに異なる薬効成分が含まれているので、自分に合った歯みがき剤を選べるようになっています。それぞれが「お気に入り」を使っている家庭もあることでしょう。

　このように歯みがき剤が進化したのは、他の生活用品同様、歯みがきメーカーがより使いやすく、より効果のある製品を目指して、切磋琢磨してきたからです。

　この項では、明治から戦前・戦中までの歯みがき剤の移り変わりをたどってみることにします。

明治時代前半
古来の調合法を踏襲した「○○散」

時代が江戸から明治へと変わった頃、「御薬はみがき」「紅梅香」「紅梅散」「文明散」「一等散」など、さまざまな歯みがき剤が売られていました。これらは、古来の製法に則って調合されたものでした。一部に高価な輸入品はありましたが、西洋式の歯みがき剤の製法は、まだ伝わっていませんでした。

　つくり方はいたって簡単なものでした。房州砂を主要原料とし、粗製ハッカや胡椒、唐辛子などを若干加えて、香味をつけました。品質は推して知るべし。歯のホウロウ質を傷めたり、歯ぐきを傷つけたりすることも少なくありませんでした。

西洋式の処方が伝えられたのは一八七二（明治５）年頃のことです。一八七五（明治８）年になると、東京で保全堂波多海蔵製造が改良歯磨「花王散」を売り出し、大阪では尾村改進堂が「香雪散」を、飯田皆治堂が「自由散」を発売するなど、明治初期から中期にかけてたくさんの歯みがき剤が登場しました。

この時期の歯みがき剤の特徴は、薬の名前に使われていた「散」にならって、「○○散」と命名された商品が多かったことです。

処方については、日本古来のものか欧米式のものか定かではありませんが、人々が歯みがき剤の大切さに気づきはじめた時代といってもよいのではないでしょうか。

明治時代後半
欧米の製法を取り入れた「○○歯磨」が登場

欧米の文化が深く根を下ろしはじめた明治後期には衛生思想も行き渡り、人々の要求に応えるために、歯みがき業界は本格的に品質、包装などの改良を進めるようになります。この頃には、「散」

バイオレット歯磨

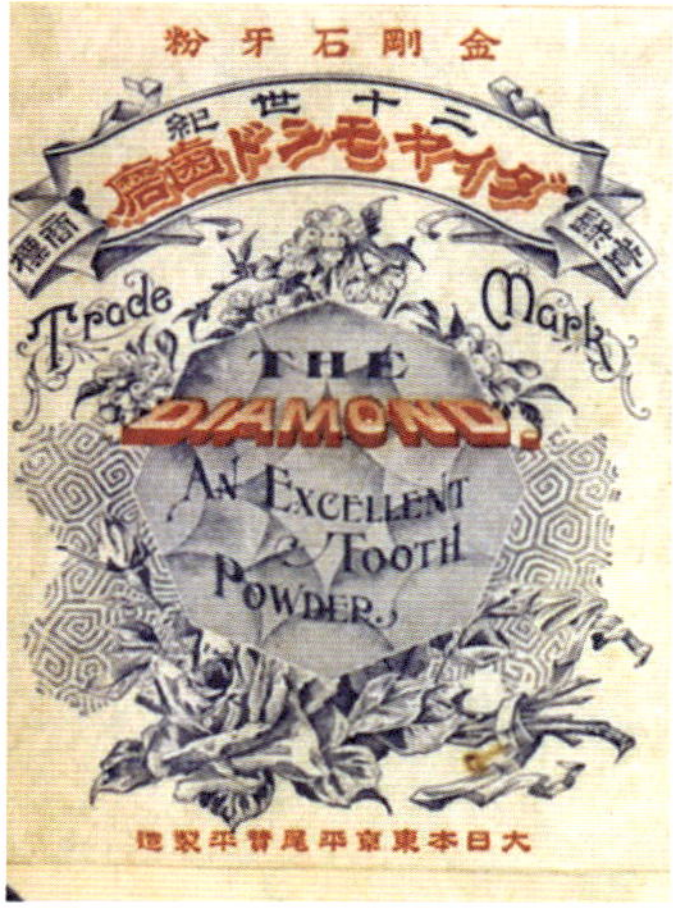

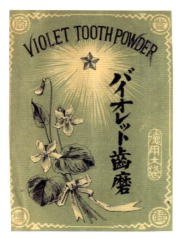

ダイヤモンド歯磨きの意匠
日本大学松戸歯学部歯学史資料室所蔵

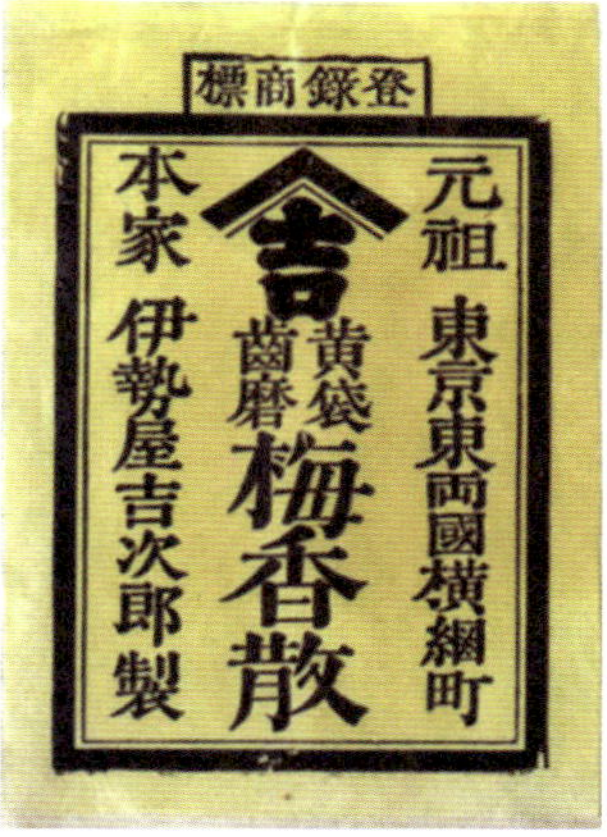

梅香散

がついた商品は減り、欧米風に「〇〇歯磨」という名称が一般的になります。中にはハイカラなカタカナ名を使う会社もありました。

一八八八（明治21）年には、資生堂福原が、わが国初の練り歯みがき「福原衛生歯磨石鹸」を発売。左の写真のように陶器製の瀟洒な容器が使われていました。当時、主流だった粉歯みがきは二銭か三銭、桐箱入りでも五銭前後でしたが、この歯磨石鹸は二五銭と格段に高価でした。

以来、明治の末にかけて、当時の有力化粧品メーカーや有力化粧品卸問屋からさまざまな歯みがき剤が売り出されています。*

とはいえ、当時は質の悪い歯みがき剤もあり、しかも値段が高かったので、評判は必ずしもよいものではありませんでした。しかし各社とも、新時代にふさわしい歯みがき剤を目指して積極的に努力した点では共通していました。

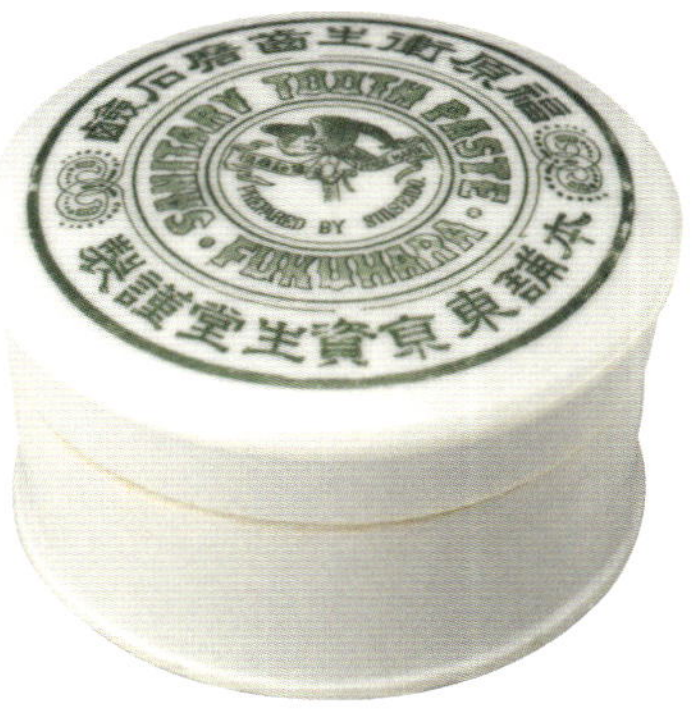

陶製の容器に入った福原衛生歯磨石鹸。資生堂企業資料館所蔵

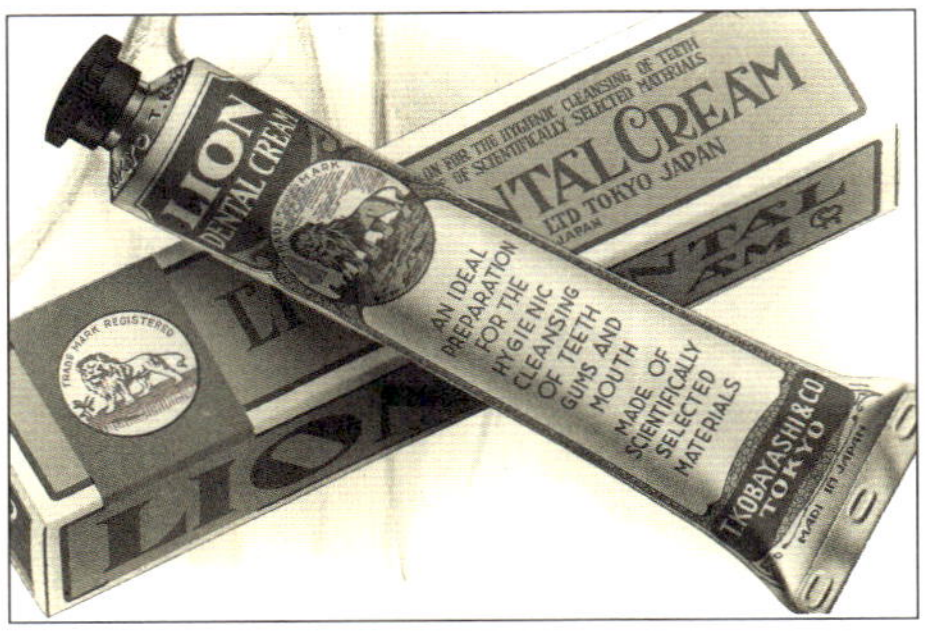

チューブ入り練り歯磨

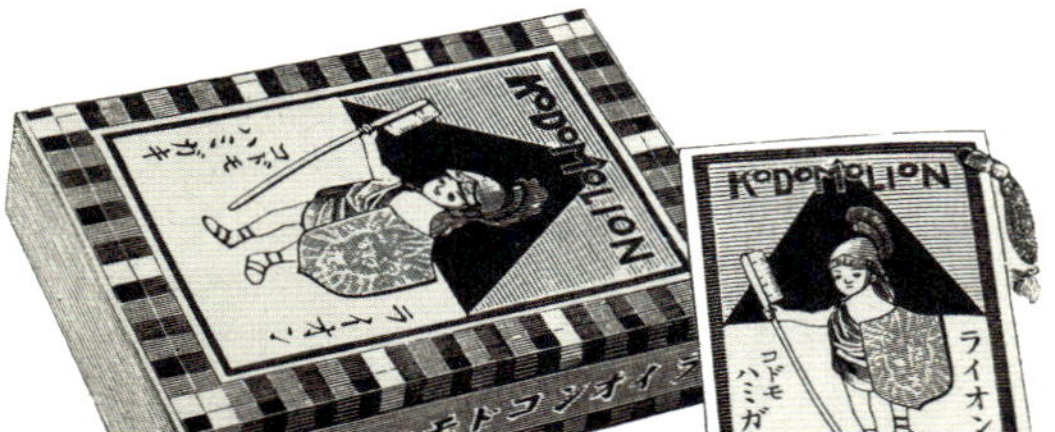

ライオンコドモハミガキ。画／鏑木清方

ともあれ、『東京小間物商法』（現在の『日本粧業』）の一八九五（明治28）年一二月二〇日号では、次のように、新しい歯みがき剤へのニーズが急速に高まっていることを伝えています。

「歯磨は従来下等品の方売口宜しかりしが、目下は頓に一変して、上等品の方、却って向の宜しきやうになれり」

小林商店が「獅子印ライオン歯磨」を発売したのは一八九六（明治29）年のことですが、一九〇三（明治36）年三月に大阪で開催された第五回内国勧業博覧会では、ライオン歯磨、ダイヤモンド歯

＊その他、明治後期の主な歯みがき剤
1889（明治22）年　「マッキン氏歯磨」（金尾商店）
1891（明治24）年　「寿考散」（花王石鹸本舗長瀬商店）
1891（明治24）年　「ダイヤモンド歯磨」（レート本舗平尾賛平商店）
1893（明治26）年　「鹿印煉歯磨」（花王石鹸本舗長瀬商店）
1893（明治26）年　「象印（エレハント）歯磨き」（オリヂナル本舗安藤井筒堂）
1800（明治40）年　「御園歯磨」（伊東胡蝶園（パピリオの前身）

磨、象印歯磨の三つが歯みがき剤の最高賞である二等に入選しています。

小林商店は、一九〇五（明治38）年に英国向けに発売した高級歯みがき剤の「萬歳歯磨」を、五年後には国内でも販売しています。

また、化粧品からスタートした中山太陽堂（現・クラブコスメチックス）は、一九一〇（明治43）年に粉歯みがきの製造販売を始めました。

大正〜昭和初期
企業が競って品質向上に取り組む

一九一四（大正3）年七月に第一次世界大戦が勃発すると、経済界は空前の飛躍のチャンスをつかみます。韓国や中国、インドなどの東洋の市場には、欧米品に代わって日本製品が盛んに輸出されるようになり、国民の生活水準も高まりました。歯みがき業界も好調で、価格の安い粉歯みがきに代わって、三〇銭クラスの練り歯みがきが、相当な売れ行きを見せるようになりました。

こうした活況に後押しされて、歯科医学、口腔衛生学、薬学、細菌学の立場から、歯みがき剤の品質が研究されるようになりました。それまでの「物理的に汚れを落とす歯みがき」から、「化学的に汚れを落とす歯みがき」の時代に入ったのです。

この時期には関東や関西の大手有名化粧品メーカーが、歯みがき事業の将来性を認めて本格的な活動を開始。研究陣を充実させ、工場を整備して、質の高い歯みがき剤を大量生産しはじめました。

資生堂は一九一六（大正5）年に「福原衛生歯磨（チューブ入り練り歯みがき）」、一九二二（大正11）年には「資生堂粉歯磨」を発売。

中山太陽堂は、一九一三（大正2）年に「クラブ煉歯磨」を発売したのを皮切りに、殺菌効果を謳ったチューブ入り練り歯みがき「養生歯磨」、「ラオ

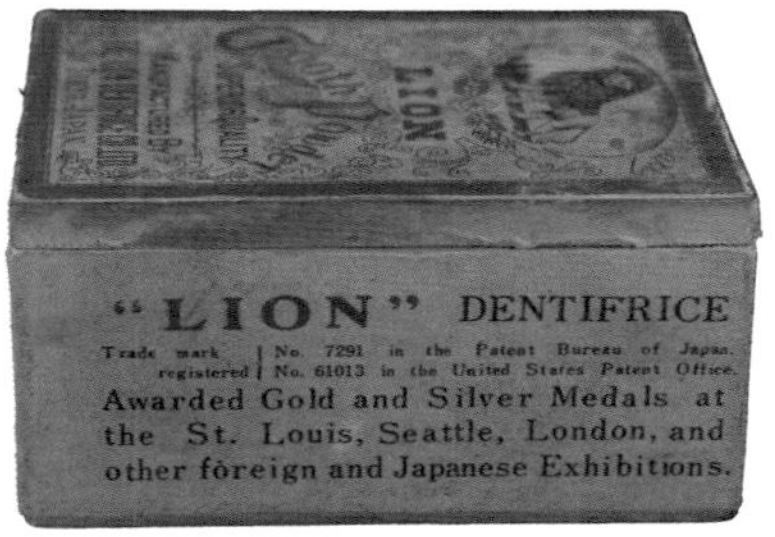

ライオン歯磨桐箱入り（1907年）

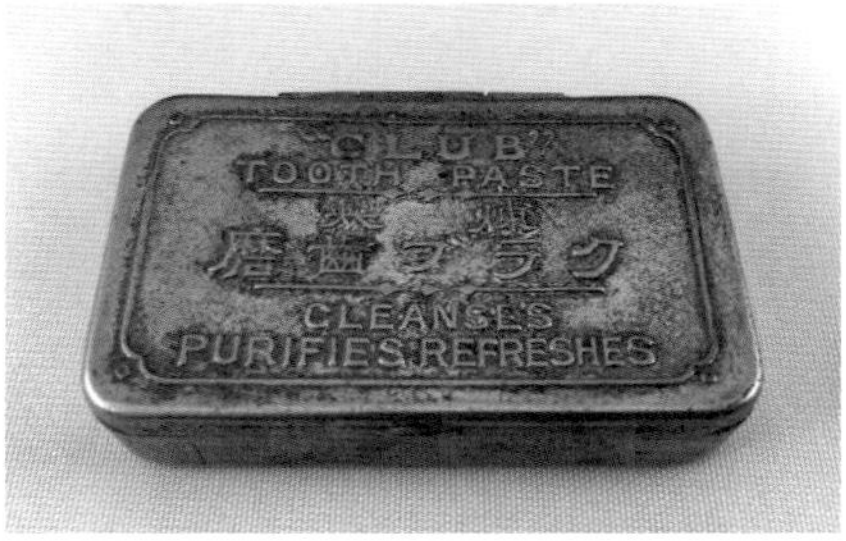

練製　クラブ歯磨

ドラマード煉歯磨」、「過酸化水素粉歯磨」などを次々に発売。一九三六（昭和11）年には、「クロールカルヴァクロール」などの殺菌剤を配合した「薬用クラブ歯磨」を発売しました。

小林商店では、明治末に発売したチューブ入り練り歯みがきを改良して、一九一六（大正5）年に新衣装のチューブ入り練り歯みがきを発売。さらに一九二二（大正11）年には、初めて国産のチューブを使った練り歯みがきの大量生産に着手しました。その翌年には、わが国初の子ども用の歯みがき剤も発売しています。

また、仁丹本舗は「仁丹粉歯磨」、寿屋スモカ部は、喫煙者のために「スモカ歯磨」を発売しました

戦時下 どの歯みがき剤も、中身はほぼ同じに？

歯みがき業界は着実に品質の向上に取り組んでいましたが、行く手に暗雲が立ち込めます。一九三二（昭和7）年に出された満州国宣言は、国際連盟の承認を得られず、日本は連盟を脱退。孤立の道を歩みはじめたからです。「国民精神総動員」や「産業報国」など好戦的な声が高まると、歯みがきメーカーも国策に協力しなければならなくなりました。

そんな中、小林商店は、錫製の練り歯みがきの空チューブを回収して金属業者に買い取ってもらい、海軍の飛行機「報告児童号」を献納する資金の一部に充てるなどして対応します。

しかし商工省から「錫を化粧品の容器に使用しないように」との申し入れがあり、一九三七（昭和12）年には業界は自主規制して錫チューブの使用を全廃しました。その後、統制はますます厳しくなり、ブリキやアルミも禁止。すべてが「時局向容器」である紙容器になりました。歯みがき剤の成分も、厳しく規制されました。

敗戦が濃厚になった一九四三（昭和18）年には、潤製歯みがきや練り歯みがきが禁止されただけでなく、粉歯みがきも原料や配合の仕方が厳格に規制されました。こうなると銘柄が異なっても中身はほとんど同じ。メーカーがそれまで培ってきた品質へのこだわりや、消費者の信頼は、急速に薄れてしまいました。

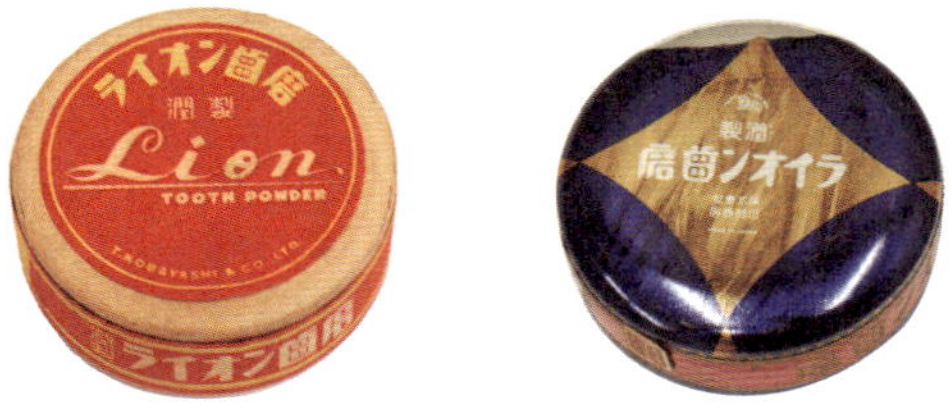

右／潤製ライオン歯磨（1934年）
左／潤製ライオン歯磨（1946年）

ライオンとペンギンの話

　歯みがき剤の二大動物キャラクターといえば、ライオン歯磨のライオンと、サンスターのペンギンです。なぜ、ライオンとペンギンになったのか。その由来を紐解いてみましょう。

　小林富次郎が「獅子印ライオン歯磨」の製造を開始したのは一八九六（明治29）年。その当時、先発の商品で売れ行きがよかったものには、「象印歯磨」や「鹿印煉歯磨」など、動物の名前がついていました。それにあやかって動物の名をつけようということになり、選ばれたのが百獣の王ライオンでした。ライオンが丈夫な歯牙を持っていることも、歯みがき剤の名前にはうってつけだったのです。

　当時の日本に、まだライオンはいませんでした。上野動物園にライオンがやってきたのは一九〇二（明治35）年のことで、大変な人気を博したそうです。

　小林商店はその後、ライオン歯磨株式会社、ライオン株式会社と社名を変え、

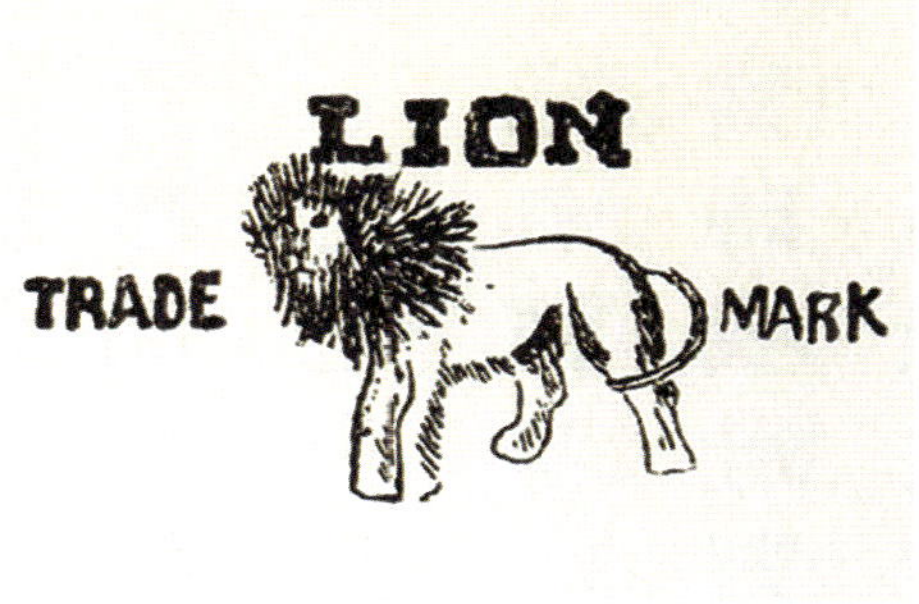

ライオン歯磨の最初の
登録商標（1896年）

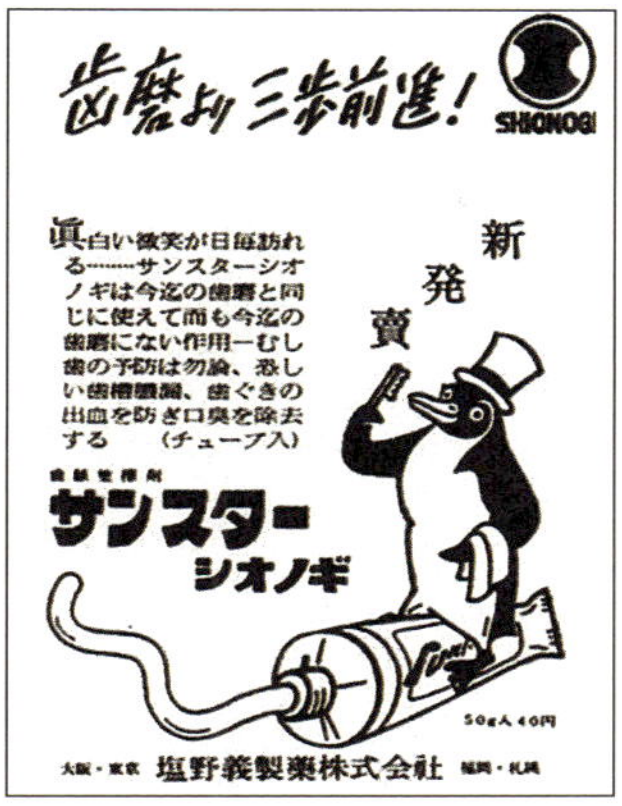

サンスターの新聞広告に
登場したシルクハットに
燕尾服の紳士ペンギン

今日に至っています。

　ライオン登場からおよそ六〇年後、ペンギンがサンスター歯磨のキャラクターとして登場します。

　終戦から間もないこの時代の動物園に、ペンギンはいませんでした。しかし戦前、捕鯨船団などが持ち帰った写真や動画などから、ペンギンには、南極に棲む清潔でかわいらしい生きものというイメージがありました。ペンギンなら、新聞の紙面でも白と黒で印象的に表現できます。

　このようにして選ばれたペンギンのキャラクターは、一九四八（昭和23）年七月一七日の『大阪新聞』に掲載されたサンスターシオノギ歯磨第一号商品の広告から登場。ユーモラスで楽しいペンギンは消費者の間に浸透していきました。一九五七（昭和32）年に始まった南極観測には、サンスター歯磨が協賛。こうして、サンスターといえばペンギンという時代を築きました。

歯みがき剤編②
戦後～現代

薬用効果のある多様な歯みがき剤を開発

目的で歯みがき剤を選べる時代がやってきた

一部の企業は戦前から薬効を持つ歯みがき剤の研究を行っていましたが、本格的な開発が始まったのは、一九五〇（昭和25）年頃のことです。その後、高度成長期を迎えると、この動きはさらに加速。生活環境の向上に伴って、消費者は歯みがき剤に、「むし歯にならないようにしたい」「歯ぐきを丈夫にしたい」「口臭をなくしたい」「歯を白くしたい」など、さまざまな効果を期待するようになりました。

ライオン歯磨は、欧米ではすでに一般化していたマーケティング活動をいち早く開始。消費者の思いを汲み取りながら、積極的に研究開発を推進しました。他の企業も競って歯みがき製品の開発を進めています。

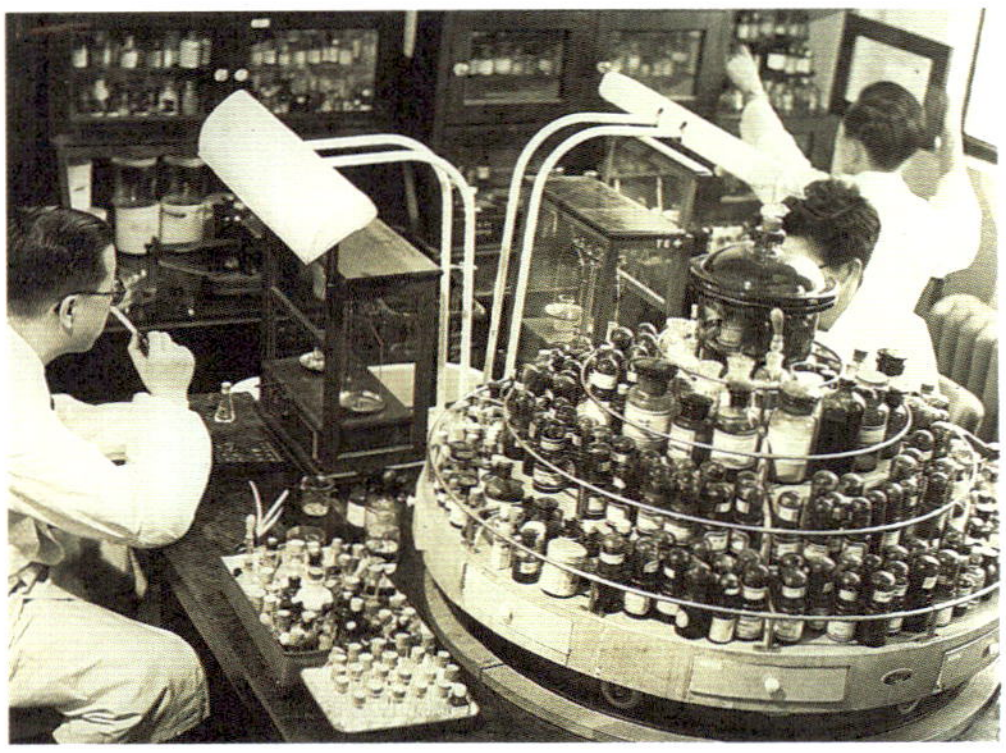
戦後のライオンの研究開発室

こうして生まれたさまざまな効用を持つ歯みがき剤は、広告やCMを通して消費者にセルフケアの大切さを気づかせるきっかけになりました。

この項では、一九五〇年代から一九八〇年代のヒット商品を振り返りながら、業界の対応をたどることにしましょう。

むし歯を予防する フッ素入り歯みがき剤登場

口腔内の健康を守るために最も大切なことは、むし歯を予防することです。予防効果を持つ成分として、注目されたのはフッ素でした。

米国でフッ素入りの歯みがき剤が一般化していたことは戦前の日本でも知られていましたが、統制経済の下では、新製品の開発はかなわぬ夢でした。

わが国初のフッ素入り歯みがき剤は、一九四八（昭和23）年に販売された「ライオンＦクリーム」です。この歯みがき剤には、むし歯の予防・進行抑制、歯槽膿漏・歯齦《しぎん》炎・口内炎の予防などの効果がありました。しかし、香味や使用後の爽快感などが、消費者の嗜好に合わずに受け入れられませんでした。

その後、ライオンは一九五七（昭和32）年に「（フッ素配合）スーパーライオン」を発売、ヒット商品になりました。サンスターも一九六二（昭和37）年に「フッソサンスターシオノギ」を発売しています。

一九八〇年頃に、一部で「フッ素は危ない」という誤った説が流布したために、フッ素の使用は伸び悩みましたが、学会や業界の努力で名誉を挽回。急速にフッ素が使われている製品が増えました。

一九六〇年代に、むし歯予防効果が高いとして注目されたのは、三共（株）が発見した歯垢《しこう》分解酵素デキストラナーゼです。ライオンは、同社と共同でこの酵素を有効にかつ安定的に歯みがき剤配合する方法を模索。一五年間にわたる試行錯誤を経て、一九八一（昭和56）年に世界初の酵素デキストラナーゼ配合のむし歯予防歯みがき剤「クリニカライオン」を発売しました。

前項で歯みがき剤は、物理的に汚れを落とすものから化学的に汚れを落とすものに進化したと書きましたが、酵素を活用することによって、生化学的にむし歯を防ぐ方法が取り入れられたのです。

口臭を除去する 緑の歯みがきが大ブームに

むし歯の予防効果に次いで、人々の関心を集めたのは、口臭をなくすことでした。そこで企業は葉緑素（クロロフィル）に注目しました。ご存じ

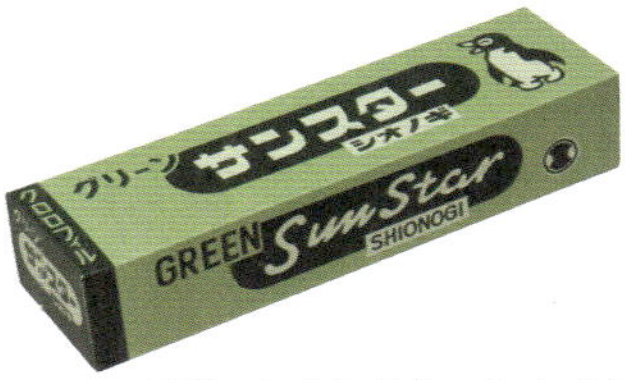

グリーンサンスターシオノギ

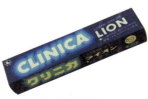

クリニカライオン

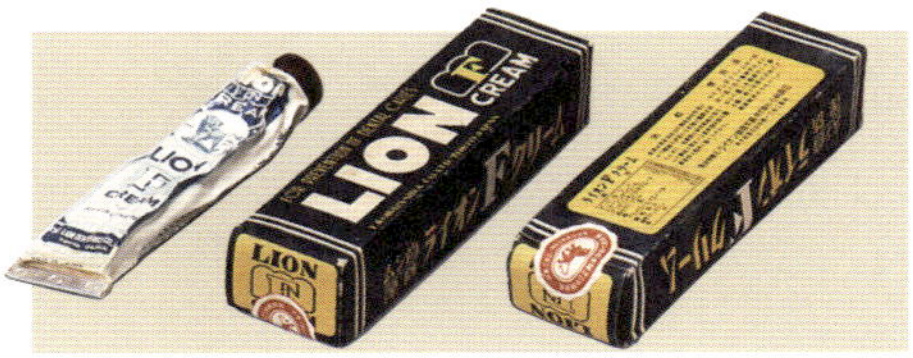

ライオンＦクリーム

フッ素入り歯みがき剤の普及で子どものむし歯は大幅に減少

子どもたちのむし歯の洪水から急速に改善していった要因として、フッ素が果たした大きな役割を見逃すことはできません。

　下図は、一二歳児の一人平均むし歯経験数（DMFT）と、フッ素入り歯みがき剤のシェアの推移を示しています。フッ素入り歯みがき剤のシェアが増えるのと反比例して、DMFTが減っていることがわかります。一九八五（昭和60）年には、一二歳児のDMFTは四・六三本。当時、日本で売られている歯みがき剤のうち、フッ素が配合されているものは一〇％台でしたが、二〇一二（平成24）年には九〇％にまで増加しています。それに伴なって、一二歳児のDMFTは急速に減り、二〇一五（平成27）年には〇・九本にまでなりました。この二〇年間で約四分の一

フッ素入り歯みがき剤が増えて、むし歯が減少

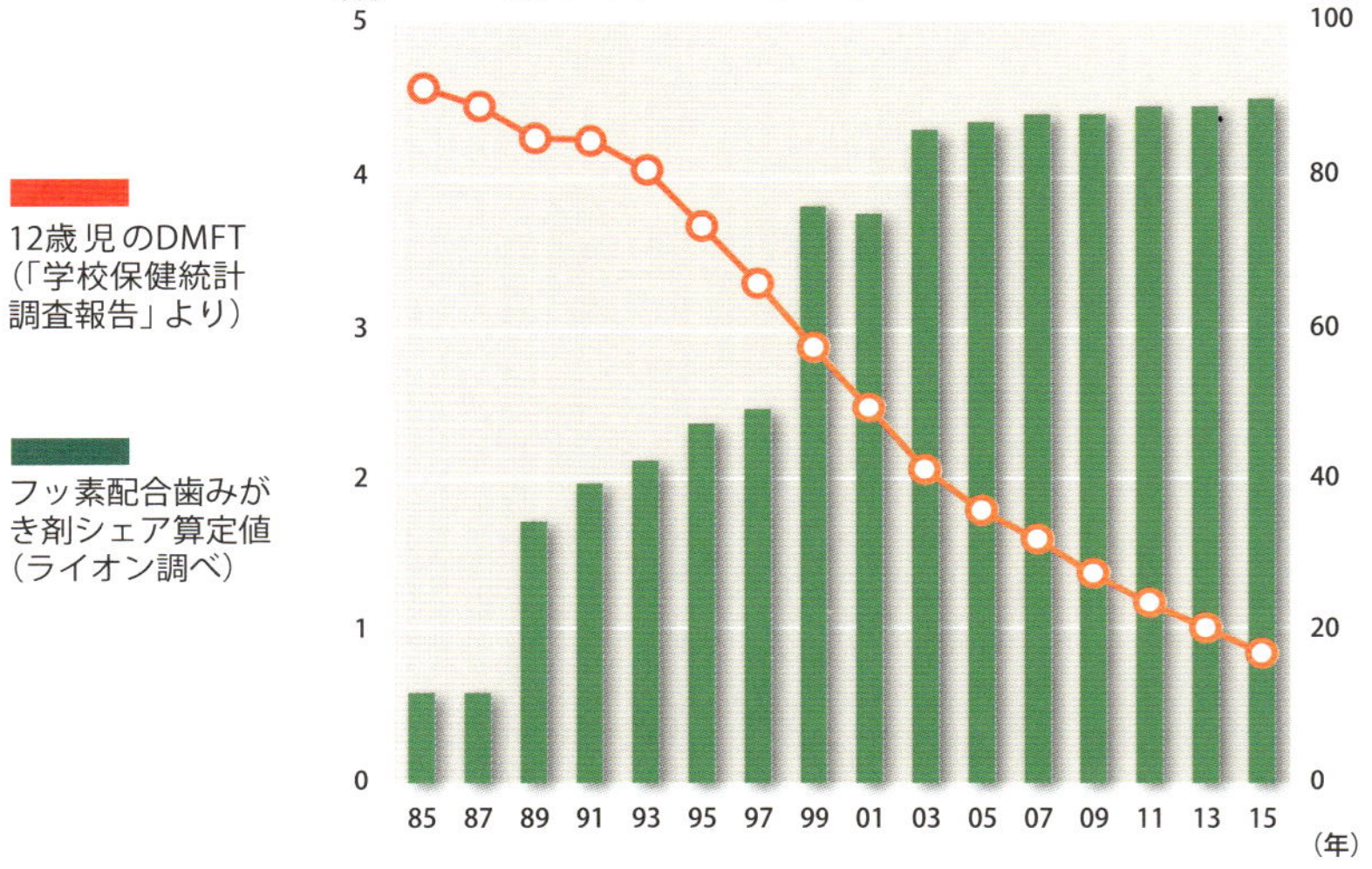

にまで減ったことから、フッ素の効果が見てとれます。こういった予防効果は国際的にも広く認知されています。

　むし歯予防に効果的なフッ素の働きは三つあります。

①再石灰化の促進……歯から溶け出したカルシウムやリンの再沈着を促進する。

②歯質強化……歯の質を強くし、酸に溶けにくい歯にする。

③細菌の酸産生抑制……むし歯の原因菌の働きを弱め、酸がつくられるのを抑える。

　歯みがき剤に含まれるフッ素は、口の中に残って歯や粘膜などに保持され、効果を発揮します。そのフッ素を活かすためには、歯みがき剤の使用量や歯みがき時間、洗口回数などが大切なポイントになります。

のように、葉緑素は植物の葉などに含まれる緑色の色素です。第二次大戦中に米国で薬理効果が認められ、負傷兵の治療に使っていた時に、脱臭作用もあることが発見されたといわれています。米国では、すでに葉緑素入りの歯みがき剤が一般化していました。

日本では、一九五二（昭和27）年、サンスターが葉緑素入り練り歯みがき「グリーンサンスターシオノギ」を発売して大ブレイク。翌年、ライオン歯磨は「クロロフィル入りグリーンライオン練歯磨き」を、寿毛加歯磨は「緑のスモカ」を発売しました。森下仁丹も「仁丹クロロフィル入り歯磨」をつくるなど、緑の歯みがきは、大ブームになりました。

一九六一（昭和36）年、「白い歯」をイメージする「ホワイトライオン」が登場した頃、「緑の歯磨き」は姿を消しはじめましたが、「口臭予防はエチケット」という意識は消費者の間にしっかり根づきました。

ちなみに、ライオンは一九六八（昭和43）年に「口臭除去」の歯みがき剤「エチケットライオン」を発売して大ヒット。今なお使われている、ロングセラー商品になりました。

消費者をつかんだ 歯を白く美しくする歯みがき剤

古来より美しい歯は美人の条件とされたほど、白く美しい歯は人々の憧れでした。

資生堂は一九五三（昭和28）年、あこや貝の貝殻の粉末（パールカルク）を研磨剤に使い、真珠のような美白効果を謳った「パール歯磨」を発売。この歯みがき剤は、基剤に初めて発泡剤が使われたことでも知られています。

一方、ライオンは、一九六一（昭和36）年、ブルーやピンクなどの色素が入ったものではなく、美白を強調した白い歯みがき剤「ホワイトライオン」を発売しました。この歯みがき剤は、それまで一般的だった炭酸カルシウムの代わりにリン酸カルシウムを基剤とした画期的なものでした。

①リン酸カルシウムはホウロウ質を傷めない、②むし歯予防に長時間効果のある抗酵素剤ガーデントを配合、③美白効果が高い新殺菌剤ダイアフエンを配合していることなどを消費者に明快に訴え、業界のトップブランドになりました。

「ホワイトライオン」の登場以降、わが国の練歯

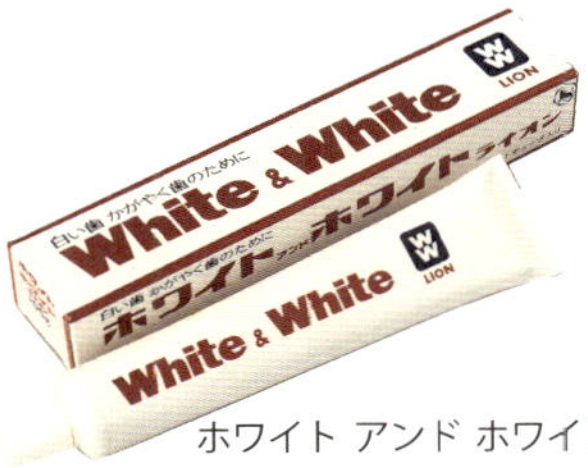

ホワイト アンド ホワイト ライオン

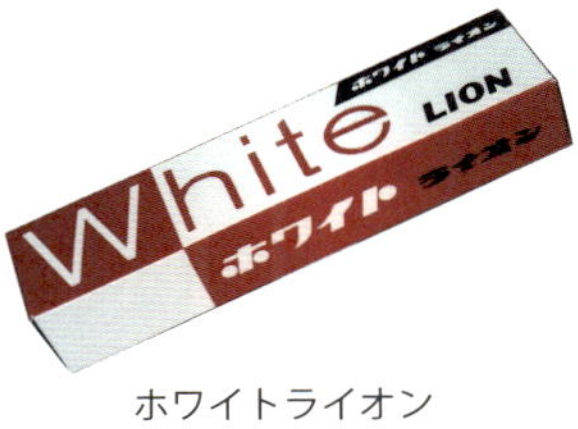

ホワイトライオン

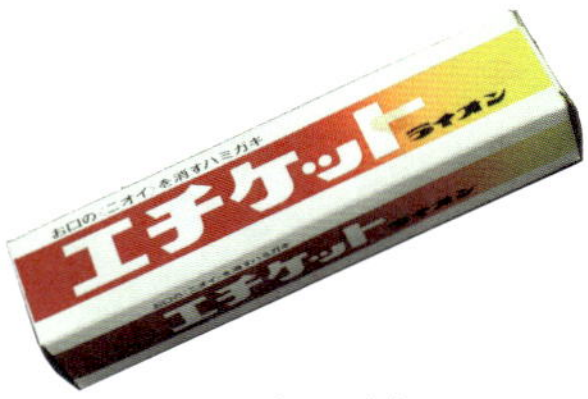

エチケットライオン

みがきの基剤はリン酸カルシウムが主流となり、着色していない「白い歯磨」が次々に現れました。

一九七〇（昭和45）年には「ホワイトライオン」を改良した「ホワイト アンド ホワイトライオン」が登場。フッ素を配合するなど成分や使い心地が今のものに近いだけでなく、世界で初めて容器にラミネートチューブを使ったことから、「現在の歯みがき剤の元祖」ともいわれています。ラミネートチューブは合成樹脂や特殊紙、アルミ箔などをラミネート加工で重ね合わせたシートを使ったチューブ。一九六九（昭和44）年にライオンが世界に先駆けて開発したものです。

花王は一九九〇（平成11）年に、顆粒を配合することで歯と歯の間、歯と歯肉の間の境目など、みがきにくい部分の歯垢を落としやすい歯みがき剤「クリアクリーン」を発売しました。「健康な歯はツルツルの歯」のキャッチフレーズのもと、ライン展開を行い、同社を代表するブランドになっています。

歯周病予防に効果的な歯みがき剤が登場

歯周病は、放置すれば歯を失うこともある深刻な疾病です。しかし当時の厚生省発表の資料によると、歯槽膿漏《しそうのうろう》の症状がある日本人は約三〇〇〇万人に及ぶと推定されていました。

戦前から歯槽膿漏の治療を目的とした専門薬「パラデント」を製造していたライオンは、一九六四（昭和39）年に、予防効果に重点を置いた、歯ぐきのための歯みがき剤、「デンターライオン」を発売。「デンターライオン」には、①有効成分のコレスタノールが歯ぐきの出血や腫れを止める、②歯ぐきの毛細血管を強化して健康な歯ぐきをつくる、③弱い歯ぐきを傷めないよう、基剤は軟らかいリン酸カルシウム、といった特長があります。

一九七〇（昭和45）年には花王も歯槽膿漏の予防を目的とした「ガードハロー」を発売しています。

一九八二（昭和57）年に歯槽膿漏や歯肉炎の予防効果がいっそう高い歯みがき剤として発売されたのが「デンターTライオン」です。これは、抗炎症・止血剤として優れた効果を持つ「トラネキサム酸」を世界で初めて配合したものです。

サンスターは「殺菌による原因療法」を提唱し、一九八九(平成元)年に、歯周病菌に有効な殺菌剤、塩化セチルピリジウムを配合した歯みがき剤「G・

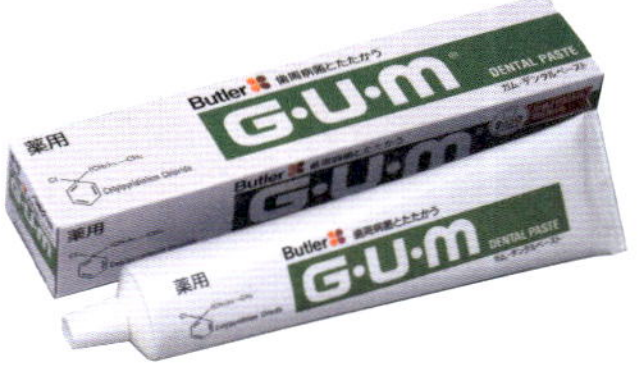

G・U・M

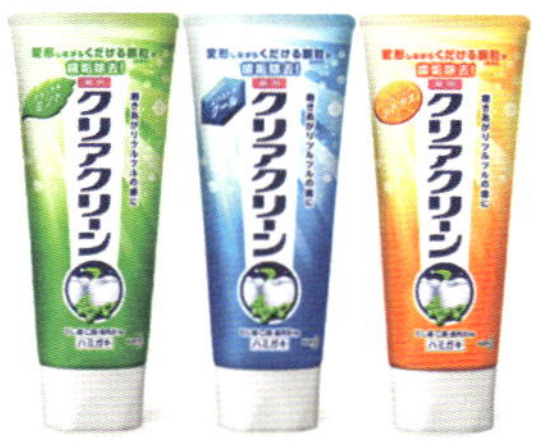

クリアクリーン

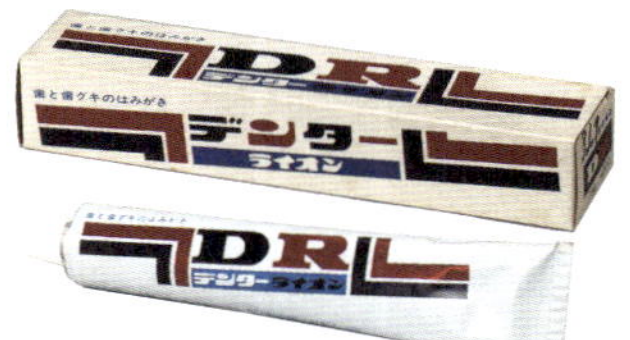

デンターライオン

Ｕ・Ｍ」を発売しました。「歯周病菌と戦う」というキャッチフレーズで市場に浸透し、今では歯周病対応歯みがき剤を代表するブランドとなっています。

グラクソ・スミスクライン（ＧＳＫ）は、世界一〇〇カ国で販売している歯みがき剤「センソダイン（sensodyne）」を「シュミテクト」の名称で一九九二（平成４）年に発売しました。「シュミテクト」は、歯周病による歯肉の退縮などが原因で起こる知覚過敏に対応した歯みがき剤で、「歯がしみるのを防ぐ」のコンセプトで知覚過敏歯みがき剤のジャンルを確立しました。

このような新製品の広告やＣＭを通して、歯槽膿漏の原因を知り、セルフケアの大切さを再認識した消費者は少なくありませんでした。

楽しくみがいて子どもに歯みがき習慣を

大正時代の初期から、子ども用歯みがき剤を販売していたライオンは、戦時中に中断していた子ども用歯みがき剤の製造を再開。一九五三（昭和28）年に日本初のイチゴ味の歯みがき剤「ライオン煉歯磨子供用」を発売しました。フッ素を配合して、むし歯予防効果を大幅にアップしたこのピンクの歯みがき剤は、お母さんや子どもたちに歓迎されました。その後、当時は高級品だったバナナやメロン味が加わると人気はさらに上昇。「普段食べられないおいしい味」に引かれ、歯みがきを楽しみにする子どももいたほどでした。

変わったのは中身だけではありません。一九六二（昭和37）年には、当時、大人気だったディズニーのキャラクターをパッケージに使用。楽しい歯みがき習慣づくりに貢献しました。

「こどもはみがき」はその後も、トッポ・ジージョ、ジャングル大帝、ハローキティなどのキャラクターを採用。中でも一九九〇（平成２）年に発売したアンパンマンの人気は絶大で、現在に至るまでシェアナンバーワンの地位を守り続けています。

ヤニを溶かして落とすスモーカーのための歯みがき剤

エチケット意識が高まった一九五〇年代後半。歯愛煙家たちの悩みの種はタバコのヤニでした。歯の裏表に付くヤニは、タール性の汚れなので簡単

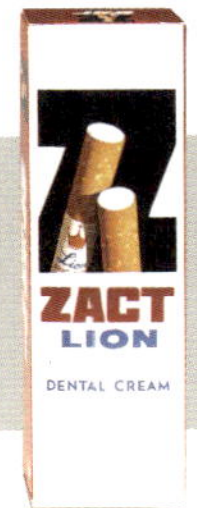

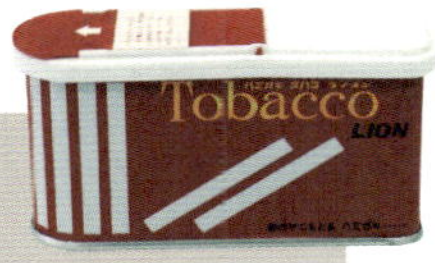

タバコライオン

ザクトライオン

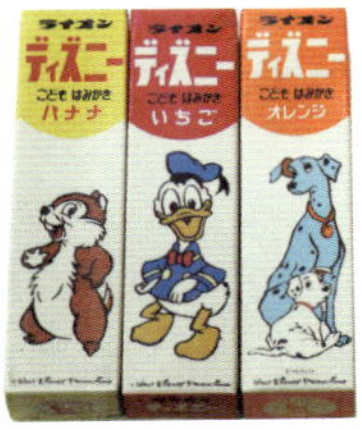

ディズニー
こどもはみがき

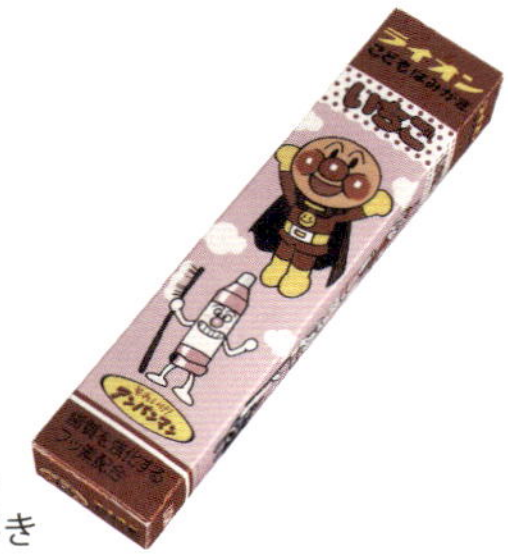

アンパンマン
こどもはみがき

には除去できません。見た目が悪いばかりか、ヤニ臭さが不快感を与えてしまいます。そこで、「ヤニを化学的に溶かして落とし、ツヤのある白い歯にする」というコンセプトのもとに一九六二（昭和37）年に登場したのが、「タバコライオン」でした。

　タバコライオンの主な特長は、①ヤニを溶かす効果があるポリエチレングリコールを配合していること、②愛煙家特有の口臭をカバーするために、香料にカシュースパイスを使用していることなどです。潤製タイプのこの歯みがき剤は愛煙家の間で評判になり、順調な売れ行きを示しました。

　ライオンは、タバコライオンを高級化し、さらに研磨力を高めた「ザクトライオン」を、一九七一（昭和46）年に販売しています。

全身の健康のために歯みがき剤を選ぶ時代に

　これまで見てきたように、メーカー各社は、さまざまな効果や効用を持つ歯みがき剤を開発してきました。その成果は、現在市販されている歯みがき剤の九〇％以上が、薬事法上、予防効果を訴求できる「薬用歯みがき（医薬部外品）」である

歯みがき剤の成分

成分／剤型		歯磨剤					洗口液
		歯磨剤	潤製	練	液状	液体	
薬効成分	フッ化物 抗炎症剤 殺菌剤 酵素等	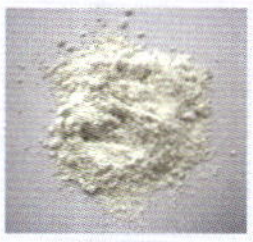 適量	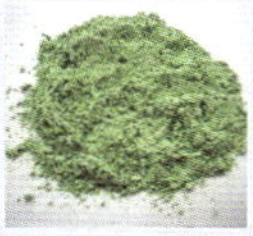 適量	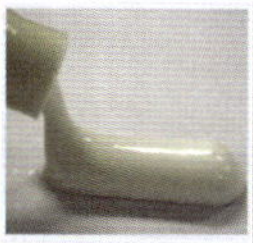 適量	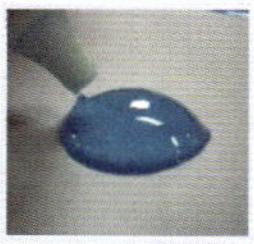 適量	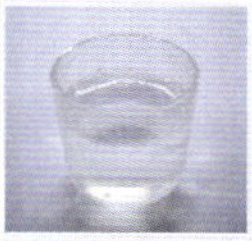 適量	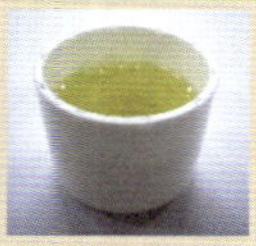 適量
基本成分	清掃剤（研磨剤）	90～%	70～%	0～60%	10～30%	―	―
	湿潤剤	―	～30	10～70	20～90	5～30%	5～30%
	発泡剤	0.5～2.0	0.5～2.0	0.5～2.0	0.5～2.0	～2.0	～2.0
	粘結剤	―	～0.5	0.5～2.0	0.5～2.0	―	―
	香味剤	0.1～1.5	0.1～1.5	0.1～1.5	0.1～1.5	0.1～1.5	0.1～1.5
	保存料	～1.0	～1.0	～1.0	～1.0	～1.0	～1.0
その他の成分		適量	適量	適量	適量	適量	適量
歯ブラシの併用		有	有	有	有	有	無
特徴		清掃剤（研磨剤）が90%以上。	清掃剤（研磨剤）が70%以上。タバコのヤニ取り等特殊なものが多い。	清掃剤（研磨剤）が60%以下。	低粘度の液状剤型。	液体の剤型で原液タイプのものがある。	液体の剤型で歯ブラシを併用しないで用いる。原液、濃縮、粉末タイプがある。

『歯磨剤の科学』第6版（2013年）一部改変

ことからもわかります。

「薬用歯みがき」の成分として認められているのは、次の二通りです

①厚生労働省が定めた「承認基準」に収載された薬用成分

②製造販売する企業がその有用性を実証した上で、厚生労働大臣の承認（個別承認）を取得した薬効成分

現在、①の承認基準に収載されている薬用成分は五七成分、②の個別に承認された成分は七成分ですが、これを見ると、歯肉炎や歯槽膿漏など、歯周病の予防を目的とする成分が大半を占めていることがわかります。

その理由は、フッ素が配合されている製品の割合が九一％となり、むし歯予防への取り組みが一定の成果を得た一方で、中高年を中心に歯周病罹患者が増えているからです。四〇代以降の人には、より予防効果の高い歯みがき剤が必要になりますし、歯周病が進んだ人にはさらに機能の高い歯みがき剤が求められているのです。

実際に、下のグラフのように、二〇一五（平成27）年の市販歯みがき剤のうち、四六％が歯周病予防効果を訴求した商品。二位のエチケット、三位のむし歯を大きく離しています。また市販歯ブラシも約三分の一が、歯周病予防を訴求した商品です。

第四章で詳しく述べますが、口と歯のトラブルが全身の健康に影響を及ぼすことが、次々に明らかになっています。業界にとって、セルフケアを通して健康長寿に貢献できるような歯みがき剤を提供することが、大きな課題になっているのです。

ちなみに薬効成分のうち、「歯がしみるのを防ぐ」としてライオンが個別承認を取得した「乳酸アルミニウム」は、一九九〇（平成2）年に承認されたものです。各メーカーとも、新たな薬用成分の研究・開発に取り組む一方で、既存の薬用成分を的確に組み合わせながら、一人ひとりの口の中の状況にきめ細かく対応できる歯みがき剤の商品化を進めています。

消費者にとって、ますます選択肢が広がるのではないでしょうか。

歯みがき剤の訴求別市場構成比

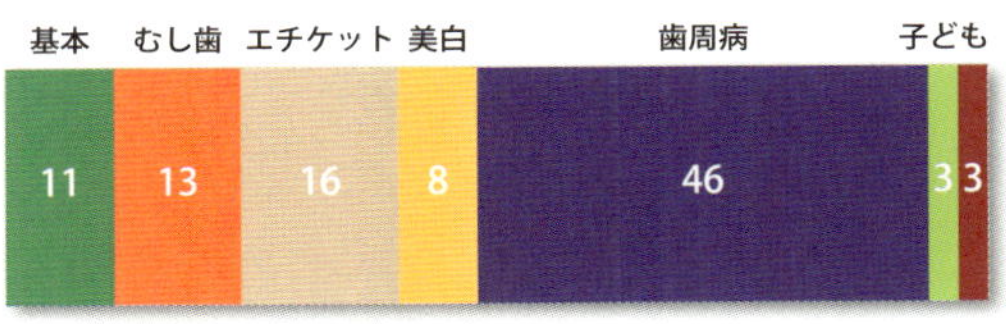

歯ブラシの訴求別市場構成比

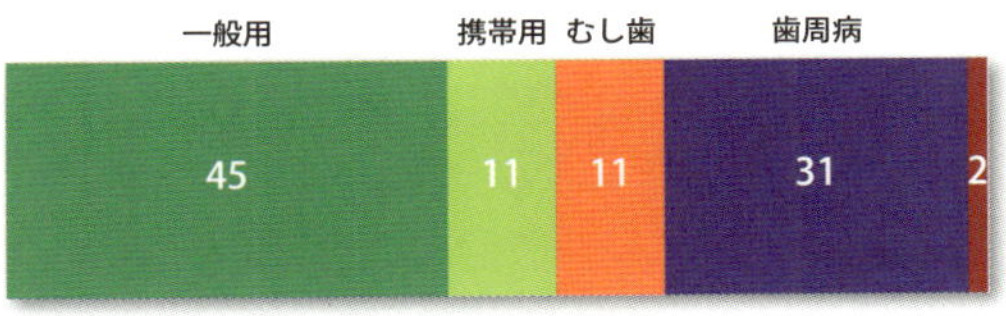

ライオン　社内資料より

オーラルケア関連製品の市場

二〇一五（平成27）年の市販オーラルケア製品の市場は約二二〇〇億円と予測されます。最大の市場は歯みがき剤で、次いで歯ブラシ、この二つで市場の六〇％以上を占めています。

オーラルケア製品とは、歯みがき剤、歯ブラシ、電動歯ブラシ、口中清涼剤、洗口液、歯間清掃用具、歯槽膿漏関連製品、義歯洗浄剤、義歯安定剤の全九項目。そのうち歯槽膿漏関連製品と義歯洗浄剤を除く七項目が、対前年比で成長しています。とくに歯ブラシ、洗口液、歯間清掃用具は六％を超える成長を示しており、消費者の口腔ケアへの関心の高さがうかがえます。

一方、歯科医院の来院患者数は一日一三〇万人程度で、大きな変動はありません。しかし、高齢化が進むのに伴って、六五歳以上の患者の割合が増えています。患者の疾患を見てみると、軽度～中等度の慢性歯周炎患者が著しく増加しています。また、四ミリ以上の歯周ポケットを有する人の割合は若年層で減少、高齢者で増加する傾向にあります。これは８０２０運動などによる高齢者の残存歯数の増加と関連しており、歯周炎対策は大きな課題です。

歯周疾患の構造変化に伴い、オーラルケア市場の構造も変化しています。二〇一五年のデータでは、市販の歯みがき剤の四六％が歯周炎・歯周病への効能を訴求しています。同様に、歯ブラシも三一％が歯周炎・歯周病対応製品となっています。

歯科医院の来院患者総数の疾患別推移

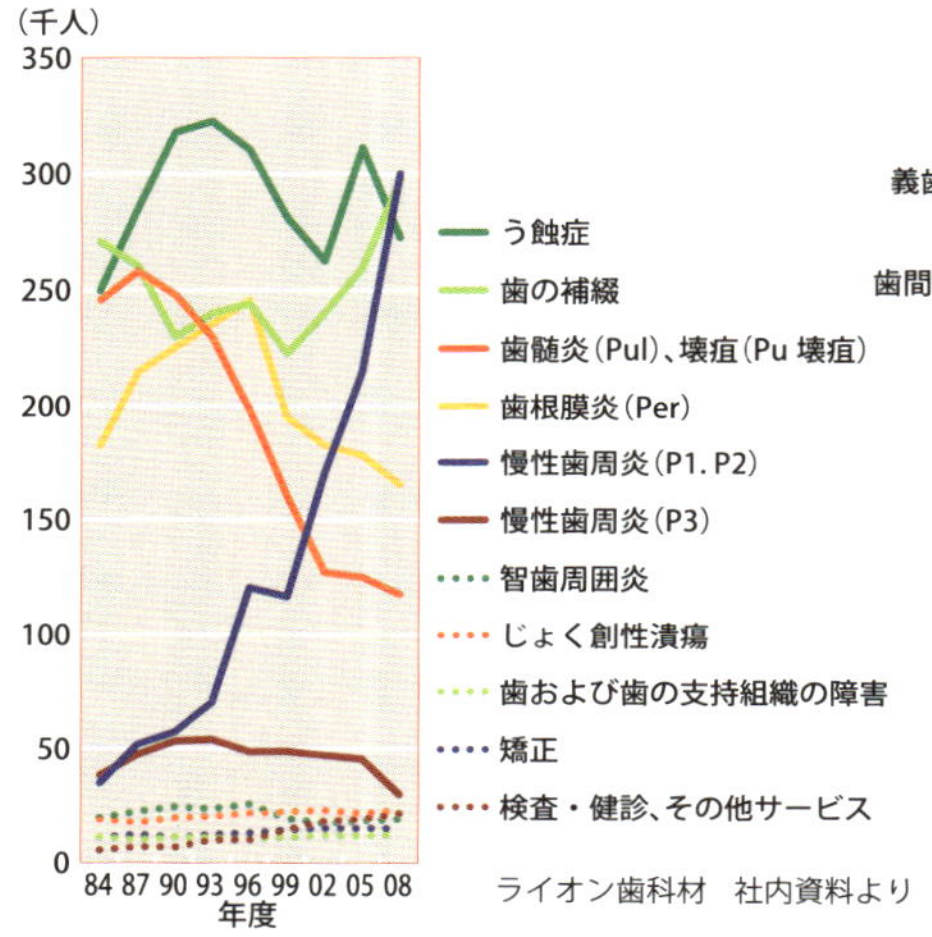

ライオン歯科材　社内資料より

オーラルケア製品の市場構成比

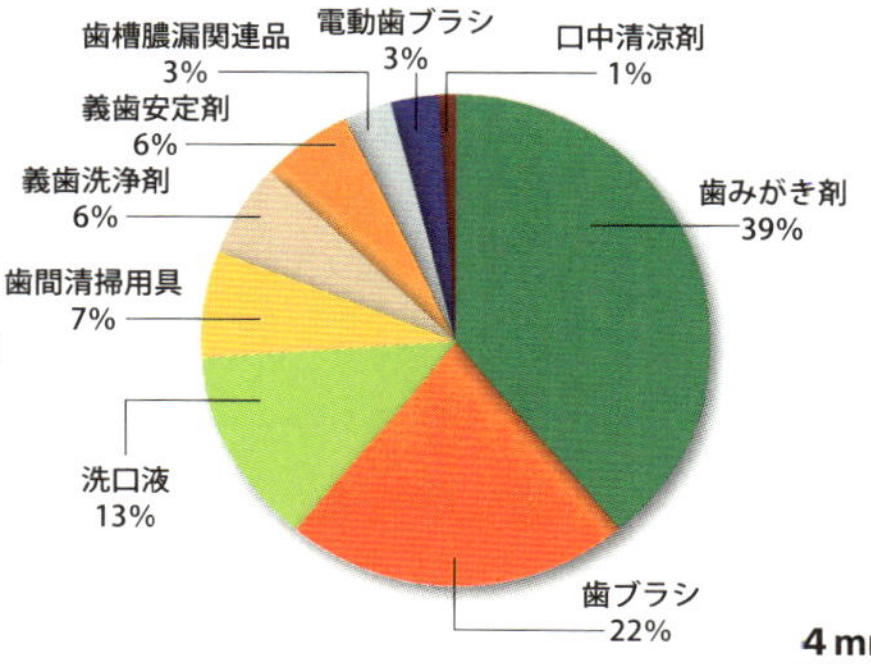

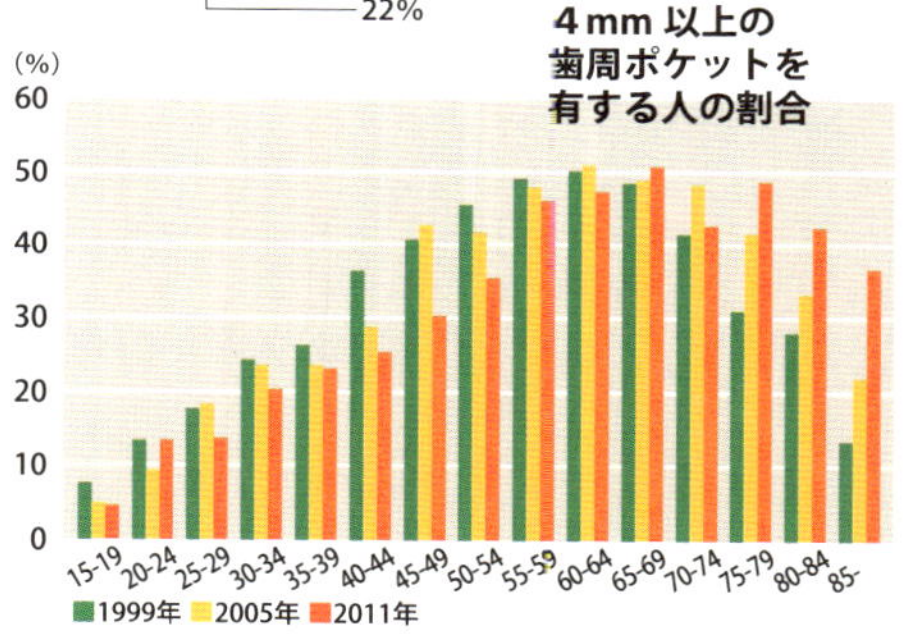

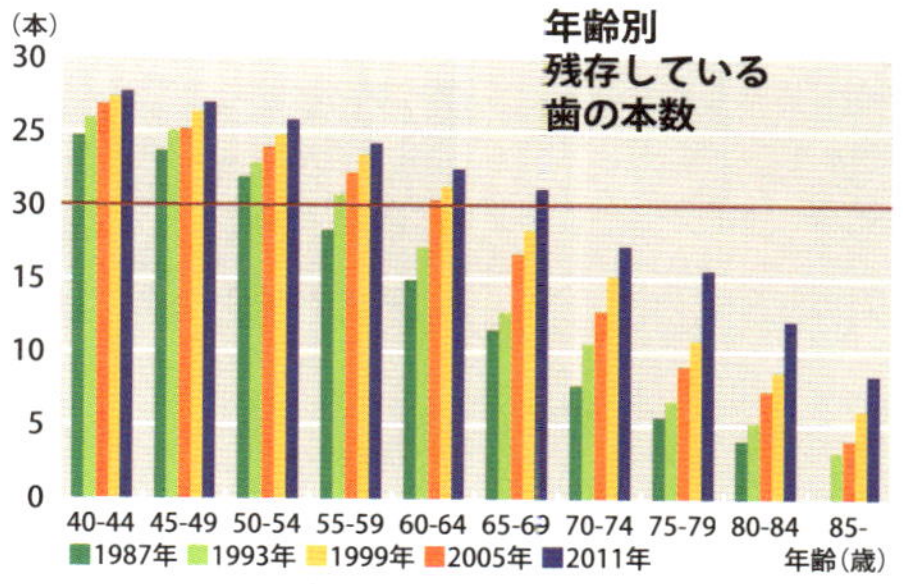

厚生労働省「歯科疾患実態調査」2011 年

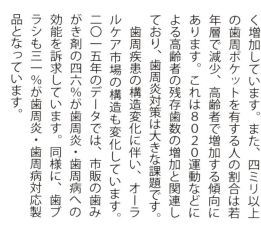

歯ブラシ編

歯ブラシは基本型から徐々に進化

歯ブラシの基本型はライオン型

明治の末まで、日本はもとより西洋でも歯ブラシの形や製造方法について、学理的な研究は行われていませんでした。一九〇七（明治40）年創立の東京歯科医学専門学校（現・東京歯科大学）では「歯刷子研究会」をつくり、理想的な歯ブラシの研究を始めました。小林商店（現ライオン）は、同校の指導のもとに歯ブラシの製造に着手。一九一四（大正3）年に「萬歳《ばんざい》歯《は》刷子《ブラシ》」を発売しました。製品名に「歯刷子」という言葉が使われたのは、この時が最初です。

この歯ブラシの特長は、①弾力性が高く、切れにくい中国重慶産の豚毛を主に使用、②柄には強靭で熱湯消毒にも耐える牛骨を使用、使いやすいよう外側に湾曲させている、③硬い毛を使い、毛の束は歯の列に一致させて清掃能率を高めている、などです。この歯ブラシには、当時流行していた「舌ごき」はついていませんでした。

同社は一九一六（大正5）年、業界で初めて使用者別に三つのサイズを揃え、一九二七（昭和2）年に「ライオン歯刷子」と改名。以来、このライオン型が歯ブラシの基本形になりました。

ライオン型のヘッドの特徴は、植毛部分の先が高く、真ん中がへこんでいること。奥歯や歯の裏側、歯の側面をみがくために、この形が最もよいとされていました。柄には牛の脛骨を使いましたが、脛骨一本につき柄一本しか取れないため、とても高価なものでした。その上戦争の影響で牛骨が不足したために、一九三九（昭和14）年に国産の耐熱性合成樹脂製を使用。一九四一（昭和16）年にはセルロイドが使われました。

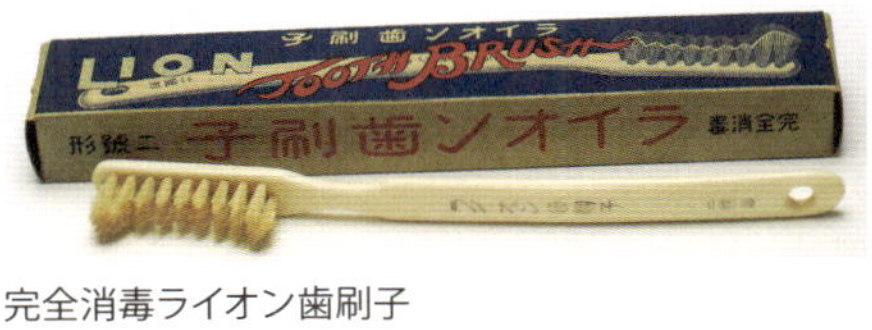

完全消毒ライオン歯刷子

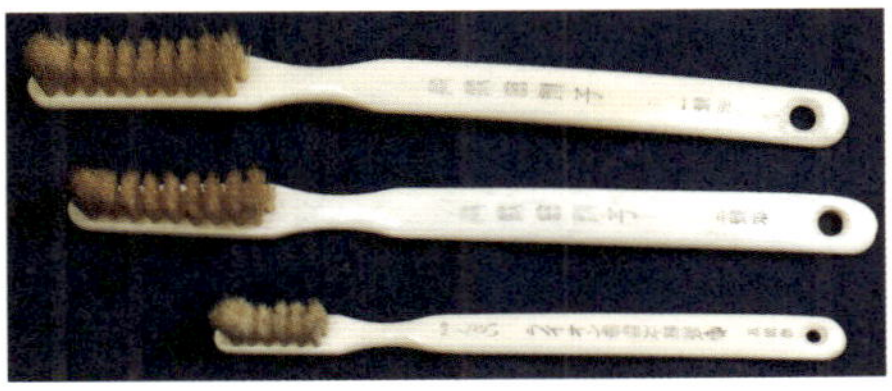
萬歳歯刷子

● **戦前の歯ブラシ**
歯刷子は主にソ連、中国、インド、日本の内地産の豚毛、タヌキ、馬、羊の毛が使われていた。柄は程よい強靭性を持ち、熱湯で変質しない牛骨がよいとされていた。

その後、太平洋戦争が始まると、セルロイドすら使えなくなり、竹や木で代用されました。

ナイロン毛の歯ブラシが登場

本格的に歯ブラシ素材の研究開発や機械生産が行われるようになったのは、戦後、物資の統制が解除された一九五〇（昭和25）年以降のことです。

柄の部分の樹脂使用に加えて画期的だったのは、豚や狸などの動物毛の代わりにナイロンを使いはじめたことです。米国のデュポン社が開発したナイロン毛は吸水性が高く、口の中でなじみがよいだけでなく、強度も高い、しかも動物毛と違って均一性があるので、歯ブラシの大量生産に適していました。

ライオン歯磨は、デュポンのナイロンを採用。一九五九（昭和34）年にライオン型の形状を踏襲した「ライオン歯刷子・ナイロン一号」を発売しました。ライオン歯刷子の価格は、昭和三〇年代で、一本一〇〇円。当時、かけそば一杯の値段は三〇～四〇円でしたから、かなり高価なものでした。ナイロン毛については、その後、東洋レーヨン（現東レ）、日本レーヨン（現ユニチカ）を中心にさまざまな技術開発が進められました。

ローリング法に合わせた歯ブラシが大流行

その後もこの基本形が歯ブラシの主流でしたが、歯のみがき方が変化したことによって、歯ブラシの形も変わりはじめました。

年配の方々は記憶にあると思いますが、当時、広く推奨されていたみがき方は「ローリング法」といって、歯面に沿って歯ブラシをタテに動かす方法でした。

このみがき方に適した歯ブラシとして、ライオンは一九六五（昭和40）年に「ローリングライオン」を発売しました。この歯ブラシは、リズミカルにローリングしやすい（ひねりやすい）ようにネックの先の角度を変えています。また、植毛部分の横腹を歯にこすりつけながらみがくので、比較的かための毛を用い、毛先をそろえました。テレビなどでも大々的に宣伝された「ローリングライオン」は「新しいタイプの歯ブラシ」として消費者に受け入れられ、一世を風靡しました。

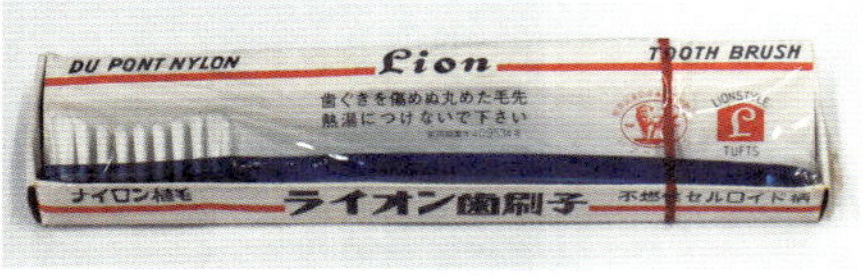

ライオン歯刷子・ナイロン一号

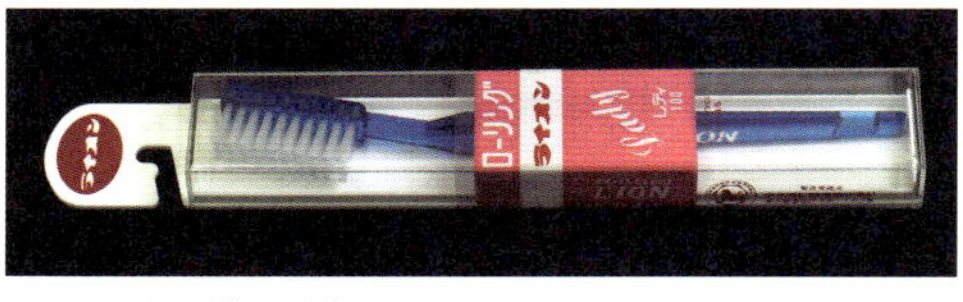
ローリングライオン

歯みがき法の変化が歯ブラシを変えた

一九六〇年代から八〇年代にかけて、プラークの正体、むし歯や歯周病の原因が微生物学的に解明されると、プラークコントロールの重要性が叫ばれるようになりました。これを受け、歯科医師を中心に、それまでのローリング法に代わってスクラッビング法やバス法（226ページ参照）が推奨されるようになりました。このような状況を背景に、ライオン歯磨は人間工学的な視点を加えた新しい形状の歯ブラシを次々に開発していきます。

一九六九（昭和44）年には、アーチ型のネックで歯の裏側をみがきやすくした「バネットライオン」を販売。ネックが長く、毛も長めでした。

社名をライオン歯磨からライオンへと改めた一九八〇（昭和55）年には、ギザギザの山切りカットが特徴の「ビトイーンライオン」を発売。歯と歯の境目がみがきやすいと話題を呼びました。

一九八二（昭和57）年には、毛先を使うスクラッビング法を意識した「リストライオン」を発売。当時、海外で歯科医の主導により普及していた「オーラルB」や、プロケア用の歯ブラシ「バトラー」（現在はサンスター）の長所を取り入れて開発したもので、短めのやわらかい毛を用い、歯の表面に毛先が密着しやすいようハンドルは弾力設計にしました。

歯周ポケットケアのために「毛先」に注目

一九九三（平成５）年には、歯周病予防に適した歯ブラシとして、ライオンは「デンターシステマ（現システマ）」を開発しました。この歯ブラシは、歯周ポケットの清掃に重点を置いています。最大の特徴は、ナイロンの代わりに飽和ポリエステル樹脂の超極細毛（通常の毛先の一〇分の一）を高密度で使っていること。歯ぐきにやさしくフィットし、歯周ポケットの奥まで毛先が入るため、歯周病のトラブルを抱えた消費者に歓迎されました。口の状態や使い方に合わせて、ヘッドのサイズやハンドルの形状が異なる数種類の歯ブラシを品揃えしたことも画期的でした。時代とともに種類が増え、歯周病予防のあらゆる用途に対応、売り上げＮＯ１の歯ブラシとなっています。

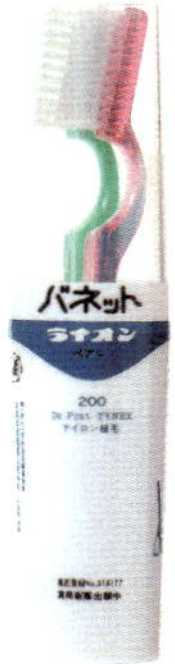

バネットライオン

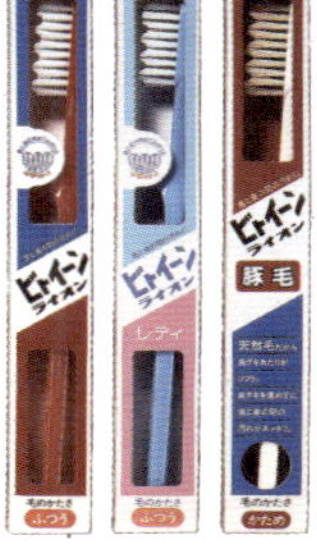

ビトイーンライオン

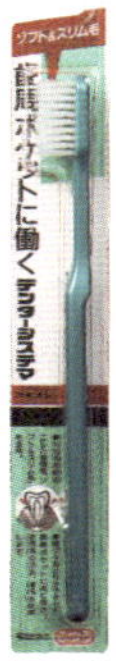

デンターシステマ

補助清掃具をラインナップ

一九八〇（昭和55）年代以降の大きな特徴のひとつは、それまで歯科医院のみで扱われていたデンタルフロスなどの補助清掃具が、店頭に並ぶようになったことです。

糸状で、指に巻きつけて使うフロスには、ワックスタイプとノンワックスタイプがありますが、ライオンは、口の中で三倍に膨らむスポンジ状「デンタルフロス」を発売。その後、扱いやすいホルダー付きの「Y字タイプ」も発売しました。

海外ではデンタルフロスがよく使われていますが、爪楊枝を使う習慣のある日本ではなじみにくい面もあります。

そこでライオンは、一九八七（昭和62）年に独自に円錐型の歯間ブラシを開発。ナイロン毛を放射状に植毛したブラシの軸部分には、折れにくく曲がりにくいワイヤーを使用して耐久性と操作性を確保しました。他社からも、円柱型、樽型などさまざまな歯間ブラシが発売されています。

さらに、ライオンは一般消費者向けに、みがき残しがあるところにピンポイントで届く、ひとつの毛束の歯ブラシ「デンタルタフト」を発売。今では、こうした補助清掃具は、歯周病予防やメインテナンスに不可欠なものと考えられています。

全身の健康を守る小さな医療機器を目指して

歯ブラシは、使う人や目的によって使い分ける時代に来ています。日本では、歯科医を中心に「歯を一本一本ていねいにみがく」という指導方法が普及していますが、それを後押ししたのが日本独特の小さなヘッドの歯ブラシです。一方で、ヘッドが大きく毛が軟らかい歯ブラシもつくられています。細かく手を動かさなくても全体がみがけ、弱った歯ぐきをマッサージするのにも適しています。

毛質や植毛法など、日本の製造技術は海外に比べて進んでおり、業界はさらに工夫を重ねています。歯ブラシやフロスなどの歯みがき用具は、これまで雑貨として扱われてきましたが、いずれセルフケアを通して身体の健康を守る医療機器と認知されるのではないでしょうか。

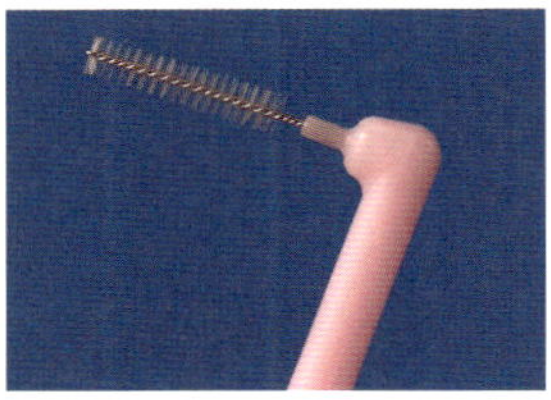
歯間ブラシ

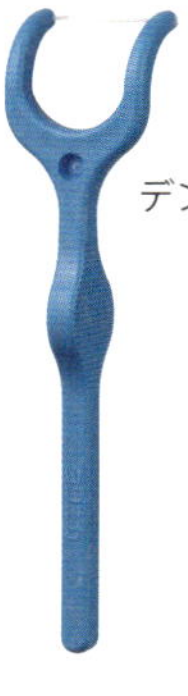
デンタルフロスＹ型

第4章

歯みがきは健康みがき

口と歯の健康が全身の健康につながる

歯みがき習慣が根づいた今、
口腔保健は新たな目標に向かって
動きはじめています。
口の中の健康維持が
全身の健康維持につながることが
わかってきたからです。
口腔保健の今とこれからを考えます。

口は健康への入り口

口の中のトラブルが全身疾患の原因に

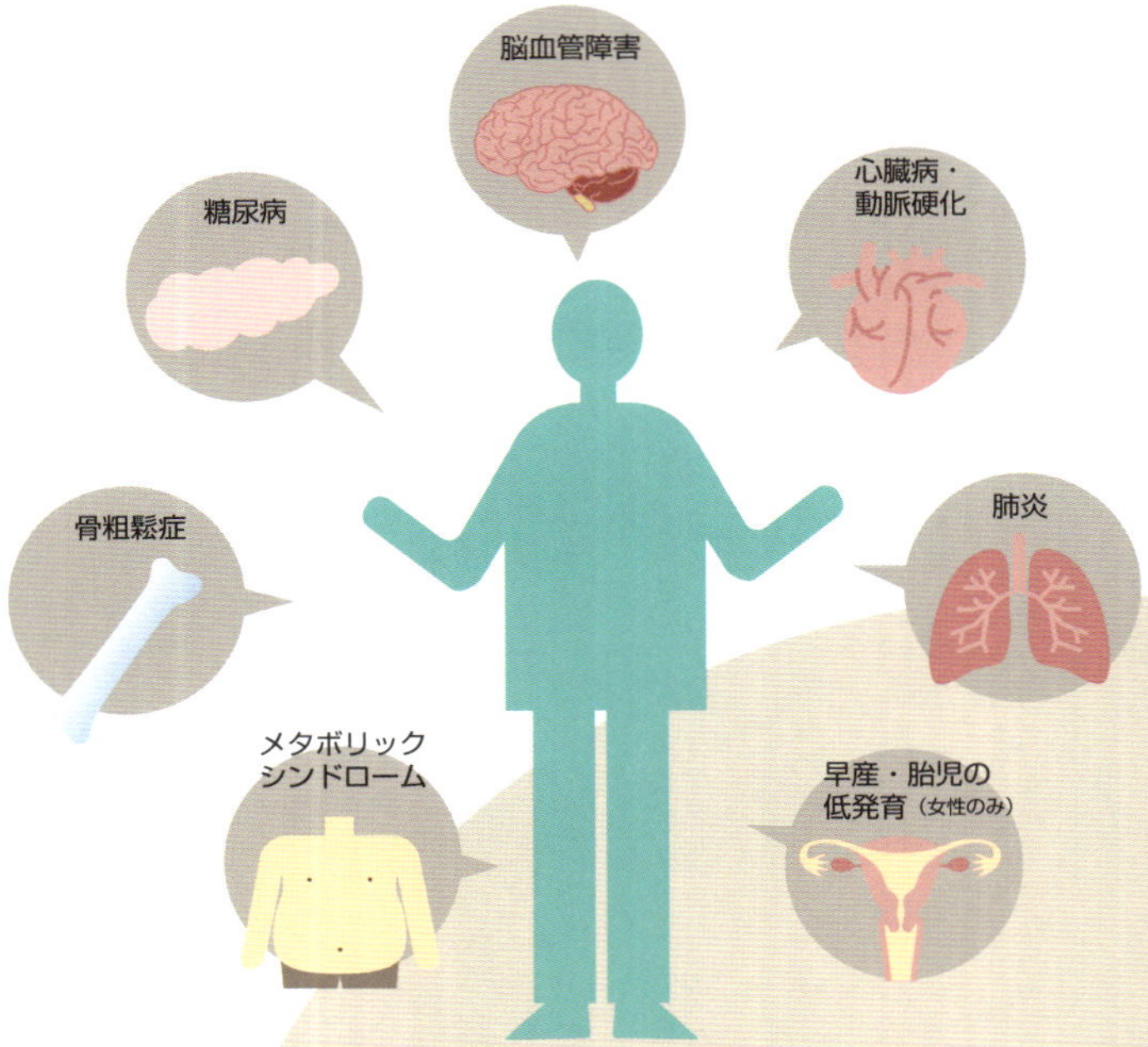

口は、生きていくうえで欠かせない
「食べる」という機能を持っています。
しかし、食物の入り口であると同時に、
細菌の入り口でもあります。
口の中のトラブルを放置しておくと、
知らぬ間にさまざまな疾病の原因になることが、
国内外の近年の研究によって
次々に明らかになってきています。
口のトラブルが、なぜ全身疾患の原因になるのか。
その理由を探ってみましょう。

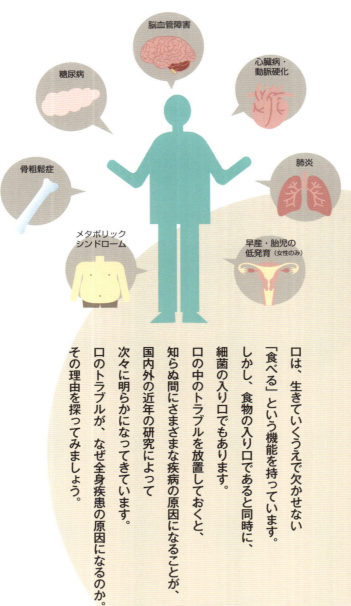

むし歯と歯周病は口の中の二大トラブル

二大トラブルはなぜ起きるのか

大人が歯を失う、つまり永久歯を失う原因のトップは、全体の約四割を占める歯周病。次いで、むし歯による抜歯が約三割であることがわかっています（下図）。

この二大トラブルは、なぜ起きるのか。「口の中と全身の健康」という本題に入る前に、そのメカニズムをあらためて確認しておきましょう。

むし歯は、歯科の専門用語では「う（漢字では齲）蝕」といい、う蝕が進んでしまった歯が「う歯」です。ただし本書では、一般的に馴染みのある「むし歯」と表現しています。

そもそも、なぜむし歯になるのか。そのプロセスはいくつかありますが、最終的には各種の細菌（代表的なものはミュータンス菌）がむし歯の原因になります。

この細菌＝むし歯菌は、歯に付着して歯垢（プラーク）をつくり、私たちが食べたり飲んだりするものに含まれる糖質をエサにして、強い酸を生成。この酸が歯の表面のエナメル質の内部からカルシウムやリンを溶かしはじめ（これを「脱灰《だっかい》」といいます）、歯に穴を開けてしまいます。

そしてさらに進むと、歯の中間部である象牙質、やがては神経や血管、リンパ管も通っていて歯の芯にあたる歯髄《しずい》にまで影響を及ぼします。ここまで進行すると痛みもひどく、深刻な状態であるのはいうまでもありません。

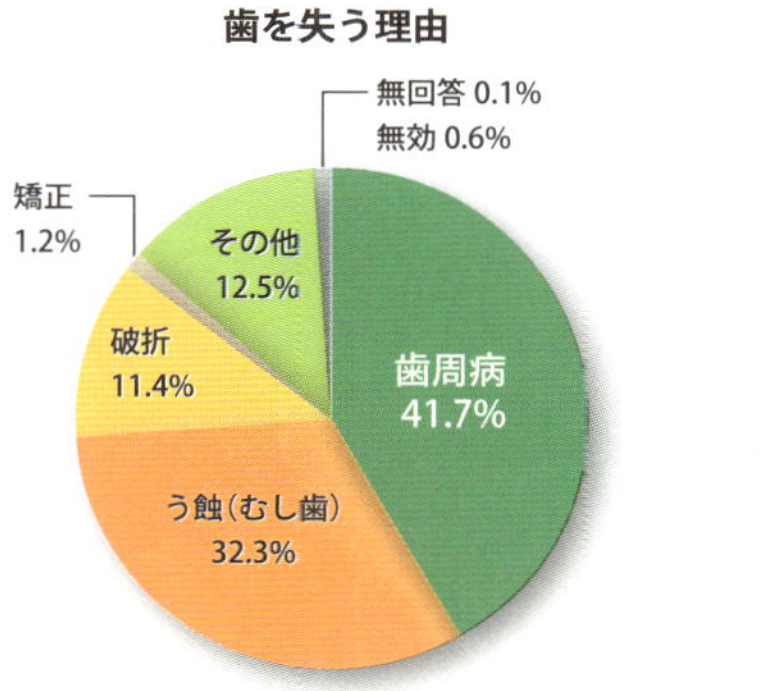

8020推進財団「永久歯の抜歯原因調査報告書」2005年

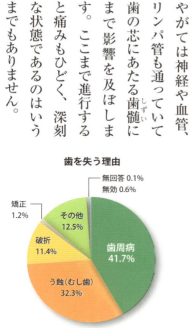

歯垢の付着は、むし歯や歯周病のリスクを高める

ところで、歯垢を歯の表面に付着した飲食物の残りかすのように思っている人もいるようですが、違います。正しくは細菌のかたまりで、白色や黄白色のネバネバしたもの。バイオフィルムともよばれます。

本来、歯の表面は舌の先で触ればツルツルした感触なのに、この歯垢＝バイオフィルムが付いているとザラついた感じ、あるいはネバついた感じになります。粘着性が高いので、うがいをした程度では落ちません。

そして、これを取り除かず、そのままの状態にしておくと石灰化が始まって、歯石へと変化します。こうなるとますます除去しにくく、歯周病のリスクも高くなります。

このように説明すると、口の中はいつも危険な状態であるようにも思えますが、必ずしもそうではありません。なぜなら、唾液が大きな働きをしているからです。

一般的に健常な人なら、一日約一・五リットル分泌されるという唾液には、食べかすなどを洗い流す洗浄作用があるとともに、むし歯菌がつくった酸を中和する役割があります。また、歯の表面のエナメル質からカルシウムなどが溶け出しても、唾液に含まれる成分が歯の表面に沈着し、修復していく機能（再石灰化）もあります。

しかし、いくら働き者で頼りがいのある唾液といえども、一日の間に何度も糖分の入った飲み物を飲んだり、甘いものを口にしていたら唾液による中和の機能も追いつかなくなります。睡眠中は唾液の分泌が少なくなりますから、当然、その作用も弱くなります。こうしたことが重なって、むし歯菌の働きを抑える仕組みのバランスが崩れてしまうと、むし歯になる可能性がグンと高まります。

歯周病の始まりは歯肉に起こる炎症から

一方、大人が歯を失う最大の原因である歯周病とは、一般的には歯ぐきとよばれる歯周組織に炎症が起きる病気の総称です。もう少し細かく見ると、歯ぐきは表面を覆う歯肉、さらに奥の歯根膜、

歯槽骨、セメント質で構成されています。炎症が表面の歯肉だけに限られている場合は「歯肉炎」、歯槽骨などにまで広がってしまったら、「歯周炎」とよぶことになります。

念のため補足すると、かつては歯槽膿漏という言葉がしばしば使われていて、今でも時々見聞きします。これは歯周病でも症状が重くなった状態を指し、その名のとおり、血や膿《うみ》が出たり、口臭が発生。歯はグラグラして、歯科医で早急に治療を受けなければ、歯は抜けてしまうというひどい状態です。

歯と歯ぐきの間には歯肉溝とよばれる隙間があり、歯ぐきが健康な人でも一〜二ミリ程度の深さがあります。しかし、歯肉溝付近に歯垢が形成されると、歯垢中に棲みついているさまざまな歯周病の原因菌が産生する毒素によって、歯肉が赤く腫れることがあります。この状態が歯肉炎で、歯周病の始まりです。歯周病の原因菌は十数種類あり、その中でも強力な悪玉菌は嫌気性《けんきせい》菌といって酸素の少ない環境を好むため、溝の奥へと入り込みながら増殖を重ねることができます。そして、歯のセメント質と歯槽骨をつなぐ歯根膜がこの悪

歯の断面図

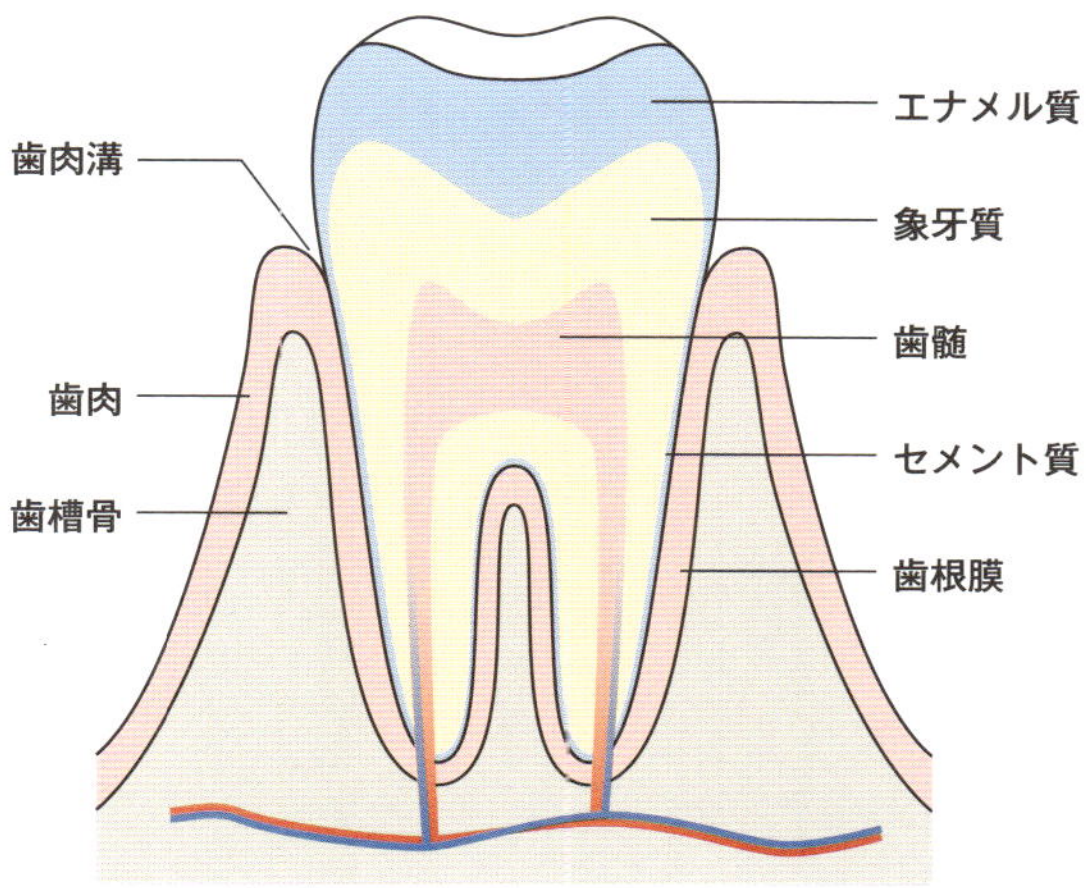

歯周病の進行

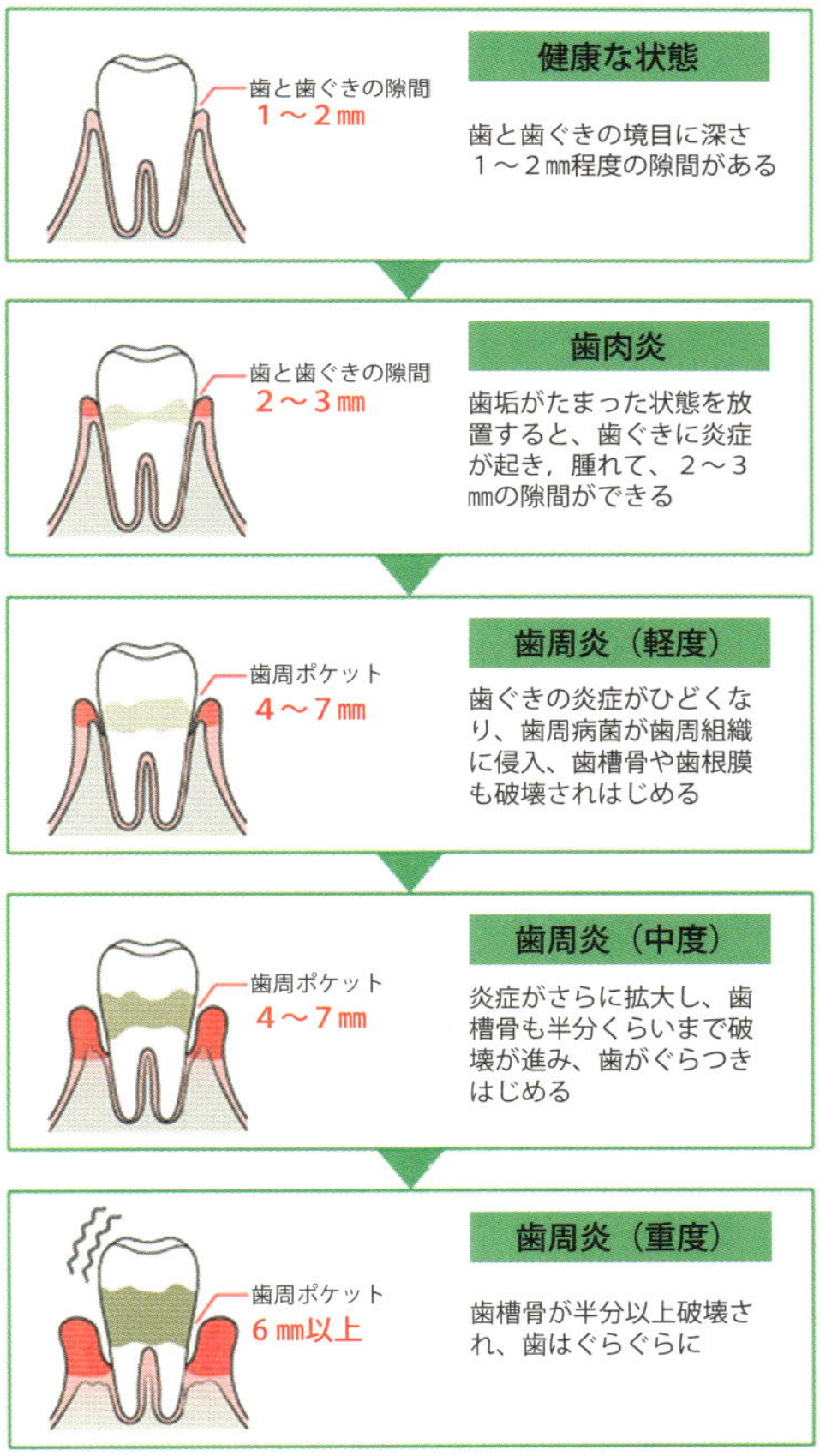

玉菌によって破壊されると、歯周ポケットとよばれる深い溝が形成されるようになります。

歯周病の診断では、歯周ポケットの深さが判断基準となり、ポケットの入り口、つまり歯肉の上端から溝の一番深い底までの長さを、歯科医がプローブという道具を使って調べます。歯周ポケットが深くなり、歯を支える土台部分の歯槽骨が溶けて歯がグラグラになる状態が歯周炎であり、さらに悪化すると、最後は抜歯するしかありません。

大人の八割以上が歯周病にかかっている

さて、ここまで見てくると、むし歯と歯周病に重要な共通点があることがわかります。それは、いずれも細菌によって引き起こされるということです。また、むし歯と歯周病は、ともに生活習慣病ともいわれています。つまり、むし歯や歯周病の発生には、間食や喫煙、普段の歯みがき習慣など、生活習慣が大きく影響するからです。

近年、歯周病への理解が深まってきたとはいえ、軽視されやすいのも事実です。なぜなら、初期の歯肉炎の段階では、幸か不幸か痛みもなく、ほとんど自覚症状がないまま静かに進行するからです。気がついた時にはかなり悪化しているケースが多いので、歯周病は「静かな病気」（サイレント・ディジーズ）ともよばれています。

こうした特性も影響して、驚くべきデータがあります。厚生労働省が定期的に発表している近年の「歯科疾患実態調査」によれば、三五歳以上の大人で歯周病を抱えている人の割合は約八割。さらに驚かされるのは、小中学生の約四割が歯肉炎にかかっていたという結果が明らかになっていることです。歯周病というと、中高年からの病気というイメージがありますが、そうではなく、まさに国民病といえるでしょう。「静かな病気」として意識されにくいことも重ね合わせると、歯周病は大きな問題です。

ここからは、歯周病と全身の多くの疾患との結びつきに関する最新の知見を見ていくことにしましょう。

歯肉炎・歯周病の有病者率

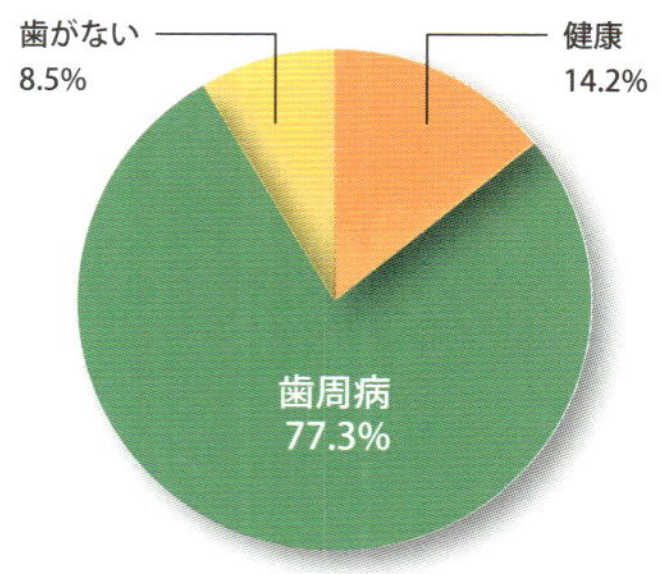

厚生労働省「歯科疾患実態調査」2011年

歯周病と糖尿病には深い関係がある

歯周病の改善によって糖尿病の悪化を防ぎ、軽減

歯周病がもたらすさまざまな病気への影響とは、具体的にはどのようなものなのか。日本大学歯学部長の前野正夫氏は、その代表例として糖尿病を指摘します。

「糖尿病と歯周病との関連性がもっとも早く報告されたのは一九九〇年頃。アメリカの先住民ピマ・インディアンを対象とした大規模な調査・研究によるものでした。報告書によれば、糖尿病の人はそうでない人に比べて、歯周病の発症率が二・六倍も高かったのです。その後、二つの疾病のつながりを示す研究は、世界各地で次々と発表されてきました。歯周病が糖尿病を悪化させる要因のひとつである可能性は、極めて高いと認識されています。もちろん、歯周病を治療すれば糖尿病が治るというわけではありませんが、歯周病をきちんとケアすることで糖尿病の悪化を防ぎ、軽減できることは確かでしょう」

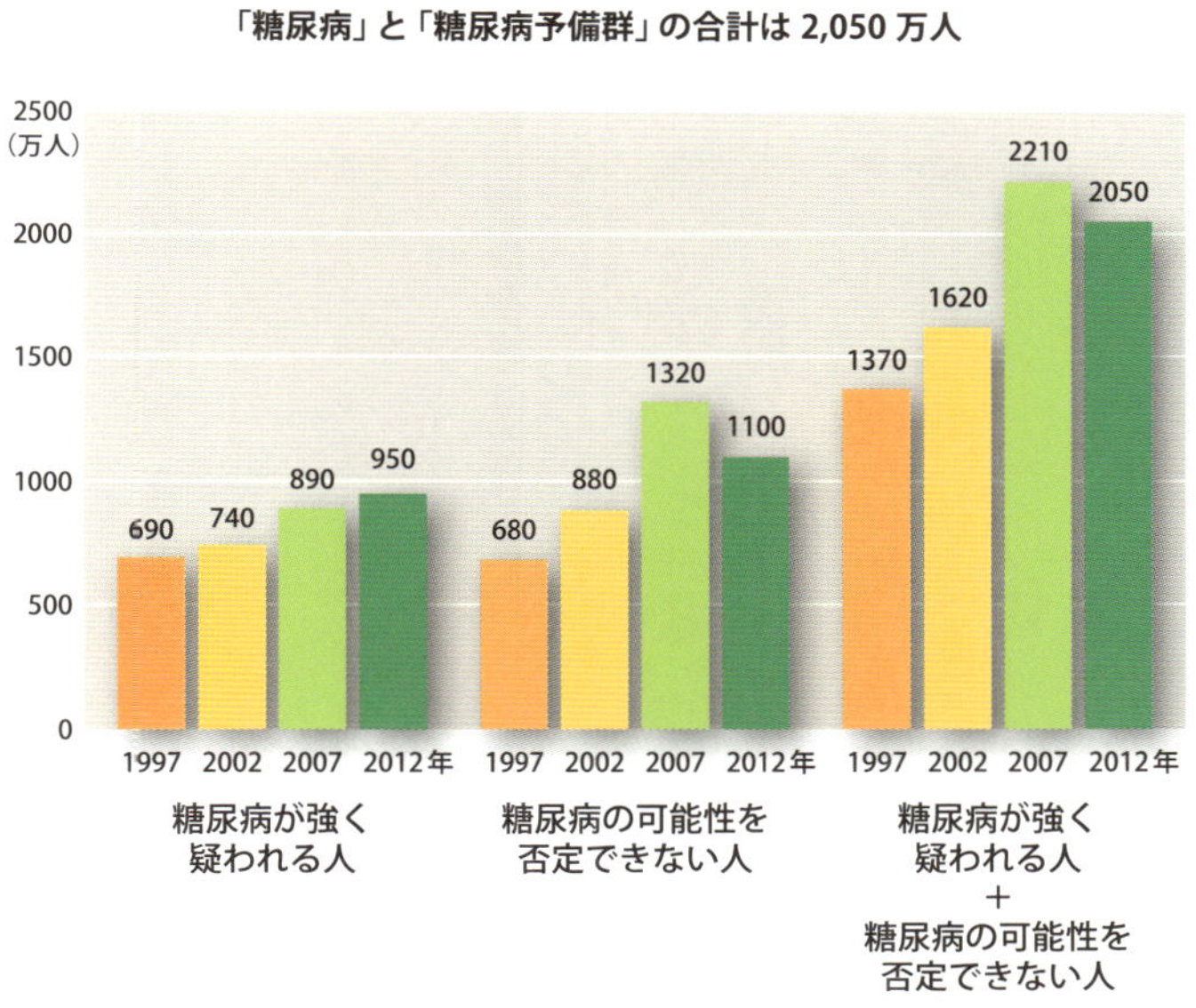

厚生労働省「国民健康・栄養調査」2012年

糖尿病は血糖値の高い状態が続き、それによって全身のさまざまな器官に異常が現れる病気です。二つの種類があり、I型糖尿病はインスリンというホルモンをつくるすい臓の細胞が破壊されて分泌されないか、分泌量が少ないタイプ。II型糖尿病は、すい臓がつくるインスリンの量そのものが少ない、あるいはインスリンの働きが悪い、または両方が混じって発症するタイプです。

日本人の場合、成人の糖尿病の九〇%以上は後者のII型で、以前は中高年層に発症することがほとんどでした。しかし、食生活をはじめとするライフスタイルの欧米化により、今では若い人や子どもにも増えています。

この糖尿病と歯周病の間には、意外な共通項があります。まずは、その患者数の多さ。すでに触れたとおり、日本人の成人で歯周病を抱えている人の割合は約八割。一方、糖尿病は「強く疑われる人」と「可能性を否定できない人」を合わせると二〇〇〇万人以上もいて、国民の五人に一人が「糖尿病の可能性あり」といわれています。

また、歯周病、糖尿病どちらも、初期の段階では自覚症状があまりなく、日常生活にも支障がないため、重症化するまで放置されやすいという傾向も共通しています。それだけに両方とも怖い病気だといえるでしょう。

炎症性サイトカインがインスリンの働きを阻害

では、なぜ歯周病と糖尿病が結びつくのでしょうか。カギになるのは、重度の歯周病に罹患した人の血中に増加する炎症性サイトカインです。腫れて炎症を起こした歯肉から歯周病菌が血管内に侵入し、全身を駆け巡ります。

歯周病が糖尿病に影響するメカニズムについて、前野氏は次のように説明します。

「歯周病がひどい方に共通しているのは、健常者に比べて血中の炎症性サイトカイン量が多いことです。このサイトカインが大きく関わって、血糖値を下げるインスリンの働きを妨げ、ブドウ糖の取り込みを阻害することで血糖値が上昇すると考えられています」

歯周病治療により血糖値のコントロール機能が改善

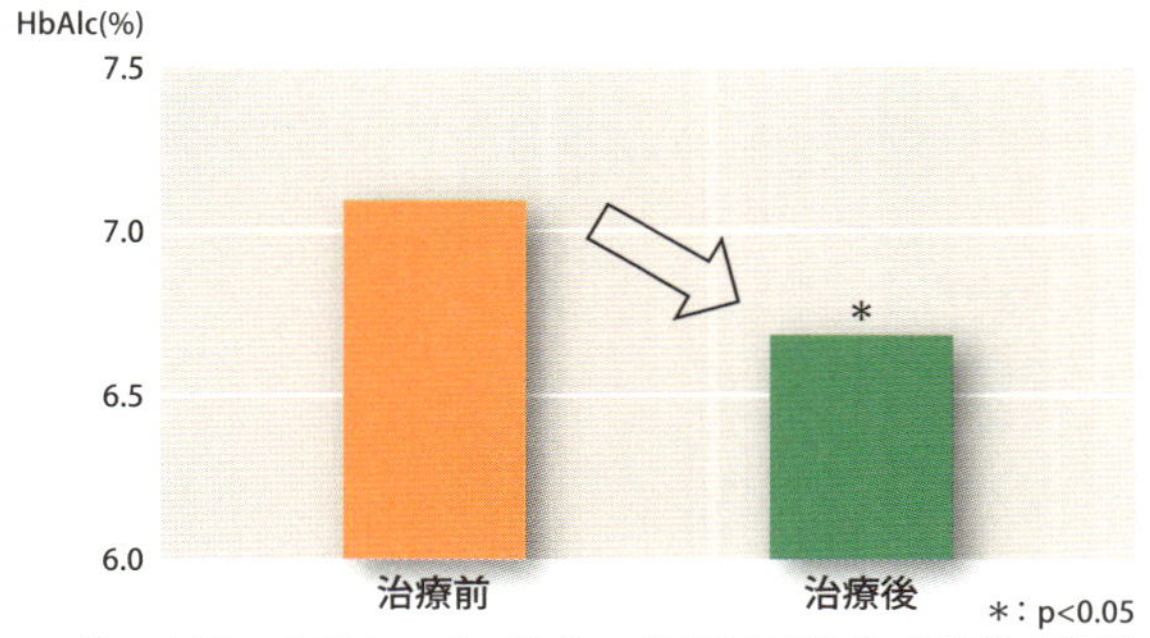

(Katagiri, S.et al., Diabetes Res Clin Pract.83:308-31.009 を一部改変して作図)

サイトカインとは、細胞が産生する細胞間情報伝達のためのタンパク質の一種で、いくつかの種類があります。炎症が続いて歯周病が悪化し、血中のサイトカイン量が増えると、肝臓や筋肉の細胞へのインスリンの働きを邪魔して、糖尿病を悪化させるというわけです。

このメカニズムを裏返せば、歯周病の治療、ケアにより、糖尿病に好影響を与えることは十分考えられます。実際、とくにⅡ型糖尿病にかかっている歯周病患者に歯周病の治療をすると、血糖値が改善して糖尿病が快方に向かうという報告が多数あります。歯周病の改善により、血液中の炎症性サイトカイン量が減少すると、過去一、二カ月間の血糖値を反映して、糖尿病コントロールの指標となっているＨｂＡ１ｃ《ヘモグロビンエーワンシー》＊の値も軽減し、改善する可能性が高い。このことは日本糖尿病学会の『科学的根拠に基づく糖尿病治療ガイドライン』にも明記されています。

糖尿病にとって歯周病は六番目の合併症

歯周病と糖尿病のつながりとして、もうひとつ、どうしても見逃せないのは、糖尿病にかかると歯周病になりやすい、あるいは進行しやすくなるということです。

そのメカニズムはやや難しくなりますが、およそ次のとおりです。まず糖尿病による血糖値の上昇に伴い、血液中の糖化タンパクが増加し、歯周組織のマクロファージを刺激します。マクロファージとは、体内に侵入した細菌やウイルスを捕食、消化し、その情報をリンパ球に伝えるもので、これに対する刺激が、前にも触れた特定のサイトカインの分泌量を増やします。その結果、歯周組織代謝（合成と分解）のバランスが崩れて分解が優位となり歯周組織の破壊を招き、歯周病を悪化させるのではないかと考えられています。

また、糖尿病の人は、細菌の攻撃から自分を守る免疫の働きが低下しています。そのため、炎症による組織の破壊が進みやすくなり、細菌感染症

歯周病と糖尿病の関係

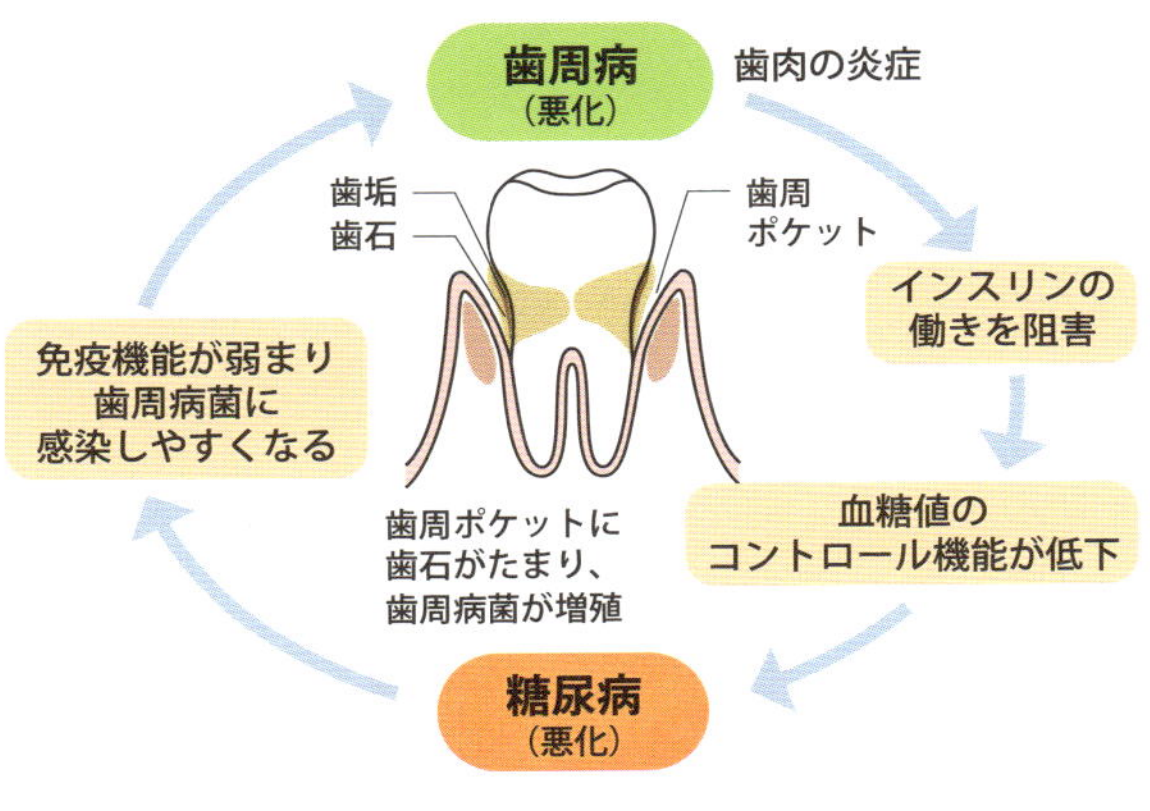

＊赤血球中のヘモグロビンのうち、どれくらいの割合が糖と結合しているかを示す検査値。

である歯周病が悪化する原因になるともいわれています。実際、糖尿病の人は、そうでない人に比べて、高レベルの歯周病になる頻度が二〜三倍と高く、進行が速いため、治りにくいという報告が数多く出されています。

糖尿病の怖さは、なんといっても合併症にあります。糖尿病の期間が長くなればなるほど、さまざまな合併症が起きやすくなり、代表的なものとしては網膜症、腎症、神経障害が三大合併症とよばれます。そして、大血管障害（動脈硬化）、足病変（壊疽）に次いで、歯周病は糖尿病の六番目の合併症として、今では広く認知されています。

歯科医と内科医の連携が重要

こうして見てくると、歯周病の人は糖尿病が悪化しやすくなり、糖尿病の人も歯周病にかかりやすくなるという具合に、相互関係にあるのは明らかです。そのため、日本歯周病学会、日本糖尿病学会のいずれの診療ガイドラインでも、互いに関係し合っていることが明記されています。歯周病と糖尿病の両方の治療を進めることによって、相互に効果が現れると期待できるのです。

しかしながら、こうした知見や情報が糖尿病や歯周病の治療の現場で活かされているかとなると、残念ながらまだまだ十分とはいえないようです。前野氏は、こういいます。

「糖尿病の診療、治療にあたる医科の先生方、そして歯周病の治療にあたる歯科の先生方が、歯周病と糖尿病の関係についての知識や情報を共有し、なおかつ連携できているかといえば、現状は必ずしも十分とはいえないのが実情です。一部の地域では、このテーマに関して地元の医科と歯科の先生方が一緒に勉強会、講習会を開催し、連携を深めているところもありますが、まだ少数派です。糖尿病専門医の認定資格を持っている先生であれば当然、糖尿病と歯周病の関連性や治療の重要性はよくご存じでしょう。しかし、糖尿病の患者さんの多くは一般のかかりつけ医に行き、糖尿病専門医ではない医師が診察していますから、歯周病治療についての適切な情報はなかなか得られていないと思います」

糖尿病に限らず、歯周病と全身疾患との関係がわかってきている現在、医科と歯科との連携は、これからの大きな課題といえるでしょう。

歯と口の健康がメタボを防ぐ

歯と口の健康を保てば肥満の防止にプラス

　前項では、歯周病と糖尿病の結びつきについて触れましたが、糖尿病、とくにⅡ型糖尿病の前段階といわれる肥満も、歯周病と関係が深いことがわかってきています。肥満、糖尿病、歯周病は三角関係にあるといってもいいでしょう。

　ちなみに、肥満とは、体重が増えることではありません。摂取エネルギーが消費エネルギーを上回り続けた結果、予備のエネルギーとして蓄えられた体脂肪が、必要以上に増えてしまうのが肥満の状態です。ただし、体脂肪を正確に測定するのは難しいので、誰でも簡単に計算できる体格指数の計算式を使って肥満の程度を判定する方法が一般的になりました。通常、これをＢＭＩ（「ボディ・マス・インデックス」の略）とよびます。

　ＢＭＩは体脂肪量とよく相関するため、国際的にも使われる肥満の判定基準になっており、日本の肥満学会の基準では、ＢＭＩの数値が二五以上になると、肥満と判定しています。そして、肥満と判定された人は、歯周病にかかっている割合が高く、歯周病が肥満の原因のひとつである可能性が高いことが指摘されるようになっています。

　歯周病の専門家の間では、「食生活において歯周病予防を心がけると、肥満防止につながる」といわれています。ポイントは、規則正しい食事をして間食を減らすことと、よくかんで食べること。しっかりかむと唾液がよく出て、口の中をきれいにし、歯周病を防ぎます。よくかんで食べると満腹感も得られ、食べ過ぎの抑制にもつながります。つまり、歯と口の健康は肥満防止にも密接に関係していることが明らかになっているのです。

四〇歳以上の男性の二人に一人はメタボ

ところで、肥満と同じような表現として、近年は「メタボ」という言葉が急速に広まってきました。何となく可愛らしい言葉の響きもあってか、太っている人の代名詞のように気軽に使われるようにもなっています。

しかし、メタボを軽く考えるのは、健康管理の面でとても危険です。そしてまた、メタボと歯周病との関係性を示す研究報告も出されています。

メタボは、メタボリックシンドロームの略で、「内臓脂肪症候群」ともよばれます。内臓脂肪型肥満をベースに、高血圧、高血糖、脂質異常症のうち、二つ以上を併せ持っている状態を指します。この状態が続くと、心筋梗塞や脳梗塞の原因となる動脈硬化を進行させてしまいます。これを防ごうと、健康保険法の改正で二〇〇八（平成20）年四月に導入されたのが「特定健診」「特定保健指導」で、四〇～七四歳の健康保険加入者が対象です。

調査によれば、メタボリックシンドロームの予備軍か、可能性が疑われるのは、四〇歳以上の成人男性の二人に一人。女性の場合は五人に一人で、メタボは国民病ともよべるほど蔓延しているといえるでしょう。

メタボリックシンドローム診断基準

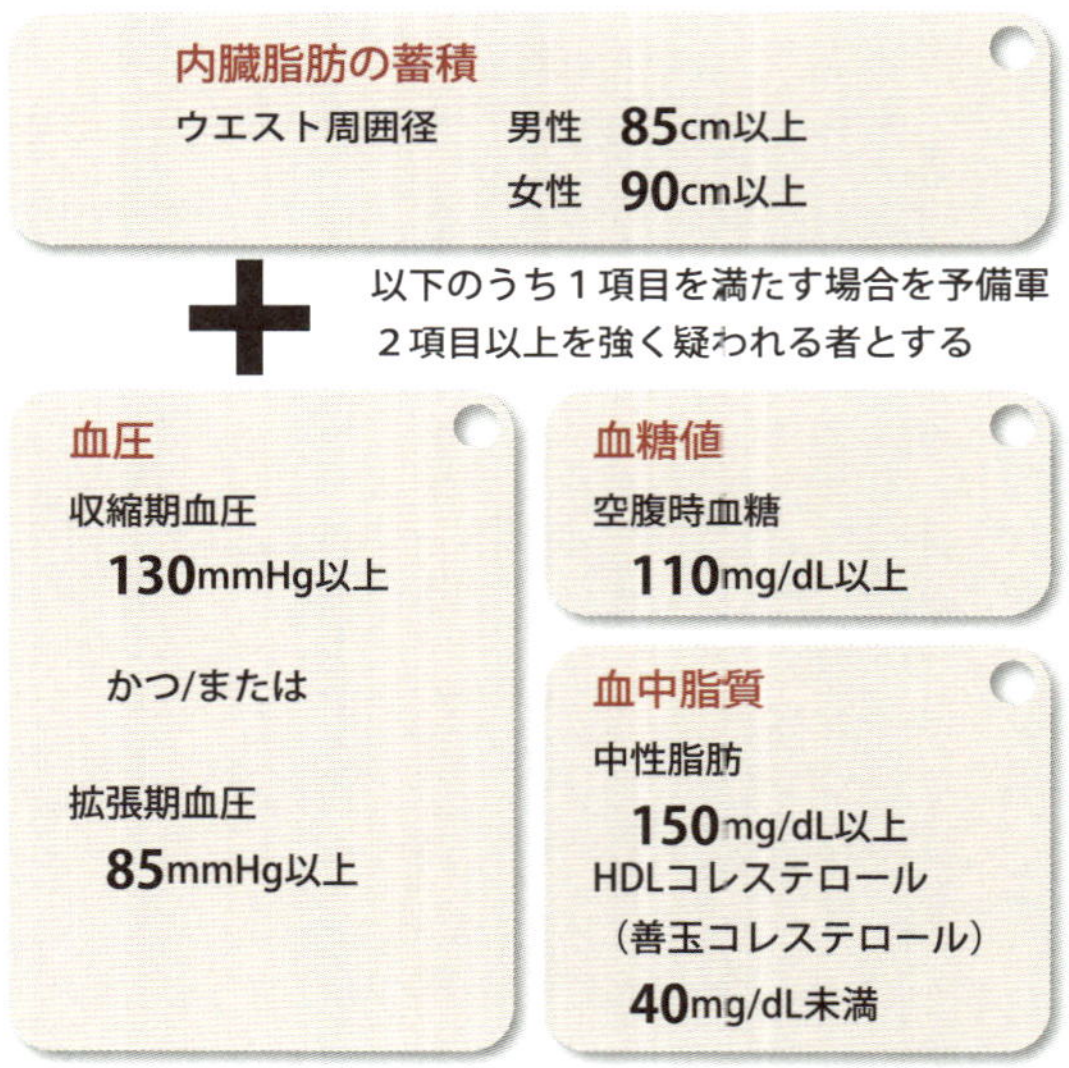

厚生労働省　診断基準

歯周病の人はメタボになるリスクが高い

メタボリックシンドロームと歯周病の関連性を指摘する研究も、近年になって相次いでいます。中でも注目される報告のひとつが、日本大学歯学部衛生学講座（主任教授は歯学部長の前野正夫氏）

とライオン歯科衛生研究所の研究員が共同で行った疫学調査研究です。この歯周病とメタボリックシンドロームとの関連性を示した研究論文は、二〇一一（平成23）年に米国歯周病学会から日本人としてはじめて臨床研究賞を、その翌年には欧州歯周病学会からも世界レベルの歯周病研究賞を受賞しました。

この研究でポイントになったのは、歯周ポケットのある人、つまり歯周病にかかっている人は、四年後にメタボリックシンドロームになるリスクが高いと、具体的に示したことです。調査対象は国内のメタボリックシンドロームでない人で、二〇～五六歳までの男女合わせて一〇二三人。その人たちの四年後の健診結果を追跡調査し、歯周病の有無とメタボリックシンドローム発症の関連性について解析したのです。

調査報告の中で「陽性数」とは、メタボリックシンドロームの診断項目にある肥満、高血圧、高血糖、脂質異常症に該当している数。解析成果によれば、初年度に「歯周ポケットあり」とされたグループは、「歯周ポケットなし」のグループに比べ、四年後にメタボリックシンドロームの指標（症状）が二項目以上で陽性（発症）になっている可能性が、二・二倍も高いという結果だったのです。

これは、あくまでも四年間追跡した疫学研究であり、メカニズムまで十分に解明したものではありません。それでも歯周病の予防が、メタボリックシンドロームの予防につながると独自の手法で解明したのは、大きな成果といえるでしょう。

歯周ポケット保有と４年後のメタボリックシンドローム指標の陽性数との関連性

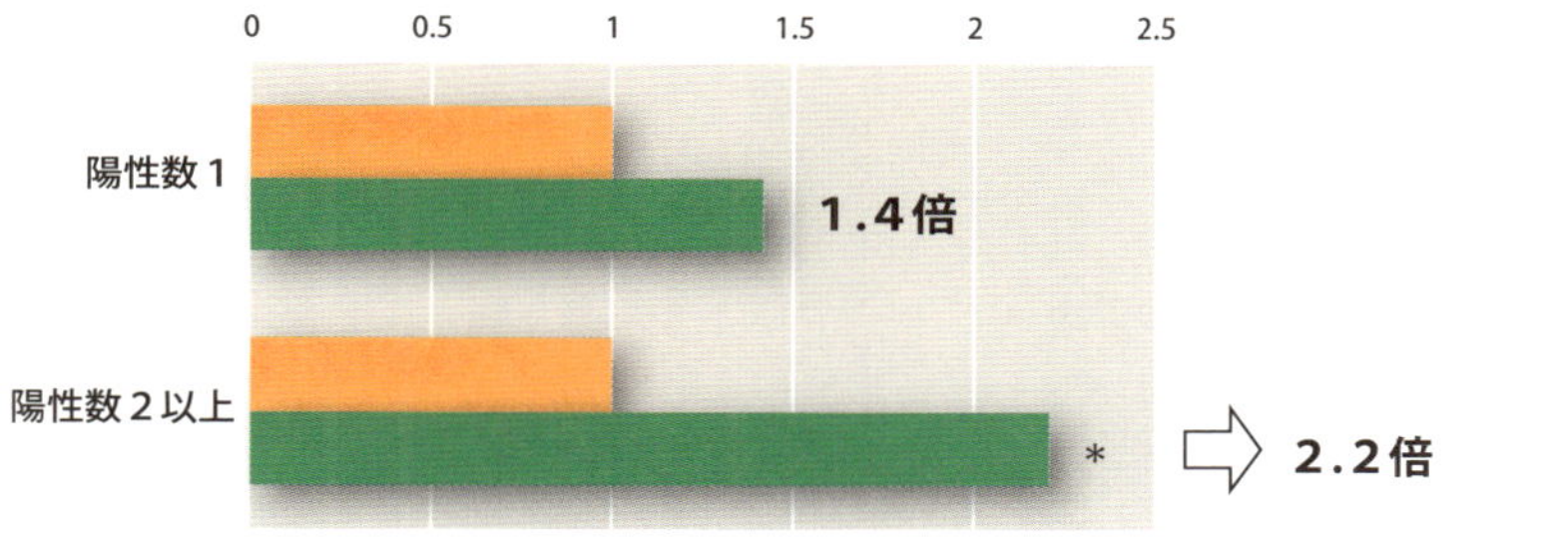

注：年齢、性別および生活習慣で調整

歯周ポケット保有と４年後のメタボリックシンドローム指標の発症リスクとの関連性

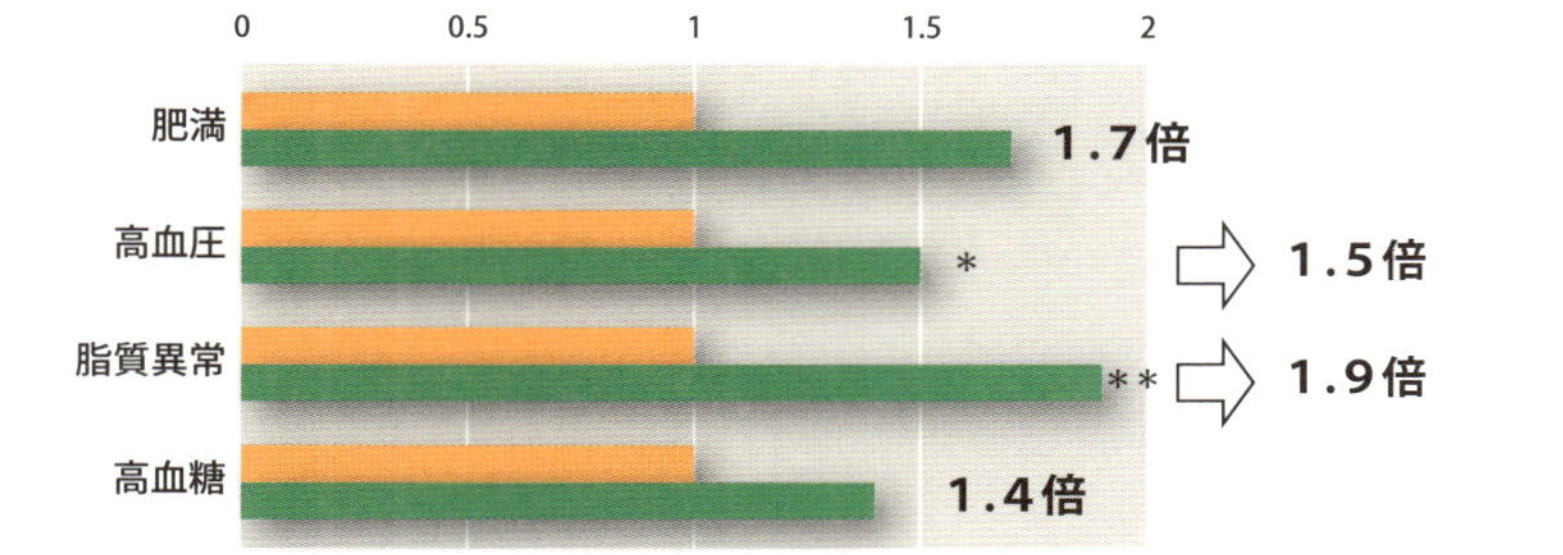

注：年齢、性別および生活習慣で調整

Journal of Periodontology 81:2010
「歯周病とメタボリックシンドローム発症との関連性に関するコホート研究」

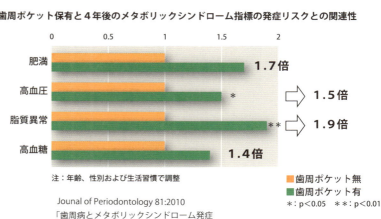

重大な病気と歯周病の意外な関係

心筋梗塞、脳梗塞も歯周病が原因に？

歯周病が、そんな病気にまで関わっているのか。多くの人が驚き、不思議に思うような研究や報告が、世界レベルで発表されるようになりました。

たとえば、心・血管系の病気。心臓や血管などの循環器の病気を心・血管系の病気ともよびます。血管が詰まると梗塞となり、血管が膨らんで破れてしまえば命に関わる深刻な事態を招きます。心臓の動脈が詰まったり狭くなったりすると心筋梗塞や狭心症になり、脳の動脈が詰まったり狭くなったりすると脳梗塞を引き起こします。

これらの心・血管系の病気と歯周病の関係との関係は、動脈硬化を起こした血管の中のプラーク（動脈硬化の病巣）を調べたことから、注目されるようになりました。そのプラークの中に歯周病菌が見つかるというケースが、アメリカでも日本でも相次ぎ、しかも、アテローム性動脈硬化（コレステロールなどの脂質が動脈内膜にかゆ状に沈着したもの）の部分から歯周病菌が検出されているともいいます。

ちなみに、歯周病が悪化すると歯ぐきは赤く腫れた潰瘍の状態となり、その部分は絶えず細菌の感染にさらされます。その歯垢とよばれる箇所には、爪楊枝の先ですくった程度のわずか一ミリグラムの中に、数億個もの細菌が棲みついています。

それらがすべて悪玉というわけではありませんが、さまざまな歯周病菌も当然のように含まれています。それらが潰瘍面の毛細血管に入り込み、血流に乗って全身に運ばれていくことになるのです。

こうした経路で歯周病菌やその菌の成分が直接

血管を傷害、あるいは、歯周病菌によって炎症を起こした歯周組織や脂肪組織でつくられる炎症サイトカインという物質が血流を通じて心臓や血管に移動し、やがて心・血管系の異常を引き起こすのではないかという意見が多く出されています。

ただし、歯周病菌の存在がどのように動脈硬化症の発症、進展につながっているのかは、まだ十分にわかってはいません。歯周病の治療をすると心筋梗塞や脳梗塞が治る、改善されるとまではいえず、歯周病と心・血管系の病気の関わりは、あくまで疫学的な段階にとどまっています。

そのため、アメリカ心臓学界やアメリカ歯周病学会では、「歯周病が心疾患を引き起こすとは証明されていないし、歯みがきが心疾患を予防する効果も証明されていない」という声明を出しています。

歯周病と心・血管系の病気との直接的な関係性は証明されていないとはいうものの、関連する報告が数多くあるのは事実です。

国内では歯周病が心筋梗塞等のリスクを高めるという認識が、専門家の間ではほぼ共通の見方になりつつあります。今後のさらなる解明に期待したいところです。

死因第三位の肺炎と結びつく歯周病

日本人の死因で上位三つの病気といえば、長年にわたって、がん、心疾患、脳血管疾患でした。ところが、厚生労働省の「人口動態統計」によると、二〇一一（平成23）年からは肺炎が脳血管疾患を上回り、第三位に急浮上。以来、この状態が続いています。

肺炎が増えている最大の理由は、高齢者の増加です。肺炎が原因で亡くなる人のうち、六五歳以

動脈硬化を起こした心臓の血管（壁）から、
歯周病菌が見つかった人の割合

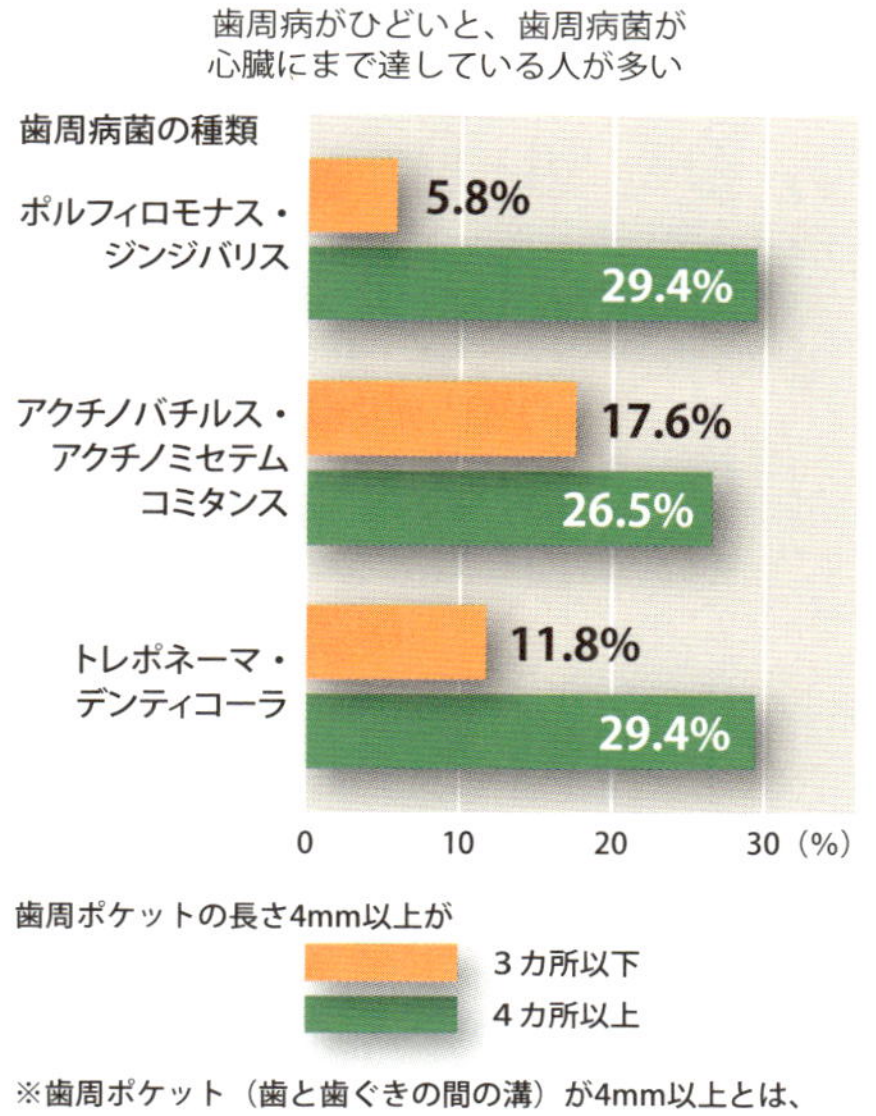

歯周病がひどいと、歯周病菌が
心臓にまで達している人が多い

※歯周ポケット（歯と歯ぐきの間の溝）が4mm以上とは、
軽度もしくはそれ以上の歯周炎を指す

「歯周病と生活習慣病の関係：歯周炎と動脈硬化・心臓病」より
8020財団『からだの健康は歯と歯ぐきから』2007年

上の高齢者が圧倒的多数。今後、超高齢化社会が進む中では、肺炎による死亡率がますます高まるのは間違いありません。

高齢者の肺炎の多くは、誤嚥性肺炎だといわれています。誤嚥とは、口の中の唾液や食べ物、飲み物、痰などが食道ではなく気管に入り込んでしまうことです。

いうまでもなく、気管は吸い込んだ空気の通り道。もし、そこに食べ物などが侵入しても、喉の奥の気道と食道の分岐点のところにはフタがあり、このフタが閉まることで唾液や食べ物などが気管に侵入するのを防ぎます。

ところが、脳梗塞などの病気や高齢化によって、いわゆる飲み込みセンサーのコントロール能力が低下したり、舌の筋力低下でフタを閉める機能も衰えたりすることで、誤嚥を引き起こすのです。普通なら、気管に食べ物などが入ろうとすれば、咳によって吐き出しますが、咳による反射が弱まると入り込んでしまいます。ですから、「最近、むせることが増えた」などという場合は、要注意です。

繰り返しになりますが、誤嚥で肺に入り込んだ細菌によって肺炎を引き起こすのが誤嚥性肺炎。

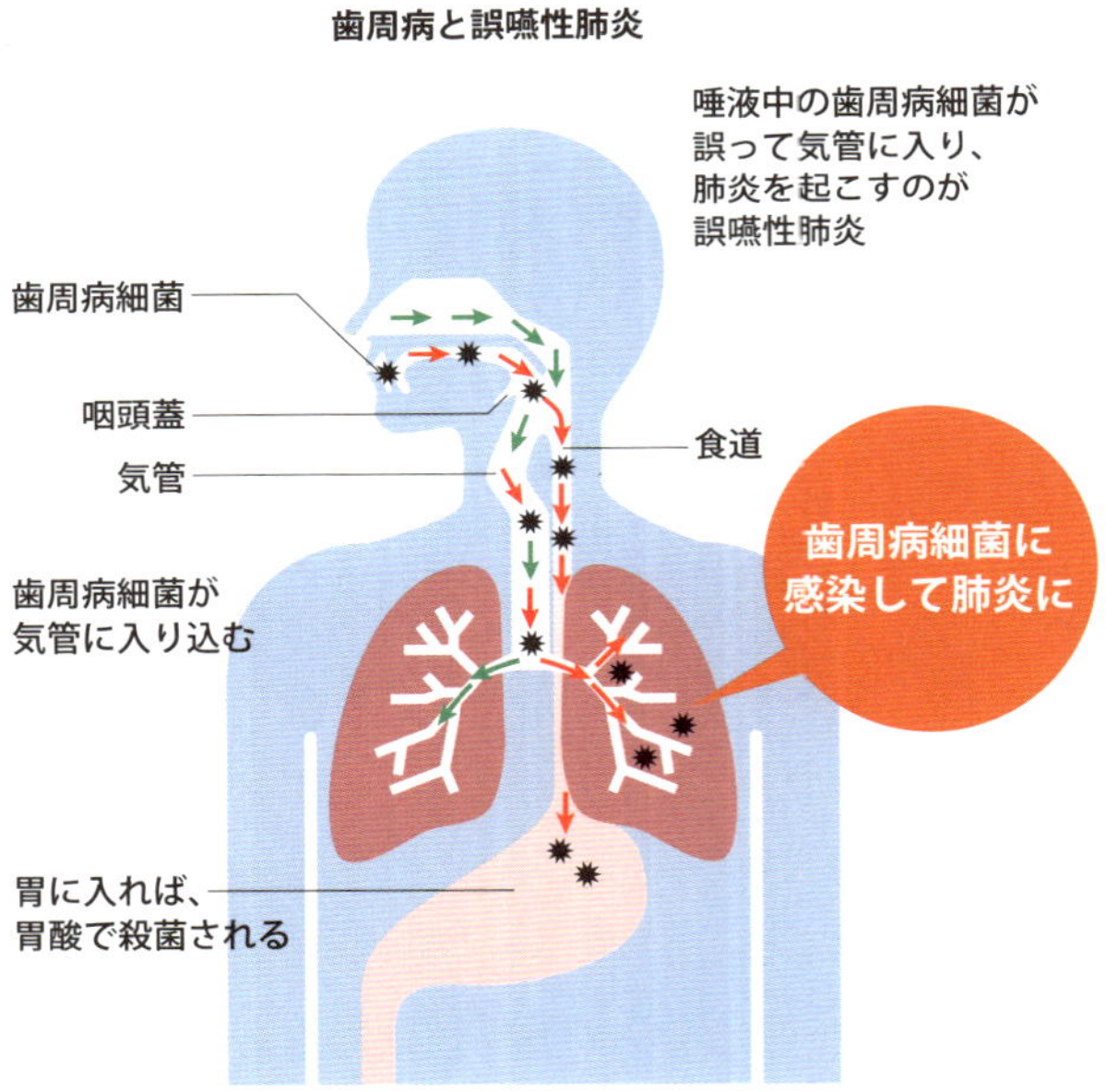
歯周病と誤嚥性肺炎
唾液中の歯周病細菌が
誤って気管に入り、
肺炎を起こすのが
誤嚥性肺炎
歯周病細菌
咽頭蓋
気管
食道
歯周病細菌が
気管に入り込む
歯周病細菌に
感染して肺炎に
胃に入れば、
胃酸で殺菌される

高齢者に起こりやすいその原因菌の中には、歯周病菌も数多く検出されています。歯周病と肺炎は、密接につながっているのです。

骨粗しょう症と歯周病のダブルパンチを防ぐ

骨の密度が減って、折れやすくなるのが骨粗しょう症。この病気は中高年に多く、とくに閉経後の女性によく見られる症状です。その理由は、閉経によって女性ホルモンの一種であるエストロゲンの分泌が減ること。このホルモンの減少によって全身の骨がもろくなるとともに、歯を支える歯槽骨もやせていくことになります。そこに歯周病が重なれば、歯を失う可能性は格段に高まります。

骨粗しょう症や歯周病で歯を失うと、食べ物をかむ力が衰え、食事の量が減ります。するとカルシウムなどの摂取不足を招き、さらに骨を弱くするという悪循環を招きかねません。

そうならないためにも、骨粗しょう症と歯周病は一緒に予防を心がける必要があるといえるでしょう。

元気な赤ちゃんを産むために妊娠期も歯周病は要注意

妊婦が歯周病にかかると、早産や低体重児出産のリスクが高まることがわかっています。

歯周病とひと口にいっても程度がありますが、重症の場合、歯周病がない場合に比べて、早産（妊娠三七週未満の出産）や低体重児（二五〇〇グラム未満）の出産になる確率は、歯周病がない場合に比べて、大幅に上がると報告されています。そのメカニズムはまだ十分に明らかにはなっていないものの、歯周病の炎症で出てくるプロスタグランジンといった子宮の収縮に関わる生理活性物質などが、胎盤に影響するためではないかと考えられています。

もちろん、歯周病があるからといって過度に心配をする必要はありませんが、歯周病の症状が重くならないようにケアをすることは大事です。

このような歯周病がもたらすリスクとは逆に、妊娠が歯周病に影響をもたらすパターンもあります。これは、一般的に妊娠性歯肉炎とよばれるものです。妊娠すれば必ず発症するというわけではなく、個人差もあるといわれますが、妊娠中は女性ホルモンの関係で歯肉炎にかかりやすくなるというのです。

同様の理由から唾液の量が減少し、口の中をきれいにする作用が弱まります。また、妊娠中はつわりによって、口や歯のお手入れができにくくなるため、口の中の菌が増えやすくなります。このような理由から、妊娠中はむし歯、さらに歯肉炎、歯周炎になりやすい環境になるのです。

それだけに、妊婦の口腔ケアは非常に大切です。

一番望ましいのは妊娠の前から、歯と口の健康を意識し、予防あるいはケアをしておくこと。妊娠がわかったら、歯科医院で健診を受けること。さらに妊娠中はつわりなどの影響で歯みがきもつらくなるので、吐き気を防ぐため小さなヘッドの歯ブラシを使う、香料が強い歯みがき剤は避ける、体調がいい時を選んで歯みがきをする、洗口液も使ってみるといった工夫や対策が有効です。

がんの治療とも関わる歯と口のケア

一九八一（昭和56）年以降、「がん」は日本人の死因第一位の病気であり続けています。おおまかに見れば、日本人の男性の二人に一人、女性は三人に一人ががんにかかるといわれ、もはや誰にとっても他人事とはいえない身近な病気になりました。

ここで触れるのは、歯周病ががんの要因になるといったことではなく、がんの治療において歯周病やむし歯のケアが大事であるということです。なぜなら、がんの治療中には、口の中にもさまざまな副作用がかなり高い頻度で現れることがわかっているからです。とくに抗がん剤治療中は副作用で免疫力が低下し、むし歯が痛みだしたり、歯周病が悪化することがあります。そうした症状は患者自身を苦しめるだけでなく、口内の細菌による感染症を引き起こすなど、がんの治療そのものにマイナスをもたらすことにもなります。

そのため、がんの治療が始まる前に、むし歯や歯周病の有無をチェックしておく必要があり、がんの主治医と相談しながら歯科を受診しておきたいところです。がんの治療中も口のケアが有効であることは、さまざまな研究で報告されています。

また近年では、がんの外科手術を安全に乗り越えるため、手術前に口腔ケアを受けることの有効性も注目されています。手術前に口の中の細菌を減らしておくことで、手術後の傷の感染や肺炎などの合併症を減らすことができたという成果が、数多く報告されているのです。

なお、二〇一二（平成24）年からは、「周術期口腔機能管理」という制度が始まっています。これは、がん治療や心臓手術などを行う患者さんをサポートするため、医科と歯科の連携を図る仕組みです。口腔からの感染を予防するとともに、がんなどの治療効果を向上させようとするもので、積極的な活用が期待されています。

口から始める健康づくり

世代に応じた適切な口腔ケアを

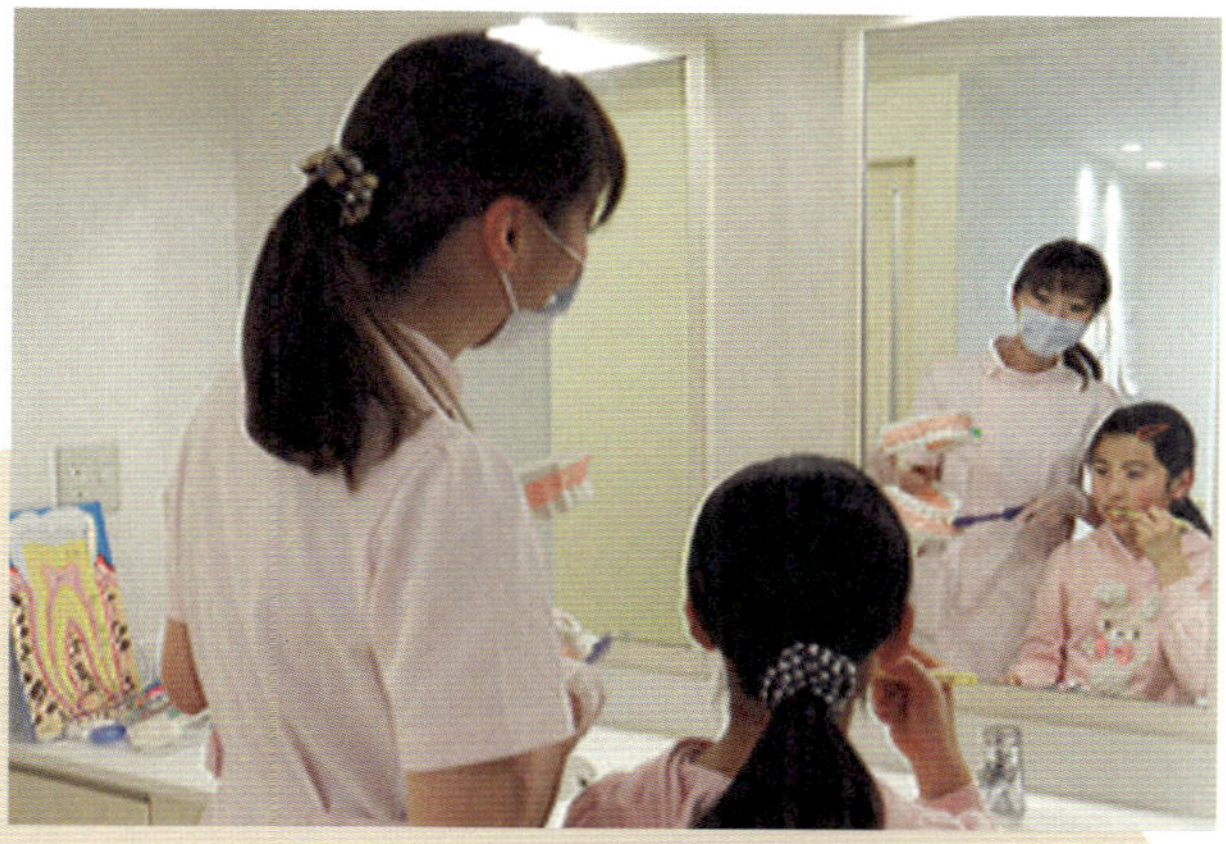
歯と口の健康を守るために、「予防歯科」が注目されている。

口には「食べる」機能だけでなく、
「話す」「笑う」などの大切な機能があります。
歯や口が健康でなければ、おいしく食べられず、
コミュニケーションもしにくくなります。
姿勢や運動能力にも影響を及ぼし、
ひいては、重大な病気を引き起こしかねません。
歯と口の健康が損なわれると、
即、生活の質の低下につながります。
健康で幸福な人生を送るためには、
世代に応じた口腔ケアが欠かせません。
子どもから思春期、成人期、高齢者まで、
口腔ケアのあり方を考えます。

子どもの「生きる力」をはぐくむ

一二歳児のむし歯は一人平均〇・九本に

子どもの歯は、六歳前後になると、乳歯から永久歯へと生えかわりはじめます。こうした時期の歯と口の健康状態を示すモノサシとして、国際的にも共通指標のひとつとなっているのが、一二歳児の「ＤＭＦＴ」指数です。これは一二歳児（日本では小学六年生）の一人平均のむし歯数（永久歯で、治療済みの歯を含む）を指します。

文部科学省の「学校保健統計調査」によれば、およそ二〇年前には一人平均四・六本程度だったむし歯の数が、二〇一五年度では全国平均が〇・九本となり、四分の一以下にまで激減しました（168ページ参照）。

一九六〇年代から七〇年代にかけて、子どもたちの歯を「みそっ歯」などとよび、むし歯があるのは当たり前という時代がありました。しかし今日では、子どもたちの口の中の状態は大きく変わってきています。

明海大学学長で、日本学校歯科保健・教育研究会会長も務める安井利一氏は、隔世の感があるといいます。

「私が歯科大学を卒業し、歯科治療を始めたのは、むし歯の洪水とよばれた時代です。子どもを治療に連れてきた親が、『がんばりなさい、帰りにチョコかアイスを買ってあげるから』などと励ましているのを聞いて、違和感を覚えたものです」

こうした時代を経て、今日では子どもたちの口の中の状態は大きく改善されました。その背景には生活習慣や衛生環境の変化、親たちの歯みがきに対する関心の高まりとともに、学校歯科保健が大きな役割を果たしています。

「生きる力」をはぐくむ 歯と口の健康教育

一九七八（昭和53）年、文部省（当時）は『小学校 歯の保健指導の手引』を出し、むし歯予防を推進するために、教育の中に保健指導を取り入れました。眠くても歯をみがく、おやつを我慢して規則正しく食事をとるなど、子どもの生活習慣を正し、我慢強さを養う指導は、歯みがき習慣にとどまらず、人間教育をも目指したものでした。

一九九二（平成４）年に改定された『小学校 歯の保健指導の手引（改訂版）』は、「むし歯＋歯肉炎」に焦点を当てています。生活習慣を正して歯肉炎という生活習慣病を予防することが、自分を元気にすることにつながると教えました。

こうした流れを引き継いで、今、学校歯科保健では、「子ども自身の生きる力をはぐくむ」ことを重視するようになっています。

契機は、一九九六（平成８）年、文部省（当時）の中央教育審議会（中教審）が出した「二一世紀を展望した我が国の教育のあり方について」という答申でした。

その趣旨を、安井氏は次のように解説します。

「生きる力とは、変化の激しい社会の中にあっても、自分自身の課題を見つけ、自分で学び、考え、主体的に判断し、行動し、よりよく問題を解決していく資質や能力のことです。この生きる力を身につけるのに、歯と口の健康づくりは最適ですから、学校

文部科学省による「生きる力」の概念図

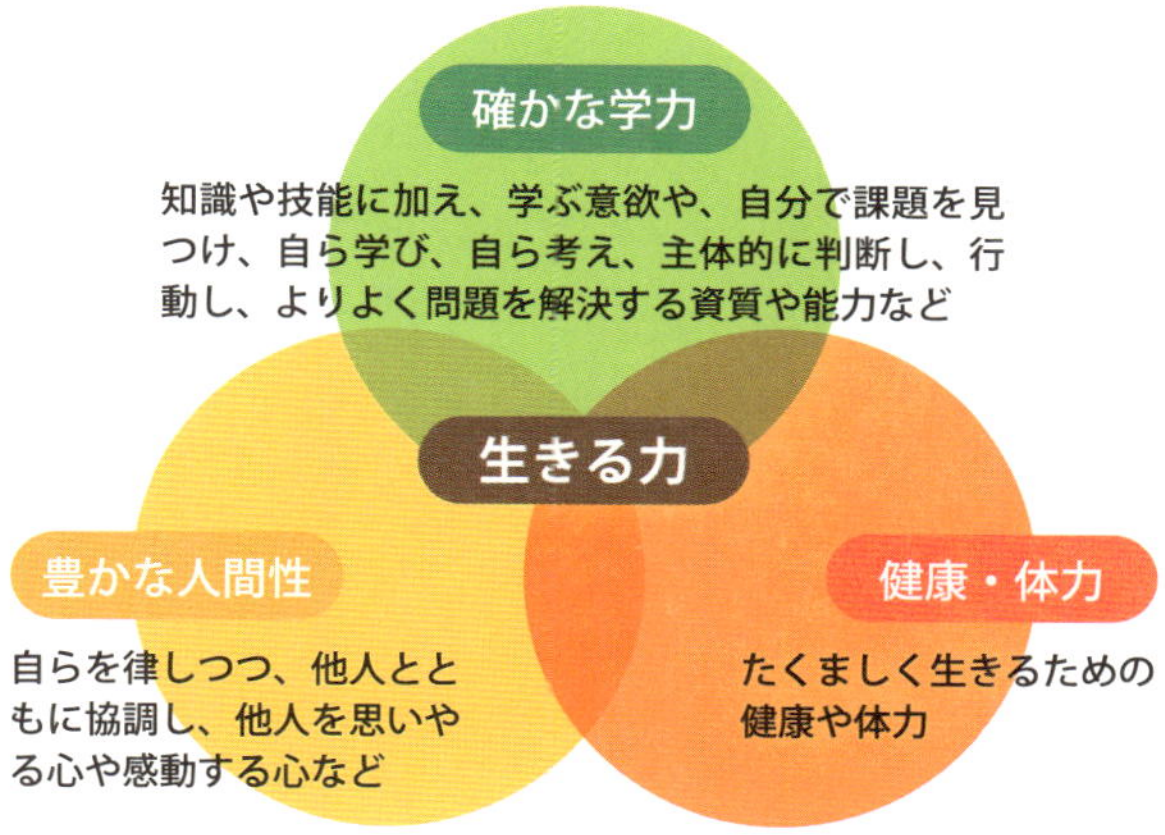
確かな学力
知識や技能に加え、学ぶ意欲や、自分で課題を見つけ、自ら学び、自ら考え、主体的に判断し、行動し、よりよく問題を解決する資質や能力など
生きる力
豊かな人間性
自らを律しつつ、他人とともに協調し、他人を思いやる心や感動する心など
健康・体力
たくましく生きるための健康や体力

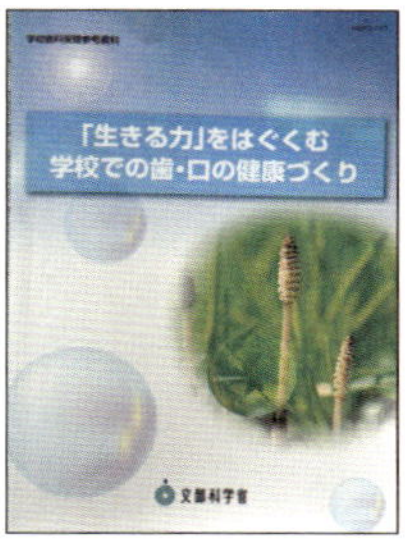
「生きる力」をはぐくむ
学校での歯・口の健康づくり
文部科学省

文部科学省発行の『生きる力をはぐくむ学校での歯・口の健康づくり（改訂版）』（2011年）。生涯を通じて健康な生活を送る基礎を培うことができるよう、「生きる力」を育てることに重点を置いている。

歯科保健では、とくに生きる力をはぐくむことを中心に据えているわけです。

学校歯科保健が目指すゴールは、むし歯をゼロにすることではありません。子どもが自分の歯や歯肉の状態を観察し、問題を見つけたらどうやって解決し、健康になっていくかを学ぶ。その力をつけることが大事なのです」

学校歯科健康診断結果を活かすには

ちなみに、学校歯科保健の取り組みの中核となるのは、毎年、全国の小中高等学校ですべての児童・生徒を対象に行っている歯科健康診断*です。この学校歯科健康診断の結果は毎学年、全員に通知されることになっています。その概要を簡単に紹介しましょう。

まず診断内容は、歯、歯ぐき、歯垢の付着、顎関節、歯並び、噛みあわせの六項目。それぞれに「異常なし」「定期的な観察が必要」「歯科医師による診断が必要」という三段階の判定結果が出されます。結果は『歯・口腔の健康診断結果のお知らせ』として示されます。

経過報告として、たとえば「CO**」という表示があれば、「むし歯になりそうな歯があります。家庭でもおやつの食べ方や要観察歯の清掃に注意しましょう」といったアドバイスが加えられます。「GO***」の場合は、「軽度の歯肉炎があり、軽度の腫れや出血が見られます。このまま放置すると重症の歯肉炎に進行する可能性があります」といった指摘がなされます。この健康診断結果はあくまでもスクリーニングなので、確定的な診断結果ではありません。「歯科医師による診断が必要」などと書かれている場合は、早めに歯科医院で検査を受け、必要な処置を受けることになります。

親の口腔衛生意識を高めるための支援を

学校歯科保健の健康診断結果を活かし、子どもの歯と口の健康を守るためには、親がむし歯予防への理解と関心を深めることが必要です。

「たんぽぽ運動」を皮切りに、母子歯科保健活動を展開してきたライオンは、子育て支援の視点に立ち、地域の行政や歯科医師会などと連携して、活動を続けています。赤ちゃんの歯の健康づくり

＊「健診」は「健康診査」の略。正確には「健康診断」を使う。

＊＊CO：要観察歯＝ Questionable Caries under Observation の略

＊＊＊GO：歯周疾患要観察者＝ Gingivitis under Observation の略

は「マイナス一歳」、つまりお母さんのお腹の中にいる時から始まるという観点から、妊婦に対する指導にも力を入れています。妊娠中は、口の中の環境が変化して歯肉炎になりやすいので歯科健診をすすめる、つわりの時の歯みがき法を教えるなど、具体的なアドバイスを行っています。

子育て中の母親も、さまざまな不安を感じています。「赤ちゃんの歯はいつからみがけばいいの？」「どんな歯ブラシを使えばいいの？」といった疑問に応えることも活動のひとつです。さらに、口腔の健康が全身の健康に関係するという重要な情報提供も行っています。

親の意識を変えることはとても大切です。幼い頃からの家庭教育は、幼児期、学童期、思春期、さらには成人になるまで、生涯を通じた健康づくりの土台となるからです。

子どもに対する口腔保健教育は、「歯をみがきましょう」「歯肉炎をなくしましょう」だけの時代ではなくなりました。生活習慣を自分でコントロールし、コツコツ続けることが達成感や自尊心を育て、「生きる力」を育てる。口腔ケアはそのための機会ととらえられ、学校だけでなく、親もまたそうした意識を持つことが求められています。

歯科健診は幼児から 一歳半健診と三歳児健診

生えたての乳歯はやわらかく、むし歯になりやすいので要注意。子どもが一歳半前後になると歯の本数が増え、乳歯が生えそろう三歳前後には、むし歯のある子の割合が増えてきます。乳歯のむし歯と永久歯のむし歯には深い関連が認められるだけでなく、この時期は歯みがきや食習慣を身につける大切な時期。生涯を通じた歯の健康づくりにも影響するともいわれています。

母子保健法は、一歳半健診と三歳児健診で歯科健診を行うことを市町村に義務づけています。健診では歯や歯ぐき、歯並び、噛みあわせ、粘膜の異常などがチェックされ、保護者への説明や相談、指導などが行われます。市町村によっては、「フッ素塗布」を行っているところもあります。

ただ、都道府県別のむし歯の有病者率には大きな差があるなど課題もあります。自治体ごとの、実情に合わせた取り組みが期待されています。

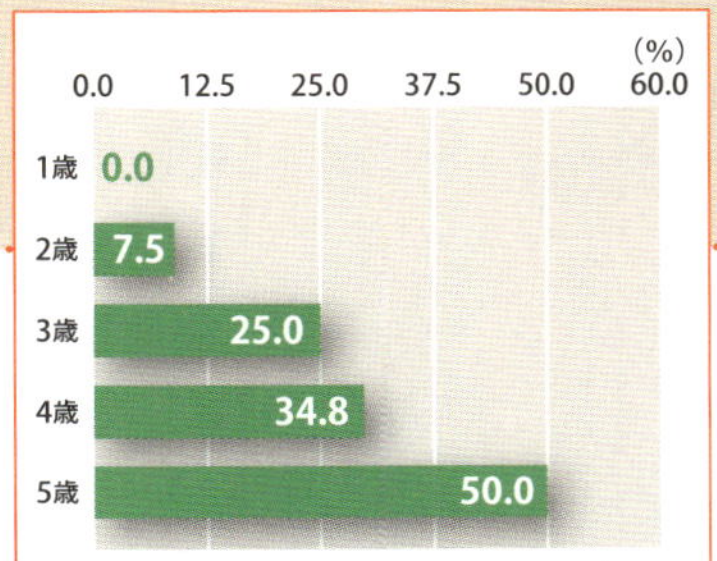
(%)
0.0
12.5
25.0
37.5
50.0
60.0
1歳
0.0
2歳
7.5
3歳
25.0
4歳
34.8
5歳
50.0
厚生労働省「歯科疾患実態調査」2011 年

1～5歳のむし歯経験者

「気づき」を与えて思春期の口の中を守る

思春期に口腔ケアがおろそかになる理由

子どもが中学・高校に進学し、思春期を迎えると、口の中に黄色信号が点滅しはじめます。

六年ごとに行われる厚生労働省の「歯科疾患実態調査」を見ると、一〇代後半に大きな変化があることがわかります。むし歯のある一五～一九歳の子どもの割合は、一〇～一四歳に比べてほぼ倍増し、六割以上に達しています。

なぜ、このようなことが起きるのでしょう。原因のひとつとして、成長に伴って分泌されるホルモンの影響で、歯周病の初期段階である歯肉炎が起きやすくなることが挙げられます。また、クラブ活動、受験勉強、夜更かし、間食の増加などで生活のリズムが変わり、生活習慣が崩れてしまうことも、むし歯や歯肉炎の増加を招いています。

さらに大きな原因は、小学生時代に親や学校の指導に素直に従って身につけた歯みがき習慣が、自立心の高まりや反抗期によって、「自己流」になってしまうことです。

「気づき」を与えて口腔ケアの動機づけを

こうした状況を変えるためには何が必要なのか。明海大学学長・安井利一氏は、次のように指摘します。

「『歯と口の健康づくり』を通して自分の生き方や健康観を考えさせることが大切です。健康な口があるから食べられる、話せる。むし歯や歯周炎がなければいいということではなく、健康な口腔機能と健康な体は一体だ、ということを子どもたちが理解していないと、何のために歯をみがくのか、治療に行くのか、わからないでしょう」

思春期の子どもたちに対するアプローチの例として、安井氏は次のことを挙げます。

よくかんで食べれば健康になる。健康な口で食べれば、おいしい。前歯がなければ、上手に英語の発音ができない。歯が悪いとスポーツの成績が上がらない。口臭が気になると、人前で話ができない……。このように、口腔ケアが自分にとって大切なことだという気づきを与えることが、自分で解決したいという動機づけになるのです。

自分の健康づくりを学習させることが大切

思春期の子どもたちの歯や口の健康が悪化する理由として、子どもの六人に一人が貧困という現状も、大きな影を落としています。足立区が所得の高い世帯と低い世帯を分けて調査した結果、低所得世帯のむし歯の数はなんと五本、深刻な数字です。その原因として、歯や口の健康に対する意識が低い、経済的な事情から歯ブラシや歯みがき剤が買えない、歯科医師の治療を受けられないと

高校生の食事の回数と歯みがきの回数

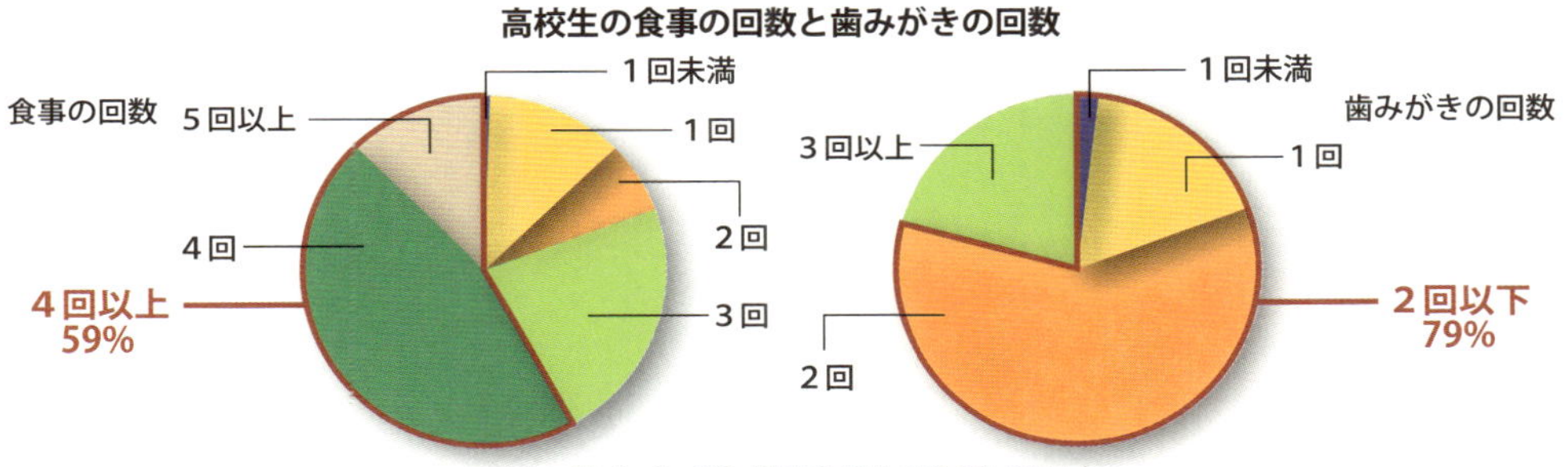

ライオン調べ　N=600（高校生男女 300 名）2014 年

永久歯のある人の割合（年代別・年次推移）

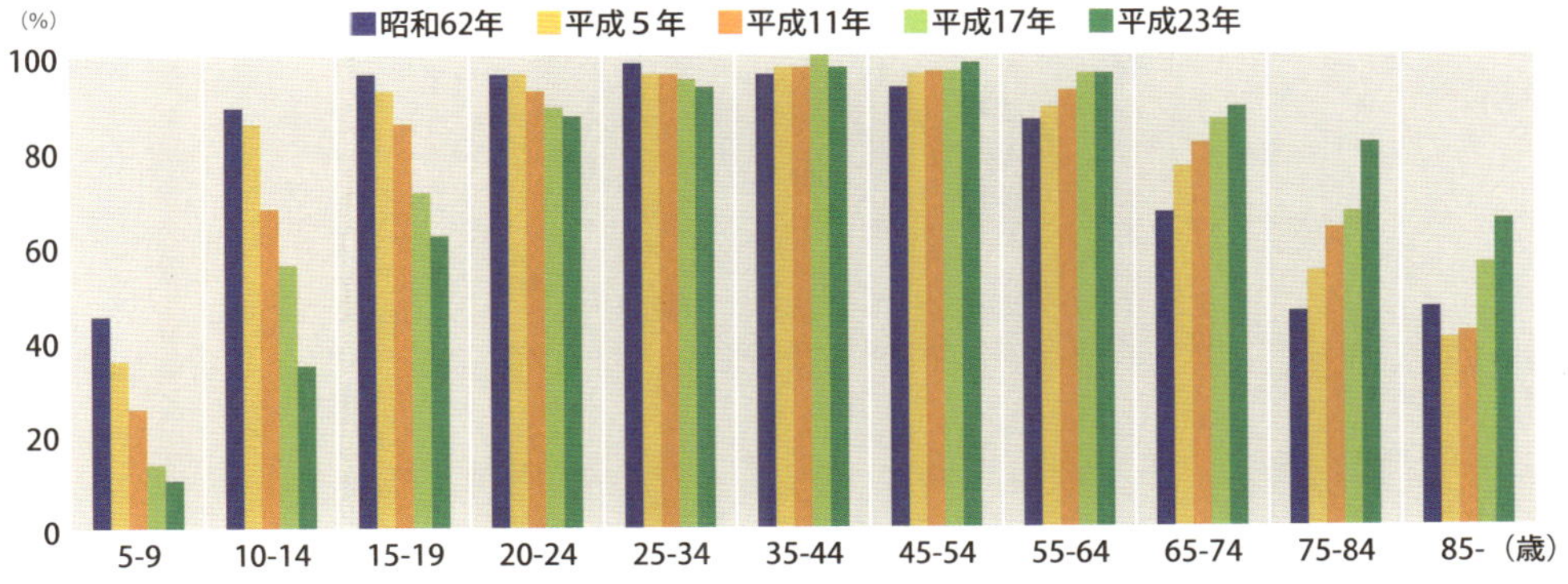

厚生労働省「歯科疾患実態調査」（2011年）より抜粋作成

いったことが考えられます。

行政は、生活保護受給世帯に無料の医療券を支給しています。学校の歯科健康診断で異常が認められれば、子どもに医療券が手渡されますが、歯科医療を怖がったり、「ほっとけばいいよ」と親にいわれて、そのままにしてしまうケースもあるといいます。

「でも、歯や口の大切さを理解していれば、子どもは率先して歯科医院に行くはずです。歯みがき用具がなくても、食後に十分にうがいをするなどの工夫をするのではないでしょうか」と安井氏。

永久歯が生えそろい、大人の歯列が完成していくこの時期は、将来にわたって歯と口、そして全身の健康を左右する大切な時期です。学校の歯科保健教育を、従来の小学生から中高生に継続していくことが大切です。

「一二歳児のむし歯の平均本数は〇・九本まで減ったのに、それを維持できないことが今の日本の健康づくりの問題点。これを解決するためには、防衛体力が高い中高生の時期に、自分の健康づくりをどう学習させるかが重要なポイントです」と安井氏は指摘します。家庭と学校、そして歯科医師のさらなる連携が求められているのです。

タバコは歯周病の大きな要因に

タバコが体によくないことはよく知られていますが、実は歯周病にとっても喫煙は大きな危険因子だといえます。

タバコには、ニコチンやタールなど数多くの有害物質が含まれています。中でも最大のリスク要因になるのがニコチンです。強力な血管収縮作用があるため、歯ぐきの血液の循環を阻害するからです。

そのうえ、ニコチンには出血を抑える作用があります。歯ぐきが炎症を起こしても自覚しにくく、歯周病の重症化につながる恐れがあるのです。

一日当たりの喫煙本数が多ければ多いほどそのリスクが高まり、タバコを吸わない人に比べ、ヘビースモーカーが歯周病になる確率は五倍以上になります。

ニコチンやタール以外にも喫煙時に一酸化炭素が発生するなど、タバコは体にとって有害です。受動喫煙でもほぼ同様のリスクがあるという調査や、禁煙すれば歯周病のリスクを抑えられるという研究も報告されています。歯周病を治療する際に、患者に「禁煙」をすすめる歯科医師が多いのもそのためなのです。

ヘビースモーカーだと歯周病に５倍以上なりやすい
１日当たりの喫煙本数と歯周病の関係

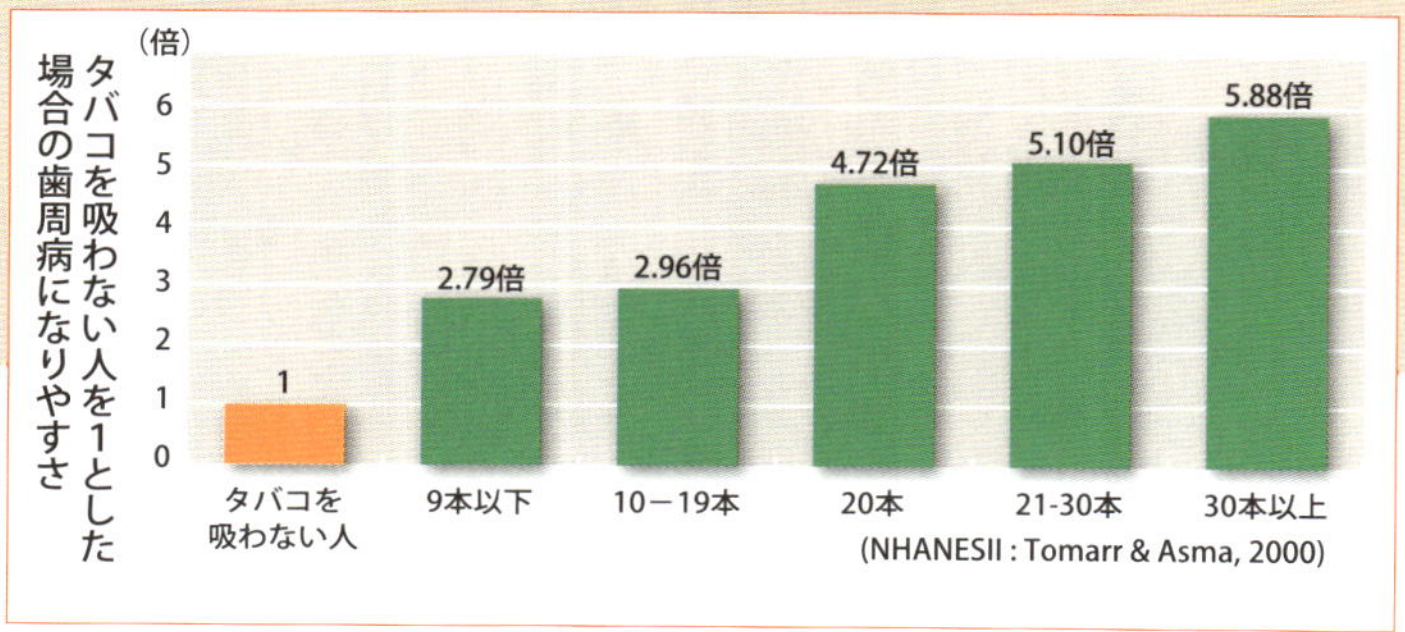

(NHANESII : Tomarr & Asma, 2000)

健康な口がスポーツ能力を高める

楽しく安全にスポーツをするために

むし歯や歯周病の有無、噛みあわせのよし悪しなど、口の中の状態はスポーツ能力に大きな影響を与えます。ですから、プロのスポーツ選手やオリンピック代表選手などの間では、歯のメインテナンスやマウスガードの装着が一般化しています。それだけではなく、スポーツ歯科の研究成果は、学校体育や大人の生涯スポーツなどの分野でも活かされるようになってきています。

日本スポーツ歯科医学会の理事長も務める明海大学学長の安井利一氏は、こう語ります。

「私たちは重い物を持つ時や力を入れる時、自然と歯を食いしばり、歯の状態や噛みあわせが強い筋力を生み出すことを経験的には知っています。しかし、それがなぜなのかは科学的にあまりわかっていませんでしたが、調査、研究が進み、歯の健康度や噛みあわせと運動に関するさまざまな関係が明らかになってきました」

二〇一一（平成23）年の「スポーツ基本法」の制定は、スポーツ歯科の発展の契機になりました。医学、生理学、心理学などと並んで、歯学でもスポーツと口腔の健康についての科学的な研究を進めることになったからです。

基本法第一六条に明記された「スポーツに関する科学的研究の推進等」として、日本スポーツ歯科医学会は次の三つの柱を挙げています。

①スポーツによる健康・安全づくりを支援
②あご、顔面、口腔でのスポーツ外傷の予防
③スポーツ競技力の維持・向上をサポート

スポーツ歯科は、この三つの柱に沿って、子どもから高齢者まで、すべての人が、楽しく安全に

スポーツができるよう、「歯と口と運動機能」の研究を積極的に進めています。

フィギアスケートの選手は、噛みあわせの力が強い

図1で示した中学二年生を対象とした「歯の咬合力と運動能力の関係」を見ると、咬合力すなわち噛みあわせの力が大きい子どものほうが運動能力が優れていることがわかります。大人のスポーツ選手でも同様だといいます。

図2は、スケート競技のフィギアとスピードの選手の咬合力を比べたものです。これを見ると、フィギアの選手は、スピードの選手よりも咬合力が強く、奥歯の接触面積も、スピードの約二倍になっていることがわかります。

歯をかみしめると関節が固定され、体軸が安定します。とくに奥歯(臼歯)の状態はとても大切です。咬合力が求められるスポーツは、柔道、レスリング、重量挙げ、体操、射撃、ボートなど、「力」や「体のバランス」が関係する運動です。

逆に、卓球などの球技や速い身体の動きを伴う競技などでは、歯をかみしめないほうが、素早くしなやかに動けるかもしれません。かみしめて頬の筋肉が緊張すると、他の筋肉も緊張し、関節の動きが悪くなるからです。

図1● 歯の咬合力と運動能力の関係
(調査対象：中学2年生・187名)

スポーツテスト	男子		女子	
	咬合力が低い群	咬合力が高い群	咬合力が低い群	咬合力が高い群
握力	34kg	36kg	27kg	29kg
上体そらし	28cm	29cm	23cm	25cm
長座体前屈	42cm	44cm	53cm	56cm
反復横とび	53回	53回	46回	47回
1500m走	6分21秒	6分12秒	4分27秒	4分26秒
50m走	8秒1	7秒6	8秒5	8秒4
立ち幅跳び	2m11cm	2m24cm	1m72cm	1m88cm
ハンドボール投げ	22.4m	23.5m	12m	13.6m

深井智子, 安井利一：中学生の咬合状態と健康感および運動能力の関連性について
『明海歯科医学 Vol.36』：37－41, 2007.　一部改変

図2● スケート選手の咬合と特性

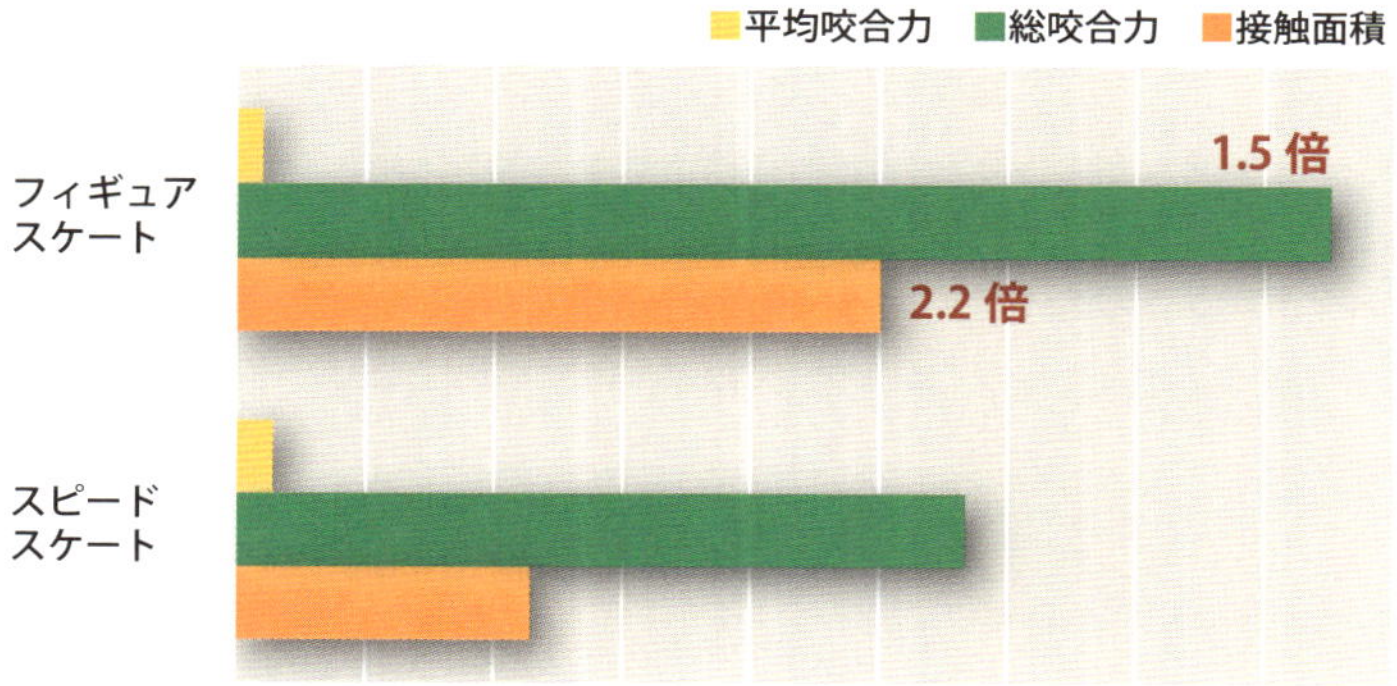

同じスケート競技でもジャンプなどが多いフィギュアとスピードスケートでは、歯の接触面積、咬合力に大きな開きがあることがわかる。
『日本歯科医学会誌 Vol.35』：7-32, 2016

「マウスガード」の普及で外傷を予防

あごや顔、歯や口の外傷予防も、スポーツ歯科の重要な課題です。スポーツ中に相手とぶつかる、倒れる、スポーツ用具と接触するなどの原因で前歯やあごの骨が折れるといった事故が、小中高生も含めて少なくありません。こうした外傷で歯を失うと生活の質が下がり、生涯にわたる健康の維持向上に影響を与えます。学齢期の外傷は、長期にわたる後遺障害を残すこともあります。そこでスポーツ歯科医が積極的に提案しているのが、マウスガードの着用です。歯を守るだけでなく、ギュッとかむことによって首の筋肉が強化され、脳震盪や頸部損傷を防ぐ可能性も示唆されています。

　国際歯科連盟は、二〇〇八（平成20）年に「歯科医がスポーツマウスガードを意識的にすすめる」という提言をしています。歯科医院で歯列模型から作成するカスタムタイプのマウスガードの有効性が高いこともわかっています。しかし、日本ではまだあまり普及していません。スポーツをする子どもの両親やスポーツ団体にも、さらなる呼びかけが求められています。

スポーツ歯科がオリンピック選手をサポート

ＪＯＣ（日本オリンピック委員会）は、一九八七（昭和62）年から強化指定選手の定期検診に歯科を組み入れるようになりました。

「競技選手をサポートするために私たちが重視しているのが『食べること』です」と安井氏。歯や口のトラブルで食べられなければ、メダルどころではありません。そのために事前チェックでトラブルを見つけ、早急に対策を講じています。むし歯の場合は、合宿など移動が多い選手のために短期間で治療します。顎関節の炎症がある場合は治療し、経過を観察。顎関節症の既往がある人には顎スプリントとよばれる装置を入れて負担を減らします。前述の咬合力と運動機能の研究を選手の競技力向上に役立てる方策も試みられています。

　メダルの陰にスポーツ歯科あり。二〇二〇年の東京オリンピック・パラリンピックでは、トップアスリートへの口腔ケアがメダルにつながった、と評価される種目があるかもしれません。

健康のために、働き盛りこそ歯科健診を

成人男性は「健口美」への意識が低い

歯と口の健康が全身の健康に寄与することが明らかとなった今、口腔機能を保つことは、高齢者だけでなく、すべての世代にとって共通の課題です。

ライオン歯科衛生研究所は、「健康な心と身体はお口から！〝健口美〟」というコンセプトを掲げ、QOLの向上につなげる活動を展開しています。「口腔の健康」「口腔の美しさ」「コミュニケーション」の三つの要素が機能し、調和することによってもたらされるのが「健口美」です。

この健口美と結びつく五項目について、同研究所が実施した意識調査があります。それによると、働き盛り世代は全世代の平均よりも「健口美」の意識が下回り、とくに四〇～五〇代の男性の意識が低いことがわかります。

40~50 歳代の「健口美」

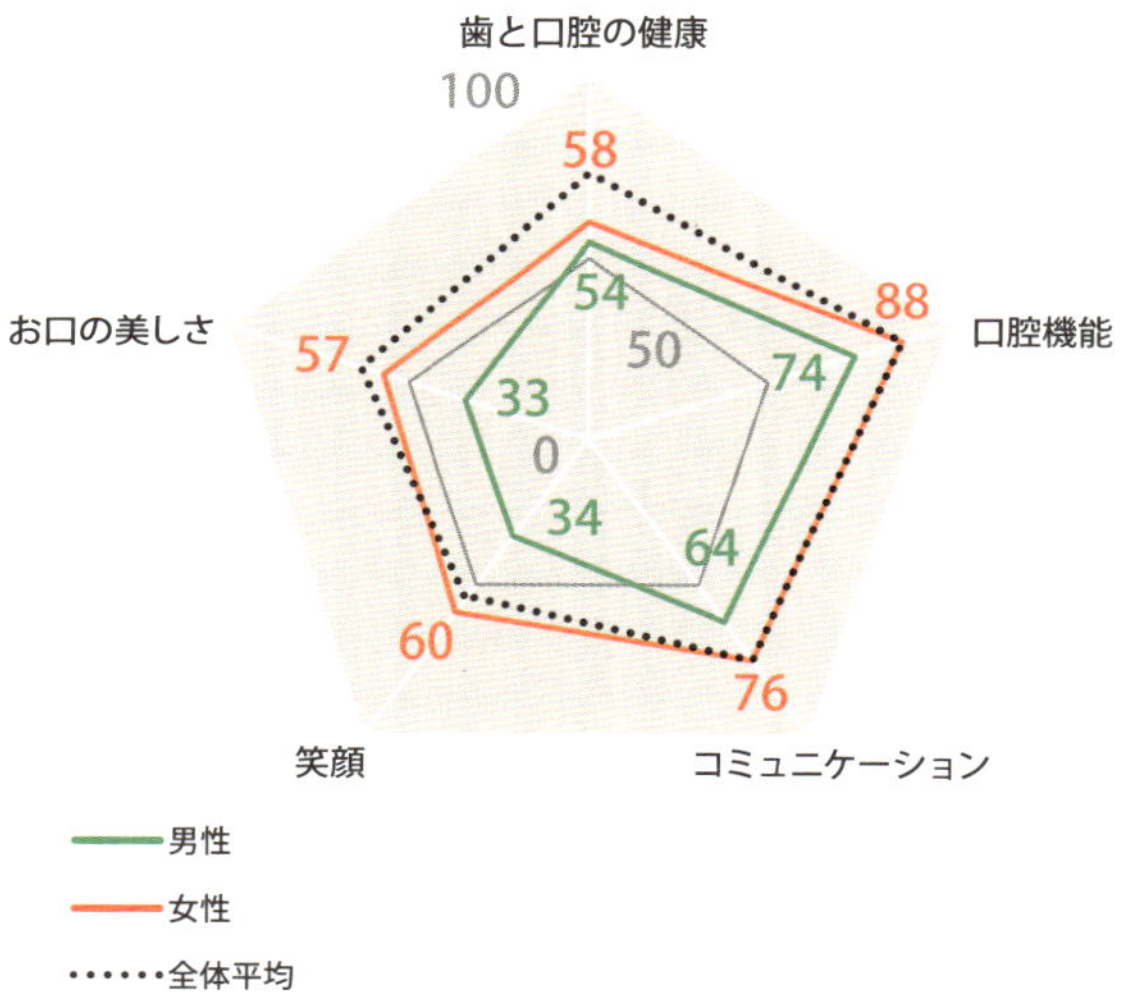

この意識低下の傾向は、口腔内の状態とリンクしているともいえます。たとえば、歯肉に所見のある人の割合を年代別に見た実態調査によれば、

歯周炎の指標となる四ミリ以上の歯周ポケットを有する人の割合が、二五歳あたりから顕著に増加しています。

歯肉に所見のある者の割合、年齢階級別

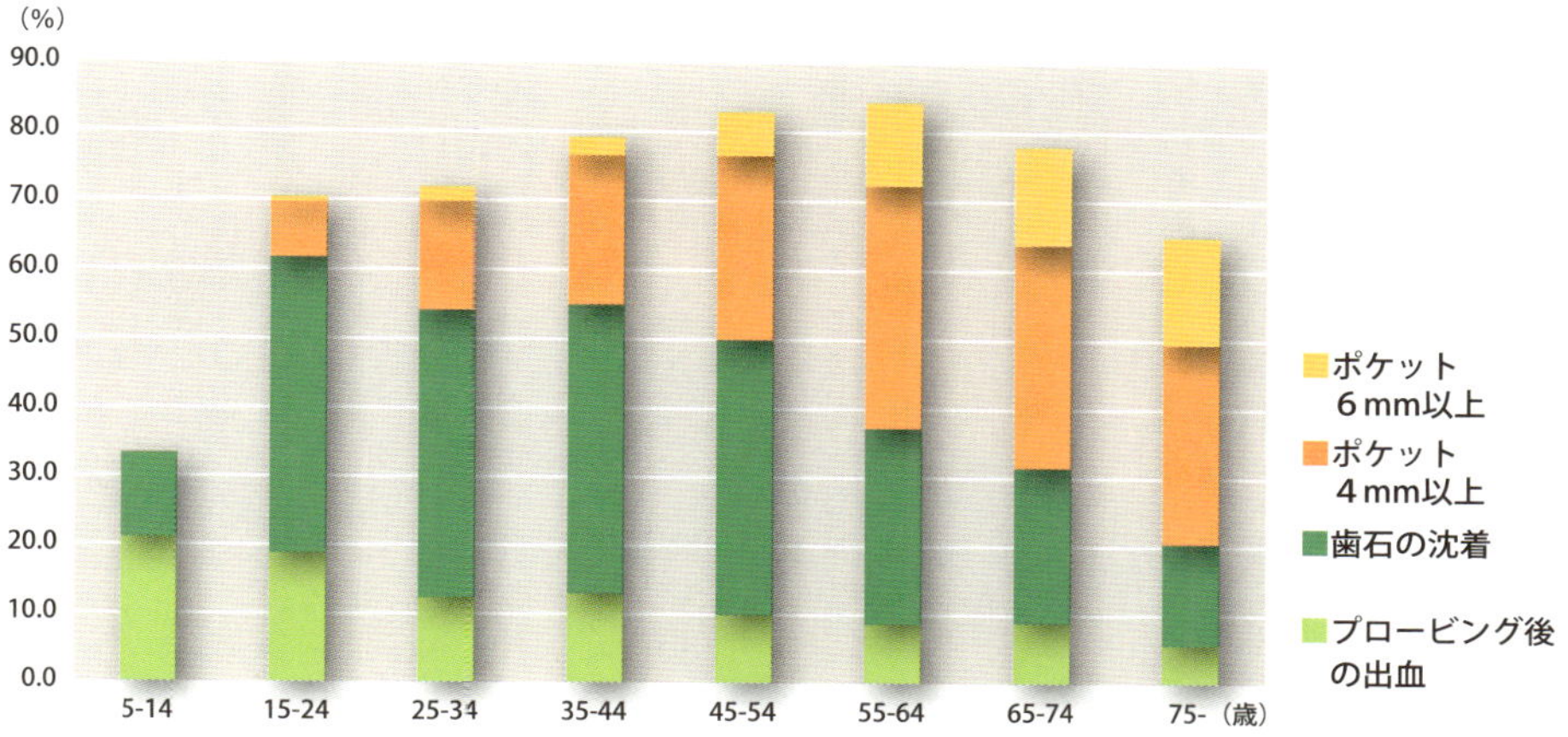

厚生労働省「歯科疾患実態調査」（2011年）より一部抜粋

成人の歯科健診は当人の意思まかせ

働き盛り世代の口腔ケア意識の不足は、多忙さや責任の重さに加え、成人世代が歯科健診を受けるための仕組みが不十分であることも原因となっています。小中学生や高校生は、学校歯科保健の中で歯科健診を受けますが、成人になるとバラツキが出てきます。

社会人に対する歯科健診は法定健診ではなく、企業や職域に任されています。自治体の場合も基本的には任意参加方式がほとんどです。自分の判断に任されているため、実際の歯科健診への参加率、受診率は、かなり低いのが実情です。成人の歯科健診は空白地帯にあるとさえ、いえるかもしれません。

悪いところ、痛いところがあって初めて歯科治療を受けるのでは、予防にはなりません。すでに触れているとおり、むし歯であれ歯周病であれ、初期段階は自覚症状があまりありませんから、自己判断は禁物。定期的な歯科健診を受けることが望まれます。

職域で健診の機会をつくる 産業歯科保健活動

　子どもにとっての学校と同じく、成人にとっての職域は、歯科健診を継続的に受ける機会を提供できるまたとない場といえます。日本初の職域での口腔保健活動としてライオンの「さくらんぼ運動」が始まったのは、一九六一（昭和36）年。この活動はその後、一九六四（昭和39）年にライオン歯科衛生研究所が設立されたのを機に、産業歯科保健活動として受け継がれました。事業所の規模やニーズによって活動内容はさまざまですが、歯科健診、歯科衛生士による歯科相談、歯の健康についての情報を提供する講演プログラムなどを行っています。こうした職域での活動が積極的に行われ、成人期の口腔保健に大きく寄与することが期待されます。

　この産業歯科保健活動は、サンスター財団ほか、日本口腔保健協会などの各種団体や医療法人の歯科健診事業へと波及し、受診者一〇〇万人を超える事業へと拡大しました。

　企業や健康保険組合にとって、歯の疾患対策は大きな課題です。歯科医療費は全医療費の一割以上を占めており、歯痛などの歯科疾患による仕事の能率低下や通院による欠勤といった労働損失も生じます。企業が従業員の健康の維持・増進を支えることが経営効率の向上につながるという「健康経営」の中で、予防歯科の基本である歯科健診が注目されています。

継続的な歯科健診による 経済効果にも期待

　ライオン歯科衛生研究所は、企業における歯科健診をより効率的に推進していくため、多方面からの調査を行い、歯科健診の有用性を検証しています。同研究所が三〇〇〇人規模の事業所において、全就業者を対象に毎年一回実施している歯科健診の結果は、次ページの図のとおりです。

　歯科健診プログラムの回数を重ねるごとに、口腔の健康への関心が高まり、むし歯や歯周病の予防に重要な歯みがき習慣がとてもよい人（回数が一日二回以上で、三分以上磨く人）が増加（図1）、同時にむし歯や抜けたままの歯で治療が必要な人が減少し（図2）、歯肉が健康な人が増加（図3）

したことがわかります。歯科健診を継続することが、就業者の口の健康維持・増進につながっているのです。

経済的なメリットも確認されています。図４は、歯科健診プログラム導入前後の「予定外休暇」を比較した結果です。口の健康への関心が高まることで、歯科のトラブルによる「予定外休暇」が減り、生産性の向上に結びついていることがわかりました。

さらに、歯科健診プログラムへの参加回数別に、歯科医療費を追跡調査しました（左図参照）。その結果、プログラムに参加した人（四～六回）は、参加しなかった人（〇～一回）に比べて、一人当たりの累計歯科医療費が六年間で約二万八〇〇〇円抑制されていることがわかりました。

これは、歯科健診プログラムに参加することで、口腔内状態が改善されるだけでなく、健康意識が向上し、好ましい健康行動をとるようになったことが要因と考えられます。産業歯科健診には、労働損失の回避、医療費の抑制といった経済的なメリットも期待されているのです。

健康保険組合の財政がひっ迫している今、歯科健診プログラムの導入が、福音になるかもしれません。

図１　習慣の良い人

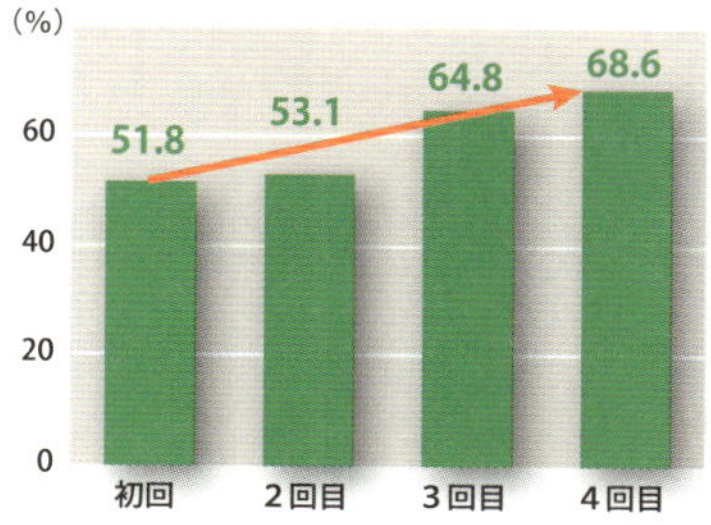

図２　要治療者数

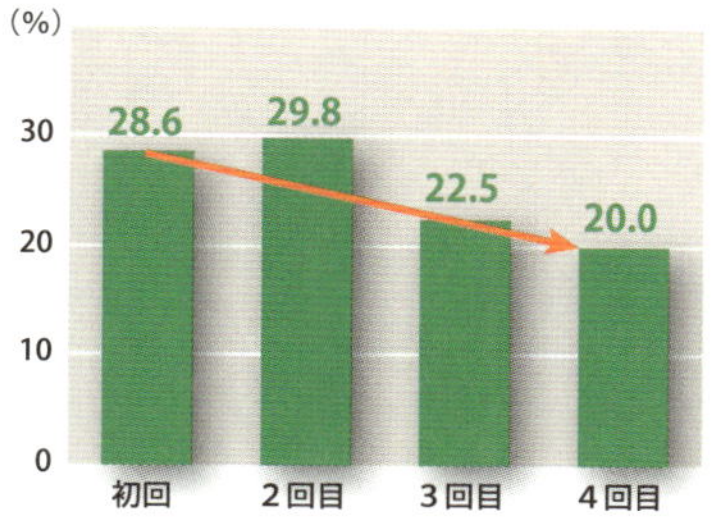

図３　歯肉が健康な人

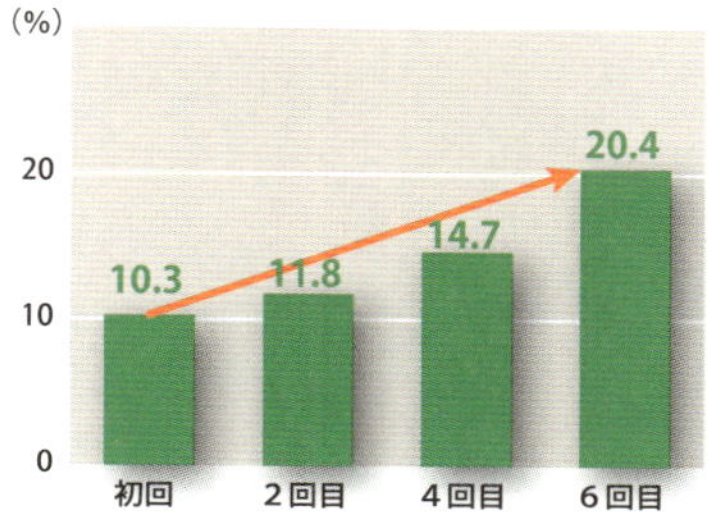

図４　予定外休暇（歯科のトラブルによる）

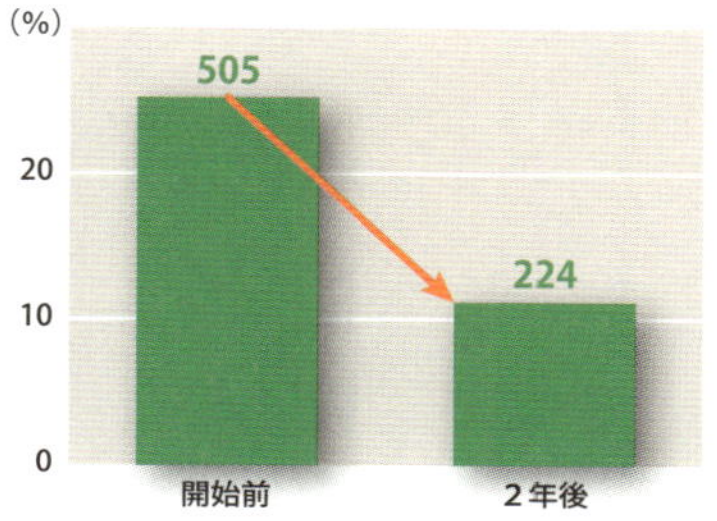

参加回数別１人当たり歯科医療費の累計比較

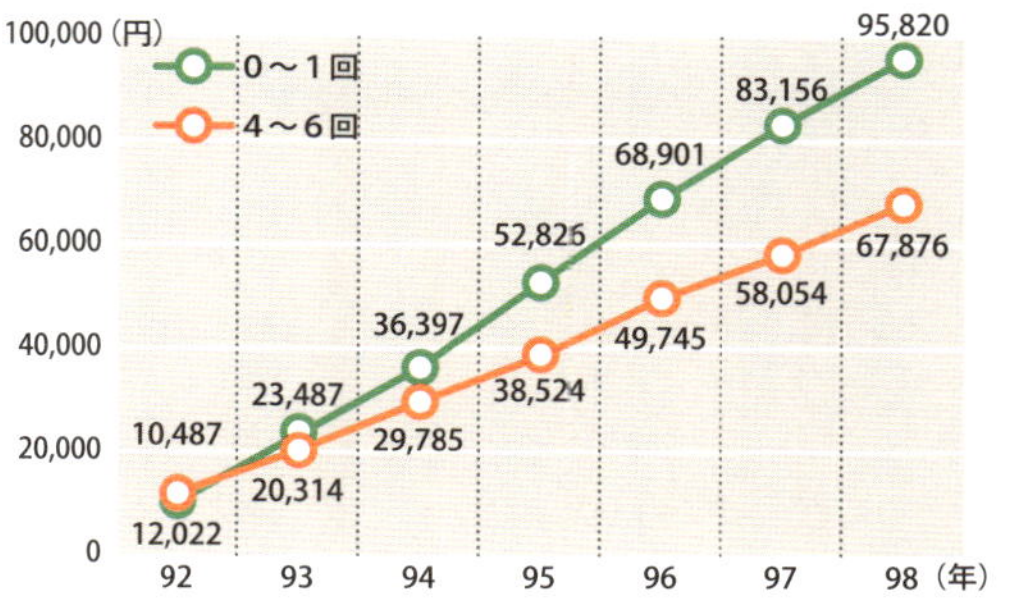

（市橋ら　『口腔衛生学会誌 51』：168 － 175.2001より）

口臭を防いで、歯と口を健康に

歯と口の健康に関わる問題の代表格といえば、やはりむし歯と歯周病。その一方で、口臭を気にする人も多くいます。日本歯科医師会が二〇一六（平成28）年六月に発表した「お口の臭い調査」に関するレポートでは、全国の一〇代から七〇代までの男女一万人を調査したところ、約八割の人が口の臭いを気にしていました。

この調査結果をさらに詳しく見ると、女性の三〇代、四〇代の口臭心配度が九割近くと最もハイレベル。それに対し、男性は一〇代が一番多く、その後三〇代まで心配度は低下し、四〇代で心配度が上昇しながら、その後はまたゆるやかに低下します。

その口臭発生の元をたどると、八割以上は口腔内に原因があるといわれています。口臭の主な臭い物質は、「メチルメルカプタン」「ジメチルサルファイド」「硫化水素」の三つの揮発性硫黄化合物で、それぞれに特有の臭いがあり、時にはこれらが混ざり合って不快な臭いをもたらします。

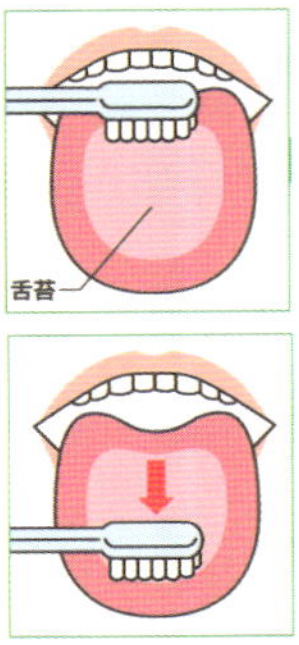

口臭を防ぐには、歯みがきだけなく、舌の掃除も必要。

自分の口臭が気になった経験の有無

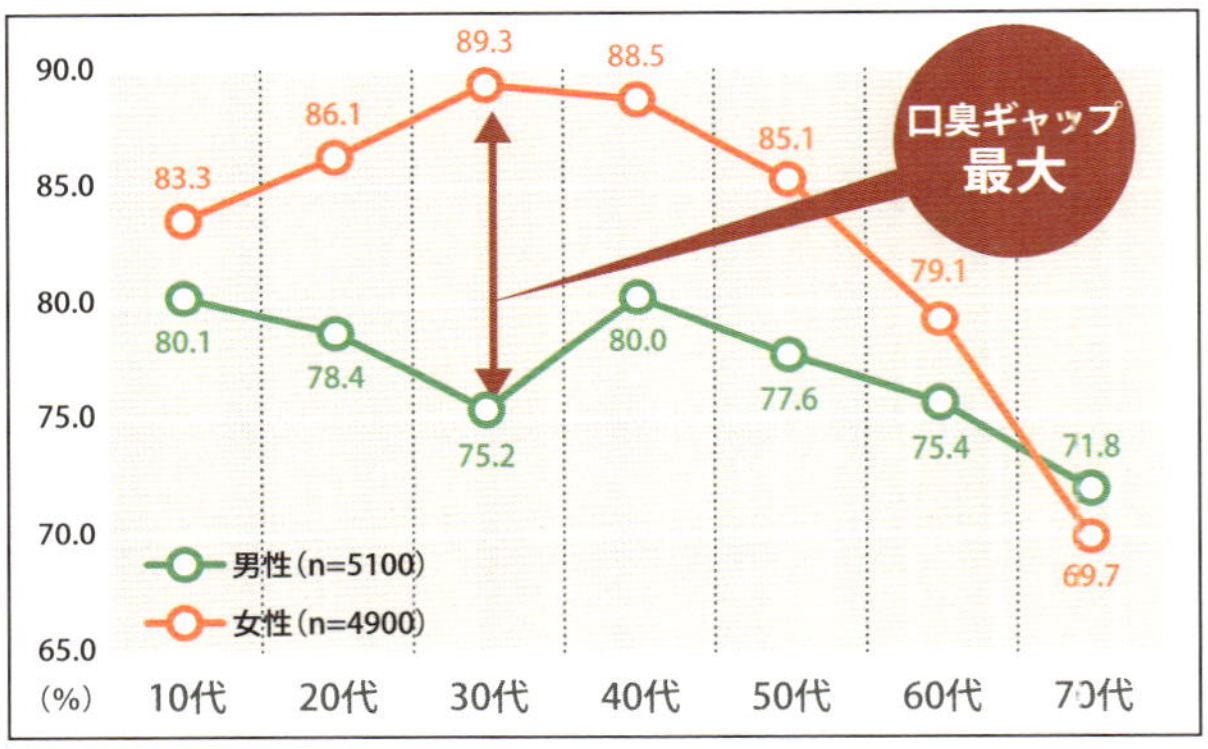

日本歯科医師会　全国の男女１万人を対象とした意識調査より

口臭を防ぐためには、毎日の適切な歯みがきに加えて、舌も掃除をして、「舌苔」を取り除くことも大切です。

舌苔とは口の中の細菌や食べかす、口内のはがれた粘膜などが舌の表面のザラザラした部分に付着してできた白い苔のような細菌のかたまりです。舌苔はうがいだけでは取れないので、歯ブラシなどで取り除く必要があります。ふだん使っている歯ブラシで大丈夫ですが、「やわらかめ」か「ふつう」の毛のかたさがおすすめ。専用の舌ブラシも市販されています。

歯ブラシの使い方は、鏡で見ながら舌の奥から手前に動かします。手前から奥へと動かしたり、前後に往復させたりすると、舌苔中の細菌をのどの奥の方に送り込む危険性があるので要注意。舌の粘膜や味を感じる器官である味蕾《みらい》を傷つけないように、軽い力で動かします。

高齢者の「食べること」を支える

口腔機能の向上が全身機能の向上につながる

高齢者の口腔保健の課題は、８０２０の達成に向けた歯の喪失防止と並んで、「かむ」「飲み込む」などの口腔機能の維持、向上です。口腔機能は栄養摂取や運動機能と密接に関係しているため、よくかんで、自分の口で食べることがＱＯＬを高め、健康寿命を延ばすことにつながります。

こうした高齢者の口腔機能と健康状態の関係を明らかにするため、ライオン歯科衛生研究所と東京都健康長寿医療センター研究所は、二〇一二（平成24）年から沖縄県宮古島市で、六五歳以上の高齢者計一六二名に対して五カ月間「口腔機能向上プログラム」を実施しました。

地元の歯科衛生士と保健師の協力を得て、高齢者に口腔機能を高めるさまざまなトレーニングをしてもらったところ、「かむ力」や「飲み込む力」「口全体の清潔度」などが高まるだけでなく、「遂行機能」「注意機能」などが向上し、認知機能の低下抑制につながることがわかりました。口腔機能が全身機能に関係することがあらためて実証されたのです。

歯と口の健康状態が誤嚥性肺炎と関連

高齢者の口腔ケアを考える時、避けて通れないのは、誤嚥性肺炎の問題です。日本呼吸器学会によれば、高齢者の肺炎の七〇％以上が「誤嚥」に関係しているといいます。

食べ物、飲み物をかみ砕き、飲み込むことを

8020 達成者の割合および平均現在歯数

年齢階級	１人平均現在歯数（本）		8020達成者の割合（%）	
	平成11年	平成23年	平成11年	平成23年
65～74歳	15.0	19.1	41.5	60.4
75～84歳（80歳）	8.6	14.2	16.3	40.2
85歳～	4.0	8.4	4.5	17.0

（注）8020達成者の割合は、20歯以上を有する者の割合を示している。厚生労働省「歯科疾患実態調査」2011年より

「嚥下《えんげ》」、この動作を正しくできない状態が「嚥下障害」です。この嚥下障害によって食べ物、飲み物、さらに唾液などが誤って気管、気管支内に入ると、誤嚥性肺炎を起こしやすくなります。

歯と口の健康状態がこの誤嚥性肺炎と深く関わっていることを国内外でいち早く明らかにしたのは、静岡県の歯科医師である米山武義氏を中心にした研究チームです。

一九九〇年代に実施したその調査は、一一の要介護老人ホームで行われました。施設介護者による日常的な口腔ケアに加え、歯科医師、歯科衛生士による専門的な口腔ケアを行った群と、従来どおりのケアだけを続けた群に分け、要介護高齢者の口の中の細菌数などを経時的に測定。専門的な口腔ケアを行った群は、口の中の細菌数が五カ月後には一〇分の一に減少したのに対し、専門的口腔ケアを実施しなかった群はほとんど変化をしませんでした。

その後、二年間の追跡調査を行い、発熱者、肺炎発症、肺炎による死亡者数を比較したところ、専門的口腔ケアを継続していると、それぞれがほぼ半減。口腔ケアによる誤嚥性肺炎の予防効果が立証されたわけです。

嚥下障害を持つ人の口腔ケアとは

二〇一二（平成24）年一〇月、東京都小金井市に開業した日本歯科大学・口腔リハビリテーション多摩クリニックは、日本初の口腔リハビリテーション専門のクリニックです。外来診療と訪問診療の比率はほぼ半々。赤ちゃんから高齢者まで、あらゆる世代の摂食・嚥下障害、言語障害の機能回復を目指して、リハビリテーションを行っていますが、患者の約半分は、七五歳以上の高齢者が占めています。

長年、口腔機能に関する臨床研究を行ってきた院長の菊谷武氏は、誤嚥による肺炎発症を防ぐことが口腔ケアの最大の目的だといいます。

「私たちが接する患者さんの大半は要支援、要介護の方々です。とくに在宅療養高齢者の場合は、窒息事故や誤嚥性肺炎を防ぐためにも口腔ケアが重要です」

しかし、健常者の口腔ケアと嚥下障害のある人の場合では、大きな違いがあることも指摘します。食べること、飲み込むことが困難な嚥下障害を持つ患者の場合、口腔内を刷掃《さっそう》するだけの口腔ケアでは、口の中の細菌を誤嚥するリスクが高まります。嚥下障害があると、健常者のようにうがいをすることが困難だからです。うがいができないといつまでも口の中に細菌が残り、それを誤嚥することによって肺炎を招く恐れがあるのです。こうした仕組みで起こる肺炎を、菊谷氏は「口腔ケア関連性誤嚥性肺炎」とよんでいます。

　これを防ぐため多摩クリニックでは、口腔内に張りついた粘着性の強いバイオフィルムの破壊と回収を徹底的に行っています。細菌の巣であるバイオフィルムを歯ブラシで徹底的に破壊し、吸引器で吸引。吸引器がない場合には、速やかに徹底的に拭き取ります。これが誤嚥性肺炎を予防する口腔ケアの基本であり、最も効果的な方法だと考えているからです。

歯科訪問診療と地域の専門職が連携

　高齢者が歯科を訪ねようとしても、自力では困難であったり、家族などのサポートを得られない場合も多くあります。高齢者に限らず、心身機能の衰えや病気、障害などを抱えている人も同様です。その場合、訪問診療が貴重な役割を果たします。

　多摩クリニックは、高齢者を対象とした訪問診療の意欲的な取り組みでも注目を集めています。その取り組みは、現在、国が推し進める「地域包括ケア」に結びつく形で、地域の医療、介護、福祉の専門職が連携する先進的なモデルになっています。さらには嚥下障害を抱える高齢者に向けて、機能に合わせた安全な食事を提供する取り組みもスタートさせています。

　菊谷氏は、次のように語ります。

「これまでの高齢者の歯科医療といえば、歯の保存や義歯の適合にばかりこだわって、食べること全体を見てこない傾向がありました。

　その一方で、いまや国内の歯科医院の数はどの診療科よりも多く、地域に根ざした医療を展開しています。それだけに、歯科医療は高齢者の食べることを支える先兵となるべきだと、私は思っています」

　食べることは人にとって最高の楽しみであり、生きるために必要なことです。多摩クリニックのような口の機能を取り戻す拠点が果たす役割は、今後ますます大きなものになるでしょう。

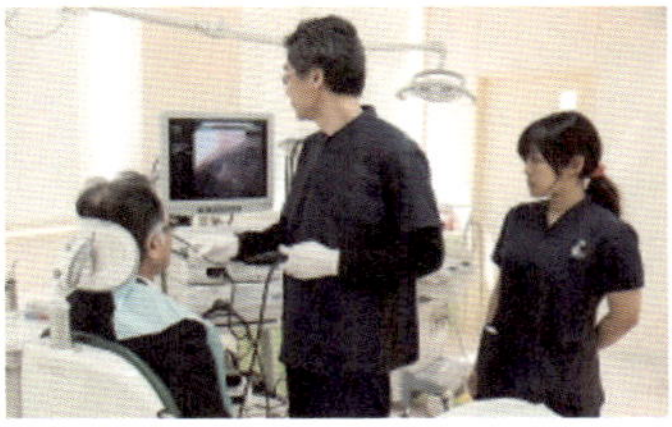

口腔リハビリテーション多摩クリニックでは、嚥下内視鏡検査などの各種精密検査、歯科診療のほか、摂食嚥下訓練、栄養指導なども行われている。

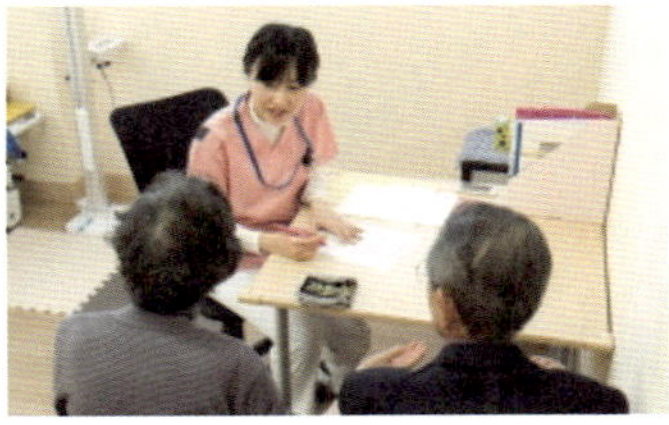

「予防歯科」で口の中の健康管理を

プロケアとセルフケアを両輪に

むし歯や歯周病といった問題が生じてからの「治療」ではなく、
そうならないための「予防」を大切にする考え方を
「予防歯科」といいます。

歯科医院で歯と口の健康状態を定期的にチェックしてもらい、
ケアを受ける「プロケア（プロフェッショナルケア）」。
専門家の指導に基づいて自分自身で口のケアを行う「セルフケア」。
この両方を同時に習慣化することが、予防歯科の基本です。

すでに欧米などの一部の国々では進んでおり、
日本でも予防歯科を重んじる気運が
年々高まりつつあります。

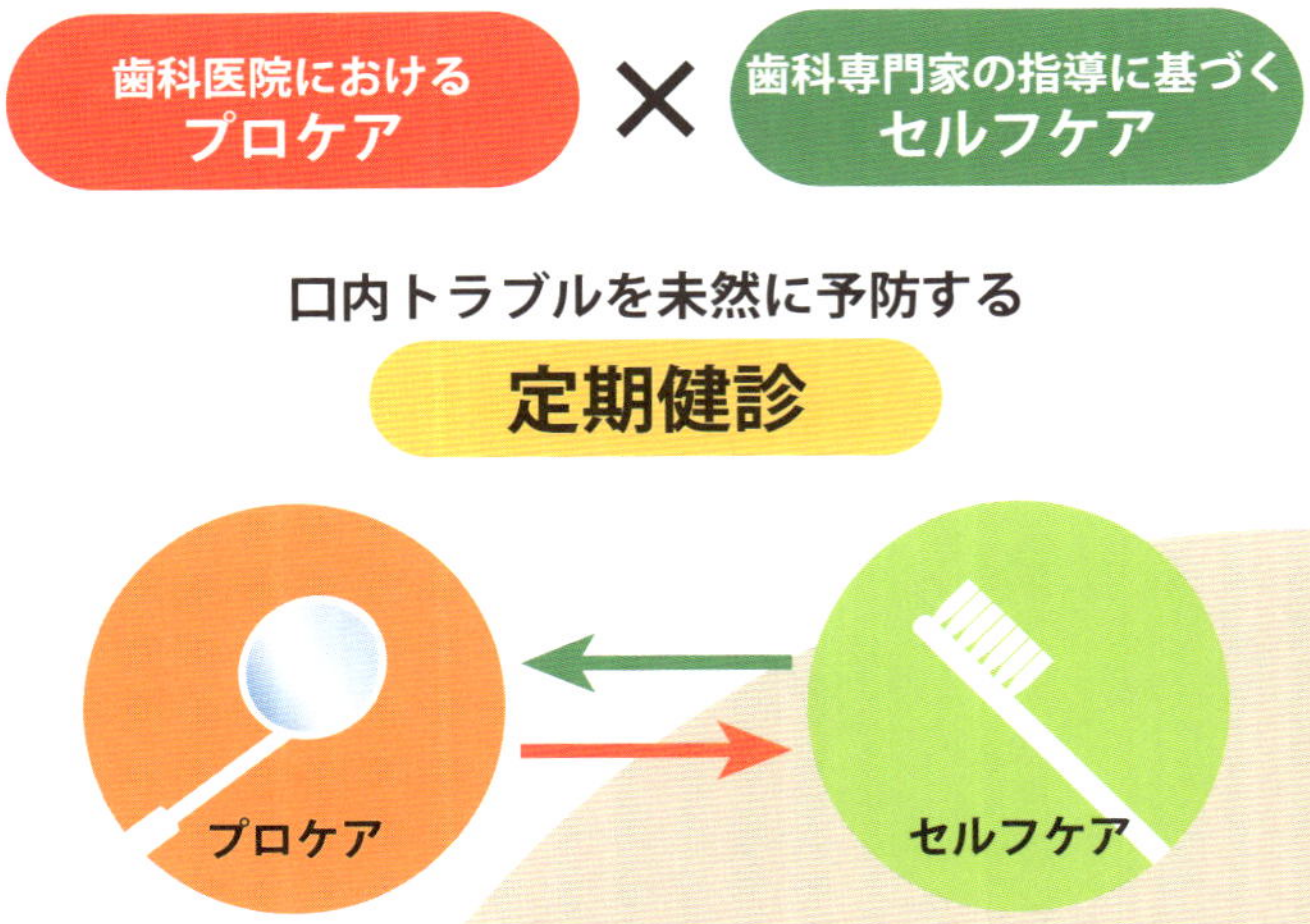

定期的なプロケアでメインテナンスを

定期的なプロケアはなぜ必要か

予防歯科を実践していくうえで大きな役割を果たすのは、歯科医師、歯科衛生士などのプロフェッショナルの力です。なぜ、プロケアが欠かせないかといえば、セルフケアだけではどうしても不十分になるからです。

ライオンは、二〇一四（平成26）年の秋に「歯みがき意識と口腔内実態の臨床研究」を実施しました。研究結果によると、事前アンケートで「自分の歯みがきに自信がある」と答えた人でも約八割の人は、歯垢が十分に除去できず、きちんとみがけていませんでした。その理由を調べると、歯みがき方法や用具に問題があるといった、いわゆる「自己流」の歯みがきだったことがわかりました。

また、むし歯や歯周病を防ぐためには、歯の表面にこびりついたバイオフィルムを取り除くことが重要です。しかしバイオフィルムは、むし歯菌や歯周病菌などたくさんの口内細菌の塊で、歯に強力に付着しているうえ、殺菌剤も浸透しにくいため、歯みがきだけでは完全に取り除くのは困難です。よって、歯科医院で専門的に除去する必要があるのです。

歯みがきに自信があっても
約８割の人にみがき残しあり

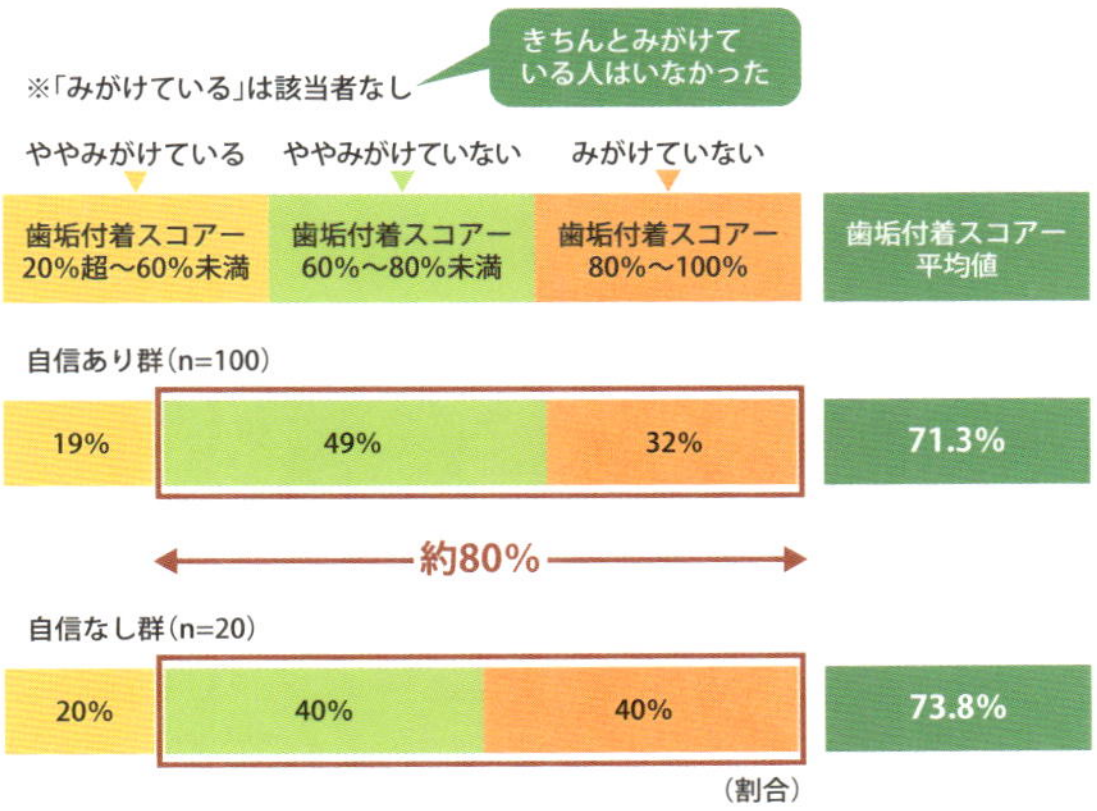

ライオン「歯みがき意識と口腔内実態の臨床研究」2014年

予防歯科普及のための新しい取り組み

歯科先進国といわれる北欧や米国では、歯科疾患の予防管理（メインテナンス）が普及し、八〇％

以上の人が予防管理のために診療所へ通っていますが、日本ではまだこれからの課題です。

　予防歯科の普及のため、ライオンはグループを挙げて生活者や歯科医師、歯科衛生士向けの啓発活動を行っているほか、ライオン歯科衛生研究所「東京デンタルクリニック」（東京・五反田）では、予防管理の受け入れ体制を整備。一人ひとりの歯科口腔疾患リスクに合わせた予防処置を行う「リスク・コントロール・デンティストリー」を導入しています。また、プロケアの技術を習得した歯科衛生士が活躍。専任の歯科衛生士が継続してケアする患者担当制で、一貫性のある予防プログラムや保健指導を行っています。

　今、「予防歯科」を謳っている歯科医院は増えつつあります。その中でライオン歯科衛生研究所が二〇一三（平成25）年四月に開業した「グラントウキョウオーラルヘルスケアステーション」は、先進的な取り組みを行っています。

　JR東京駅・八重洲南口前にあるこのクリニックは、治療はせずに予防管理に特化していることが、何よりの特徴です。「チェックやクリーニングだけのために歯科に行っていいのか」「何度も通院することになるのでは？」「治療するのが怖い」といった考えからプロケアをためらう人も少なくありません。治療を行わないのは、気軽に来院できる場にしようという発想からです。

最新のプロケアで行われていること

「グラントウキョウオーラルヘルスケアステーション」では、どのようなプロケアが行われているのでしょう。受診時のケアは、問診→測定→カウンセリング→プロフェッショナルクリーニング→セルフケア処方という流れが基本ですが、多様なコースがあり、利用者は選択できます。

　プロケアらしい内容を、いくつか紹介します。
・「測定」では、口の臭い、乾燥度、歯の色、歯みがき圧の測定と、むし歯のリスクや歯肉状態の判断材料となる唾液検査を行うとともに、レントゲン撮影、口内の動画撮影をします。
・「カウンセリング」では、測定・検査結果をもとに歯科医師が現在の状態や気になることに対する説明、今後どのようにしたらよいか、などを提案します。一人ひとりに合ったセルフケア方法もアドバイスします。

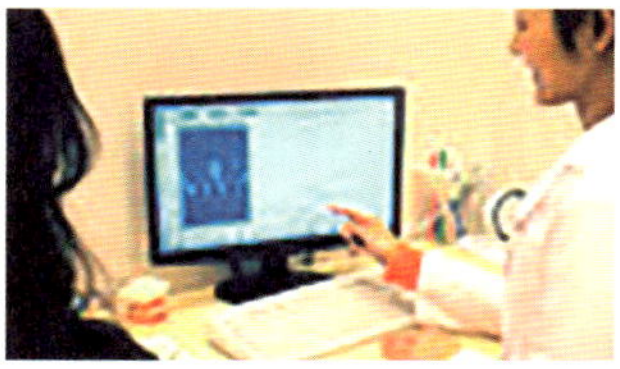
測定・検査結果をもとに歯科医師がカウンセリングを行い、口の中の状態に合ったプロケアを実施。

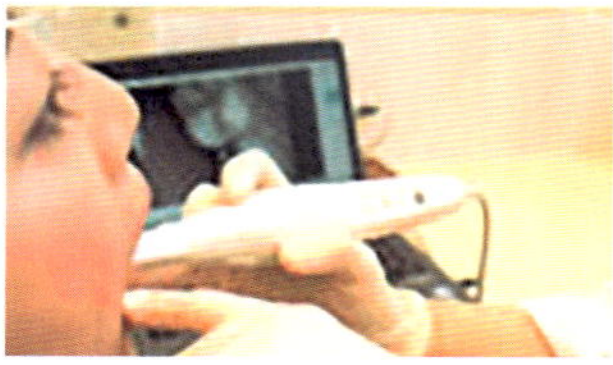
歯科衛生士による問診の後、専門機器を使って口の中の状態を測定する。

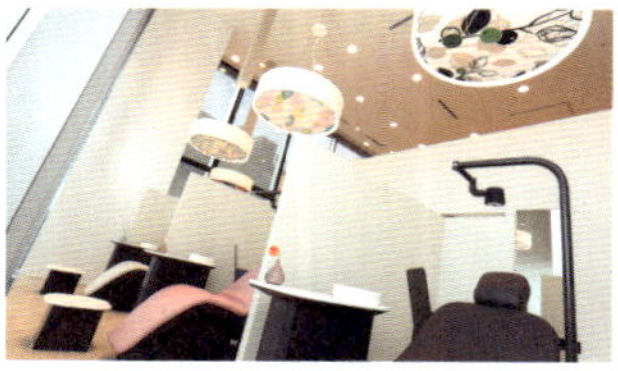
「グラントウキョウオーラルヘルスケアステーション」では、明るく快適な空間でプロケアが受けられる。

・「プロフェッショナルクリーニング」では、ふだんの歯みがきでは落とせない歯垢などを専用機器を使って除去し、歯の表面をツルツルにします。

ケア終了後は、結果をまとめた個人別カウンセリングシートを、ホームページを通して閲覧することもできます。このクリニックのあり方は、予防歯科の最新の実践例といえるでしょう。

年に二回は歯科医院でチェックを

口の中の健康を守るためには、予防歯科の考え方を持った「かかりつけ歯科医院」を持つことが必要です。予防歯科に結びつく、かかりつけ歯科医院の条件を挙げてみましょう。

・自宅または勤務地の近くにある
・治療だけでなく、予防管理まで対応し、適切なアドバイスをしてくれる
・話をよく聞いてもらえる
・症状や治療法をわかりやすく説明してくれる
・一緒になって治そうとする気持ちが伝わる

歯みがきによるセルフケアが生活習慣として浸透した今、そのセルフケアの上達と、予防歯科に取り組む歯科医院でのプロケアを習慣化することが望まれています。

ライオンは、二〇一四（平成26）年からテレビCM、店頭ポスター、ホームページを通して、定期的なプロケアの受診と歯みがき指導を受けるように呼びかけ、プロケア＋セルフケアによる予防歯科の普及を推進しています。

唾液検査システム
(Salivary Multi Test)

唾液検査で、自分の口の状態を評価し、そのリスクを知ることは、患者さんに「気づき」を与え、自らが予防歯科に取り組むための重要な機会となります。先進国の予防歯科医院では以前から、唾液検査が行われてきましたが、「判定測定に時間がかかる」「価格が高い」などの課題がありました。ライオンは、短時間で多項目を検査する唾液検査システム（Salivary Multi Test）を開発、二〇一六（平成28）年から販売を開始しました。地域の歯科医院で、血液検査や尿検査と同じように唾液検査が行われる日は近いかもしれません。

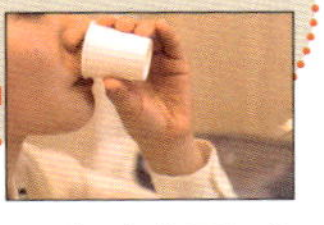
3mlの水を口に含み10秒間洗口する。

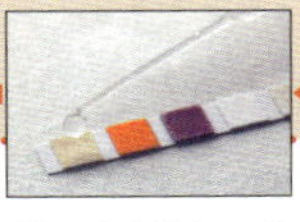
洗口吐出液をスポイトを使って試験紙に滴下する。

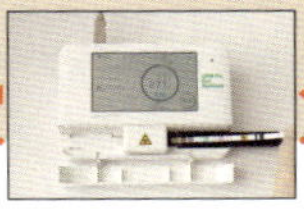
測定機器にセットし、色調を読み取る。

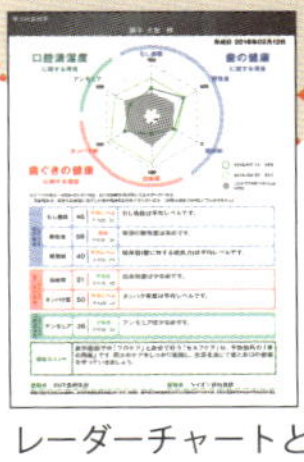
レーダーチャートとともに検査結果に対するコメントも表示される。

30年にわたる研究によって メインテナンスの有用性が明らかに

定期的にメインテナンスを受けていれば、自分の歯を多く維持できる。スウェーデンの予防歯科の権威、ペール・アクセルソン教授は、三〇年にわたる研究結果を踏まえて、二〇〇四年にこの事実を発表しました。

研究を始めた一九七二年の時点で、メインテナンスを受けていない五一〜六五歳の人の歯の本数は、図の左側の赤い棒グラフのような状態でした。二八本すべての歯がそろっている人の割合はわずか一〇%程度で、二〇本以下の人も多くいました。

右側の緑の棒グラフは、研究を始めた時点で二一〜三五歳だった人が、三〇年間メインテナンスを受け続け、二〇〇二年に五一〜六五歳になった時点での歯の本数を示しています。二八本全部の歯を持っている人が約四〇%で、二〇本以下の人はほとんどいませんでした。

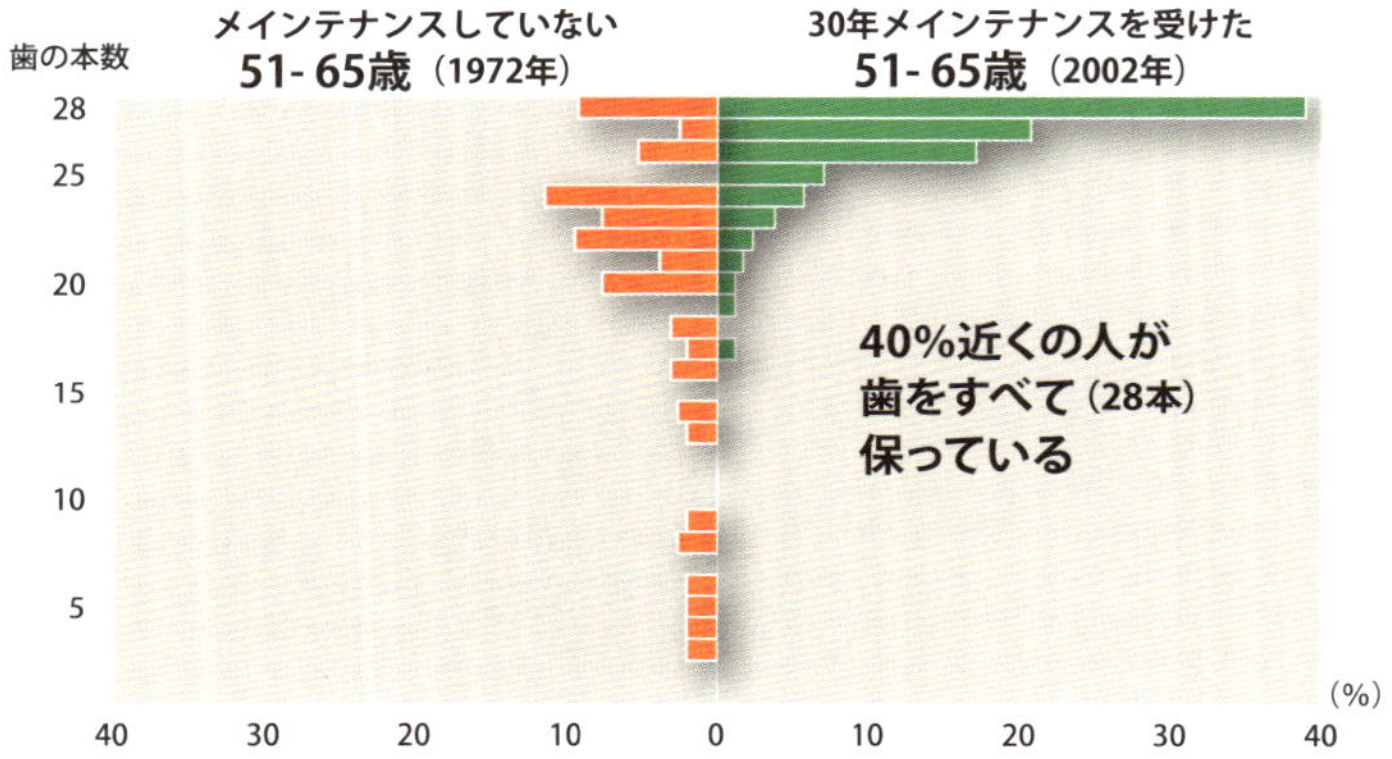

Axelsson P. Nystrom B. Lindhe JU Clia Periodonotal 2004

同様に、歯周病になっている歯の割合を、メインテナンスを受けていない歯と三〇年間メインテナンスを受けた歯で比較してみると、メインテナンスなしの場合は八三%、メインテナンスありの場合はわずか二%という結果が出ました。つまり、メインテナンスすれば、成人になっても歯を守ることができるのです。

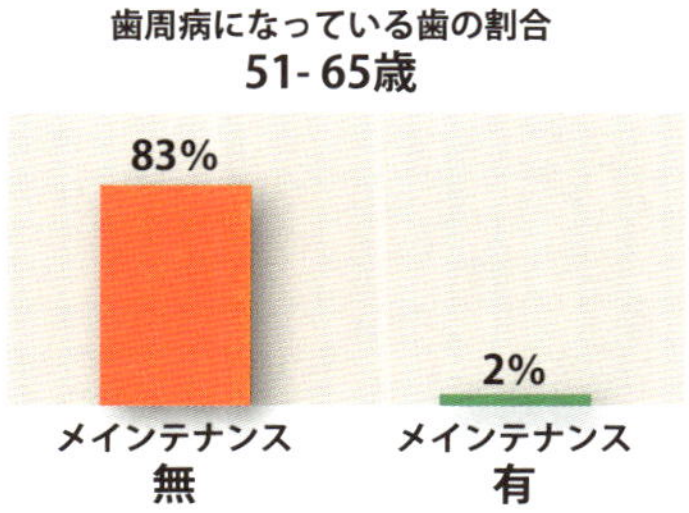

粘り強い研究によって、メインテナンスの有用性が明らかになりました。

適切なセルフケアの方法

歯ブラシ・歯みがき剤の選び方

口は食べ物の入り口であると同時に、細菌やウイルスなどの侵入口にもなります。ですから、「健康」を維持するためには、日々の口腔ケアが欠かせません。多様な歯ブラシや歯みがき剤の中から自分に合ったものを選び、適切な方法でセルフケアを行うことが歯と口の健康を守り、全身の健康を守ることにつながります。

そこで、最新のセルフケアの方法をまとめておきましょう。

まず、歯ブラシ・歯みがき剤の選び方から。

自分に合った歯ブラシを選ぶ

口の中の状態は一人ひとり異なります。自分に合った用具を選ぶためには、プロケアを受ける際

歯ブラシの種類と特徴

歯ブラシの使用目的	形状	
むし歯予防・着色を防ぎたい	フラット ラウンド毛	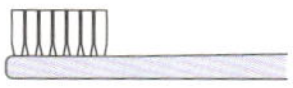
歯と歯ぐきの境目に適する	超極細毛	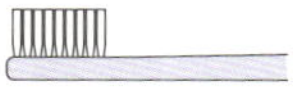
特に「奥歯の奥」が気になる	極薄ヘッド	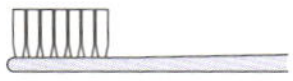
歯と歯のみがき残しが気になる	山切りカット	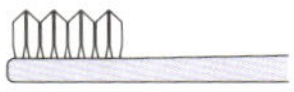

かたさ表示	特徴	おすすめする方
やわらかめ	・歯ぐきにやさしい ・ていねいにみがきたい方	・歯ぐきが敏感な人 ・ブラッシング圧が高めの人
ふつう	・一般的なかたさで 効率よく歯垢を除去	・歯ぐきが健康な状態の方
かため	・歯垢除去率が高い	・しっかりしたみがき心地を好む方 力を入れ、大きく動かすと 歯ぐきを傷つけるので注意

に歯科医や歯科衛生士にアドバイスしてもらうとよいでしょう。

自分で選ぶ時は、商品のパッケージの表示をチェックします。チェックするポイントは、前ページの図に示した①形状、②ヘッドの大きさ、③毛のかたさ、の三つです。

子ども用の歯ブラシ選びも入念に。むし歯予防はもちろん、歯みがき習慣を身につけさせるためにも、適切な歯ブラシを選びたいものです。年齢や歯の状態、口や手の大きさなどに配慮し、成長に合わせて交換します。

電動歯ブラシは他の清掃用具との併用を

電動歯ブラシは、歯の平滑面の清掃効果は優れています。その半面、狭い部分には毛先が届きにくく、ヘッドが円いカップ型の場合、歯の隅々まで当てにくいという難点もあります。また、誤った使い方を続けると、歯と歯ぐきの境目を傷めることもあります。使用時は歯間部に毛先が届くように意識し、普通の歯ブラシを使う場合と同様に、歯間ブラシやデンタルフロスなどの歯間清掃用具を併用するとよいでしょう。

子ども用歯ブラシの選び方

●乳歯期（一～五歳頃）

ヘッドのサイズは口の大きさに合わせて。子どもが持ちやすい太めのハンドルが適しています。

●生えかわり期間（六～一二歳）

生えかわり期の凸凹な歯並びに適した小さめのヘッドで、ハンドルの長さも成長に合わせます。奥歯まで届きやすいよう、ネックは長めに。

●仕上げみがき用（〇歳～）

ヘッドは小さめでやわらかい毛を選びます。大人が握りやすいよう、ハンドルは太めのものを。

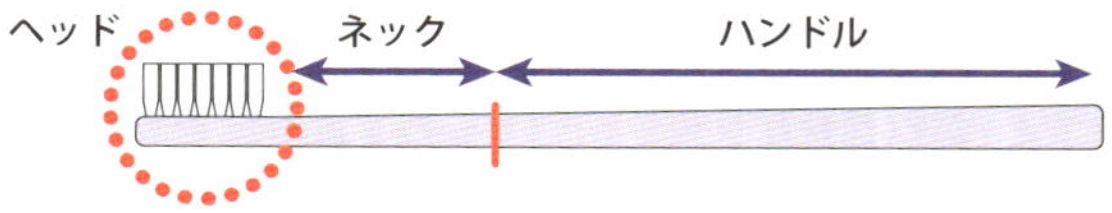

歯ブラシは月一回を目安に交換を

歯ブラシは、どのくらいの頻度で新しくしていますか。歯ブラシの販売本数を人口で割ると、一人当たりの年間購入数は二本弱。その原因として「あまりみがいていない」「みがく力が弱い」「毛先が開いたまま使っている」などが考えられます。

実験でわかった　歯みがき剤の効果

歯みがき剤は、本当に効果があるのでしょうか。日本歯磨工業会が行った実験の結果は、その有効性を示唆しています。

❶歯みがき剤は歯垢を除去し、再付着を抑制する

学生二六名を対象に、歯みがき剤を使用して一週間ブラッシングした場合と、歯みがき剤を使用しないで一週間ブラッシングした場合の、歯垢の付着量を比較したところ、歯みがき剤を使用したほうが、使用しない場合に比べて歯垢の付着量が少ないことがわかりました。

また、歯みがき剤の使用量と歯垢の付着量の関係を解析した結果、歯みがき剤の使用量が多いほど、歯垢の付着量が少ないことがわかりました。

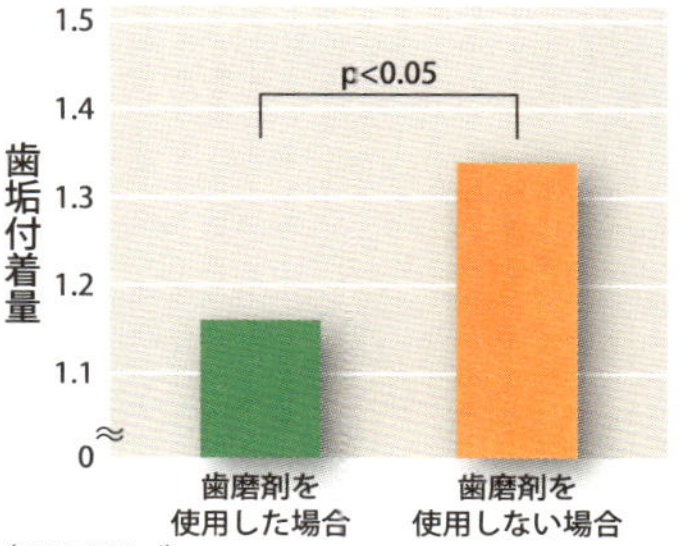

これらの結果は、歯みがき剤の有用性を示唆しています。

❷歯みがき剤は唾液中の細菌を減らす

一般成人三八名を対象に、歯みがき剤を使って一週間ブラッシングした場合と歯みがき剤を使わないで一週間ブラッシングした場合の、唾液中の細菌数を比較しました。

その結果、歯みがき剤を使って一週間ブラッシングした場合は、しなかった場合に比べて、ブラッシング前の細菌数が減少する傾向が見られました。さらにブラッシング直後の細菌数は、歯みがき剤を使用したほうが有意に減少しました。

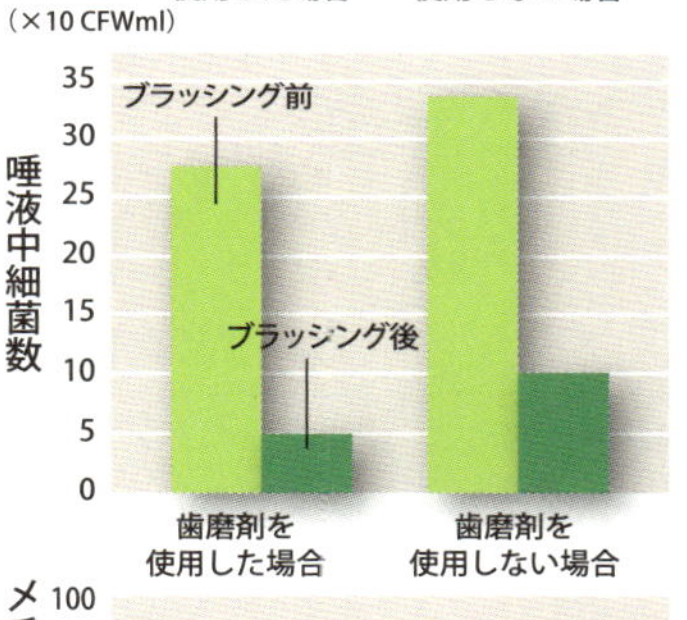

❸歯みがき剤は口臭を予防する

歯みがき剤を使ってブラッシングした後に、口中の呼気を直接採取し、口臭の原因物質のひとつであるメチルメルカプタン量を観察しました。その結果、歯みがきを行わないと、時間とともにメチルメルカプタン量が増加していくことが認められました。

一方、歯みがき剤を使ってブラッシングすると、約一時間の口臭予防結果が認められました。

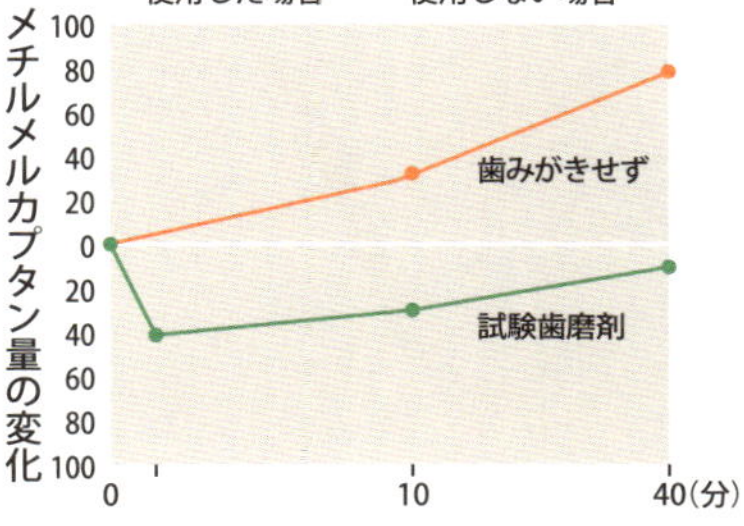

ある調査*によると、新しい歯ブラシを一〇〇%とした場合の相対歯垢除去率は、毛先が少し開いた歯ブラシの場合八〇・八%、毛先が開いた状態では六二・九%に下がります。しっかりみがいたつもりでも、毛先の状態によっては汚れが落ちにくくなるのです。

見た目ではわかりにくくても、プラスチックやナイロンなどの樹脂でつくられた歯ブラシの毛は、使うたびに弾力や反発力が低下します。一日に何回もみがく人は、一カ月に一回を目安に歯ブラシを交換しましょう。

歯間清掃は歯間ブラシやデンタルフロスで

デンタルフロスや歯間ブラシなどの歯間清掃用具は、一九八〇年代から日本でも一般的になりました。

歯と歯との間を撚《よ》った糸でこすって汚れを落とすフロスは、一九世紀初旬に米国の歯科医が考案、一八七四年にコッドマン社（後にジョンソン・エンド・ジョンソンが吸収）が特許第一号を取得し

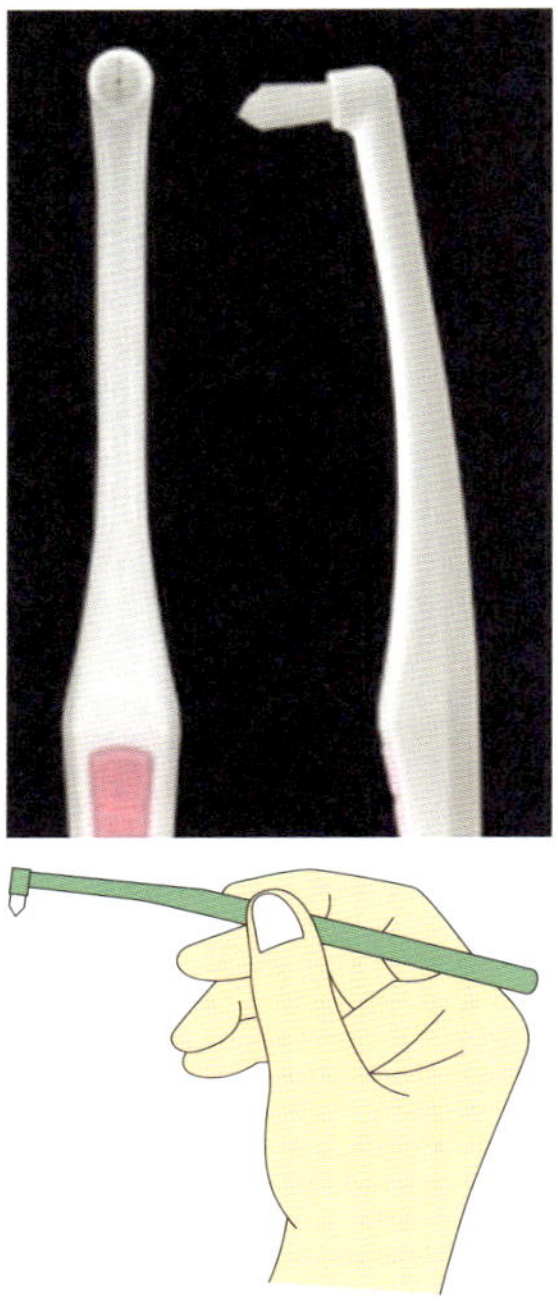

タフトブラシの使い方

① 歯ブラシでブラッシングして軽くすすいだ後、鏡で確認したり舌で触って、みがき残しをチェックする。
② 軽い力で小刻みに動かせるよう、ペンを持つように持つ。
③ みがきたい場所に毛先が当たっていることを確認しながら、歯ぐきを傷つけないように丁寧にみがく。

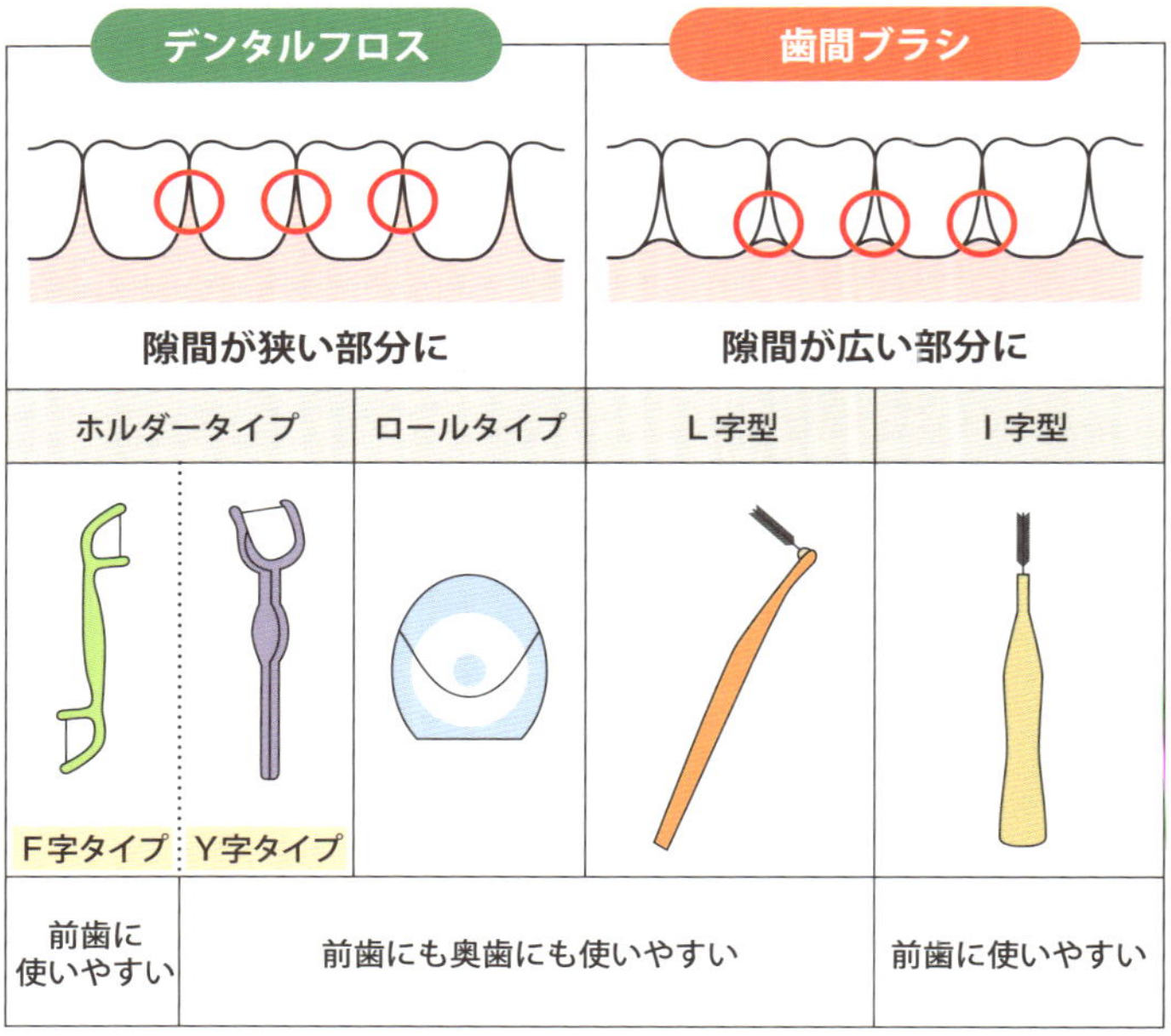

歯間ブラシのサイズは各種ある。無理なくスッと入り、出すときに少し抵抗があるものが適性サイズ。

＊ライオン歯科衛生研究所が日本小児歯科学会に報告した調査

ました。

海外ではデンタルフロスがよく使われていますが、歯間ブラシは、爪楊枝を使う習慣があった日本独自のものです。

デンタルフロスと歯間ブラシは、使い方や目的が違います。前ページ右下にまとめたように、歯間の隙間の広さや使用部位によって適切に選びましょう。どちらの場合も、ただ歯間に通すのではなく、歯と歯ぐきの間に沿わせることを意識します。

歯ブラシの代わりにデンタルフロスや歯間ブラシを携帯し、できる時に行ってもよいでしょう。

みがきにくいところはタフトブラシで集中ケア

歯並びが悪いと、普通の歯ブラシだけではみがき残しができ、歯垢が残りやすくなります。そうした場合には、みがき残しが気になる部分だけピンポイントでみがけるタフトブラシを使うとよいでしょう。

以前から、歯科医院ではタフトブラシの使用をすすめていましたが、セルフケアへの関心が高まったことから、ドラッグストアなどでも手に入るようになりました。

「タフト」とは、「束」のこと。細いヘッド部分に一束の毛が植えられているので、歯並びが悪く歯が重なっている部分や、奥歯の奥側、矯正装置面もみがけます。付け根から歯周病になりやすいかぶせ物やインプラントの周辺なども、集中的にケアできます。子どもの歯の生えかわり期の仕上げ用にも適しています。

自分に合った歯みがき剤を選ぶ

現在、さまざまな薬用効果を付加した歯みがき剤が市販されています。製品パッケージの表示をチェックし、自分の口の中のトラブルを予防・軽減する薬用成分が入ったものを選ぶことが大切です。

歯みがき剤の効果を上げるには、使用量を守ること。フッ素配合の歯みがき剤は、フッ素の濃度によって、年齢別に適正使用量があります（下表）。少なすぎると口の中にフッ素など有効な成分を保持することができません。年齢に応じた適正量を使いましょう。

歯みがき剤の適正使用量

６カ月～２歳	切った爪程度のごく少量 仕上げ歯みがき時に保護者が使う
３歳～５歳	５㎜以下
６歳～14歳	１㎝程度
15歳以上	２㎝程度

効果的なみがき方

自分の口の状態に合ったみがき方を

三〇年ほど前まで、歯のみがき方は、歯ブラシを上下に回転させる「ローリング法」が一般的でした。しかし、歯垢除去効果がやや劣るため、現在では歯ブラシ操作が簡単で、清掃効果が高いといわれる「スクラッビング法」が主流になっています。歯周病が気になる場合は、歯垢をかき出す効果がある「バス法」を組み合わせます。

しかし、適切なみがき方は、口の状態によって変わります。歯科医院で歯みがき指導を受け、歯みがきの仕方を習得しましょう。その際に、口の状態に合わせて、歯みがき剤、歯ブラシ、歯間清掃用具などを、薬と同じように処方してもらうことをおすすめします。

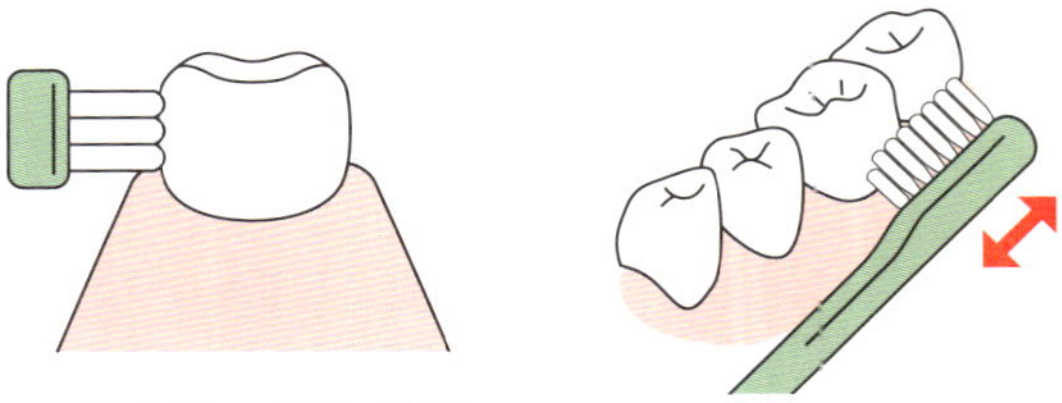

スクラッビング法

① 毛先を歯面（歯と歯ぐきの境目、歯と歯の間）にきちんと水平に当てる。
② １～２歯ずつみがく。毛先が広がらない程度の軽い力で、歯ブラシを小刻み（５～10 mm）に動かす。歯垢は落ちにくいので、１カ所につき20回以を目安に。

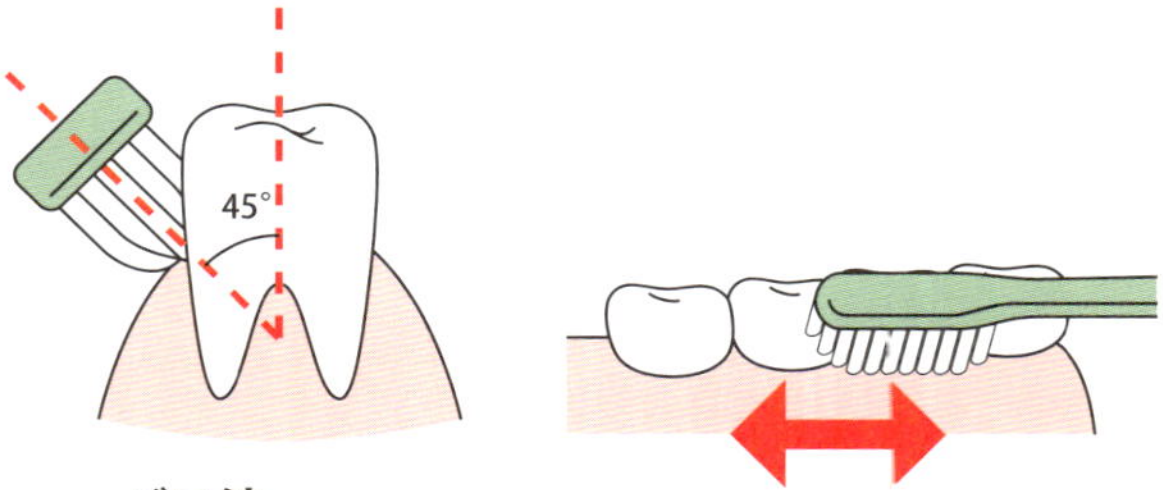

バス法

歯と歯ぐきの境目に、斜め45度に歯ブラシの毛先を当て、「スクラッビング法」と同様、小刻みに動かす。１カ所につき20回以上を目安に。

みがいた後は少量の水ですすぐ

フッ素が入った薬用の歯みがき剤は、使用後に口をすすいだ後も、口の中の粘膜表面や歯面、歯

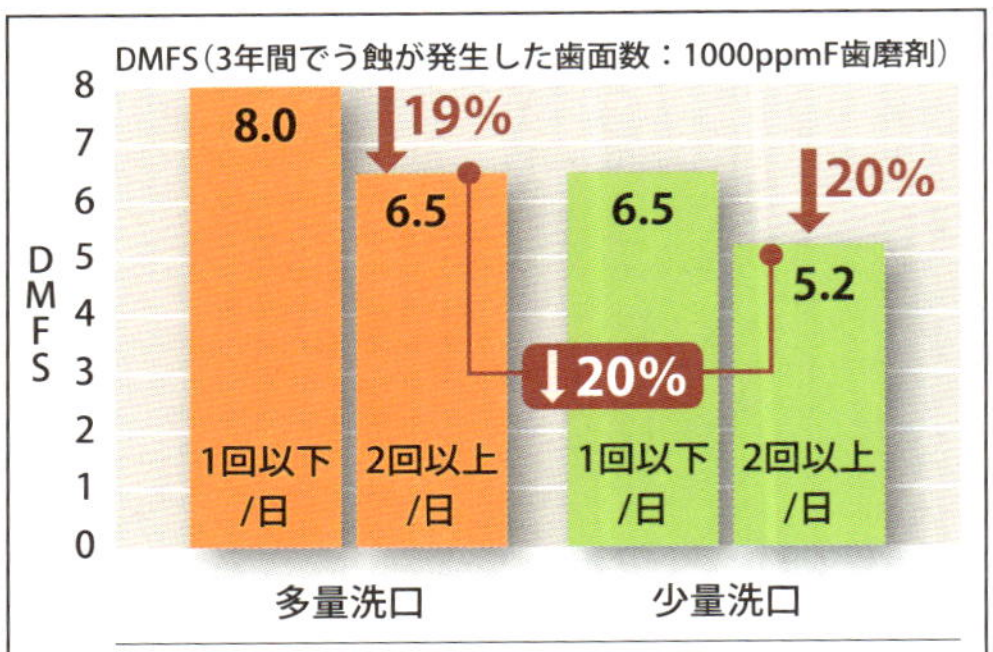

多量洗口より少量洗口、1日1回以下の使用より2回以上で、それぞれ20%程度う蝕が減少。

Chestees,R.K. "Effect of oral habits on carles in adolescents." Carles Res.26:299.1992

歯みがき後のすすぎ方

① みがいた後、口の中の歯みがき剤を吐き出す。
② 水を口に含み、約５秒間１回だけすすぐ。
※15歳以上の場合、すすぎ水は大さじ１程度（約15mℓ）。３歳～５歳は５から10mℓ、６歳～14歳では10～15mℓ

垢に成分が残って効果が持続します。たっぷりの水で何度もすすぐ人がいますが、フッ素は口の中にとどまってこそ、効果を発揮します。少ない水（成人の場合10〜15㎖）ですすいで、成分を口の中にとどめることが大切です。

できれば「食べたらみがく」を習慣に

厚生労働省の「歯科疾患実態調査」によると、一九六九（昭和41）年と二〇一一（平成23）年を比較した一日の歯みがき件数は、「三回以上」が一・八％から二五・二％に、「二回」が一五・一％から四八・三％に増加。「みがかない」は八・一％から一・二％に減少。四二年の間に、歯をみがく回数が大幅に増加したことがわかります。

歯ブラシと歯みがき剤を常に持ち歩いて、仕事場や外出先でも歯みがきをする人も増えています。「食べたらみがく」を習慣にできれば、それに越したことはありません。

しかし、あわただしい日々の中で、毎食後に歯をみがくのは難しいという人も多くいます。大切なことは、少なくとも一日一回、就寝前などに歯間清掃用具も使ってじっくりみがく習慣をつけ、みがき残しの歯垢を減らすことです。

歯みがきには、「さわやかな気分にする」「気持ちを切り替える」などの効果もあります。歯みがきに時間をかけられない時は、ヘッドが大きく、歯に接触する面積が大きい歯ブラシでさっとみがいたり、薬効成分入りのデンタルリンスで口をすすぐのもよいでしょう。

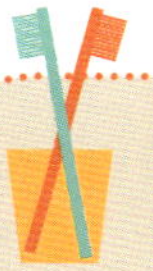

インプラントの人は入念なセルフケアが必要

インプラントは先進的な技術です。その機能を維持するには的確なセルフケアが不可欠です。セルフケアが不十分な場合は、インプラント周囲粘膜炎（天然歯の「歯肉炎」）やインプラント周囲炎（天然歯の「歯周炎」）になる恐れがあります。しかも、天然歯の歯周疾患に比べて痛みを感じにくく、進行が速いので要注意です。これを防ぐには、歯科医院での定期的なメインテナンスが不可欠です。

毎日のセルフケアのポイントは「歯垢をいかに除去するか」です。毛先が届かない部分には歯間清掃用具やタフトブラシが有効です。

健康寿命の延伸を目指して

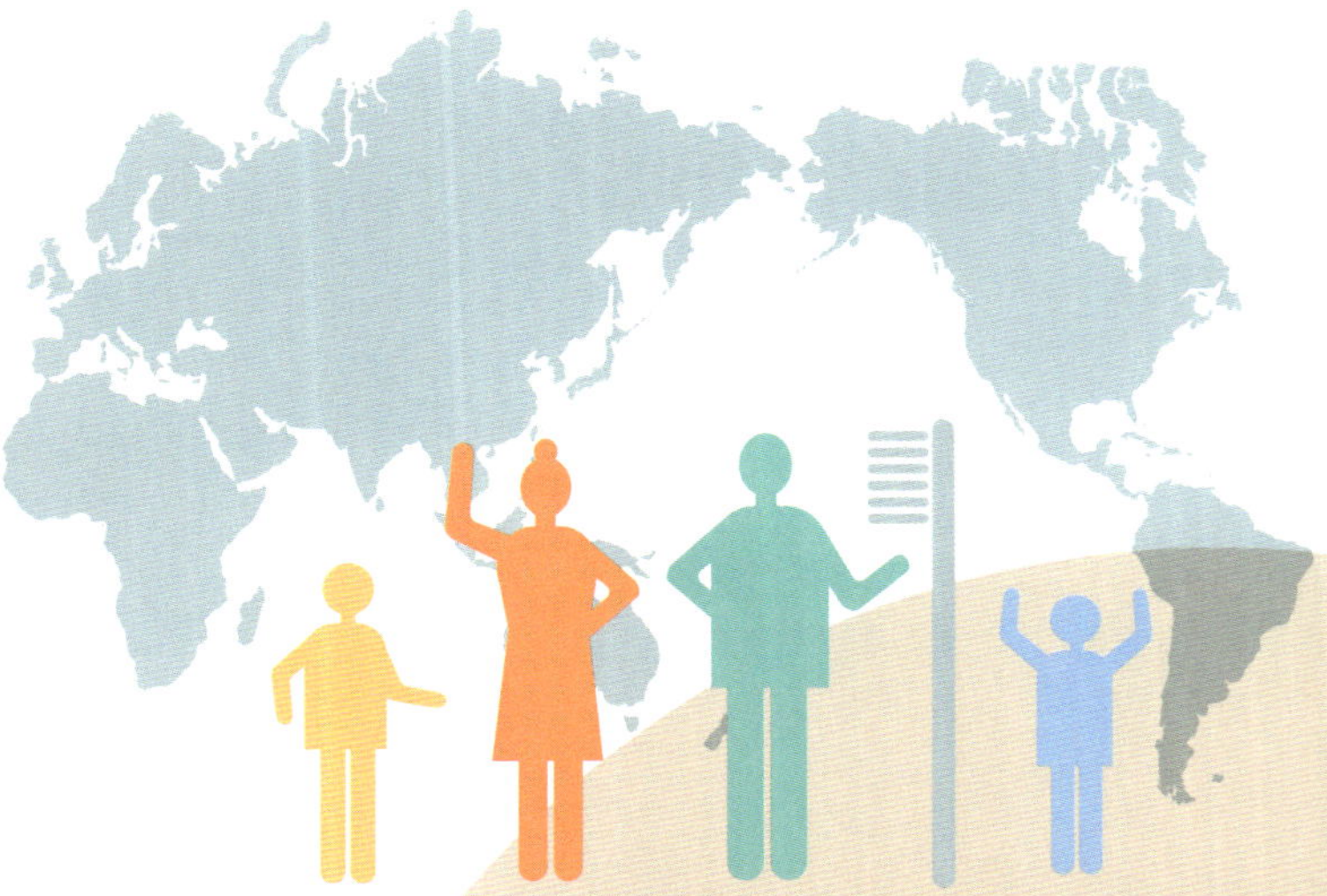

これからの口腔保健の役割とは

歯と口の健康づくりと全身の疾患との関連性は、
着実に明らかになりつつあります。
歯科の分野の重要性がますます高まっていることは、
間違いありません。
口腔保健への取り組みにおいて、日本は世界の中で
先頭に立っているといわれ、注目を集めています。
近年は、世界の歯科医療関係者に向けて、
日本が情報を発信する機会も増えており、
日本の役割への期待が高まっています。
その役割を考えることは、
私たち日本人の歯と口の健康づくりの
未来を見つめることにもつながるはずです。

歯科医療・口腔保健がなすべきこと

高齢社会で重要な役割を担う口腔保健

いま、先進国だけでなく、多くの国々が高齢社会を迎えつつあります。そうした状況の中で重要なキーワードとして浮上しているのが「健康寿命」です。ＷＨＯ（世界保健機関）によって二〇〇〇（平成12）年に提唱され、知られるようになってきたこの言葉は、日常的、継続的な医療・介護に頼らず、元気に過ごせる期間を表します。

この健康寿命という考え方を、世界各国の政府や保健医療政策を管轄する行政機関が重視するようになってきました。

日本でも厚生労働省の国民健康づくり運動「健康日本21」において、「健康寿命の延伸と健康格差の縮小」が優先すべき課題として掲げられ、世界の中で、日本は男女平均健康寿命で世界一になっています。*

この健康寿命について考える時、平均寿命との差が大きなカギになります。

この差が拡大すれば、高齢者のＱＯＬの低下につながるとともに、結果として要介護期間の増加に直結します。差を縮小することができれば、個人の生活の質の低下を防ぐとともに、社会保障負担の軽減も期待できます。

もちろん、口腔保健がこの健康寿命と深く関わっていることは、いうまでもありません。

平均寿命と健康寿命の差

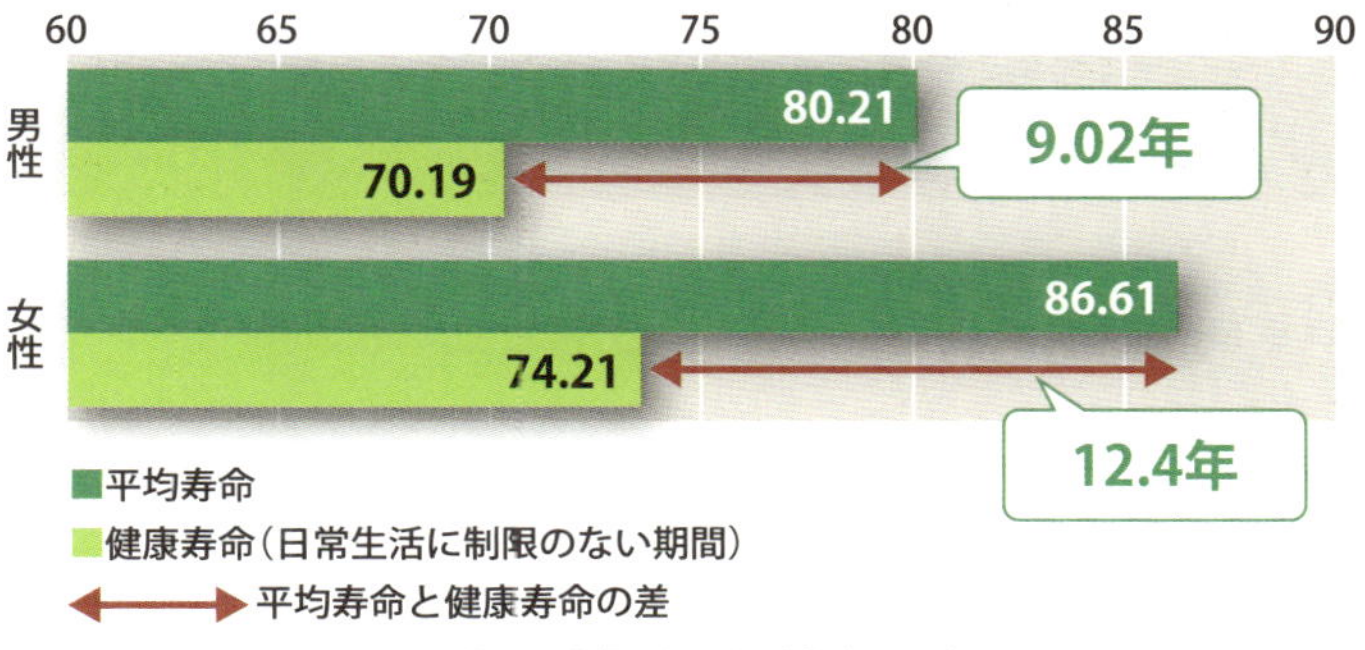

厚生科学審議会［健康日本21【第二次】推進専門委員会］（2014年）

＊WHOの「世界保健統計」2016年版によると、世界一の長寿国は前年同様日本で、男女平均83.7歳。

健康寿命延伸をテーマに「世界会議２０１５」開催

二〇一五（平成27）年三月一三日から一五日までの三日間にわたり、東京で「世界会議２０１５」が開催されました。主催者は日本歯科医師会、日本歯科医学会、８０２０推進財団などで、ＷＨＯが共催として加わる大型の会議。メインテーマは、「健康寿命延伸のための歯科医療・口腔保健」でした。

この会議が実施された背景には、実はトップランナーである日本に世界から注目が集まるようになっていたという経緯がありました。国民皆保険制度、学校歯科、健康教育、８０２０運動、フッ素配合歯みがき剤の普及……。こうした数々の施策、取り組みの積み重ねによって、子どもも成人も歯と口の健康状態は大幅に改善。超高齢化社会における歯科医療、口腔保健としても日本はトップランナーであるという評価が急速に高まり、そこで日本が主導し、世界中の関係者が集まって議論する舞台を設けることになりました。

「世界会議２０１５」の企画、運営に深く関わった８０２０推進財団・専務理事の深井穫博《かくひろ》氏は、こういいます。

「地球上のさまざまな国で起こっている高齢化の問題に、どう対処したらいいのか。その時に歯科医療や口腔保健が果たす役割はあるのかということを、世界中の関係者が集まって知恵を出し合い、その

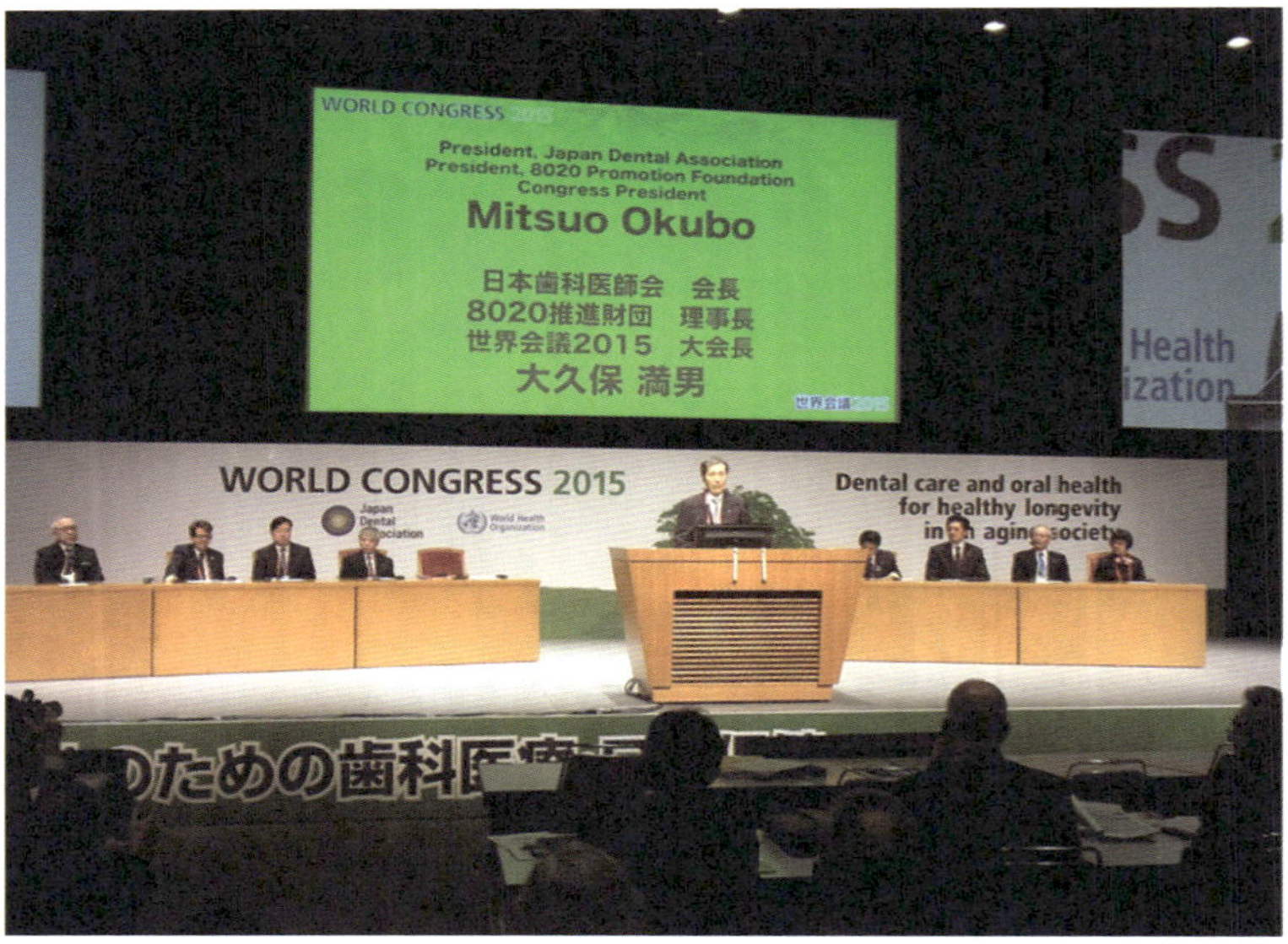

「世界会議 2015」は、世界 24 の国と地域が参加して行われ、健康寿命の延伸のための歯科医療・口腔保健についての『東京宣言』を採択した。

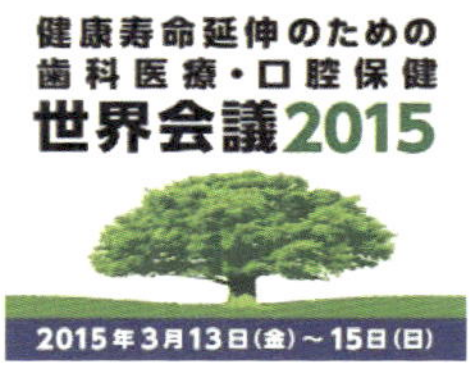

情報を共有する。現状を把握しながら、何をしたらいいのか考える。これが世界会議２０１５だったといえます」

世界で共有すべき指針『東京宣言』

「世界会議２０１５」では、高齢社会と歯科医療について国内外の著名な組織・団体の代表者、研究者による特別講演、基調講演が相次いだほか、海外の歯科医師会からも各国の歯科医療の状況や課題などが報告され、議論が交わされました。会議の中心的なテーマとなったのは、ＮＣＤｓ*という非感染性疾患と口腔の健康の関係です。

そして議論の成果物として、最終日には『東京宣言』を採択し、発表しました。これは極めてエポックメイキングなことで、深井氏はこう評価します。

「高齢者の口腔の問題は先進国だけの問題ではなく、世界共通の問題になっています。そのことについて超高齢社会の日本で発信できたのが、まず意義あることでした。また『東京宣言』では、生涯にわたる口腔の健康はすべての人々の基本的人権であることから、歯科医療、口腔保健はすべての健康政策に含まれ、提供されるべきである、と明記しました。

そのために我々はどう行動すべきかが、宣言の１から６の項目に記されています（233ページ参照）。今後、これを起点として、ＷＨＯの高齢者に関する取り組みやＦＤＩ（世界歯科連盟）における議論が行われていくので、日本から発信した記念すべき宣言になったと考えています」

歯科医療が今後果たすべき役割

『東京宣言』とともに、もうひとつ大きな成果となったものに、『健康長寿社会に寄与する歯科医療・口腔保健のエビデンス２０１５』の発行があります。これは深井氏が牽引役となってまとめられた大がかりな文献レビューです。

歯科医療・口腔保健と健康長寿との関連を示すこれまでの科学的根拠と今後の研究、政策の課題を整理したもので、日本歯科医師会によって日本語版と英語版が発刊されました。

これらはいずれも、日本歯科医師会とＷＨＯの

＊NCDsとは？

世界会議2015、そして『東京宣言』で使われている言葉のNCDsとは、Non-communicable Diseasesの略称。日本語訳では非感染性疾患となるが、一般的にはがん、糖尿病、心疾患、脳血管疾患、慢性呼吸器疾患といった生活習慣病という意味合いになる。

歯科医療・口腔保健と健康寿命の概念的パスウェイ

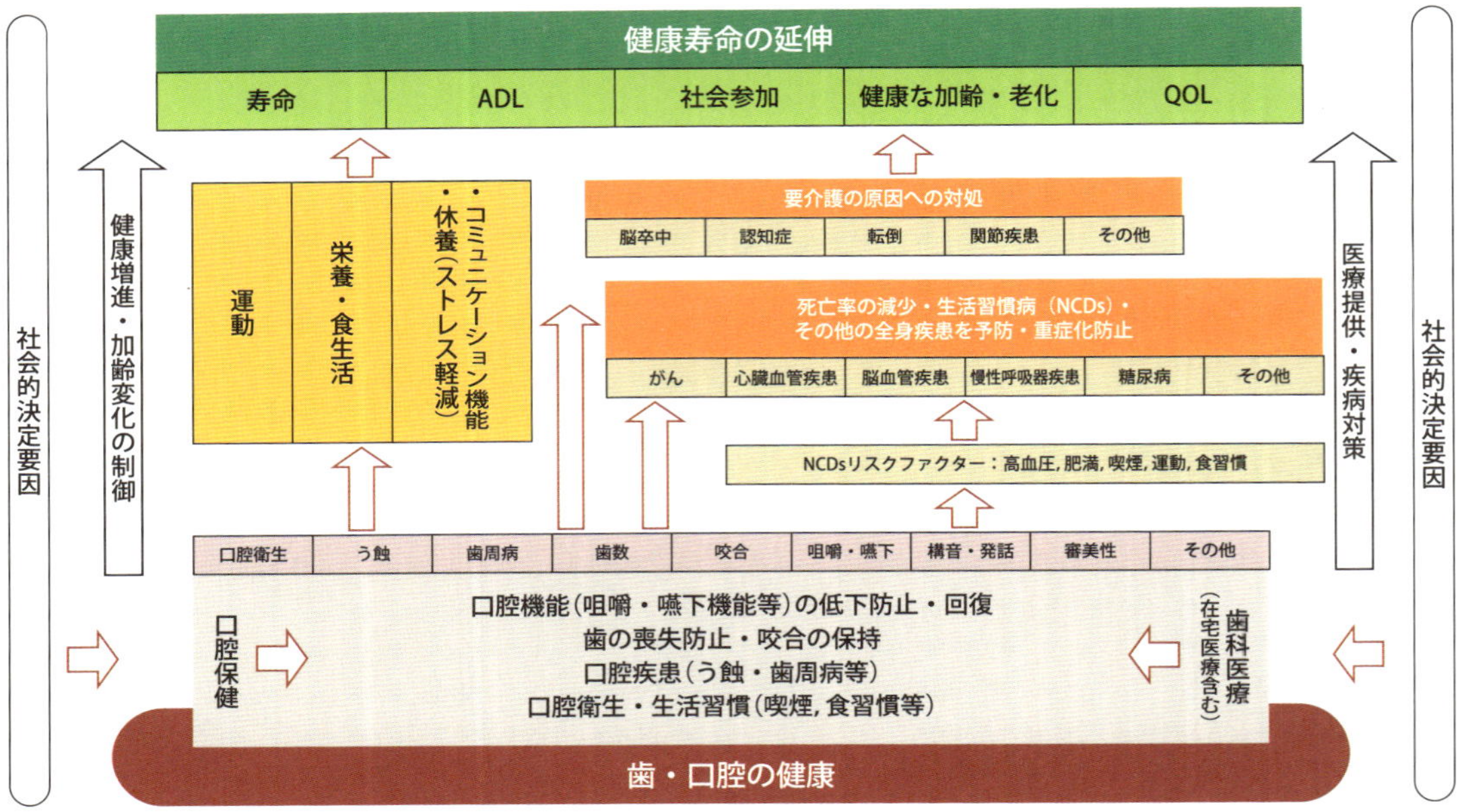

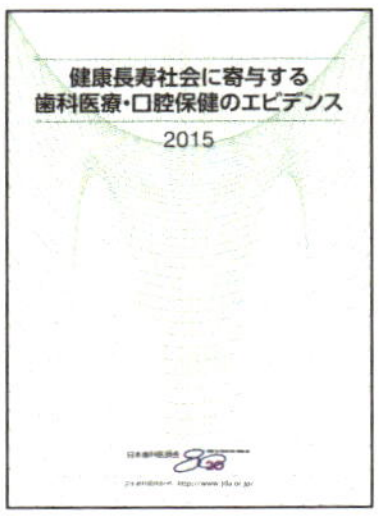

『健康長寿社会に寄与する歯科医療・口腔保健のエビデンス 2015』には、歯科医療・口腔保健と健康長寿の関連性が示されている。

公式ホームページを通して閲覧が可能で、世界に向けての貴重な情報発信になっているといえます。

なお、日本における健康寿命の延伸に向けて、歯科医療や口腔保健がどう貢献していくかについては、まだまだ越えなければいけない課題が、多く残されています。

たとえば、地域の中の歯科医療は、これまでは診療所の中だけで行われていたといえます。その歯科医療の力を「開かれた社会」の中で今後、どう活かしていけばいいのか。学校保健、成人保健、さらに高齢者保健、地域包括ケアシステムなども含めて、そうした地域での健診や保健指導でのヘルスサービスと歯科医療機関がどうつながっていくかは、これから未来に向かってますます重要なテーマになってきます。

これまで「閉じた世界」になりがちだった歯科医療を、社会のための資源のひとつとしてとらえるように意識を変え、健康をつくり出す新たな歯科医療提供体制の構築へと進化させなければいけない、と深井氏は指摘しています。

WORLD CONGRESS 2015

健康寿命延伸のための歯科医療・口腔保健に関する『東京宣言』

今、世界の多くの国は、医療の進歩や生活環境の改善により平均寿命が延び、急速な高齢社会を迎えつつある。同時に、平均寿命と健康寿命の乖離が生じ、結果として要介護者の増加という困難な事態に直面している。このことは、高齢者のQOLの低下の防止という極めて大きな課題を抱えることとなる。このような状況の中、健康長寿社会の実現に向かって歯科医療・口腔保健がどのようにかかわるかが問われている。

生活環境の変化による生活習慣病（非感染性疾患；NCDs）の増加がもたらす課題を解決し、それによって早世（壮年期の死亡）と急速な自立度の低下を予防し、要介護者を支援することがいま歯科医療に求められている。

WHOの「NCDs予防と重症化防止に関する世界行動計画」を踏まえ、NCDs対策を推進していくために世界の歯科医師会、その他の関係機関は、歯科医療および口腔保健の活動と成果を共有するべきである。

また、生涯にわたる口腔の健康は基本的な人権であることから、歯科医療・口腔保健はすべての健康政策に含まれ、提供されるべきである。

ここに健康寿命延伸のための歯科医療・口腔保健にかかわる「東京宣言」を発する。

1．健康寿命の延伸に寄与する歯科医療・口腔保健のエビデンスの蓄積とそれに基づく健康政策を推進する

2．歯科保健医療政策と地域保健活動の成果を検証し、その情報を各国が共有する

3．生涯にわたる歯・口腔の健康の維持は、個人のQOLの向上とNCDsの予防および重症化防止のための基本的要素であり、健康寿命の延伸に寄与する

4．超高齢社会において、各ライフステージで適切な歯科医療が提供され、国家レベルで口腔保健の実践に取り組むための基本的役割をすべての地域歯科医療機関が担う

5．口腔疾患とNCDsの共通リスクを認識し、口腔疾患の予防と歯の喪失防止、口腔機能の維持、回復を図るための政策をライフコースアプローチとして推進する

6．NCDsの予防および高齢期における口腔機能低下の予防に寄与し、人々の生活を支えるために、歯科のみならず多職種連携で対応できる環境づくりを推進する

２０１５年３月１５日

世界会議2015

口腔保健の向上に向けた国際貢献を

日本の取り組みを
アジアに向かって発信

口腔保健について世界的な状況を見ると、先進国の歯と口の疾病は減少傾向にある一方、開発途上国では逆に増加傾向にあり、健康格差はますます広がっているといわれています。そのため、口腔保健の分野ではトップランナーとの評価が高い日本に対して、国際貢献への期待も多方面から寄せられています。

そうした期待に応える場のひとつとして、二〇一六（平成28）年五月、東京医科歯科大学で第六五回日本口腔衛生学会・総会が開かれました。例年とは異なり、第一二回アジア予防歯科学会との共同開催という新しい試みでした。掲げたテーマは「The better oral health, the happier daily life」。プログラムの約半分は英語で行われ、日本とアジア諸国の口腔衛生・予防歯科学分野の専門家が、国際学術交流を行う場となりました。

学会長を務めた東京医科歯科大学大学院健康推進歯学分野教授の川口陽子氏は、次のように語ります。

「日本からアジアに向けて情報発信する場にしたいと考えました。わが国には、先人たちが時間をかけてつくり上げてきた歯科医療制度、医療保険制度、地域歯科保健活動があります。こうした実績をもとに、私たちがアジア諸国に伝えることはたくさんあると思います」

留学生を受け入れて
未来を担う人材を育てる

東京医科歯科大学は留学生の受け入れに積極的

で、二〇一六（平成28）年度、歯学部では一四〇人の留学生が主に大学院で学んでいます。多くは東南アジアからですが、中近東からの学生も最近は増加しています。日本で学び、技術を身につけた留学生は、学位取得後に帰国します。その後は大学教員となって指導的な立場で活躍することが期待できます。

海外との交流で自立型の医療人を育成

国際貢献への取り組みのひとつとして、東京医科歯科大学では、『東南アジア医療・歯科医療ネットワークの構築を目指した大学間交流プログラム』を展開しています。この大学間交流プログラムでは、学部、大学院の日本人学生の海外派遣プログラムも積極的に推進されてきました。

「開発途上国では、そもそも大学に進学するのは一部の限られた人だけです。その中でも日本に留学して学位を取得しようとする人はとても優秀で、また一生懸命です。そのような留学生たちと一緒に国内で学ぶだけでも、日本人の学生は大いに刺激を受けています。

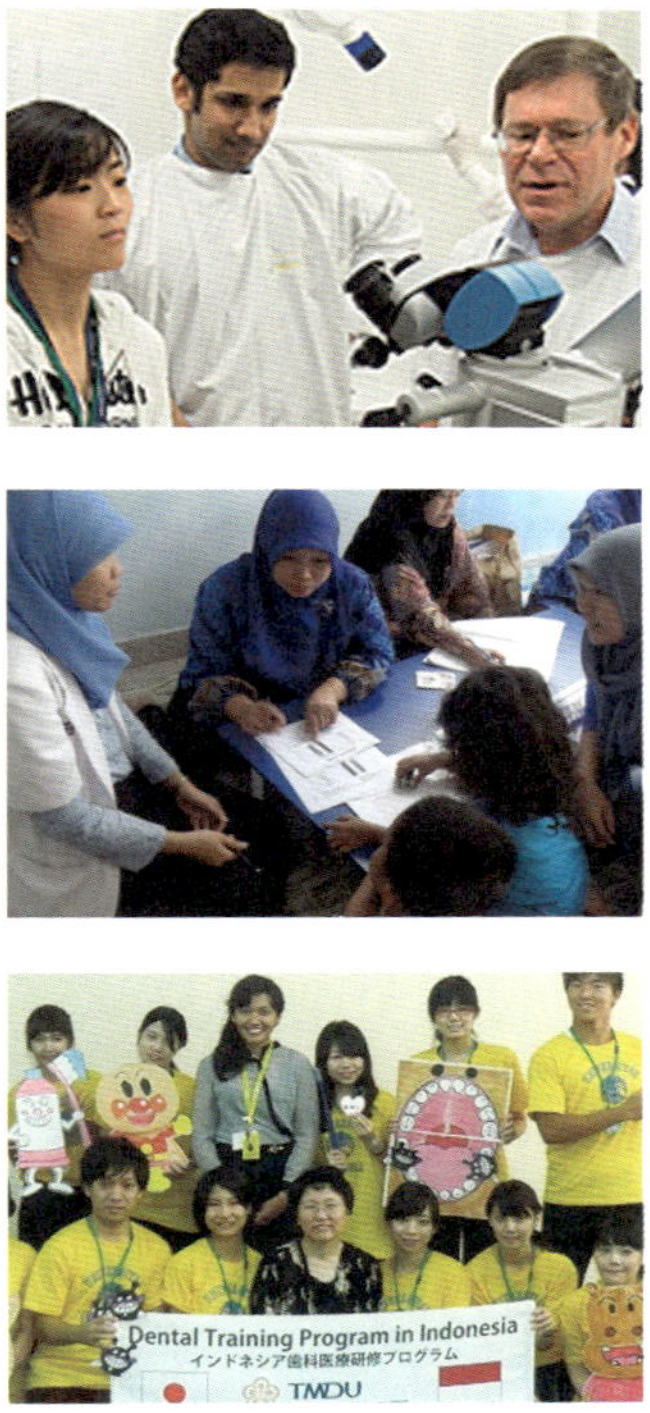

東京医科歯科大学では、海外との交流を通じて歯科・口腔保健の未来を担う人材の育成に努めている。

ただ、それだけでなく、日本人学生を海外に短期研修で派遣し、さらに現地の病院等でも実践的な教育体験ができるようなプログラムを整えています。最近の日本の若い人たちは内向き志向になっているともいわれますが、このプログラムはその打破にもつながると考えています」と川口氏。

大学間交流プログラムが目指しているのは、医科、歯科の領域でリーダーシップを執れる自立型の若手研究者、教育者、医療人を育てることだと、川口氏はいいます。

「本学の学生には、一度は東南アジアに行く機会を提供したいと考えています。先進国、開発途上国、両方を見たうえで、日本の立ち位置を考えられる歯科医療者になりなさいと、伝えています」

こうした海外との交流は、歯科・口腔保健の未来を担う人材を育てる場として期待されています。

「生きる」から「活きる」へ

健康寿命の延伸とＱＯＬの向上を目指して

医療の発達によって、人間の寿命は急速に延びました。その半面、生活習慣病、認知症、運動機能障害などが原因で、介護状態で人生を終わる人が増えています。

他人の手を煩わせることなく、人間の尊厳を保ったまま、自分の意思で「活きる」ことができないだろうか。近年、「生きるから活きる医療へ」の取り組みが始まっています。ここでは、口の健康を通した取り組みを紹介します。

健康ビッグデータを使った新たな挑戦がスタート

二〇一三（平成25）年に、文部科学省の研究開発プログラムである革新的イノベーション創出プログラム（COI STREAM　以下ＣＯＩ）がスタートしました。一〇年後に目指すべき社会像を見据え、革新的なイノベーションの創出を目的として、全国一八拠点の事業が採択されています。

その拠点のひとつである弘前大学は、健康ビッグデータ解析による健康寿命の延伸と幸福度向上を目指して、疾患予兆発見と予防法の開発に挑戦しています。

ライオンは、ＧＥヘルスケア・ジャパン、イオン、花王、ＮＴＴ東日本など五〇にも及ぶ強力な産学官連携チームに参画。口腔環境のデータなどから、認知症、メタボ、生活習慣病などの疾患予兆の発見と予防法の開発に取り組んでいます。

ライオンは、弘前大学大学院医学研究科に寄附講座「オーラルヘルスケア学講座」を開設し、医科歯科連携による口腔疾患と全身疾患の関連性の究明と予防法の開発に着手しています。

弘前大学ＣＯＩ拠点長・研究統括を務める中路重之氏（弘前大学大学院医学研究科教授）は、次

COI STREAM

今の夢、10年後の常識。
新しい未来をつくりたい。

文部科学省では、潜在している将来社会ニーズから導き出されるあるべき社会の姿、暮らしの在り方（以下、「ビジョン」という）を設定し、このビジョンをもとに、10年後を見通した革新的な研究開発課題を特定。そのうえで、既存分野・組織の壁を取り払い、企業だけでは実現できない革新的なイノベーションを産学連携で実現するため2013 年度から「革新的イノベーション創出プログラム（COI STREAM)を開始した。

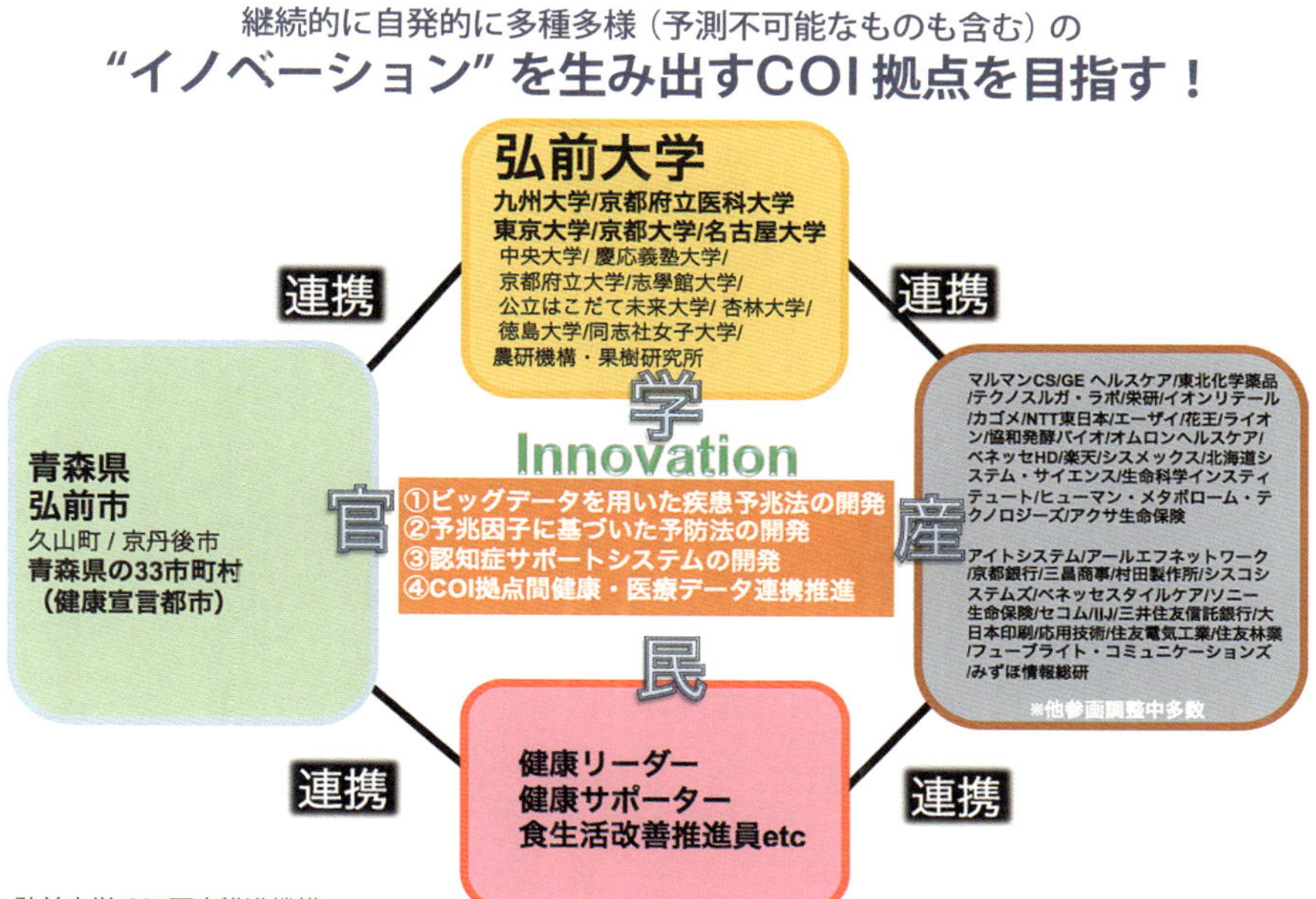

弘前大学 COI 研究推進機構

のように意気込みを語ります。

「口腔環境の健康度に関する影響力が年々大きくなってきています。今こそ、医科歯科連携のもと、総合的な研究と社会への発信がなされるべきです。その意味で、弘前大学医学部にオーラルヘルスケア学講座が開設された意義は大きいと思います。そのことだけでも、イノベーショナルなことですが、私たち関係者は実質的な活動を力強く確実に展開させなければなりません」

具体的には、弘前大学が一〇年以上にも及ぶコホート研究*「岩木健康増進プロジェクト」によって集積した膨大な超多項目ビッグデータ（約六〇〇項目）を活用した疫学研究と、ライオン歯科衛生研究所の「口腔疾患とメタボ等全身疾患との関連性研究」の実績をもとに、介入試験を実施し、予兆の発見と予防法開発を行なうというものです。

日本は、超高齢化社会を迎え、「高齢者の健康増進」「医療費の削減」「健康寿命の延伸」「ＱＯＬの向上」が目下の社会的課題です。

中でも青森県は、男女ともに平均寿命都道府県ランキングで最下位を独走中。**ランキングトップの長野県とでは、男性三・六〇歳、女性一・八四歳と大きな格差があります。青森県は日本一の短命

＊特定の地域や集団に属する人々を対象に、長期間にわたって健康状態や生活習慣などを調査する研究。

＊＊男性は 1985 年の調査から、女性は 2000 年調査から最下位。

県からの脱出を図るために、県下の産官学民が強く連携して短命対策・健康づくり活動を行う必要がありました。

一方、ライオンにとっても、この取り組みへの参画には大きな意味があります。弘前大学が積み上げた膨大なデータの解析とフィールドを活用した介入試験を実施することで、長年にわたる「口腔疾患と全身疾患との関連性に関する研究」を深め、さまざまな全身の状態との関係性を実証できること。さらに、健康寿命の延伸に向けて、むし歯や歯周病の予防から一歩進んだ新しいオーラルケアを追究し、「歯みがきや歯ブラシに代わる新しい提案ができたら」との期待もあります。

日本一の短命県から世界へ 新しい健康増進モデルを発信

弘前ＣＯＩでは、健康教育にも力を注いでいます。どんなに優れた予兆発見方法、予防法が開発されたとしても、それが普及しなければ健康寿命の延伸には結びつきません。まず、個々人の健康意識を高め、実行に結びつける必要があります。そのため青森県では、小児期に健康知識を植えつ

弘前大学 COI 拠点の目指すビジョン

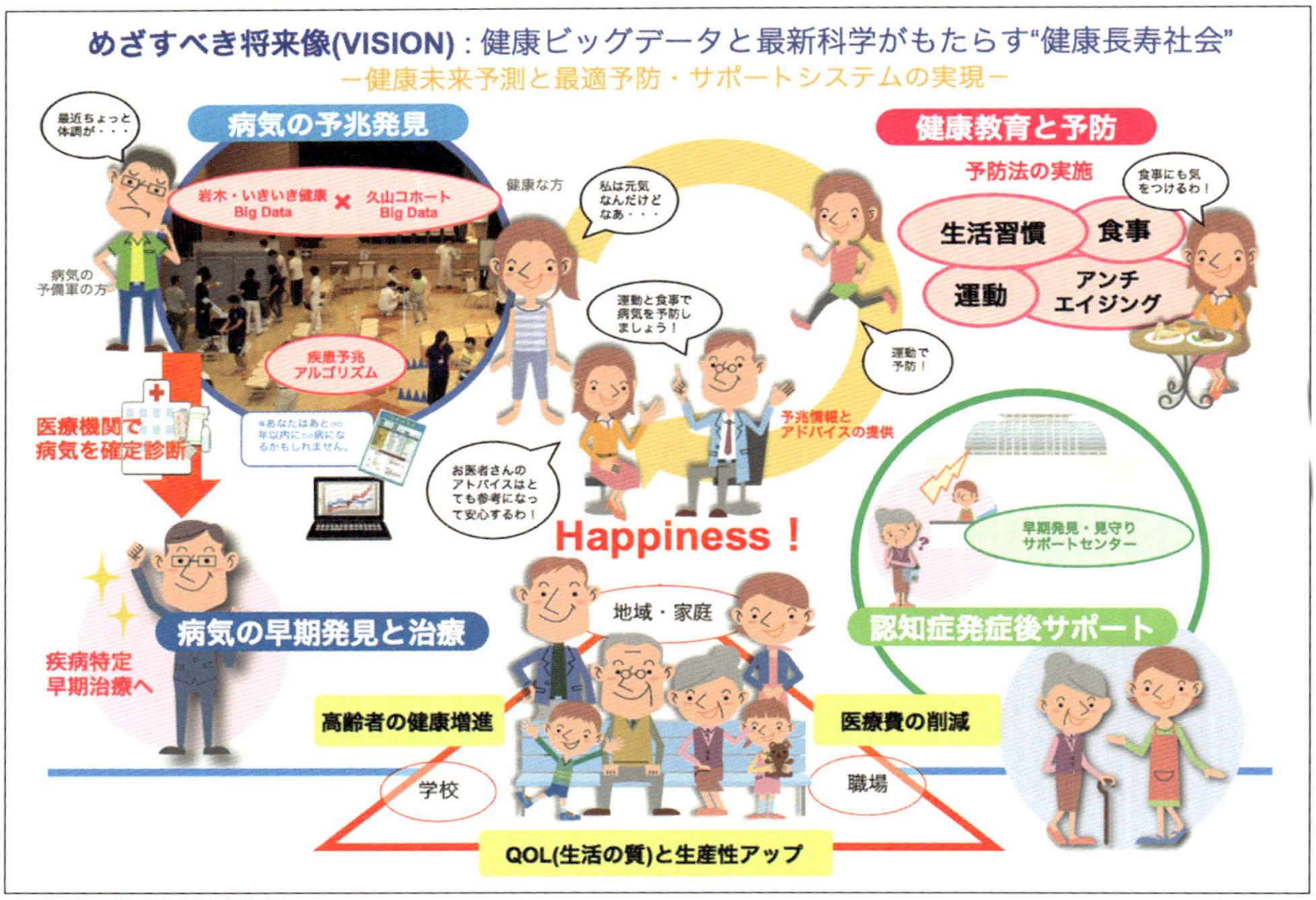

弘前大学 COI 研究推進機構

けることを重視しています。

この考えに賛同したライオンは、長年にわたって実施してきた「全国小学生歯みがき大会」の知見を活かし、青森県の小学校との取り組みを強化しています。

弘前ＣＯＩ研究推進機構・機構長補佐の村下公一氏（弘前大学教授）は、次のように語ります。

「この取り組みで検証した青森県発健康増進モデルをベースに、高齢化社会における新しい社会基盤のパッケージ（サービスモデル）を創造することがゴールです。将来は国内だけでなく、アジアをはじめとする海外展開も視野に入れています」

弘前大学ＣＯＩでは、医療を予防の視点で捉え直し、治療中心だったこれまでの手法から一歩を踏み出しました。罹患を予防するリスクコンサーン型予防医療を、医療関係者を含む産学官が一体となって推進することによって「医療費の削減」を実現し、健康ビッグデータを活用した健康管理と健康増進によって、日本一の短命県から「寿命革命」を起こそうとしています。

高齢者がいきいきと健やかに暮らせる健康長寿社会の実現こそが、弘前大学ＣＯＩの目指す一〇年後の豊かな未来像なのです。

イノベーション達成へのロードマップ

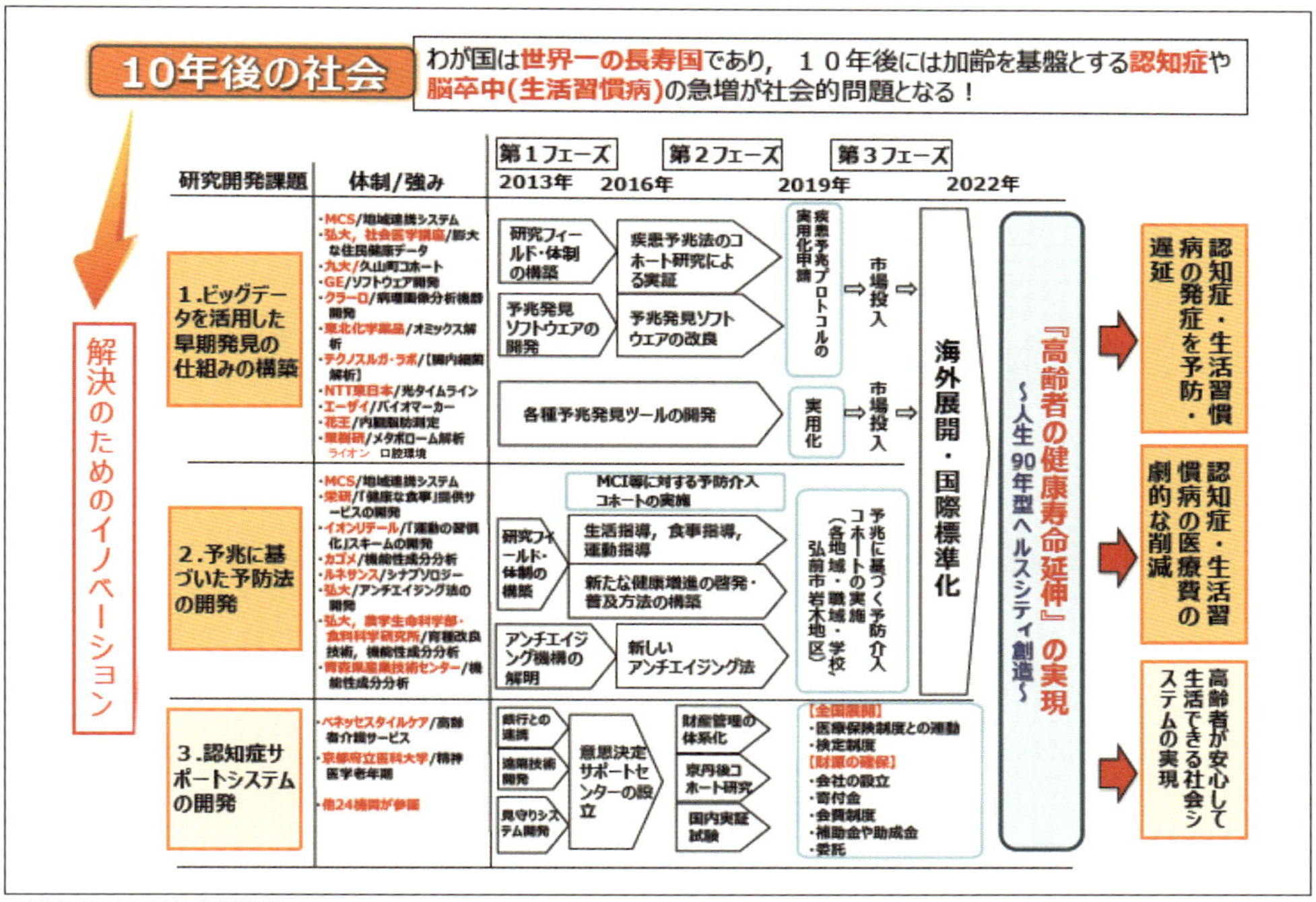

弘前大学 COI 研究推進機構

かむことで元気を取り戻し健康寿命が伸びる

臨床歯科医療に携わる歯科医師約八八〇〇名で構成される日本顎咬合学会（上濱正理事長）は、一九八二（昭和57）年の設立当初から、咬合（噛みあわせ）を維持することで健康寿命を延伸する取り組みを実施しています。咬合に関わる医療技術の研究にとどまらず、地域の歯科医院での実践や、市民に対して「かむこと、よくかんで食べること」の啓発も行っています。その成果は、毎年開催される学術大会で報告されるほか、テレビ、新聞、雑誌等で紹介されています。

その取り組みの一端を、同学会が編集した新書『噛み合わせが人生を変える』*、そして上濱正氏（同学会理事長）、河原英雄氏（同学会元理事長）の講演**から、紹介します。

河原氏は、義歯で咬合を確保することで高齢者のQOLが向上した症例を報告しています。

軽い認知症があり、自立歩行できないため介護施設に入っていた八四歳の男性Aさんは、義歯が合わず、かむことができないと来院しました。新しい義歯をつくり、硬いガムを用いた咀嚼トレーニングを行った結果、かめるようになり、元気を回復。自分で歩けるようになり、ゆっくりながら、一人で階段の上り下りまでできるようになりました。

九〇歳の女性Bさんは、義歯が合わずにおかゆなどの軟らかいものしか食べられないとのことで、息子に身体を支えられながら来院。かめる義歯をつくり、咀嚼トレーニングを行った結果、初診から一カ月で何でも食べられるようになりました。そして九カ月後には、息子とカラオケ大会に出場するまでに回復。一〇カ月後、要介護度が一段階下がりました。Bさんと一緒に食事をした河原氏はその変わりように驚きました。米飯、エビの天ぷらなど健常人と同じものを、箸を上手に使って次々に口に運び、いきいきとしていました。

七八歳の女性Cさんは、脳梗塞の後遺症で認知機能が低下し、言葉を発することも食べることもできずに、ほぼ寝たきりの状態でした。要介護度は最も重い5。胃ろうをつけ、長い間、口を使わない生活を続けていたCさんの口は、渇いて汚れが目立っていました。そこで、徹底した口腔ケアと硬質ガムを用いた、かむトレーニングを開始。最初は一日五〜一〇分から始めて、少しずつ増や

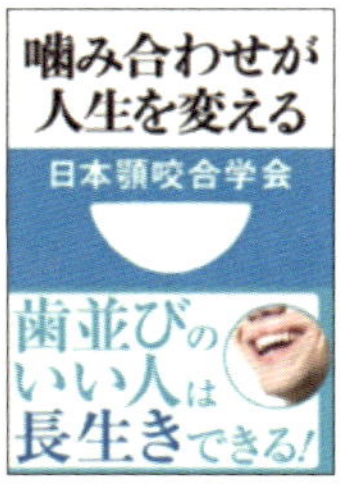

＊
『噛み合わせが人生を変える』
（2013年6月　小学館発行）

序 章 幸せな「健口長寿」社会へ
第1章 歯周病菌があなたの体を蝕んでいる
第2章 口腔ケアで全身の健康を取り戻す
第3章「噛めない」「噛まない」が病気を招く
第4章 人は「噛める義歯」で生き返る
第5章 噛み合わせが人生を変える
第6章 インプラント・義歯は天然の歯に劣らない
終 章 歯科医療が国民の健康を変える

＊＊ 2016年2月、公益財団法人外国人特派員協会（FCCJ）プロフェッショナルランチョンでの講演

していきました。トレーニングを始めてすぐに効果が現れ、介護している家族が驚くほど記憶が回復。トレーニングを始めて半年後には、自ら食べたいと意思表示をするようになり、一年後にはほぐしたから揚げをおいしそうに食べました。今では、胃ろうも外れ、巻き寿司や漬物、餅までも食べられるようになり、車イスで外出するまでに回復しました。

かむと大脳の働きが活発になる

これらの例は、河原氏が一三年間に治療した約四〇〇例のうちの一部です。上濱氏によれば、咀嚼することで脳内の血流量が増加し、脳の機能の改善につながるとのことです。

神奈川歯科大学の小野塚實教授らは、ガムをかんでいる被験者の大脳の活動をＭＲＩ（核磁気共鳴画像）で調べたところ、咀嚼すると感覚的な情報に関係する脳の感覚野と、運動の指令に関係する運動野が活発に動くことがわかりました。また、大脳皮質の一部で、臭覚、味覚、聴覚、骨格運動などに関係する島皮質《とうひしつ》も刺激されていました。

高齢者でも同様の結果が得られており、思考、学習など高度な働きをする領域である右側の前頭前野も活性化していました。前頭前野は記憶力にも関係しており、活性化することで記憶を司る海馬と密接な関係があります。前頭前野の活性が高いと海馬も活性化することがわかっており、咀嚼が記憶力にとってよい作用をすることが、裏づけられました。河原氏は言います。

「いずれのケースでも、患者自身がいきいきして、やる気を出してくれることがよい結果につながっている。これを後押しするためにも、患者さんにはおしゃれをするようにすすめているんですよ」

これらはあくまでも一症例であり、エビデンスとまではいえないかもしれません。河原氏の技術と患者さんのやる気、環境が整って初めて成立するケースです。

しかし、歯科医師が患者と真摯に向き合い、患者や家族の信頼を得て治療を行えば、従来の歯科の枠を越えて、患者のＱＯＬを向上できることを物語っています。同学会による取り組みがさらに進展し、高齢者の歯科医療の標準として確立されれば、歯科医療による健康寿命の延伸、ＱＯＬ向上の実現も遠くはないでしょう。

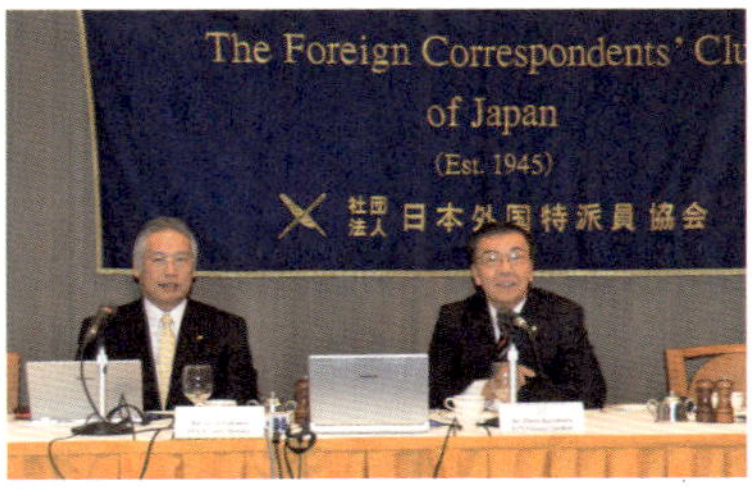

2016年２月、FCCJの講演では、河原、上濱両氏の講演の後、各国の特派員から多くの質問があった。両氏は「皆さんのペンの力で、歯科医療の可能性を自国で伝えてほしい」と要請した。FCCJでの歯科医師の講演はこの時が初めて。

ネズミを使った実験結果が示唆――かめないと認知症のリスクが高まる

下の図は、カナダ・マギル大学のペンフィールド教授が作成した「ペンフィールド・マップ」です。脳の表面に描かれた奇妙な顔と手足の絵は、ホルムンクス（小さな巨人）とよばれ、脳が身体を支配する領域の大きさに応じて、体の部位を誇張して描かれています。

これを見ると、体のほかの部位に比べて、口や唇、舌の占める面積が大きいことがわかります（約四〇％が口に関係）。すなわち、口には触感、熱、味覚などさまざまな感覚器があり、かつ、非常に敏感。動きも精密で、口でキャッチした細やかな情報を脳に伝えているのです。そのため、歯を失うなどして、よくかめない状態になると、認知症の一種であるアルツハイマー病になるリスクが高まると考えられています。

広島大学名誉教授の丹根一夫氏は、噛みあわせのよし悪しと認知症との関係を調べるために、ネズミを使ったさまざまな実験を行いました。

アルツハイマー病は、脳の海馬周辺たんぱく質の一種であるアミロイドβが沈着することで発症するといわれています。そこで、普通に歯のあるネズミと先天的に歯が生えないネズミを使った実験で、海馬のアミロイドβ沈着の状態を比較しました。その結果、正常なネズミにはアミロイドβが認められなかったのに対して、先天的に歯の生えないネズミでは、平均一五七個のアミロイドβの沈着が認められました。次に、粉末のエサを与えたネズミと固形のエサを与えたネズミで、記憶・学習能力に関係する海馬周辺の細胞数を比較したところ、粉末でかまずに食べられるエサを与えていたネズミは固形のエサを与えていたネズミより、海馬の垂体細胞の数が少なくなることが明らかになりました。

さらに、同様のエサで育てたネズミを用い「モーリスの水迷路」という実験で、水槽に入れたネズミが水槽の縁までたどり着く時間を比較しました。その結果、固形のエサを食べたネズミより粉末のエサを食べたネズミの方が、明らかに長い時間がかかりました。

結果として見えてきたのは、しっかりかめないと、記憶や空間認知能力などに深く関与する海馬の活動が不活発になる恐れがあるということです。認知症の原因はさまざまです。かむことですべてが解決できるわけではありませんが、かむことが認知症のリスクを下げる可能性があることを示唆した実験です。

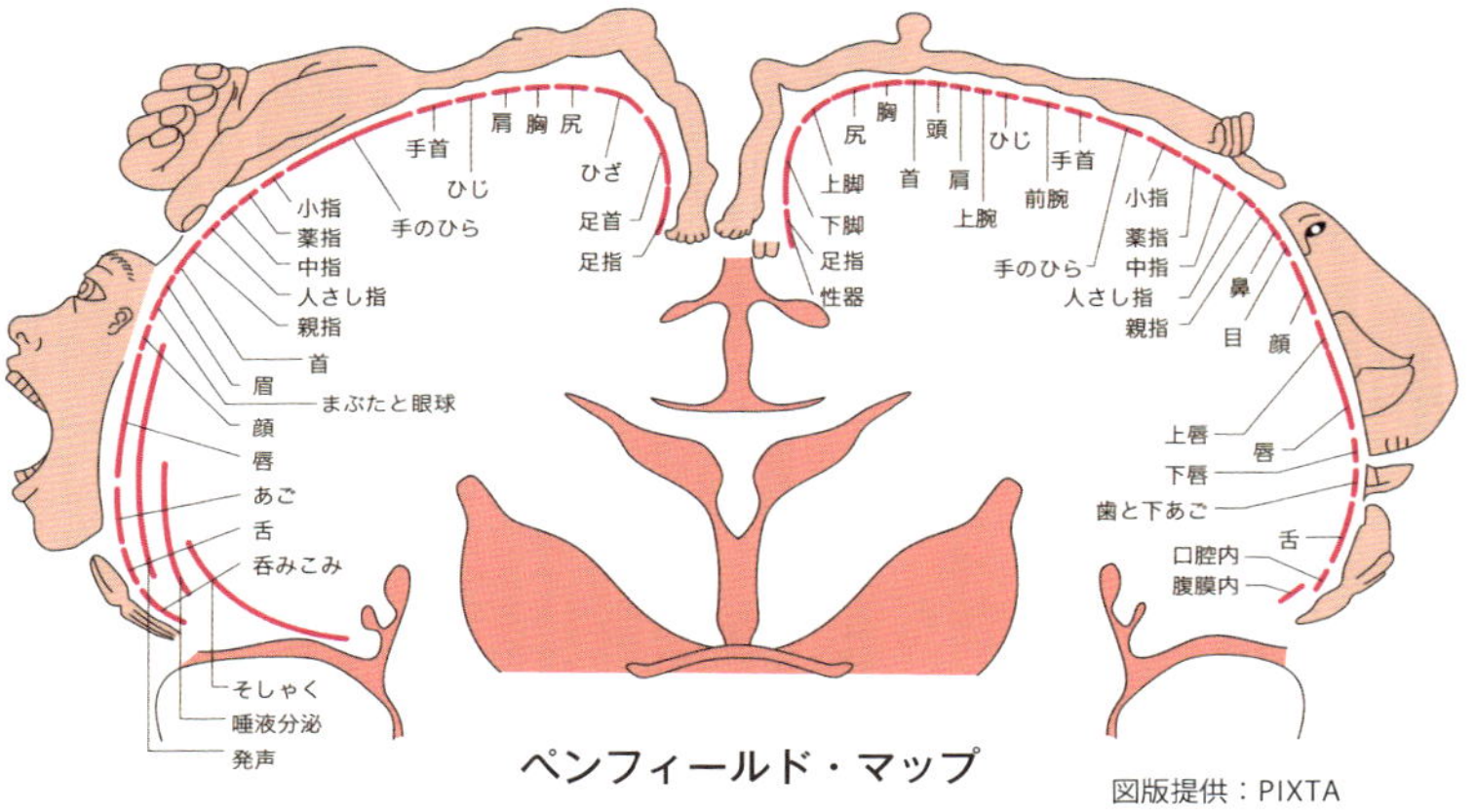

ペンフィールド・マップ

図版提供：PIXTA

糖尿病を克服して健康寿命を延伸

　世界における糖尿病の有病率は九％、四億二二〇〇万人の患者がおり、年間約一五〇万人が死亡しています。日本でも三一六万人（二〇一四年）の患者がおり、三年前の調査より約四六万人増加しました。また、合併症も多く、神経障害、腎症、網膜症、足壊疽《えそ》などが知られており、ＱＯＬ低下の原因となっています。

　この糖尿病を口腔の健康を通して改善できないだろうか。近年、医科、歯科それぞれが対応を強めています。日本歯周病学会は、二〇〇九（平成21）年六月に「糖尿病患者に対する歯周治療ガイドライン」を制定、五年後には改訂版を発行し、糖尿病との取り組みを強化しています。

　一方、日本糖尿病学会は二〇一三（平成25）年六月に発行した「科学的根拠に基づく糖尿病診療ガイドライン」に糖尿病と歯周病の項目を設け、歯周病のあるⅡ型糖尿病患者に歯周治療を行うと、ＨｂＡ１ｃが改善する可能性があることを明記、糖尿病患者の歯周治療を推奨しています。

　同様に、米国とヨーロッパの歯周病学会は二〇一三年にＳＲＰ（Scaling and Root Plaining 歯周病の基本治療の一種）を受けることで、糖尿病患者のＨｂＡ１ｃは、〇・四％下がるとの見解を示しました。アメリカ歯周病学会前会長のジョアン・オオトモ-コーゲル氏は「〇・四％は、小さな値かもしれないが、このわずかな値の減少により服用薬をひとつでも減らせる可能性がある。だからこそ糖尿病患者への歯周治療は重要で、歯科医療従事者の責任も大きい」と、糖尿病患者に対する歯周治療の普及に努めています。

　これらを受け、国内でも医科歯科連携による糖尿病克服の取り組みが始まっています。公益社団法人日本糖尿病協会は、二〇〇七（平成19）年四月、日本歯科医師会と協力して「日本糖尿病協会歯科医師登録制度」を制定。糖尿病・歯周病の患者に歯科医師や医療指導医を紹介するなどの医科歯科連携を行い、糖尿病・歯周病の予防と治療に取り組んでいます。

　都道府県の医師会、歯科医師会も個別の取り組みを開始。相互に患者を紹介し、糖尿病と歯周病の早期克服に努めています。愛知県医師会は、二〇一五（平成27）年に「糖尿病医科歯科連携診療

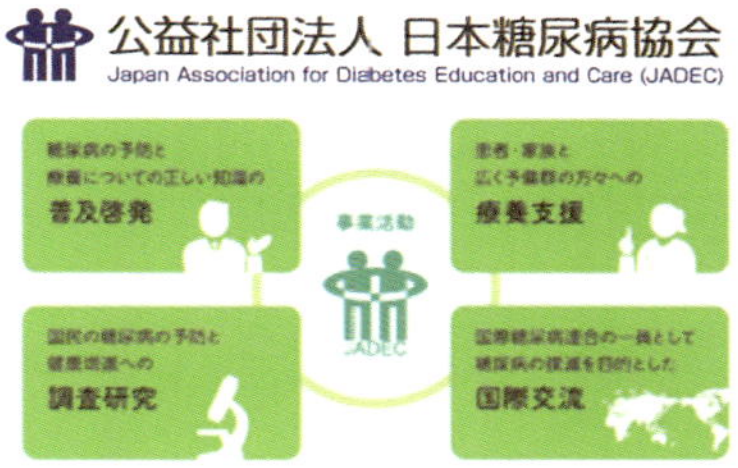

公益社団法人日本糖尿病協会は糖尿病を克服し国民の健康を増進することを目的に1961年に設立された団体。「糖尿病の予防と療養についての正しい知識の普及啓発」「患者・家族と広く予備群の方々への療養支援」「国民の糖尿病の予防と健康増進のための調査研究」「国際糖尿病連合の一員として糖尿病の撲滅を目的とした国際交流」などの事業を行っている。

情報提供書」を作成し、医科から歯科への患者紹介に着手しました。

糖尿病の克服に向けた企業の取り組み

企業も具体的な取り組みを行っています。サンスターは、二〇〇四（平成16）年からハーバード大学医学部付属ジョスリン糖尿病センターと連携した取り組みをスタートさせました。二〇〇八（平成20）年には糖尿病と歯周病、その他の口腔内の健康との関連性や、糖尿病と栄養の関連性についての教育を提供する契約を締結。糖尿病の克服に向けて、①医療関係者を対象としたセミナーの開催、②電子媒体での教育ツールの製作、③医師、歯科医師、患者向けガイドブックの製作を行っています。特に、二〇〇八（平成20）年からスタートしたJSDEI*は、医師、歯科医師、栄養士、薬剤師・保健師・看護師、歯科衛生士などを対象に二〇一六（平成28）年までに世界各地で二〇回開催されています。医科、歯科の枠にとらわれず、自由闊達な討論がなされ、医科歯科連携による糖尿病克服の稀有な例として、高い評価を得ています。

さらに、サンスター財団附属千里歯科診療所では、一九九八（平成10）年九月にI型糖尿病患者の治療を開始以来、継続的に糖尿病患者の歯科治療に取り組んでいます。加えて、サンスターは、糖尿病患者と家族を支援するサイト「糖尿病とうまくつきあう」を立ち上げ、口腔ケア、食事、栄養を含め、糖尿病患者の生活指導を行うなど、糖尿病と生きる方々をサポートしています。

一方、ライオン歯科衛生研究所は生活習慣病と歯周病をはじめとする口腔疾患との関連性の研究と歯科医療関係者への情報提供・教育研修に取り組んでいます。

一九九二（平成4）年に始まったNew Yearセミナー（二〇一七年からはライオン健康セミナー）では、「口腔と糖尿病をはじめとする全身疾患」、「健康寿命の延伸を狙いとした口腔機能の支援」関連のテーマに多くの時間を割き、歯科医療関係者に、口腔だけでなく、全身の健康を視野に入れた歯科医療を考える機会を提供しています。同研究所が編集した『新しい健康科学への架け橋　歯周病と全身の健康を考える』（二〇〇四年　医歯薬出版）は、今でも関係者の指針となっています。

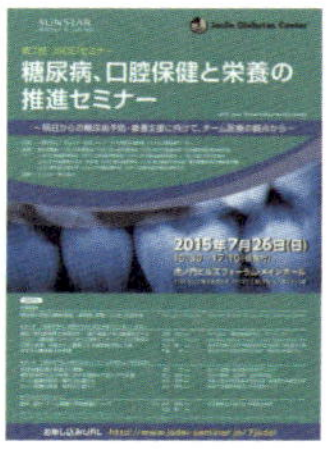

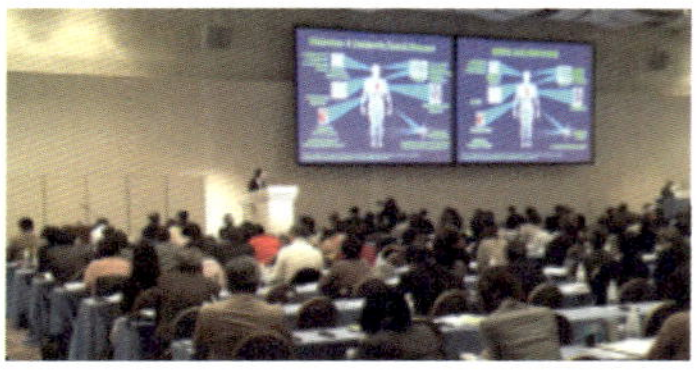
2015年７月26日に開催された第7回JSDEIセミナーの様子。医師、歯科医師、歯科衛生士、管理栄養士ら400名が聴講した。

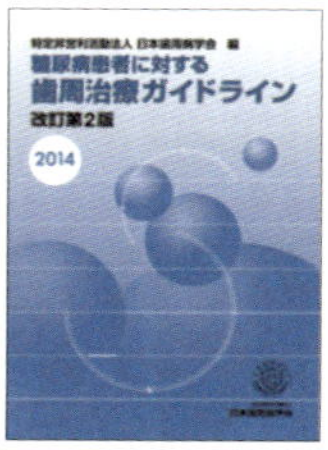

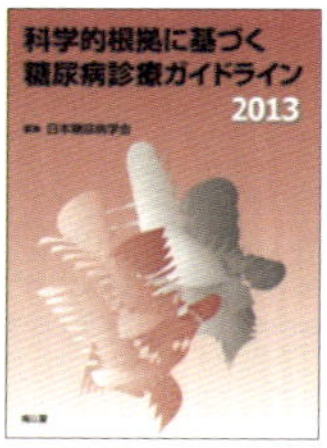

＊ Joslin-Sunstar Diabetes Education Initiative

一〇〇年の歩みを未来につなぐ

歯科医療は全身の健康を守る最前線

二〇一六（平成28）年六月二六日、ライオン歯科衛生研究所が主催するシンポジウムが、東京の虎ノ門ヒルズフォーラムで開かれました。参加者は、歯科医師、医師、歯科衛生士などを中心とする医療関係者三五〇名。「健康寿命の延伸に向けた歯科医療の使命と可能性」をテーマに掲げ、歯科医療や口腔保健に携わる研究者、歯科医師、医師が、最近の研究成果、医療の現場での取り組みなどについて報告、議論を交わしました。

この場であらためて浮き彫りになったのは、歯周病と全身疾患の関係を踏まえた医科と歯科の連携、予防歯科のさらなる充実など、これからの歯科医療と口腔保健の課題でした。

冒頭で基調講演を行ったアメリカ歯周病学会前会長のジョアン・オオトモ‐コーゲル氏は、歯周病と全身疾患との関係について、研究の成果を報告しました。

アメリカ歯周病学会と米国疾病予防管理センター（ＣＣＰ）が緊密に連携しながら進めてきた歯周病調査によれば、アメリカ人の成人の二人に一人が歯周病に罹患し、そのうちの約四割は中等度・重度の歯周炎と推定されています。

歯周病と全身疾患との関係については、糖尿病、心臓病、早産、低体重児、骨粗しょう症、呼吸器疾患などの研究報告が多く出され、アメリカの医学会では注目が集まっているといいます。この問題については、医科も歯科も公衆衛生の問題としてとらえるべきで、歯科医療従事者は全身の健康を守り、維持する役目の最前線に立っている、とコーゲル氏は指摘しました。

ますます大きくなる予防歯科の役割

東北大学大学院教授の辻一郎氏は、医科歯科連携の必要性を強調しました。高齢者が要介護となる要因の多くは歯科疾患、口腔の衛生状態と関係しているため、歯科医療を受けることが健康寿命の延伸につながり、医療・介護費用が減少する可能性があると指摘。研究・臨床・行政の各方面で、医科歯科連携を促進する取り組みが急務であると総括しました。

　大阪大学大学院教授の天野敦雄氏が取り上げたのは、「生涯メインテナンスの歯科医療」でした。冒頭で「全世界で最も蔓延する人類史上最大の感染症」として歯周病がギネスブックに登録されていることを紹介。歯周病菌が高病原化して全身に悪影響を与えるメカニズムについて専門的な知見を解説しました。歯周病菌は健康な口の中にも棲みついていて、病原性を高めるチャンスを待っている。歯周病菌の必須栄養素は、血液中の鉄分とたんぱく質。口腔ケアを怠って歯周炎になり、出血が起きれば、歯周病菌にとってはまたとない増殖のチャンス。だからこそ、生涯にわたる口腔のメインテナンスが重要。天野氏は「健康」は「健口」からつくられる、と強調しました。

主役は市民と地域の歯医者さん

このシンポジウムの参加者三五〇名に特徴的だったのは、そのほとんどが、日々患者さんと向き合っている地域の歯科医師や医師、歯科衛生士だったことです。

　シンポジウムの主催者であるライオン歯科衛生

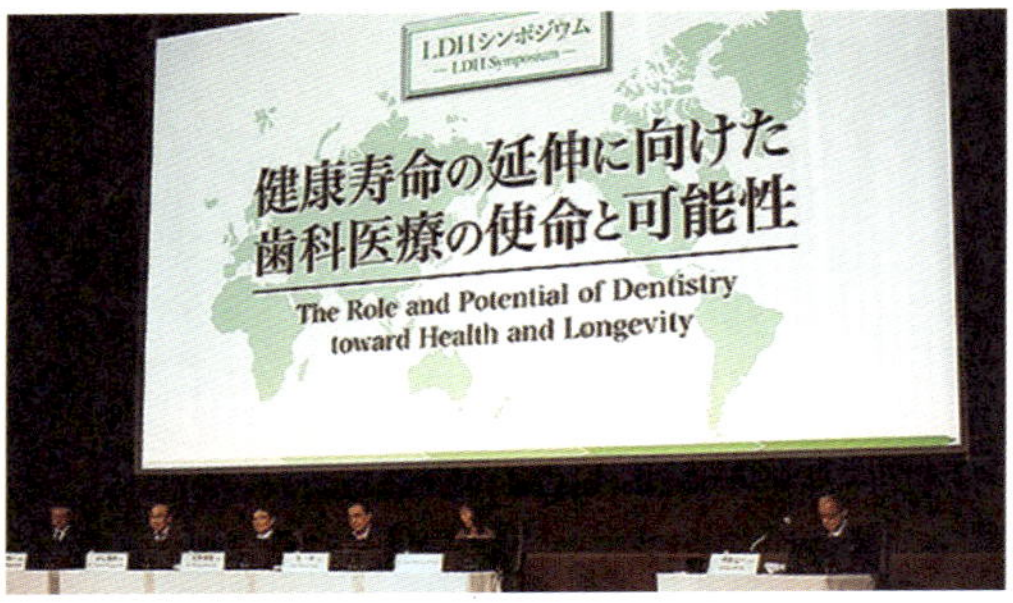

2016年6月に開催されたライオン歯科衛生研究所主催のシンポジウム。「健康寿命の延伸に向けた歯科医療の使命と可能性」をテーマに、研究報告やディスカッションが行われた。

研究所は、歯周病の克服には「大学や研究機関が欧米と連携して先端的な研究に取り組むこと」、そして「地域の歯科医院と病院が日々の診療を通して口腔衛生思想を普及し、健康生活のための行動変容を促すこと」が重要と考えています。

同研究所は、これまでも研究者向けのシンポジウムやワークショップの開催、専門図書の出版などを行ってきました。研究の成果を活かし、実現するのは地域の歯科医師や医師たちです。その当事者が課題を共有し、解決策を議論する機会が必要だと考えているからです。

このシンポジウムでは、地域で歯科医院を開業し、日々患者と向き合っている谷口威夫氏と小林和一氏がパネリストとして参加し、症例報告が行われました。二氏からは、「歯周治療とメインテナンス、および生活習慣指導により、歯周病による歯の喪失スピードを抑え、年齢を重ねてもよく『かんで』、よく『話して』、よく『笑う』を実現できる」旨の報告がありました。

歯周病の克服には先端の研究に基づく治療と併せて、地域の歯科医院における長期間にわたる患者（市民）との予防歯科の取り組みが重要であることを共有しました。

まさに人類最大の疾病である歯周病を克服し、健康寿命を延伸するための主役は、市民と地域の歯科医師、医師なのです。

新たな目標の実現を目指して

こうしたシンポジウムの原点には、「ライオン講演会」があります。口腔衛生の大切さを伝えることを目的として、第一回ライオン講演会が開かれたのは一九一三（大正2）年のことでした。

一企業が口腔保健活動に乗り出した背景には、口腔衛生の意識を高めることは国民の健康向上につながり、とりわけ未来を担う子どもたちの健康に大きく貢献できるという強い信念がありました。

それから一〇〇年を超える時が流れ、口腔保健活動は新たな時代を迎えています。子どものむし歯予防に始まった活動の主軸は今、口から始まる全身の健康づくりへと変化しました。

今、医療関係者には、「医科、歯科の枠に捉われることなく、相互に連携し、補完して、市民の健康、ＱＯＬ向上のための医療を行うこと」が強く求められています。そのためには、関係者の意識改革による、現場での具体的な取り組みが必要です。

　歯科医院では歯科衛生士が患者指導を担っており、患者との架け橋となっていますが、この歯科衛生士の意識を高揚し、全身健康のための医療を進めようとする取り組みがあります。それが、101ページに紹介したライオン歯科衛生研究所主催のNew yearセミナーです。

　前述の通り、歯科衛生士の質の向上を目指し、一九九二（平成4）年から毎年開催しているセミナーですが、時代とともにそのテーマは大きく変わってきています。初期は、第一回のテーマ「歯周疾患に関して」のように、口腔内の疾患、歯科に限定した内容でしたが、二〇〇〇（平成12）年以降、口だけでなく、全身の健康を意識したテーマへと舵を切っています。

　一〇年ほど前からは、基調講演として医師を招聘し、全身の健康に関わる講演のあと、歯科との関係、歯科医療の在り方、全身の健康を支える歯科衛生士の役割を議論する方向へと変わっています。近年は、「健康寿命の延伸」を強く打ち出すセミナーとなっており、少数ですが医師、看護師、介護士などの参加もあって、大きな広がりを見せています。

　二〇一七（平成29）年からは、歯科の枠に捉われることなく、「医科歯科連携による市民の健康、QOL改善のための医療」の実現を目指すため、セミナーの名称を『ライオン健康セミナー』に変更し、内容を充実するとのことです。

　このセミナーを聴講した歯科衛生士が、医科の病院、介護施設などで口腔保健指導に従事する、同様に医師や看護師が医科病院（医院）で口腔保健指導に取り組むようになる日も近いかもしれません。

　これは、ひとつの例ですが、このような取り組みの積み重ねにより、医科と歯科、行政や学校が連携して幅広く展開する活動は、日本人の健康、ひいては世界の人の健康づくりに貢献するものとなるはずです。

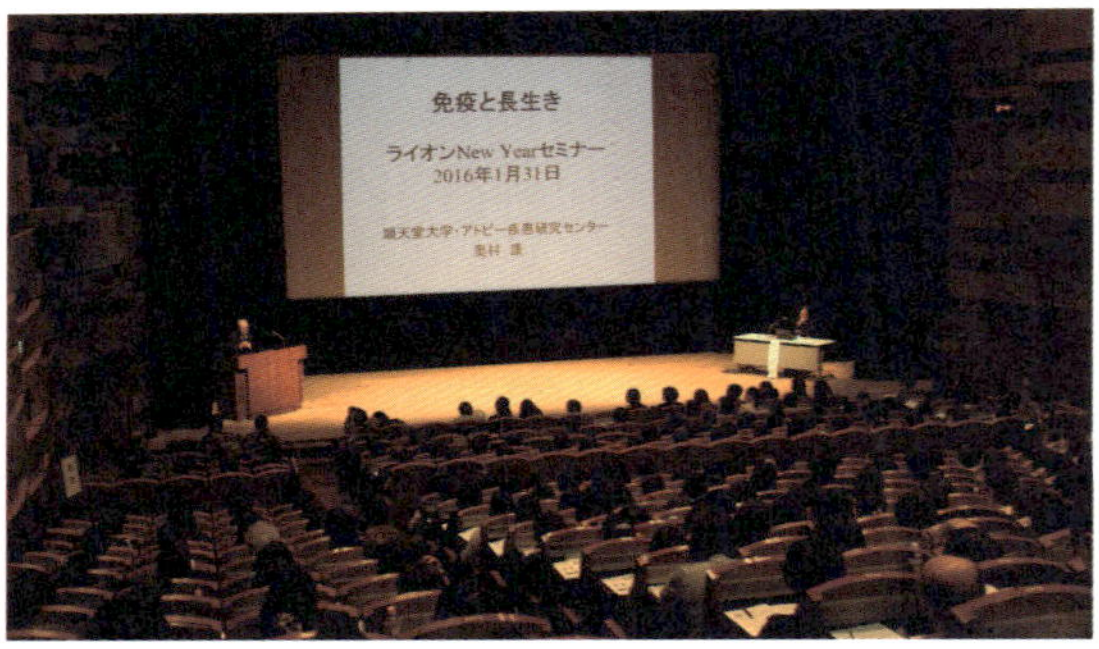

第25回New Yearセミナー／奥村康先生の講演（よみうりホール）

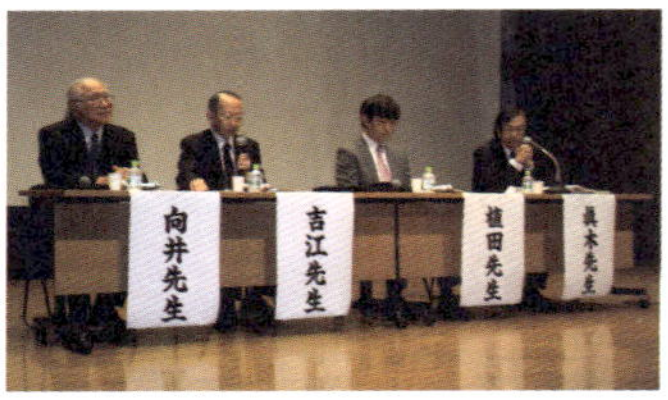

第24回New Yearセミナー／演者によるパネル討論会（津田ホール）

New Year セミナーのテーマと講師の変遷

開催年	回数	テーマ	演題	講師
1992	1	歯周疾急に関して	歯周病の概念を問い直す	長谷川 紘司
			歯肉に健康を探す	宮下 元
1993	2	歯周疾患に関して 8020運動	歯周治療における歯科医師と 歯科衛生士のチームワーク	鴨井 久一
			8020運動における歯科衛生士の役割 各分野の歯科保健指導	網元 愛子
			8020運動における歯科衛生士の役割	目等 節代 北山 祐子 田島 睦子 中川 晴江 秋吉 敏子
1994	3	感染予防対策は どこまで必要なのか?	必要な新しい院内感染予防の考え方	池田 正一
			診療室における院内感染予防の実際	田口 正博
			Touchless	栗山 純夫
			小児の予防業務における院内感染予防	野間 歌子
1995	4	8020運動： 高齢者における歯科保健	保健指導は歯科医療を変えるか？	新庄 文明
			歯科保健指導の現状と将来	高橋 節子 岸田 恭子 筒井 睦 吉田 幸恵
1996	5	8020運動： 成人期における歯科保健指導	なるほどザ保健指導	岡崎 好秀
			成人期における歯科保健指導の 現状と将来	網元 愛子 石渡 美砂子 野村 正子 滝口 佳子
1997	6	これからの歯科衛生士 診療報酬改定後の最新情報と 期待される歯科衛生士の活躍	1997年の歯科界を展望する	宮武 光吉
			歯科衛生士の業務に関わる保険点数改正	槇石 武美
			これからの歯科衛生士の役割を考える	栗山 純雄 深井 穫博 近藤 加奈子 内山 登美雄 牛山 京子
1998	7	豊かな人生への掛け橋 ーこれからの口腔ケアー シンポジウム 「知っておきたい咀嚼と健康」 ー歯科衛生士としてどうかかわるかー	高齢者の全身管理と口腔ケア	海老原 洋子
			高齢者の口腔ケア	下野 正基
			知っておきたい咀嚼と健康	寺岡 加代
			咀嚼と健康	中島 一郎
			かむかむクッキング	田沼 敦子
			義歯でおいしく食べる	山田 晴子
1999	8	大変な時代を生きる ートータルヘルスのなかで求められる歯科ー シンポジウム 「高齢者の食生活と口腔ケア」 ーいつまでもおいしく味わうためにー	高齢者の総合診療と口腔ケア	礒沼 弘
			高齢者の食生活と口腔ケア 食べる機能の加齢変化	向井 美惠
			高齢者の食と栄養学	鈴木 幸子
			食を通した介護テクニック	溝越 啓子
			要介護高齢者の口腔機能の回復と 食生活支援	細野 純

New Year セミナーのテーマと講師の変遷

開催年	回数	テーマ	演題	講師
2000	9	激動の時代を乗り越える ー期待される歯科衛生士とはー シンポジウム 「2000年見えてくる歯科衛生士の役割」	新たな時代に期待される歯科衛生士像	石井 拓男
			2000年！見えてくる歯科衛生士の役割	花田 信宏
			バイオフィルム感染症と歯科衛生士	
			ＰＭＴＣ-口腔ケアの実践的テクニック	内山 茂
			適切な情報に基づく口腔ケア	豊島 義博
2001	10	期待される歯科衛生士をめざして シンポジウム 「口腔を通して健康を考える」	高齢者の口腔ケアを考える	竹内 孝仁
			口腔を通して健康を考える	奥田 克爾
			全身の健康破綻にも関わる口腔細菌	
			食物の取り込み口としての口腔	柳沢 幸江
			生活習慣病と口腔ケア	西村 英紀
2002	11	シンポジウム 「8020へのキーステージ」 ーミドルエイジの特徴とその対応ー	ミドルエイジの健康にどう取り組むか	藤田 雄三
			ミドルエイジのライフスタイルと 生活習慣病	福田 洋
			ミドルエイジの口腔状態と機能を考える	柿木 保明
			増える口腔疾患に対する モチベーションのポイント	鈴木 基之
2003	12	歯科衛生士は頼れる お口のアドバイザー	100歳まで元気にごきげんにに生きる！	坪田 一男
			口腔環境の変化とその対応	眞木 吉信
			加齢に伴う口腔環境の変化と健康科学	米山 武義
			口臭の原因と患者への対応	安細 敏弘
			診療室での対応	保坂 誠
2004	13	予防歯科の近未来を探索する ー見えないう蝕が見える時代にー ～新しい時代の歯科衛生士の役割～	予防歯科の革新に向けた取り組み	瀧口 徹
			新しいう蝕のとらえ方	花田 信弘
			う蝕の予防と初期う蝕の回復	中嶋 省志
			初期う蝕の科学的な検出技術の現状と 臨床応用の実例	神原 正樹
2005	14	財団法人ライオン歯科衛生研究所 設立40周年記念セミナー 歯科衛生士のための歯周病予防最前線 ー口腔からはじまる全身の健康ー	ここまでわかってきた歯周病と全身の関係	鴨井 久一
			あなたはどこまでできる? プロケアとセルフケアの支援	伊藤 公一
			セルフケア剤の最新テクノロジー	森嶋 清二
2006	15	健康長寿の実現をめざして ー 21世紀に求められる歯科衛生士の役割ー	健康長寿と免疫	奥村 康
			イキイキライフは歯と口の健康から	川口 陽子
			健康長寿に向けた歯周病の管理	山本 浩正
			ウェルエージングと口腔ケア	植田 耕一郎
2007	16	口腔力で脳力アップと全身の健康増進 ー歯科衛生士はお口の健康コンサルタントー	オーラルヘルスケアによる全身の 健康増進をどう人々に伝えますか?	野口 俊英
			噛んで脳力アップ ー口腔と脳の不思議な関係ー	小野塚 実
			高齢期の口腔力のアップによる 生活機能の向上	北原 稔
			診療所に於ける 真のコミュニケーション能力の向上	渡邉 麻理
2008	17	あなたとクライアントのための“健口美” ー魅力ある歯科衛生士をめざしてー	免疫力アップで健口美をつくる	安保 徹
			自然で美しい歯と笑顔	宮崎 真至
			食べて健康	幕内 秀夫
			人との距離を縮める健口美	品田 佳世子

開催年	回数	テーマ	演題	講師
2009	18	あなたとクライアントのための“健口美” 第２弾 ー高齢者の健口美 “生き生きライフの実現をめざして”ー	笑いの科学	中島 英雄
			高齢者の元気を支えるオーラルケア	藤本 篤士
			高齢者とのコミュニケーション	川崎 陽一
			口元の美しさへのアプローチ	高野 ルリ子
2010	19	ライフステージからみた健口美 ー歯科衛生士は生涯を通したお口のアドバイザーー	コンピューターで探る顔の秘密	原島 博
			子どもの口の発育と食育	向井 美惠
			ミニマムな歯周治療を目指して！	竹内 泰子
			超高齢社会におけるかかりつけ歯科医師・ 歯科衛生士の使命	米山 武義
2011	20	心身を支える健口美 ー魅力ある歯科衛生士を目指してー	免疫力をつける生活	藤田 紘一郎
			歯周治療の成功を目指して	若林 健史
			人はなぜ話せるのか、なぜ誤嚥するのか？	舘村 卓
			ＭＦＴ（口腔筋機能療法）を 診療所に取り入れていくには	大野 粛英
2012	21	健康寿命の延伸をめざして ー歯科衛生士への期待ー	病気になりやすい性格	辻 一郎
			食卓の向こう側に見えるもの	佐藤 弘
			ちからのみかた	内山 茂
			オーラルケアと医科歯科連携	阪口 英夫
2013	22	健康寿命の延伸をめざして ーライフステージとともに考える歯科衛生士の役割ー	おいしさの秘密	伏木 亨
			口から育つこころと身体	佐々木 洋
			歯科からできる健康寿命延伸への貢献	山本 龍生
			食べることができなくなったとき	井上 誠
2014	23	健康寿命の延伸をめざして ー歯科衛生士が支えるすこやかな心身ー	からだと心の健康づくり	森谷 俊夫
			いつまでも美味しく味わうために	佐藤 しづ子
			21世紀の科学で語るペリオドントロジー	天野 敦雄
			口から食べることの素晴らしさ	野原 幹司
2015	24	健康寿命の延伸を目指した 口腔機能への気づきと支援 ーライフステージごとの機能を守り育てるー	ライフステージにおける気づきと支援	
			小児期における口腔機能の発達と 食べ方支援	向井 美惠
			思春期の特徴と口腔機能への支援（東京会場）	眞木 吉信
			思春期の特徴とヤセが健康に与える影響（大阪会場）	村田 光範
			成人期の生活習慣病予防と 口腔機能への支援	吉江 弘正
			高齢期の生きる力を支える 口腔機能への支援	植田 耕一郎
			総合討論	
2016	25	健康寿命の延伸を目指した 口腔機能への気づきと支援 ー新たな時代の歯科衛生士の役割ー	免疫と長生き	奥村 康
			歯科衛生士が行なう 歯周基本治療の可能性と優位性	関野 仁
			食べることに問題のある患者に 歯科は何ができるか？	菊谷 武
			総合討論	

＊ライオン健康セミナー（2017年から名称変更）の予定

2017	26	健康寿命の延伸に向けた 歯科医療を目指して ー歯科衛生士に期待される役割ー	これだ！健康寿命の食生活	新開 省二
			歯周基本治療を再考する	長谷川 嘉昭
			口から食べる幸せを守るための 予防的アプローチ	藤本 篤士 小山 珠美

あとがき

口は生命維持のためのエネルギーを取り込む重要な器官であり、かつ人がコミュニケーションをとるための重要な器官です。口腔保健は、この重要な器官の機能を維持向上し、「食べること」「話すこと」を通じて「生きる力」を支援し、ＱＯＬの向上を図るという役割を担っています。それは、「生涯にわたって人間の尊厳を守る」ことにほかなりません。

日本の口腔保健は先人たちの凄まじいまでの情熱と使命感により、一〇〇年の歳月をかけて、世界のトップレベルへと発展してきました。

口腔保健普及活動がスタートした一〇〇年前、活動のメインテーマは「むし歯を防ぐ」でした。今は口腔衛生思想が普及し、小児のむし歯が大幅に減少する中、「歯肉炎・歯周病を防ぐ」へと変わっています。この間、歯周病と糖尿病との関連性をはじめ、口腔保健と全身疾患との関係が明らかになってきました。さらに、高齢化が進む日本では、加齢に伴う「口の機能の低下」が重要な課題との認識が広まっています。

本書の第4章でも詳しく述べましたように、むし歯の予防から始まった口腔保健普及活動は、従来の口のみを対象とした活動から、生涯にわたる口の健康を通して全身の健康の改善、健康寿命の延伸、そしてＱＯＬの向上を担う活動へとその役割が広がりました。この分野の研究と活動は世界のトップランナーとして大いに注目されています。

健康日本21（第二次）の目標を達成するうえでも、大きな役割を担っている口腔保健ですが、まだまだ解決すべき課題がたくさんあります。ほとんどの人が歯みがきをし、その回数も増えましたが、正しい歯みがきができている人は多くはありません。口の健康を守るには、日常的なセルフケアと併せて、歯科医院で定期的なプロケアを受けることが重要ですが、その受診率は欧米に追いついていません。また、生活習慣病の予防及び重症化防止への取り組み、高齢者の口の機能維持への取り組みなどにより、健康寿命の延伸、ＱＯＬの向上につなげるためには、医科と歯科の連携が必須ですが、一部で始まったばかりです。

関係者のたゆまぬ努力により、日本の歯科医療技術と研究は大きく伸展し、口の健康のために、口を通した全身の健康のために、何をしたらよいかもわかってきました。

次は、わかってきたことを一つひとつつなぎ合わせた健康づくりの取り組みへと発展させ、社会に広めること、生活者一人ひとりの口の健康、口を通しての全身の健康の維持・改善に向けた健康行動の習慣化を促すことで、「皆が健康で充実した生活を送れる社会」を実現することです。さらに、日本の口腔保健普及一〇〇年の活動のノウハウを世界の国々へ展開し、人々のＱＯＬを向上することです。

そして、これは私たち、公益財団法人ライオン歯科衛生研究所の役割であり、使命です。日本で、そして世界各国において、「口の健康を通して生涯現役社会を実現すること」が私たちの次の一〇〇年の目標です。

公益財団法人　ライオン歯科衛生研究所　理事長　藤重　貞慶

資生堂／資生堂（1972年）

『花王石鹸八十年史』
花王石鹸／花王石鹸（1971年）

『花王史100年』
日本経営史研究会／花王（1993年）

『暮らしを拓く』
花王広報センター社史編纂室／花王（2002年）

『ようこそ　仮想「ライオン企業博物館」へ！』
ライオン資料センター（1999年）

『歯磨の歴史』
小林富次郎／小林商店（1935年）

『よはひ草』
小林富次郎／小林商店広告部（1928〜30年）

『白い玉』合本（第６巻第１号〜第８巻第10号
緑川宗作／白い玉社（1926〜1928年）

『愛歯童話集』
緑川宗作／編　佐藤昌朝／ライオン歯磨口腔衛生部（1931年）

『コドモのよむ歯の本』
ハリソン・ウエイダ・ファーガソン／中山文化研究所（1923年）

『おかしな象の話』
武井武雄／小林商店（1938年）

『改訂歯ブラシ事典』
編集　松田裕子／学建書院（2012年）

『広告を着た野球選手　史上最弱ライオン軍の最強宣伝作戦』
山際康之／河出書房新社（2015年）

【第４章】

『「生きる力」をはぐくむ学校での歯・口の健康づくり（改訂版）』
文部科学省（2011年）

「学校保健統計調査」 文部科学省（2015年度）

「歯科疾患実態調査」 厚生労働省（2011年）

「人口動態統計」 厚生労働省（2015年）

『口腔機能への気づきと支援　ライフステージごとの機能を守り育てる』
向井美惠ほか／医歯薬出版（2014年）

『徹底図解　むし歯・歯周病 「一生笑顔」を約束する新しい歯科の知識』
監修　熊谷崇・秋本秀俊／法研（2000年）

『歯がいい人はボケにくい』
倉治ななえ／角川SSC新書（2011年）

『からだの健康は歯と歯ぐきから　歯周病対策で健康力アップ』
8020推進財団（2007年）

『月刊バイオインダストリー』 シーエムシー出版（2015年）

『学術集会　第13回フォーラム8020報告書』
8020推進財団（2015年）

8020推進財団会誌『8020　№15』（2016年）

『日本歯科医学会誌　Vol.35』日本歯科医学会（2016年）

『明海歯科医学　Vol.36.№１』明海歯科医学会（2007年）

『歯界展望　Vol.124　№４』 医歯薬出版（2014年）

『歯界展望　Vol.126　№３』 医歯薬出版（2015年）

『へるすあっぷ21』 法研（2009年）

『お口のケアが全身をまもる　歯周病と糖尿病の不思議な関係』
東京都歯科医師会／東京都福祉保健局（2010年）

『日本歯科医師会　ニュースリリース　お口の臭い調査』
（2016年）

『東南アジア医療・歯科医療ネットワークの構築を目指した大学間交流プログラム』／東京医科歯科大学（2016年）

『噛み合わせが人生を変える』日本顎咬合学会／小学館101新書
（2013年）

『歯磨剤の科学』（第５版）日本歯磨工業会／日本歯磨工業会
（2007年）

P. Axelsson, B. Nystom and J. Lindhe（2004）
"The long-term effect of plaque control program on tooth mortality,Caries and periodontal disease in adults-Results after 30years of maintenance"　J Clin Periodontol 2004;31:749-757

『平成22年度厚生労働科学研究費補助金(地域医療基盤開発推進研究事業)分担研究報告書』
「歯科診療所の患者数の将来予測〜患者調査の公表値を用いた検討」
安藤雄一・深井穫博・青山旬（2012年）

『口腔衛生会誌　48：588，1998』
「発泡剤配合の有無および歯磨剤使用の有無が歯垢の付着と唾液中細菌数に及ぼす影響について」
三畑光代ほか／一般社団法人日本口腔衛生学会（1998年）

『口腔衛生会誌　34：124，1984』
「口臭に関する研究　第２報　洗口吐出液のメチルメルカプタン発生能を指標とする口臭測定法」
石川正夫ほか／一般社団法人日本口腔衛生学会（1984年）

『オペレーションズ・リサーチ』
「健康ビッグデータ解析による認知症等疾患予兆発見と予防法開発の取組」
村下公一／公益社団法人日本オペレーションズ・リサーチ学会
（2016年）

『情報管理』Vol.58，　No.10
「健康ビッグデータ解析による健康寿命延伸と幸福度向上を目指して　疾患予兆発見と予防法開発に向けた弘前大学COI拠点の挑戦」
村下公一／国立研究開発法人科学技術振興機構（2016年）

日本歯科医師会：http://www.jda.or.jp

日本歯科衛生士会：https://www.jdha.or.jp

8020推進財団：http://www.8020zaidan.or.jp

日本口腔衛生学会：http://www.kokuhoken.or.jp

日本臨床歯周病学会：http://www.jacp.net

日本心臓財団：http://www.jhf.or.jp

日本訪問歯科協会：http://www.houmonshika.org

日本糖尿病学会：http://www.jds.or.jp

日本大学歯学部　細菌学教室／総合歯学研究所：
http://www2.dent.nihon-u.ac.jp/microbiology

日本歯科医師会：健康長寿社会に寄与する歯科医療・口腔保健のエビデンス　2015：http://www.jda.or.jp/dentist/program/convention_evidence.html

サンスター：http://jp.sunstar.com

ライオン：http://www.lion.co.jp

ライオン歯科衛生研究所：https://www.lion-dent-health.or.jp

★本文中の下記の写真は資料より転載したものです。著作権者を調べましたが、判明に至りませんでした。お心当たりのある方は発行元までご連絡ください。

［45P］イーストレーキ・エリオット・パーキンス［46ページ］小幡英之助・高山紀斎［48P］明治時代の歯科治療室［49P］東京歯科医学院［51P］野口英世と血脇守之助・高山歯科医学院［65P］夕鶴を演じる山本安英［66P］岡本清纓

参考資料（書名　編著者名　発行元　発行年）

【第１章】

『骨が語る日本人の歴史』
片山一道／ちくま新書（2015年）

『古病理学事典』
編集　藤田尚／同成社（2012年）

『歯科の歴史への招待 ── 歴史遺産と史料を求めての旅 ── 』
本平孝志・内藤達郎・安藤嘉明／クインテッセンス出版（2005年）

『醫學史　歯科醫學史を求めて』
田中克憲／長崎文献社（2001年）

『歯科医学史の顔』
中原泉／学建書院（1987年）

『これだけはぜひ知ってほしい　歯科のあゆみ』
青島攻／ＡＢＣ企画（1973年）

『医学の歴史』
ルチャーノ・ステロペローネ／訳　小川煕／医学史監修　福田眞人／原書房（2009年）

『歴史』
ヘロドトス／訳　松平千秋／岩波文庫（1971年）

『ビジュアル版世界の歴史２　古代オリエント』
小川英雄／集英社（1984年）

『楊枝から世界が見える ── 楊枝文化と産業史 ── 』
稲葉修／冬青社（1998年）

『アーユルヴェーダ ── 日常と季節の過ごし方 ── 』
Ｖ・Ｂ・アタヴァレー／訳　稲村晃江／平河出版社（1987年）

『日本思想大系　巻８　古代政治社会思想』「九条右丞相遺誡」
九条師輔／校注　大曾根章介／岩波書店（1979年）

『医心方』巻５〈耳鼻咽喉眼歯篇〉
丹波康頼／訳　槙佐知子／筑摩書房（1996年）

『医心方』巻27〈養生篇〉
丹波康頼／訳　槙佐知子／筑摩書房（1993年）

『正法眼蔵　読解』６
森本和夫／ちくま学芸文庫（2004年）

『ペリー提督日本遠征記（下）』
Ｍ・Ｃ・ペリー／編集　Ｆ・Ｌ・フォークス／訳　宮崎壽子／角川ソフィア文庫（2014年）

『「健康」の日本史』
北澤一利／平凡社新書（2000年）

『歯科の歴史おもしろ読本』
長谷川正康／クインテッセンス出版（1993年）

『口腔衛生予防がわかる　お歯黒のはなし』
山賀禮一／ゼニス出版（2001年）

『おもしろ　歯の博物誌』
斎藤安彦／創英社（2001年）

『歯無しにならない日本人』
山賀禮一／集英社文庫（2000年）

『歯の風俗誌』
長谷川正康／時空出版（1993年）

Marina Lozano at.al　(2013) "Toothpicking and Periodontal Disease in a Neanderthal Specimen from Cova Foradà Site (Valencia, Spain) " PLOS ONE 16th October 2013
http://journals.plos.org/plosone/article?id=10.1371/journal.pone.0076852

Gregorio Oxilia at.al "Earliest evidence of dental caries manipulation in the Late Upper Palaeolithic" Scientific Reports 5 16 July 2015
http://www.nature.com/articles/srep12150

R.Paulssian（1993）"Dental Care in Ancient Assia and Babylonia" Jornal of the Assiyan Academic Society Vol.7-2

James B.Pritchard & Daniel Fleming（2011）"The Ancient Near East —An Anthology of Text and Picture" PRINCETON UNIVERCITY PRESS/PRINCETON AND OXFORD

松田慎也「歯木について ── 古代インドにおける歯磨規定とその背景 ── 」『上越教育大学研究紀要』第17巻第2号（1998年）

吉沢信夫他（東京歯科大学の歴史・伝統を検証する会）「医科歯科一元二元論の歴史的検証と現代的意義　１　前史－〈医は賤業〉からの脱却と新時代への模索」『歯科学報』Vol.115,No.1（2015年）

【第２・３章】

『ライオン歯磨八十年史』
ライオン歯磨社史編纂委員会／ライオン（1973年）

『ライオン100年史』
ライオン社史編纂委員会／ライオン（1992年）

『ライオン120年史』
ライオン社史編纂委員会／ライオン（2014年）

『口腔衛生80年のあゆみ』
監修　栗山純雄／編集　斉藤邦男・田島睦子／ライオン歯科衛生研究所（1993年）

『日本歯科医師会 創立110周年記念誌』
日本歯科医師会（2013年）

『歯科衛生士のあゆみ　歯科衛生士会60年史』
日本歯科衛生士会（2012年）
発行年　不明

『歯科医師会における公衆衛生活動の歴史（1）～（10）』
関　敏／『国際歯科ジャーナル』別冊／国際医書出版（1975～1977年）

『歯科保健医療小史』
榊原悠紀田郎／医歯薬出版（2002年）

『歯記列伝』
榊原悠紀田郎／クインテッセンス出版（1995年）

『続歯記列伝』
榊原悠紀田郎／クインテッセンス出版（2005年）

『回想録　軌跡　向井喜男と日本の歯科衛生教育活動』
今野亮一（1990年）

『東京都歯科医師会100周年記念史』
東京都歯科医師会（1996年）

『日本学校歯科医会 五十周年記念誌』
日本学校歯科医会／（1982年）

『岡本清纓 歯科遍歴の足跡』
上田祥士／医歯薬出版／（2012年）

『歯科衛生士25年史』
歯科衛生士25年史編集委員会／日本歯科衛生士会（1976年）

『歯科遍歴60年』
岡本清纓／医歯薬出版（1984年）

『小林富次郎 創業者物語』
ライオン総務部社史資料室（2007年）

『クラブコスメチックス80年史』
クラブコスメチックス／クラブコスメチックス（1983年）

『百花繚乱：クラブコスメチックス100年史』
クラブコスメチックス／クラブコスメチックス（2003年）

『サンスター 40年の軌跡』
サンスター社史編纂委員会／サンスター（1985年）

『資生堂社史』
資生堂／資生堂（1957年）

『資生堂百年史』

取材協力

上濱《うえはま》 正《ただし》

ウエハマ歯科医院院長／特定非営利活動法人日本顎咬合学会理事長／日本歯科大学生命歯学部客員教授
茨城県土浦市で開業、日本歯科大学生命歯学部講師、明海大学臨床教授等を経て現職。学会活動では、「新・顎咬合学が創る“健口”長寿」を基本に掲げ、「おいしくかんで、食べて、生涯にわたり生活を維持･向上することで健康･幸福を享受できる歯科口腔医療」を目指している。

川口陽子《かわぐちようこ》

東京医科歯科大学大学院健康推進歯学分野教授／同大学歯学部附属病院「息さわやか外来」診療科長
東京医科歯科大学予防歯科学講座講師、メルボルン大学客員研究員、文部省在外研究員等を経て現職。「口腔の健康づくりを通した全身の健康づくり」と、「人々が健康に生活できる社会づくりへの貢献」を目指して研究・教育・診療に取り組む。

河原英雄《かわはらひでお》

歯科河原英雄医院院長／特定非営利活動法人日本顎咬合学会顧問
福岡県福岡市で河原英雄歯科医院を開業、大分県佐伯市に移転、歯科河原英雄医院（完全保険医）開業、奥羽大学客員教授、九州大学歯学部臨床教授、日本審美歯科協会会長、日本顎咬合学会会長等を経て現職。「保険医療でも噛める総義歯を作る」を実践、高齢化率が38%を超える佐伯市にて、「噛める総義歯」により、高齢者のQOL向上に取り組んでいる（症例多数）。

菊谷《きくたに》 武《たけし》

日本歯科大学大学院生命歯学研究科臨床口腔機能学教授／口腔リハビリテーション多摩クリニック院長
日本歯科大学附属病院口腔介護・リハビリテーションセンター長、同大学附属病院教授等を経て現職。世界初で唯一の口腔専門のリハビリテーションクリニックの院長として、赤ちゃんからお年寄りまですべての年代を対象に摂食･嚥下障害、言語障害のある人たちの機能回復に取り組む。

中路重之《なかみちしげゆき》

弘前大学大学院医学研究科・社会医学講座教授／弘前大学COI拠点長・研究統括（リサーチリーダー）
弘前大学医学部医学科衛生学講座教授、同社会医学講座教授、同医学部長を経て現職。専門はがんの疫学、地域保健など。青森県の短命県返上を目的に「岩木健康増進プロジェクト」を推進、2013年には文科省のCOI採択を受け、拠点長として健康長寿社会の実現に取り組む。

深井穫博《ふかいかくひろ》

深井歯科医院院長／深井保健科学研究所所長／8020推進財団専務理事／埼玉県歯科医師会常務理事
埼玉県三郷市で開業、国立保健医療科学院客員研究員、東北大学大学院講師、新潟大学歯学部講師、大阪歯科大学講師、公益社団法人日本歯科医師会理事等を経て現職。学術雑誌『ヘルスサイエンス・ヘルスケア』の発行、コロキウムの主宰など、口腔保健の研究と普及に取り組む。

前野正夫《まえのまさお》

日本大学理事・歯学部長／同大学院歯学研究科長・歯学部総合歯学研究所長
日本大学歯学部生化学講座助教授、トロント大学歯学部MRCグループ招聘教授、日本大学歯学部衛生学講座教授等を経て現職。疫学と動物モデル・細胞生物学の視点から歯周病と全身との関連性を探る一連の研究に取り組む。2011年11月に米国歯周病学会からClinical Research Awardを受賞。

村下公一《むらしたこういち》

弘前大学副理事（研究担当）・教授／同COI研究推進機構・機構長補佐（戦略統括）
青森県庁、SONY、東京大学フェロー等を経て2014年2月より現職。現在、
弘前大学COI拠点の戦略統括として、産官学コラボによる青森県の「短命県返上」と「健やかに老いる」健康長寿社会の実現に向けてまい進中。

安井利一《やすいとしかず》

明海大学学長・歯学部口腔衛生分野教授
明海大学歯学部教授・同大学院教授、同大学歯学部附属明海大学病院長、歯学部長、副学長等を経て現職。日本のスポーツ歯科医学分野の第一人者として研究に長く携わっているほか、学校保健や学校安全にも従事、数々の提言を行っている。

株式会社クラブコスメチックス／福田理恵子・中谷加寿美

サンスターグループ

東洋学園大学／永藤欣久

ライオン株式会社／松村伸彦・吉村美奈子

ライオン歯科衛生研究所／山本高司・新井竜次・石井孝典
稲葉 卓・金井由起・黒川亜紀子
森田十誉子・市橋 透・藤春知佳
阿部有美子・小西庄美

■編　者

公益財団法人 ライオン歯科衛生研究所（理事長・藤重 貞慶）

ライオン歯科衛生研究所は、「医科歯科連携による予防医療の実践」という考え方に基づき、健康寿命の延伸による生涯現役社会の実現を目指しています。すべてのライフステージにおける口腔保健の普及・啓発、予防医療の調査・研究および実践、並びに保険指導者や医療専門家に対する教育研修を行っています。

歯みがき１００年物語

2017年１月19日　第１刷発行

編　者――公益財団法人 ライオン歯科衛生研究所
（企画担当：柳橋 憲夫・森田 修・海老沼 緑）

発行所――ダイヤモンド社
〒150-8409　東京都渋谷区神宮前6-12-17
http://www.diamond.co.jp/
電話／03･5778･7235（編集）　03･5778･7240（販売）

編集協力――柳翠社
装丁・本文デザイン―木村 協子
ＤＴＰ――キムラオフィス
製作進行――ダイヤモンド・グラフィック社
印刷――加藤文明社
製本――本間製本
編集担当――久我 茂

ISBN 978-4-478-10004-2
JASRAC 出 1615389-601